高等职业教育医学卫生类专业系列教材

供护理、助产、临床、口腔等专业用

医学基础课程练习指导

主 审 许 杰
主 编 李文敏 闵 静 文 雪
副主编 程小萍 梅盛平 胡剑峰

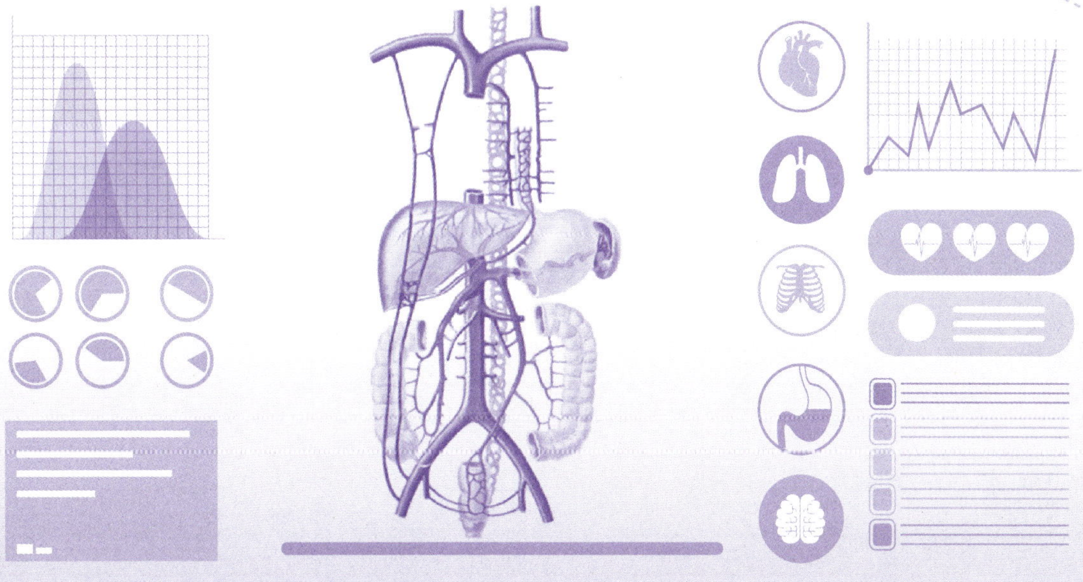

重庆大学出版社
国家一级出版社
全国百佳图书出版单位

内容提要

《医学基础课程练习指导》以高职高专医学类专业人才培养目标为依据，结合职业岗位能力需要和相关执业资格考试要求编写而成。本书内容包括人体解剖学与组织胚胎学习题、生理学习题、生物化学习题、病理学习题、病原生物与免疫学习题、药理学习题六大模块。各章内容包括知识目标和习题两大板块。习题题型有名词解释、填空题、判断题、选择题、简答题等多种题型。为了对接医学生执业资格考试，实现"课证融通"，选择题中有 A1 型、A2 型、B1 型题、X 型题等，包括执业资格考试真题。这些题目涵盖了医学基础课程中应掌握的基本概念、基本知识，并要求学生能综合分析和灵活运用所学知识。每道题都配有详细的答案，可在重庆大学出版社官网下载，供学生自测和复习，同时也方便教师进行教学辅导和评价。

本书可供高职高专护理、助产、临床、口腔等专业师生使用，也可供相关从业者参考。

图书在版编目（CIP）数据

医学基础课程练习指导 / 李文敏，闵静，文雪主编 . -- 重庆：重庆大学出版社，2024.9
高等职业教育医学卫生类专业系列教材
ISBN 978-7-5689-4468-7

Ⅰ. ①医… Ⅱ. ①李… ②闵… ③文… Ⅲ. ①医学—高等职业教育—习题集 Ⅳ. ①R-44

中国国家版本馆 CIP 数据核字（2024）第092397号

医学基础课程练习指导

YIXUE JICHU KECHENG LIANXI ZHIDAO

主 审 许 杰
主 编 李文敏 闵 静 文 雪
副主编 程小萍 梅盛平 胡剑峰
策划编辑：袁文华
责任编辑：袁文华 版式设计：袁文华
责任校对：关德强 责任印制：赵 晟

*

重庆大学出版社出版发行
出版人：陈晓阳
社址：重庆市沙坪坝区大学城西路 21 号
邮编：401331
电话：（023）88617190 88617185（中小学）
传真：（023）88617186 88617166
网址：http：//www.cqup.com.cn
邮箱：fxk@cqup.com.cn（营销中心）
全国新华书店经销
重庆紫石东南印务有限公司印刷

*

开本：889mm × 1194mm 1/16 印张：30.25 字数：1091 千
2024 年 9 月第 1 版 2024 年 9 月第 1 次印刷
印数：1—3 000
ISBN 978-7-5689-4468-7 定价：69.00 元

BIANWEIHUI

编委会

主　审　许　杰

主　编　李文敏　闵　静　文　雪

副主编　程小萍　梅盛平　胡剑峰

编　者　（排名不分先后）

李文敏　闵　静　文　雪　程小萍　梅盛平

胡剑峰　景玉萍　张明军　李宇婷　范红波

朱　健　唐　鹏　郑　园　王　腾　胡　静

黄颖浩　哈建利　黄　卓　杨志伟　李　霞

周　靖　陈新祥　孙小华　胡逸晨　李双庆

吴　思　余　佩　陈军芳　田齐凯　唐　明

徐晓晴　刘　昊　严菊华　王　兰

前言 QIANYAN

本书以高职高专医学类专业人才培养目标为依据，结合职业岗位能力需要和相关执业资格考试要求编写而成。以期为高职高专医学类专业教育提供一种全面系统、有针对性的辅助教学资料，满足医学生的学习需求，提升他们的学习效果和应试能力。

本书囊括了医学基础课程的核心课程，内容包括人体解剖学与组织胚胎学习题、生理学习题、生物化学习题、病理学习题、病原生物与免疫学习题、药理学习题六大模块。

本书各章内容包括知识目标和习题两大板块。习题题型有名词解释、填空题、判断题、选择题、简答题等多种题型。为了对接医学生执业资格考试，实现“课证融通”，选择题中有 A1 型、A2 型、B1 型题、X 型题等，包括执业资格考试真题。这些题目涵盖了医学基础课程中应掌握的基本概念、基本知识，并要求学生能综合分析和灵活运用所学知识。每道题都配有详细的答案，可在重庆大学出版社官网下载，供学生自测和复习，同时也方便教师进行教学辅导和评价。

本书可供高职高专院校护理、助产、临床、口腔等专业师生使用，也可供相关从业者参考。

本书由湖北职业技术学院李文敏、闵静、文雪、程小萍、梅盛平、胡剑峰、景玉萍、张明军、李宇婷、范红波、朱健、唐鹏、郑园、王腾、胡静、黄颖浩、哈建利、黄卓、杨志伟、李霞、周靖、陈新祥、孙小华、胡逸晨、李双庆、吴思、余佩、陈军芳、田齐凯、唐明、徐晓晴、刘昊、严菊华、王兰共同完成编写，许杰主审。

本书的顺利出版，得到了编者所在院校和同仁及重庆大学出版社的大力支持，参与编写和审定的同仁们付出了辛勤努力和专业贡献，在此一并致以衷心感谢！

由于编者水平有限，书中难免有不足之处，敬请广大师生批评指正，提出宝贵的意见和建议，以便再版时修正。

李文敏

2024 年 3 月

MULU **目录**

模块五　病原生物与免疫学习题

模块六　药理学习题

参考文献

模块一

人体解剖学与组织胚胎学习题

序号	主要内容
1	第一章　绪论
2	第二章　基本组织
3	第三章　运动系统
4	第四章　消化系统
5	第五章　呼吸系统
6	第六章　泌尿系统
7	第七章　生殖系统
8	第八章　脉管系统
9	第九章　感觉器官
10	第十章　神经系统
11	第十一章　内分泌系统
12	第十二章　胚胎学概要

（梅盛平、景玉萍、张明军、李宇婷、范红波、朱健、唐鹏）

第一章　绪论

知识目标

1. 掌握人体的组成。
2. 掌握解剖学姿势、方位术语、人体的轴和面。
3. 掌握 HE 染色方法。
4. 熟悉人体解剖学与组织胚胎学的研究对象及学习方法。

习　题

一、名词解释

1. 内脏：

2. 组织：

3. 器官：

4. 系统：

5. 解剖学姿势：

二、填空题

1. 根据外形和部位，人体可分为________、________、________和________四个部分。

2. 人体结构和功能的基本单位是________。

3. 根据解剖学姿势，人体三种轴分别是________、________、________；三个常用的面分别是________、________、________。

三、判断题

(　　) 1. 位于胸腔、腹腔和盆腔内的器官均为内脏。
(　　) 2. 依据解剖学姿势，人倒立时，鼻在上，眼在下。
(　　) 3. 人体矢状面只能作一个，正中矢状面可作无数个。
(　　) 4. 轴是一些假想的线。

四、单项选择题

1. 不属于内脏的器官是（　　）。
　A. 肺　　B. 心脏　　C. 肾脏　　D. 肝脏
2. 将人体分为左右相等两部分的面是（　　）。
　A. 矢状面　　B. 冠状面　　C. 正中矢状面　　D. 水平面
3. 距肢体根部近的称（　　）。
　A. 远侧　　B. 近侧　　C. 内侧　　D. 外侧
4. 解剖学姿势与立正姿势的不同点是（　　）。
　A. 上肢下垂　　B. 下肢不并拢　　C. 手掌足尖向前　　D. 两眼平正前方
5. 常用的染色方法是（　　）。
　A. HE 染色　　B. 硝酸银染色　　C. 瑞氏染色　　D. 吉姆萨染色

五、简答题

1. 简述人体的组成和分部。

2. 举例说明常用方位术语。

第二章　基本组织

知识目标

1. 掌握上皮组织的特点和分类。
2. 掌握各种被覆上皮的形态、结构和主要分布。
3. 了解上皮组织的特殊结构。
4. 掌握腺上皮、腺、外分泌腺和内分泌腺的概念。
5. 了解结缔组织的特点和分类。
6. 掌握疏松结缔组织各种成分的结构和功能。
7. 了解致密结缔组织、脂肪组织和网状组织的基本结构、特点和功能。
8. 掌握软骨的分类。
9. 掌握骨组织和长骨的结构。
10. 掌握血液的组成，血细胞的分类、结构特点及功能。
11. 掌握骨骼肌、心肌、平滑肌的光镜结构。
12. 掌握骨骼肌的电镜结构。
13. 了解心肌的电镜结构特点。
14. 掌握神经组织的组成。
15. 掌握神经元的形态、结构与分类。
16. 掌握化学性突触的结构特点。
17. 掌握神经纤维、嗜染质、突触、神经末梢的概念。

第一节　上皮组织

一、名词解释

1. 内皮：

2. 间皮：

3. 腺上皮：

4. 外分泌腺：

5. 微绒毛：

二、填空题

1. 人体的组织，根据其结构和功能特点，可分为____________、____________、____________和____________四类，这四类组织称为____________。

2. 根据上皮组织的功能，可将上皮分为____________、____________、____________三类。

3. 单层上皮按上皮细胞的形态可分为四种，即____________、____________、____________和____________。

4. 假复层纤毛柱状上皮由____________、____________、____________和____________四种细胞构成，分布于____________内表面。

5. 复层扁平上皮可分为____________和____________两种。

6. 腺可分为有导管的________腺和无导管的________腺。根据分泌部的形态，外分泌腺可分为____________、____________和____________三种。根据分泌物的性质，外分泌腺又可分为____________、______

______和__________。

7. 上皮细胞的特殊结构：①游离面主要有__________和__________；②侧面主要有__________、__________、__________和__________。

8. 上皮组织的结构特点：①__________；②__________；③__________；④__________。

三、判断题

(　)1. 上皮组织的特点之一是细胞多而密集，没有细胞间质。

(　)2. 任何一种上皮都借基底膜与结缔组织相连。

(　)3. 细胞间质有多种形态。

(　)4. 假复层纤毛柱状上皮属于单层被覆上皮。

(　)5. 上皮细胞的特殊结构均由细胞膜和细胞质共同形成。

(　)6. 内皮和间皮是两种不同的被覆上皮。

(　)7. 腺体分泌物经导管排出体外者称外分泌腺；经导管排入体内各处者称内分泌腺。

(　)8. 以腺上皮为主所构成的器官称腺或腺体。

四、单项选择题

1. 上皮组织的结构特点是（　）。
   A. 细胞少　　B. 细胞间质多
   C. 有游离面与基底面　　D. 有丰富的血管

2. 内皮分布于（　）。
   A. 胸膜　　B. 腹膜　　C. 心包表面　　D. 心血管内表面

3. 组织内没有血管的是（　）。
   A. 上皮组织　　B. 结缔组织　　C. 肌组织　　D. 神经组织

4. 甲状腺的上皮为（　）。
   A. 单层扁平上皮　　B. 单层立方上皮　　C. 单层柱状上皮　　D. 复层扁平上皮

5. 单层柱状上皮分布在（　）。
   A. 口腔　　B. 食管　　C. 气管　　D. 胆囊

6. 属于内分泌腺的是（　）。
   A. 汗腺　　B. 唾液腺　　C. 甲状腺　　D. 以上均是

7. 分泌物为稀薄液体且含蛋白质的腺是（　）。
   A. 浆液腺　　B. 黏液腺　　C. 混合腺　　D. 以上均不是

8. 上皮细胞游离面不含（　）。
   A. 绒毛　　B. 微绒毛　　C. 纤毛　　D. 糖衣

五、简答题

1. 微绒毛和纤毛的结构有何区别?

2. 外分泌腺的一般构造如何?

第二节 结缔组织

一、名词解释

1. 骨单位：

2. 白纤维：

二、填空题

1. 结缔组织可分为__________、__________、__________和__________。固有结缔组织包括__________、__________、__________和__________。

2. 疏松结缔组织中的细胞有__________、__________、__________、__________、__________、__________；三种纤维是__________、__________、__________。

3. 成纤维细胞体积较大，形态不规则，胞质中含有丰富的__________、__________和__________。能合成__________和__________。

4. 软骨组织由__________和__________组成。

5. 骨组织由__________和__________组成。

6. 哈弗氏系统即__________，位于__________和__________之间，由__________和周围数层同心圆排列的__________组成。

7. 血液是一种红色液体，由__________和__________构成。成人血量为__________，约占体重的__________。

8. 血小板由骨髓__________细胞的胞质脱落而成。

三、判断题

(　)1. 通常所说的结缔组织，即指固有结缔组织。

(　)2. 胶原纤维的韧性小，抗拉力强。

(　)3. 网状纤维对 HE 染色不易着色，银染色法将它染成黑色，故又称嗜银纤维。

(　)4. 血液中约 90% 是水，其余是血浆蛋白、营养物质、代谢产物、激素及无机盐等。

(　)5. 血小板在抗凝血过程中有重要的作用。

四、单项选择题

1. 不属于固有结缔组织的是（　　）。

A. 疏松结缔组织　B. 致密结缔组织　C. 骨组织　D. 脂肪组织

2. 疏松结缔组织中不含（　　）。

A. 成纤维细胞　B. 巨噬细胞　C. 浆细胞　D. 网状细胞

3. 成年男性红细胞正常值为（　　）。

A.（3.0～5.0）$\times 10^9$/L　B.（4.5～5.5）$\times 10^9$/L

C.（3.0～5.0）$\times 10^{12}$/L　D.（4.5～5.5）$\times 10^{12}$/L

4. 血小板正常值为（　　）。

A.（10～30）$\times 10^9$/L　B.（30～50）$\times 10^9$/L

C.（100～300）$\times 10^9$/L　D.（300～500）$\times 10^9$/L

5. 人体患过敏性疾病及感染某些寄生虫病时，何种白细胞增多？（　　）

A. 中性粒细胞　B. 嗜酸性粒细胞　C. 嗜碱性粒细胞　D. 单核细胞

6. 透明软骨分布于（　　）。

A. 食管　B. 气管　C. 耳廓　D. 关节盘

五、简答题

1. 疏松结缔组织中三种纤维有何区别？

2. 试述血液中各类血细胞的正常值。

第三节　肌组织

一、名词解释

1. 肌节：

2. 闰盘：

二、填空题

1. 肌组织由______________构成。肌细胞细长，呈纤维状，又称______________，肌细胞的细胞膜称____________，细胞质通常称____________。
2. 根据结构和功能，肌组织分为____________、____________、____________三种。
3. 骨骼肌的活动受意识支配，故又称____________。

三、判断题

(　　) 1. 平滑肌分布于内脏及心、血管等处。
(　　) 2. 每条肌原纤维上都有许多相间排列的明带和暗带。
(　　) 3. 肌浆网的功能是贮存钠离子和调节肌浆内钠离子的浓度。
(　　) 4. 心肌主要由心肌纤维构成，分布于心、血管等处。

四、单项选择题

1. 骨骼肌纤维呈（　　）。
　A. 长梭形　B. 长圆柱状　C. 细长圆柱状　D. 短柱状
2. 平滑肌纤维是一种（　　）。
　A. 椭圆形细胞　B. 长梭形细胞　C. 卵圆形细胞　D. 细长圆柱形细胞
3. 心肌纤维结构特点是（　　）。
　A. 细胞呈柱状，核位于中央，有闰盘
　B. 细胞呈柱状，核圆形，有闰盘，有横纹
　C. 细胞呈柱状，有明显横纹
　D. 细胞呈短柱状，核椭圆形，有闰盘，横小管较粗
4. 肌节是指（　　）。
　A. 两个 Z 膜之间的一段肌原纤维　B. 两个 1/2A 带和一个完整的 I 带
　C. 两个相邻 Z 膜之间的一段肌原纤维　D. 两个相邻 M 膜之间的一段肌原纤维

五、多项选择题

1. 骨骼肌纤维的超微结构包括（　　）。
　A. 肌节　B. 横纹　C. 横小管　D. 肌浆网
2. 肌原纤维的细肌丝，正确的是（　　）。
　A. 位于 Z 膜两端

B. 一端固定于 Z 膜
C. 肌原纤维另一端伸入暗带内的粗肌丝之间
D. 肌纤维收缩时，细肌丝向 M 膜方向滑动

六、简答题

心肌纤维的结构特点有哪些？

第四节　神经组织

一、名词解释

1. 神经纤维：

2. 嗜染质（Nissl 体）：

3. 突触：

4. 运动终板：

二、填空题

1. 神经组织由____________及____________构成。神经细胞又称____________，能接受____________，____________冲动；神经胶质细胞有____________、____________和____________等功能。
2. 神经纤维分____________和____________两种。
3. 电镜观察，突触由____________、____________和____________构成。
4. 感觉神经末梢又称____________，根据形态可分为____________和____________两种。

三、判断题

（　）1. 神经细胞又称雪旺细胞（Schwann 细胞）。
（　）2. 小胶质细胞参与构成中枢神经系统中神经纤维的髓鞘。
（　）3. 体内感受痛觉的感受器是触觉小体。

四、单项选择题

1. 神经元中的嗜染质是（　　）。
　A. 粗面内质网和滑面内质网　　B. 粗面内质网和游离核糖体
　C. 粗面内质网和线粒体　　D. 滑面内质网和线粒体
2. 神经元内无嗜染质的结构是（　　）。
　A. 细胞体　　B. 树突　　C. 轴突及其起始部　D. 树突及其起始部
3. 具有吞噬功能的神经胶质细胞是（　　）。
　A. 星形胶质细胞　　B. 少突胶质细胞　　C. 小胶质细胞　　D. 室管膜细胞
4. 郎飞氏节是指位于（　　）。
　A. 两个神经节之间的部位　　B. 相邻神经纤维节之间的一段神经纤维
　C. 两个节段之间的狭窄处　　D. 神经纤维节与神经纤维节段之间
5. 突触囊泡位于（　　）。
　A. 突触前膜上　　B. 突触缝隙内
　C. 突触后膜上　　D. 邻近突触前膜的细胞质内

五、多项选择题

1. 根据神经元的突起，神经元可分为（　　）。
   A. 单极神经元　B. 假单极神经元　C. 双极神经元　D. 多极神经元
2. 根据神经元的功能，神经元可分为（　　）。
   A. 感觉神经元　B. 联络（中间）神经元
   C. 胆碱能神经元　D. 肾上腺素能神经元

六、简答题

1. 简述神经元的形态结构。

2. 简述中枢神经系统中神经胶质细胞的种类及其主要作用。

3. 简述血脑屏障的概念及组成。

第三章 运动系统

知识目标

1. 掌握运动系统的组成和功能。
2. 掌握骨的形态结构，理解其化学成分及物理特性。
3. 掌握关节的基本结构，了解关节的辅助结构及运动形式。
4. 掌握躯干骨的组成、功能，了解各骨的重要结构。
5. 掌握脊柱、胸廓的构成，形态及功能。
6. 掌握颅的构成，了解颅顶、颅底及骨性鼻腔的主要结构。
7. 掌握上、下肢各骨的名称和部位，了解各骨的重要结构。
8. 掌握肩关节、肘关节、髋关节、膝关节的构成、特点和运动。
9. 掌握骨盆的构成、形态和分部。
10. 了解肌的构造、配布、起止和作用。
11. 了解全身肌的分布、位置。
12. 掌握膈的位置、形态、运动及膈的三个裂孔的位置。
13. 掌握腹前外侧群肌的名称、形态、位置层次，腹股沟管的位置及通过的结构。
14. 掌握斜方肌、背阔肌、胸大肌、肋间肌、胸锁乳突肌、三角肌、肱二头肌、臀大肌、梨状肌、缝匠肌、股四头肌、小腿三头肌的名称、位置和作用。

习 题

一、名词解释

1. 椎间盘：

2. 胸骨角：

3. 翼点：

4. 股三角：

5. 黄韧带：

6. 肋弓：

7. 斜角肌间隙：

8. 棘上韧带：

9. 腹股沟三角：

10. 弓状线：

二、填空题

1. 运动系统是由____________、____________和____________组成，其中起连结作用的是__________，运动的动力来自____________的收缩。

2. 成人有骨 206 块，按其位置可分____________、____________和____________三类，按其外形可分为____________、____________、____________和____________四种。

3. 骨的基本结构有____________、____________和____________，骨膜对骨的____________、____________和____________有重要作用。

4. 骨髓填充于____________和____________内，可分具有____________功能的____________和无____________功能的____________，人体____________、____________和____________等骨终生保存具有造血功能的红骨髓。

5. 关节的基本结构包括____________、____________和____________。

6. 躯干骨包括____________、____________和____________。

7. 椎骨是由前方的____________和后方的____________结合而成，两者共同围成____________。

8. 从侧面观，脊柱有____________、____________、____________和____________四个生理弯曲，其中凸向前的是____________和____________，凸向后的是____________和____________。

9. 胸廓是由____________、____________和____________构成，其上口由____________、____________、____________围成。

10. 胸骨是由____________、____________和____________构成。

11. 成对的脑颅骨有____________和____________，成对的面颅骨有____________、____________、____________、____________、____________、____________。

12. 腹前外侧壁的肌有____________、____________、____________和____________。

13. 咀嚼肌包括____________、____________、____________和____________。

14. 使肩关节外展的肌主要有____________和____________。

15. 膈上的三个孔分别是____________、____________和____________。

三、判断题

（　）1. 椎间孔是由椎体和椎弓围成的，全部椎骨叠在一起构成椎管。

（　）2. 两侧胸锁乳突肌同时收缩，头后仰。

（　）3. 股四头肌瘫痪，大腿不能伸直。

（　）4. 肘关节屈曲时，尺骨鹰嘴和肱骨内、外上髁三点呈一直线。

（　）5. 尺切迹在尺骨的上端，桡切迹在桡骨的下端。

（　）6. 膈收缩，膈顶下降，助呼气。

（　）7. 帽状腱膜是头皮的一部分。

（　）8. 肌内注射部位是在臀部外下 1/4 象限。

（　）9. 肩关节是人体运动最灵活的关节。

（　）10. 跟腱是小腿三头肌的肌腱。

四、单项选择题

1. 全身骨按部位可分为（　　）。
   A. 长骨、短骨　　B. 籽骨、软骨
   C. 密质骨、松质骨　　D. 躯干骨、颅骨、四肢骨

2. 下列为短骨的是（　　）。
   A. 指骨　　B. 肋骨　　C. 跖骨　　D. 跗骨

3. 位于臂部的长骨是（　　）。
   A. 肱骨　　B. 桡骨　　C. 尺骨　　D. 股骨

4. 骨的叙述，错误的是（　　）。
   A. 成人骨骺内是红骨髓　　B. 骨的表面全部被覆有骨膜
   C. 骨膜由纤维性结缔组织构成　　D. 腕骨属短骨

5. 骨的化学成分和物理特性，正确的是（　　）。
   A. 老年时骨的无机质增多　　B. 有机质主要是钙盐
   C. 无机质主要是胶原纤维　　D. 幼儿骨的脆性大

6. 关节基本结构，正确的是（　　）。
   A. 关节面是指光滑的关节软骨的表面　　B. 关节囊的内层——滑膜层围成关节腔

C. 关节囊的纤维层由疏松结缔组织构成 D. 以上都不正确

7. 位于关节腔内的结构是（　　）。
A. 囊内韧带　B. 滑膜皱襞　C. 肱二头肌长头腱　D. 以上都不是

8. 骨的近端在原位转动，远端做圆周运动，称（　　）。
A. 旋前、旋后　B. 旋内、旋外　C. 环转　D. 内收、外展

9. 属于躯干骨的是（　　）。
A. 肩胛骨　B. 锁骨　C. 骶骨　D. 髋骨

10. 具有伸肘作用的肌是（　　）。
A. 肱三头肌　B. 三角肌　C. 肱桡肌　D. 肱肌

11. 臀大肌，错误的是（　　）。
A. 可使髋关节后伸　B. 经髋关节后方
C. 主要止于股骨的大转子　D. 起自髂骨和骶骨的背面

12. 可伸膝屈髋的肌是（　　）。
A. 缝匠肌　B. 股四头肌　C. 长收肌　D. 短收肌

13. 屈髋又屈膝的肌是（　　）。
A. 髂腰肌　B. 腰大肌　C. 股四头肌　D. 缝匠肌

14. 股四头肌（　　）。
A. 可伸髋关节，屈膝关节　B. 腱延续为髌韧带
C. 起于股骨前面　D. 止于胫骨、腓骨的上端

15. 肌腱粗大，止于跟骨的肌是（　　）。
A. 股四头肌　B. 小腿前群肌　C. 小腿外侧群肌　D. 小腿三头肌

16. 使足内翻的肌是（　　）。
A. 腓肠肌　B. 胫骨前肌　C. 腓骨长肌　D. 腓骨短肌

17. 胸大肌可使臂（　　）。
A. 内收　B. 外展　C. 后伸　D. 旋外

18. 阑尾手术时最常用的手术切口为（　　）。
A. 上腹部正中切口　B. 下腹部正中切口　C. 旁正中切口　D. 右下腹斜切口

19.【临床执业助理医师资格考试真题】胸外伤中最易发生骨折的肋骨是（　　）。
A. 第 4 ～ 7 肋骨　B. 第 1 肋骨
C. 第 11、第 12 肋骨　D. 第 2、第 3 肋骨
E. 第 8 ～ 10 肋骨

20.【临床执业助理医师资格考试真题】髋关节后脱位的典型体征是（　　）。
A. 髋关节伸直、内收、外旋畸形　B. 髋关节屈曲、内收、内旋畸形
C. 髋关节屈曲、外展、内旋畸形　D. 髋关节屈曲、内收、外旋畸形
E. 关节伸直、外展、内旋畸形

21.【护士执业资格考试真题】腰椎间盘突出最易发生的部位是（　　）。
A. 胸 1 ～ 2、腰 1　B. 腰 1 ～ 2　C. 腰 2 ～ 3　D. 腰 3 ～ 4　E. 腰 4 ～ 5

22.【临床执业助理医师资格考试真题】下列最易发生脱位的关节是（　　）。
A. 肩关节　B. 髋关节　C. 膝关节　D. 肘关节　E. 踝关节

五、简答题

1. 腰椎穿刺经过哪些结构？

2. 胸廓由哪些结构组成？

3. 在股三角内由外向内依次有哪些结构？

4. 做右下腹部手术切口，由浅入深经过腹壁哪些结构？

第四章　消化系统

知识目标

1. 掌握消化系统的组成，掌握上、下消化道的概念。
2. 掌握咽峡的概念，牙的形态、构造及牙式，舌黏膜的特点，三大涎腺的位置及开口部位。
3. 掌握食管的位置、分部和三个狭窄。
4. 掌握胃的形态、位置、分部，胃底腺的主要细胞及功能。
5. 掌握小肠的分部，十二指肠的位置及分部。
6. 掌握大肠的分部和特征性结构，盲肠和阑尾的位置及麦氏点。
7. 掌握肝的形态、位置及微细结构。
8. 掌握胆囊和输胆管道的组成。
9. 掌握腹膜和腹膜腔的概念，腹膜与脏器的关系，腹膜形成的主要结构。

习　题

一、名词解释

1. 锁骨中线：

2. 肩胛线：

3. 上消化道：

4. 咽峡：

5. 胃小凹：

6. 十二指肠大乳头：

7. 小肠绒毛：

8. 中央乳糜管：

9. 麦氏点：

10. 肛柱：

11. 齿状线：

12. 肝门：

13. 窦周隙（Disse 隙）：

14. 肝门管区：

15. 胆囊三角：

16. 肝胰壶腹：

17. 腹膜：

18. 腹膜腔：

二、填空题

1. 消化系统是由________和________组成，________以下的部分称下消化道。

2. 口腔和咽的分界是________。

3. 消化管壁的一般结构，由内向外分四层，即________、________、________和________。

4. 消化管黏膜层的上皮：属于复层扁平上皮的有________、________和________；属于单层柱状上皮的器官有________、________和________。

5. 消化管黏膜的上皮由复层扁平上皮移行为单层柱状上皮的部位在________和________。

6. 每个牙在形态上分三部分，即________、________和________。恒牙共32颗，可分为________、________、________和________四类；乳牙共20颗，可分为________、________和________三类。

7. ⌈Ⅳ 表示________，⌊8 表示________。

8. 口腔有三对大涎腺，即________、________和________。

9. 咽是________和________的共同通道，它以软腭和________为界，分为________、________和________三部。

10. 食管全长约25 cm，分________、________和________三部，其中________部最短。

11. 胃中等充盈时，大部分位于________，小部分位于________。

12. 胃分________、________、________和________四部。胃窦是指胃的________；胃的入口称________，与________相接；出口称________，与________相接。

13. 胃的幽门部借中间沟将其分为左侧的________和右侧的________。

14. 胃癌和胃溃疡多发生于________，十二指肠溃疡的好发部位是________。

15. 胃腺位于胃壁的________内，可分为三种，即________、________、________。

16. 胃腺开口于________的底部。

17. 胃底腺分布于________和________，主要由________和________组成，分别分泌________和________。

18. 十二指肠呈“C”形，分________、________、________和________四部，十二指肠大乳头开口于十二指肠________。

19. 十二指肠悬肌（Treitz 韧带）的作用是将________固定于腹后壁，是手术时确认________起始的标志。

20. 小肠绒毛是由________和________向肠腔的突出而形成，其中轴是________，表面覆盖有________。

21. 构成肠腺的主要细胞有________、________和________。

22. 小肠的淋巴组织位于________内，空肠的淋巴组织形成________，回肠的淋巴组织形成________。

23. 临床上区别小肠和盲肠的依据：在盲肠表面有________、________和________三个特征性结构。

24. 直肠在矢状面上有________曲和________曲。

25. 痔以________为界，分________和________。

26. 肝是人体最大的________，有________、参与代谢、贮存糖原、解毒和吞噬防御的功能。

27. 肝的基本结构和功能单位是________，一般含有________、________、________、________和________五部分。

28. 窦周隙是________与________之间的狭窄间隙，内含有________细胞，其功能是贮存________和________。

29. 相邻肝小叶之间的区域称________，其内部含三种管道，分别称________、________和________。

30. 肝有两套血管：①门静脉是肝的__________血管，它将胃肠吸收的__________送入肝内，门静脉入肝后反复分支，最后将血液输入__________；②肝固有动脉是肝的__________血管，血液中__________含量高，肝固有动脉入肝后反复分支，将血液导入__________，最后汇合成__________静脉出肝。

31. 胆囊具有__________和__________的功能。

32. 胆囊分__________、__________、__________和__________，其中胆囊底的体表投影是__________。

33. 胆总管是由__________和__________合成，在__________韧带内下降。胆总管和胰管共同开口在__________。

34. 胰腺外分泌部由__________和__________组成；胰腺内分泌部又称__________，用特殊染色方法可显示其主要两种细胞：①__________细胞可分泌__________，能促进糖原分解使血糖升高；②__________细胞可分泌__________，能促进血糖合成糖原使血糖降低。

35. 腹膜形成的结构有__________、__________和__________。站立或坐位时，男性腹膜腔的最低点是__________，女性腹膜腔的最低点是__________。

36. 女性腹膜腔借__________口经输卵管、__________、__________与外界相通。

三、判断题

(　　) 1. 腭咽弓向下移行为舌根。

(　　) 2. 下颌下腺开口于舌下襞。

(　　) 3. 咽鼓管咽口的后上方有一凹陷称梨状隐窝。

(　　) 4. 十二指肠上部起始部称十二指肠球部，是十二指肠溃疡的好发部位。

(　　) 5. 空肠与回肠相比，空肠黏膜皱襞高而密，而回肠黏膜皱襞低而疏。

(　　) 6. 空肠末端开口于盲肠，开口处有回盲瓣。

(　　) 7. 直肠内最大最恒定的直肠横襞在直肠右前壁。

(　　) 8. 成年人肝在剑突下不能触及。

(　　) 9. 胆囊具有贮存、分泌和浓缩胆汁的作用。

(　　) 10. 消化腺包括唾液腺、肝、胰、脾、肾上腺等。

(　　) 11. 所有消化管的外膜为浆膜或纤维膜。

(　　) 12. 黏膜向肠腔突出形成皱襞。

(　　) 13. 小肠黏膜形成许多细小指状突起为绒毛。

(　　) 14. 绒毛固有层中的淋巴管称中央乳糜管。

(　　) 15. 肝血窦内充满血液和胆汁。

(　　) 16. 肝血窦内皮细胞之间的缝隙称窦周隙。

(　　) 17. 胰管收集胰腺泡和胰岛的分泌物。

(　　) 18. 使血糖浓度降低的激素是由胰岛 A 细胞分泌的。

四、单项选择题

1. 颏舌肌，正确的是(　　)。
   A. 由骨骼肌组成，属舌内肌　　B. 两侧收缩，做伸舌动作
   C. 一侧收缩，舌伸向同侧　　D. 一侧瘫痪，伸舌时舌尖伸向对侧

2. 属上消化道的器官是(　　)。
   A. 十二指肠　　B. 空肠　　C. 回肠　　D. 直肠

3. 不含味蕾的舌乳头是(　　)。
   A. 丝状乳头　　B. 菌状乳头　　C. 轮廓乳头　　D. 叶状乳头

4. 阑尾，正确的是(　　)。
   A. 多位于右髂窝内　　B. 为腹膜外位器官
   C. 连于盲肠后壁　　D. 一般长 10 ～ 12 cm

5. 没有结肠袋的肠管是(　　)。
   A. 盲肠　　B. 横结肠　　C. 直肠　　D. 乙状结肠

6. 胆总管(　　)。

A. 由左右肝管合成　　B. 由肝总管和胰管合成
C. 在肝胃韧带内行走　　D. 和胰管共同开口于十二指肠降部

7. 属腹膜间位器官的是（　　）。
A. 肝　　B. 肾　　C. 胃　　D. 横结肠

8. 属腹膜内位器官的是（　　）。
A. 肾　　B. 卵巢　　C. 子宫　　D. 输尿管

9. 属腹膜外位器官的是（　　）。
A. 肾　　B. 空肠　　C. 胃　　D. 肝

10. 左下颌第 2 磨牙的牙式是（　　）。
A. ⌈7　　B. 7⌉　　C. 8⌉　　D. ⌈8

11. 消化管壁分四层，下列错误的是（　　）。
A. 黏膜　　B. 黏膜下层　　C. 黏膜肌层　　D. 外膜

12. 骨骼肌分布于（　　）。
A. 食管上 1/3 段　　B. 胃　　C. 小肠　　D. 食管下 1/3 段

13. 消化管壁中形成皱襞的是（　　）。
A. 上皮和固有层　　B. 黏膜下层
C. 黏膜和部分黏膜下层　　D. 黏膜下层和肌层

14. 外膜为浆膜的是（　　）。
A. 咽　　B. 食管　　C. 直肠下段　　D. 胃

15. 胃腺分布于（　　）。
A. 上皮层　　B. 黏膜下层　　C. 黏膜全层　　D. 黏膜固有层

16. 胃腺分三类，其命名中不包含（　　）。
A. 贲门腺　　B. 幽门腺　　C. 胃体腺　　D. 胃底腺

17. 胃底腺的腺细胞不包括（　　）。
A. 主细胞　　B. 壁细胞　　C. 杯状细胞　　D. 颈黏液细胞

18. 扩大小肠内表面积的结构中不含（　　）。
A. 绒毛　　B. 纤毛　　C. 微绒毛　　D. 环行皱襞

19. 绒毛固有层内不含（　　）。
A. 中央乳糜管　　B. 骨骼肌纤维　　C. 毛细血管　　D. 毛细淋巴管

20. 肠腺，错误的是（　　）。
A. 由上皮下陷形成　　B. 位于固有层
C. 开口于绒毛根部之间　　D. 含壁细胞

21. 分泌盐酸的细胞是（　　）。
A. 主细胞　　B. 壁细胞　　C. 杯状细胞　　D. 潘氏细胞

22. 不含杯状细胞的黏膜上皮是（　　）。
A. 胃　　B. 十二指肠　　C. 空肠　　D. 结肠

23. 绒毛高而密集的部位在（　　）。
A. 十二指肠和空肠　　B. 回肠　　C. 结肠　　D. 直肠

24. 含动脉血和静脉血的是（　　）。
A. 小叶间动脉　　B. 小叶间静脉　　C. 门静脉　　D. 肝血窦

25. 肝门管区的结构不包括（　　）。
A. 小叶间动脉　　B. 小叶间静脉　　C. 小叶间胆管　　D. 中央静脉

26. 肝巨噬细胞位于（　　）。
A. 窦周隙　　B. 肝血窦　　C. 肝门管区　　D. 肝板

27. 位于肝细胞之间的结构是（　　）。
A. 胆小管　　B. 肝血窦　　C. 窦周隙　　D. 中央静脉

28. 胰岛，错误的是（　　）。
A. 散在于胰腺腺泡之间　　B. 有四种细胞
C. 有丰富的毛细血管　　D. 分泌物直接进入胰管

29.【临床执业助理医师资格考试真题】上消化道出血最常见的病因是（　　）。
A. 食管贲门黏膜撕裂　B. 胃癌
C. 胃血管畸形　D. 食管胃底静脉曲张破裂
E. 消化性溃疡

30.【临床执业助理医师资格考试真题】血栓性外痔的典型表现是（　　）。
A. 肛周白色圆形肿块，无压痛　B. 肛周白色圆形肿块，有压痛
C. 肛周暗紫色圆形肿块，有压痛　D. 肛周暗紫色不规则肿块，有压痛
E. 肛周暗紫色不规则肿块，无压痛

31.【临床执业助理医师资格考试真题】慢性胃炎最主要的病因是（　　）。
A. 药物损伤　B. 幽门螺杆菌感染
C. 化学损伤　D. 刺激性食物
E. 无力损伤

32.【临床执业助理医师资格考试真题】肝硬化最常见的并发症是（　　）。
A. 肝性疾病　B. 原发性肝癌　C. 肝肾综合征　D. 上消化道出血　E. 自发性腹膜炎

33.【临床执业助理医师资格考试真题】我国急性胰腺炎最常见的病因是（　　）。
A. 药物　B. 胆道疾病　C. 自身免疫异常　D. 酒精

34.【临床执业助理医师资格考试真题】大肠癌最好发的部位是（　　）。
A. 乙状结肠　B. 直肠　C. 升结肠　D. 降结肠　E. 横结肠

五、多项选择题

1. 组成小网膜的是（　　）。
A. 肝胃韧带　B. 肝十二指肠韧带　C. 肝圆韧带　D. 镰状韧带

2. 下列属于消化腺的是（　　）。
A. 肝　B. 舌下腺　C. 胰　D. 甲状腺

3. 出入肝门的结构有（　　）。
A. 肝固有动脉　B. 肝门静脉　C. 肝管　D. 肝静脉

4. 咽，正确的有（　　）。
A. 其上端附于颅底　B. 前壁不完整　C. 咽隐窝位于鼻咽　D. 下端平第 6 颈椎

5. 构成咽峡的有（　　）。
A. 腭垂　B. 腭舌弓　C. 腭咽弓　D. 舌根

6. 小肠结构特点是有（　　）。
A. 环行皱襞　B. 纵行皱襞　C. 纤毛　D. 绒毛

7. 绒毛中轴的固有层中含（　　）。
A. 淋巴细胞　B. 浆细胞　C. 杯状细胞　D. 巨噬细胞

8. 胰岛中的细胞用特殊染色方法可显示有（　　）。
A. A 细胞　B. B 细胞　C. C 细胞　D. D 细胞

9. 肝小叶中包含（　　）。
A. 中央静脉　B. 肝板　C. 肝血窦　D. 胆小管

10. 门管区内含（　　）。
A. 胆小管　B. 小叶间动脉　C. 小叶间静脉　D. 小叶间胆管

六、简答题

1. 咽的分部和交通有哪些？

2. 食管三处狭窄的位置在何处？有何临床意义？

3. 胃的位置、形态和分部如何？

4. 肝的体表投影如何？

5. 空肠、回肠有哪些区别？

6. 胰分哪几部？写出胰液排入十二指肠的途径。

7. 腹膜与脏器的关系分哪几类？各举出两例。

8. 消化腺有哪些？试述其分泌物的排泄途径。

9. 胃腺有哪几类？其主要作用分别是什么？

10. 肝小叶内液体的来源与去路是怎样的？

第五章　呼吸系统

知识目标

1. 掌握呼吸系统的组成，上、下呼吸道的定义。
2. 掌握呼吸道各段的位置、形态及主要结构。
3. 掌握肺的位置、形态、结构及肺的微细结构。
4. 掌握胸膜、胸膜腔、胸膜隐窝的概念。
5. 了解纵隔的概念及分部。

习　题

一、名词解释

1. 气血屏障：

2. 上呼吸道：

3. 肺门：

4. 胸膜腔：

5. 纵隔：

6. 肋膈隐窝：

7. 声门裂：

8. 气管杈：

9. 肺小叶：

二、填空题

1. 呼吸道包括____________、____________、____________、____________和____________。
2. 鼻黏膜分____________和____________两区，其中具有嗅觉功能的是____________。
3. 喉的软骨有____________、____________、____________和____________。
4. 气管在____________平面分左右主支气管，根据行程，气管分____________和____________两部。
5. 气管切开常选在____________或____________气管软骨之间。
6. 左肺被____________分成上下两叶，右肺被____________和____________分成上、中、下三叶。
7. 肺下缘沿第____________肋向外行走，在锁骨中线与第____________肋相交，在腋中线与第____________肋相交。
8. 纵隔以____________平面为界分上、下纵隔，下纵隔又以心包为界分____________、____________和____________。
9. 临床上胸膜腔积液首先积聚于____________。
10. 呼吸道壁的一般结构包括____________、____________和____________。
11. 固有鼻腔内的黏膜可分为两个区：①____________，位于____________和____________上部的黏膜，呈____________色，含____________细胞，能感受____________刺激；②____________，位于①区以

外的黏膜，呈____________色，内含____________和____________，能____________、____________。

12. 气管、主支气管黏膜由____________和____________组成，黏膜下层为____________组织，外膜由____________和“C”形____________组成，其缺口处由结缔组织和平滑肌封闭。

13. 管径在____________以下的支气管为细支气管。

14. 肺实质呼吸部包括____________、____________、____________和____________，具有____________的功能。

15. Ⅰ型肺泡上皮数量____________，呈______形，是____________的主要细胞，构成____________的广大面积。

16. Ⅱ型肺泡上皮数量____________，呈______形，夹在____________之间，分泌____________，有____________的作用。

17. 气血屏障由毛细血管的____________、____________、____________、____________及____________五层组成，是____________内气体与____________之间进行氧和二氧化碳交换的屏障。

18. 肺内血管有两类：①为____________和____________，有____________的功能；②为____________和____________，有____________的功能。

19. 肺内最影响出入肺泡气体量的结构是____________。

三、判断题

（　）1. 鼻腔内鼻阈是皮肤和黏膜分界标志。
（　）2. 鼻出血最常发生于鼻中隔的前下部。
（　）3. 鼻旁窦最易发炎的是额窦。
（　）4. 声带由声襞及声韧带和声带肌构成。
（　）5. 肺是中空性的器官。
（　）6. 左右胸膜腔是相通的，内呈负压。
（　）7. 鼻腔黏膜的大部分为嗅区。
（　）8. 气管的黏膜层含有上皮、固有层和黏膜肌层。
（　）9. 肺间质指肺泡之间的物质。
（　）10. 肺泡管是呼吸性细支气管的分支。
（　）11. 构成气体交换广大面积的是Ⅱ型肺泡上皮。
（　）12. Ⅰ型肺泡上皮数量多，呈扁平形。
（　）13. 弹性纤维使肺泡具有良好的回缩能力。
（　）14. 尘细胞指吞噬了灰尘颗粒的肺泡细胞。

四、单项选择题

1. 开口于下鼻道的是（　　）。
A. 上颌窦　B. 鼻泪管　C. 额窦　D. 蝶窦

2. 喉腔最狭窄的部位是（　　）。
A. 喉前庭　B. 声门裂　C. 前庭裂　D. 喉室

3. 与鼻中隔软骨后缘相接的是（　　）。
A. 蝶骨体　B. 只有犁骨
C. 筛骨　D. 筛骨的垂直板和犁骨

4. 成对的喉软骨是（　　）。
A. 甲状软骨　B. 杓状软骨　C. 环状软骨　D. 会厌软骨

5. 平静呼吸时，肺下缘在腋中线与（　　）。
A. 第 4 肋相交　B. 第 5 肋相交　C. 第 6 肋相交　D. 第 8 肋相交

6. 胸膜下界在腋中线与（　　）。
A. 第 7 肋相交　B. 第 8 肋相交　C. 第 9 肋相交　D. 第 10 肋相交

7. 黏膜内含嗅细胞的是（　　）。
A. 上鼻甲　B. 中鼻甲　C. 下鼻甲　D. 鼻中隔下部

8. 鼻黏膜呼吸部不包括（　　）。
A. 上鼻甲黏膜　B. 中鼻甲黏膜

C. 下鼻甲黏膜　　D. 鼻中隔下部的黏膜

9. 气管、支气管黏膜下层没有（　　）。
A. 疏松结缔组织　B. 血管、淋巴管　C. 软骨　D. 腺体

10. 最接近肺段支气管的分支是（　　）。
A. 叶支气管　B. 细支气管　C. 终末细支气管　D. 主支气管

11. 肺的微细结构是（　　）。
A. 表面覆盖有浆膜　B. 有实质　C. 有间质　D. 以上均是

12. 不属于肺实质的结构是（　　）。
A. 叶支气管　B. 段支气管　C. 血管　D. 肺泡

13. 肺小叶的结构中不包含（　　）。
A. 叶支气管　B. 细支气管　C. 肺泡管　D. 肺泡

14. 肺导气部管壁结构变化的规律，错误的是（　　）。
A. 上皮变薄　B. 平滑肌增多　C. 腺体增多　D. 软骨逐渐消失

15. 肺泡，错误的是（　　）。
A. 开口于细支气管　B. 由肺泡上皮构成
C. 呈多面形囊泡状　D. 是气体交换的部位

16. 肺的尘细胞来自（　　）。
A. Ⅰ型肺泡上皮　B. Ⅱ型肺泡上皮　C. 血管内皮　D. 巨噬细胞

17.【护士执业资格考试真题】左、右主支气管分叉水平对应的解剖部位是（　　）。
A. 颈静脉切迹　B. 胸骨柄　C. 胸骨角　D. 胸骨体　E. 剑突

五、多项选择题

1. 左肺的特点是（　　）。
A. 狭长　B. 比右肺低　C. 有心切迹　D. 分上、下两叶

2. 胸膜腔（　　）。
A. 是一潜在密闭腔隙　B. 左、右胸膜腔相通
C. 呈负压　D. 腔内有肺

3. 左主支气管的特点是（　　）。
A. 较粗　B. 较长　C. 较细　D. 较横平

4. 壁胸膜包括（　　）。
A. 肋胸膜　B. 膈胸膜　C. 胸膜顶　D. 纵隔胸膜

5. 纵隔，正确的是（　　）。
A. 心位于上纵隔内　B. 以胸骨角平面为界，分上、下纵隔
C. 由两侧膈胸膜之间的组织器官构成　D. 下纵隔分前、中、后三部分

6. 开口于中鼻道的鼻旁窦有（　　）。
A. 筛窦的前群　B. 上颌窦　C. 额窦　D. 蝶窦

六、简答题

1. 喉腔分哪几部分？分部依据是什么？

2. 气管异物易坠入哪侧主支气管？为什么？

3. 壁胸膜分哪几部分？各位于何处？

4. 比较左肺和右肺的区别。

5. 气管与主支气管的微细结构有哪些?

6. 试述肺泡及其相关结构。

七、论述题

1. 临床上胸膜腔穿刺点在何处?穿刺依次经过哪些结构层次?

2. 外界气体是如何进入肺血管的?

第六章　泌尿系统

知识目标

1. 掌握泌尿系统的组成。
2. 掌握肾的形态、位置、构造，肾蒂的组成。
3. 掌握肾单位的组成及各部的光镜结构、分布和功能。
4. 掌握输尿管的形态、分部、狭窄部位和在盆部（女性）的重要毗邻。
5. 掌握膀胱的位置、形态、膀胱三角的位置和黏膜特点。
6. 掌握女性尿道的形态特点和开口部位。

习　题

一、名词解释

1. 肾门：

2. 肾柱：

3. 肾窦：

4. 肾区：

5. 膀胱三角：

6. 肾叶：

7. 滤过膜或滤过屏障：

8. 肾单位袢：

9. 致密斑：

10. 刷状缘：

11. 球旁复合体：

二、填空题

1. 泌尿系统由____________、____________、____________和____________组成。

2. 肾位于腹后壁____________的两侧，是腹膜____________器官，成人肾门约平第____________，肾门在腹后壁体表投影一般在____________与____________形成的夹角内，此区称____________。

3. 肾实质由____________和____________构成，前者深入后者的部分称____________，后者是由15～20个____________构成。

4. 输尿管是肌性管道，为腹膜________位器官，全长分____________、____________和____________三部分。

5. 膀胱为腹膜____________位器官，分____________、____________、____________和____________四个部。

6. 男性膀胱的后方有____________、____________和____________，下方有____________。

7. 女性膀胱的后方有__________和__________。
8. 输尿管斜穿膀胱壁开口于膀胱__________部的__________口。
9. 女性尿道起于膀胱的__________，向下穿__________，以尿道外口开口于__________，其特点是__________。
10. 肾的被膜由内向外依次是__________、__________和__________。
11. 肾实质分为外周的__________和深部的__________两部分，前者__________丰富，呈__________色；后者由许多__________组成，色__________。
12. 肾实质由__________和__________组成。
13. 肾单位由__________和__________组成，前者包括__________和__________，后者可分为__________、__________和__________。
14. 肾小囊是__________膨大并凹陷所形成的__________，其间的腔隙称__________。
15. 肾小管管壁与__________的外层相连续，肾小管分为__________、__________和__________三部分，除中段外又各分出__________、__________、__________、__________四部。
16. 肾单位袢由__________、__________、__________构成。
17. 集合小管上皮细胞随着管径增粗而从__________状变成__________状，有__________的功能。
18. 球旁复合体由__________、__________和__________组成。

三、判断题

(　　) 1. 肾位于腹膜内，脊柱的两侧。
(　　) 2. 由于肝的影响，右肾比左肾低。
(　　) 3. 肾乳头孔流出的液体是尿液。
(　　) 4. 肾门是肾血管、输尿管、神经和淋巴管出入的部位。
(　　) 5. 第 12 肋越过左肾后面的中部，右肾后面的上部。
(　　) 6. 女性输尿管在子宫颈外侧 1 ～ 2 cm 处横过子宫动脉的前方。
(　　) 7. 新生儿膀胱位置比成人高，大部分位于腹腔内。
(　　) 8. 由于女性尿道短、宽、直，故易引起逆行性尿路感染。
(　　) 9. 肾髓质血管丰富，呈暗红色。
(　　) 10. 肾小体包括血管球和肾小管。
(　　) 11. 正常情况下，血细胞不能通过滤过膜。
(　　) 12. 近端小管曲部管径突然变细形成细段。
(　　) 13. 管壁细胞游离面有刷状缘的是近曲小管。
(　　) 14. 肾单位袢主要位于肾皮质内。
(　　) 15. 肾单位袢的主要功能是减缓原尿的流速，吸收水分和无机盐。
(　　) 16. 肾素的分泌可受致密斑的影响。
(　　) 17. 致密斑细胞呈锥体形，排列紧密。
(　　) 18. 肾内动脉第二次形成毛细血管网以便原尿的形成。

四、单项选择题

1. 不通过肾门的结构有（　　）。
   A. 肾动脉　　B. 肾盂　　C. 输尿管　　D. 肾静脉
2. 肾窦，正确的是（　　）。
   A. 由肾外缘内陷形成　　B. 窦内与肾门结构相同
   C. 窦内有被膜　　D. 由肾门、肾乳头、肾柱围成
3. 腹膜覆盖于膀胱的（　　）。
   A. 外面全部　　B. 上面　　C. 下面　　D. 底后面
4. 肾，正确的是（　　）。
   A. 肾皮质由肾锥体构成　　B. 肾小盏包绕肾乳头
   C. 肾髓质呈红褐色　　D. 肾盂是由肾小盏合成
5. 输尿管，正确的是（　　）。
   A. 连于膀胱与肾之间　　B. 完全被腹膜覆盖

C. 分腹盆二段　　D. 行于腰大肌的内侧

6. 膀胱，正确的是（　　）。

A. 最下方是膀胱底　　B. 男性膀胱颈后方有前列腺

C. 膀胱尖有尿道内口　　D. 输尿管开口于膀胱底

7. 成人肾门平对（　　）。

A. 第 11 胸椎　　B. 第 12 胸椎　　C. 第 1 腰椎　　D. 第 2 腰椎

8. 肾实质主要结构是（　　）。

A. 肾单位和集合管　　B. 结缔组织　　C. 血管神经　　D. 淋巴管

9. 肾单位不包括（　　）。

A. 血管球　　B. 近端小管　　C. 集合管　　D. 远端小管

10. 肾小体，错误的是（　　）。

A. 呈球形　　B. 含血管球　　C. 含肾小囊　　D. 位于肾髓质内

11. 足细胞，错误的是（　　）。

A. 有突起　　B. 贴附于血管球外面

C. 次级突起间有裂隙　　D. 裂隙盖有滤过膜

12. 近端小管曲部管壁上皮细胞，错误的是（　　）。

A. 呈锥体形　　B. 分界不明显

C. 游离面有刷状缘　　D. 刷状缘由纤毛组成

13. 远端小管曲部，错误的是（　　）。

A. 管腔较大　　B. 壁为单层立方上皮

C. 微绒毛多而长　　D. 能吸收水和无机盐

14. 致密斑，错误的是（　　）。

A. 来自远曲小管上皮细胞　　B. 细胞呈高柱状

C. 细胞核位于细胞顶部　　D. 能分泌肾素

15. 贴附于肾血管球毛细血管外面的是（　　）。

A. 球旁细胞　　B. 足细胞

C. 单层扁平上皮细胞　　D. 致密斑细胞

16. 裂孔膜位于（　　）。

A. 毛细血管内皮细胞膜上　　B. 足细胞次级突起之间

C. 肾小囊腔外层　　D. 近端小管曲部

17. 肾的血液循环特点，不正确的是（　　）。

A. 直接起自腹主动脉　　B. 肾动脉粗短，血压高流量大

C. 两次形成毛细血管网　　D. 血管球内血压较低

五、多项选择题

1. 肾，正确的是（　　）。

A. 为实质性器官　　B. 可随呼吸移动　　C. 下端连输尿管　　D. 是腹膜间位器官

2. 肾，正确的是（　　）。

A. 左肾比右肾高　　B. 儿童肾低于成人肾

C. 浅层是皮质　　D. 深层是髓质和肾柱

3. 输尿管，正确的是（　　）。

A. 为细长的肌性管道　　B. 全长有三处狭窄

C. 分腹部、盆部和壁内部三段　　D. 开口于膀胱颈

4. 膀胱，正确的是（　　）。

A. 贮存尿液的作用　　B. 空虚时全部位于盆腔内

C. 男性膀胱下方有前列腺　　D. 膀胱颈中央有尿道内口

六、简答题

1. 输尿管有哪三处狭窄？有何临床意义？

2. 简述膀胱的位置及其毗邻关系。

3. 在肾的冠状切面上可见到哪些结构？

七、论述题

试述尿液的产生及排出途径。

第七章 生殖系统

知识目标

1. 掌握睾丸和附睾的位置、形态及结构。
2. 掌握精曲小管的结构及精子发生的过程，间质细胞的结构特点及功能。
3. 掌握输精管的形态特点、行程与分部，输精管结扎常用的部位。
4. 掌握前列腺的形态、位置，了解前列腺的分叶。
5. 掌握男性尿道的分部、两弯曲、三狭窄和三扩大。
6. 掌握卵巢的形态、位置及固定装置。
7. 了解卵泡的生长发育及功能，黄体的形成、结构及功能。
8. 掌握输卵管的位置和分部，结扎常采用的部位。
9. 掌握子宫的形态和分部，位置和固定装置，前倾前屈的概念。
10. 掌握子宫内膜的结构，了解子宫内膜周期性变化及其卵巢的关系。
11. 掌握阴道的位置、形态、阴道穹的构成和分部及临床意义，尿道外口和阴道口的位置。

习 题

一、名词解释

1. 精索：

2. 前、后尿道：

3. 会阴：

4. 子宫前倾前屈：

5. 睾丸间质细胞：

6. 睾丸网：

7. 排卵：

8. 黄体：

9. 月经周期：

10. 子宫内膜功能层：

二、填空题

1. 生殖系统按器官的功能分__________、__________和__________，按器官的位置分__________和__________。

2. 男性生殖腺是__________，位于__________内，它的__________和__________有附睾附着。

3. 附睾自上而下分__________、__________和__________三部分，__________末端移行为__________。

4. 男性生殖系统附属腺体有__________、__________和__________。

5. 输精管起于__________，依行程分__________、__________、__________和__________四部。

6. 射精管是由__________末端和__________排泄管合成，穿__________，开口于________部。

7. 男性尿道兼有__________和__________功能，起于__________，终于__________，依次分__________、__________和__________三部，__________称前尿道，__________和__________合称后尿道。

8. 男性尿道有三个狭窄，即__________、__________、__________，其中以__________最狭窄。

9. 男性尿道有两个弯曲，即__________、__________，恒定不变的是__________。

10. 卵巢是女性__________，它位于__________侧壁，__________夹角内，是腹膜的__________位器官。

11. 输卵管位于__________的两侧，内侧端以__________通子宫腔，外侧端以__________开口于__________，从外向内分__________、__________、__________和__________四部。

12. 子宫位于__________中央，__________与__________之间，呈__________、__________位。

13. 子宫呈__________形，可分__________、__________和__________三部分，内腔分__________和__________。

14. 固定子宫的韧带有__________、__________、__________和__________，其中限制子宫向两侧移位的是__________，防止子宫下垂的是__________。

15. 乳房内部由__________、__________、__________和__________构成。

16. 阴道位于__________的中央，前方与__________和__________相邻，后方贴近__________，上端较宽，包绕__________，二者之间形成的环形凹陷称__________，下端以__________开口于__________。

17. 睾丸表面的致密结缔组织膜称__________，沿睾丸__________处增厚，并形成许多小隔，呈__________状深入睾丸实质并将其分隔成许多锥形的__________。

18. 产生精子的部位是__________，其管壁的上皮称__________，按功能不同分为两类，即__________和__________。

19. 生精细胞生长发育经历了五个阶段，即__________、__________、__________、__________和__________。其中，第一次成熟分裂发生在__________，第二次成熟分裂发生在__________，形成__________。

20. 精子细胞形体__________，靠近__________，不再分裂，只经过__________改变即可成为精子。

21. 精子形似__________状，分__________、__________两部，精子头部主要由__________浓缩而成，其前 2/3 有__________覆盖。

22. 顶体内含有许多水解酶，如__________、__________等。在受精过程中，顶体释放顶体酶，溶解__________细胞外面的结构后，精子进入卵细胞使其受精。

23. 附睾分为__________、__________、__________三部，头部由__________组成，__________由附睾管组成。

24. 附睾输出小管和附睾管黏膜的上皮为__________。

25. 输精管黏膜的上皮为__________。肌层较厚，平滑肌强烈收缩能将__________排出体外。

26. 前列腺按腺体的分布可分为__________、__________和__________。前列腺肥大主要发生在__________和__________，前列腺癌主要发生在__________部分。

27. 卵巢表面被覆__________上皮，上皮深面为__________。卵巢实质外周部称__________，含__________；中央部称__________，由__________、__________、__________等组成。

28. 卵泡发育可分为三个阶段，即__________、__________、__________。

29. 原始卵泡的中央有一个较大的__________，周围是一层小而__________的__________，对卵细胞有__________和__________的功能。

30. 透明带是位于__________与__________之间的一层厚度均匀的__________，其化学成分为__________。

31. 放射冠是紧靠__________的__________逐渐变成__________状，围绕__________排列成放射状。

32. 成熟卵泡是继________之后，________停止增殖，卵泡液继续增多，卵泡不断________，并突向________表面。此时初级卵细胞完成________而变为________。

33. 排卵是指________、________、________随________一起脱离卵巢的过程。

34. 雌激素的合成分泌与________细胞及________细胞有关，雌激素能刺激________的发育和________的出现，也能促进________的增生。

35. 黄体能分泌________及少量________，前者能降低________，促进________的增生、子宫腺体的分泌和________的发育。

36. 排出的卵若未受精，黄体仅存在________天左右即退化而成为________；卵若受精，黄体发育可持续________个月才退化，此阶段的黄体称________。黄体退化后被________代替而成为白体。

37. 输卵管黏膜的上皮为________上皮，由两种细胞组成，即________细胞和________细胞。

38. 子宫内膜即黏膜，由________和________组成，子宫内膜可分为浅表的________和深部的________。在月经周期中，________可剥脱，而________则不剥脱。

39. 子宫内膜的周期性变化可分为三期，即________、________和________。

三、判断题

(　　) 1. 睾丸位于体腔外，属外生殖器。
(　　) 2. 产生生殖细胞的是生殖腺，附属腺体分泌性激素。
(　　) 3. 射精管是由两侧的精囊腺合成。
(　　) 4. 前列腺位于膀胱底的后方、直肠的前方。
(　　) 5. 前列腺上窄下宽，呈栗子状，内有尿道穿过。
(　　) 6. 射精管穿过前列腺，开口于尿道的前列腺部。
(　　) 7. 精囊腺位于膀胱颈的下方，分泌物参与构成精液成分。
(　　) 8. 子宫内腔即为子宫腔。
(　　) 9. 子宫肿瘤的好发部位是子宫颈阴道上部。
(　　) 10. 子宫腔的下口通阴道称子宫口。
(　　) 11. 临床上分娩时保护会阴是指狭义会阴。
(　　) 12. 乳房手术时应尽量作放射状切口。
(　　) 13. 乳癌早期常见体征是乳房皮肤表面有一些凹陷。
(　　) 14. 睾丸表面有一层由致密结缔组织构成的白膜。
(　　) 15. 睾丸间质是产生精子的部位。
(　　) 16. 生精细胞越幼稚越靠近管腔。
(　　) 17. 精子细胞经分裂形成精子。
(　　) 18. 生精细胞为一系列发育分化程度相同的细胞。
(　　) 19. 睾丸间质内散布有圆形或多边形的间质细胞。
(　　) 20. 生精细胞的第一次分裂发生在精原细胞。
(　　) 21. 精子细胞的核位于精子尾端。
(　　) 22. 顶体内含有蛋白合成酶、核酸酶等。
(　　) 23. 附睾上部内有十数条精曲小管。
(　　) 24. 卵巢表面的疤痕是由卵巢萎缩所致。
(　　) 25. 卵巢髓质内含有不同发育阶段的卵泡。
(　　) 26. 生长发育过程中的卵泡统称生长卵泡。
(　　) 27. 通常每月有数个原始卵泡能够发育成为成熟卵泡并排卵。
(　　) 28. 雌激素仅由卵泡细胞分泌。
(　　) 29. 黄体只能分泌孕激素。
(　　) 30. 排出的卵若未受精，黄体在 28 天左右退化。
(　　) 31. 月经黄体指月经出现后形成的黄体。
(　　) 32. 排卵前促进子宫内膜增生的是雌激素。
(　　) 33. 输卵管上皮为单层柱状上皮，多数有纤毛。

四、单项选择题

1. 男性生殖腺是（ ）。
   A. 睾丸 B. 阴囊 C. 前列腺 D. 尿道球腺
2. 男性输精管结扎选择在输精管的（ ）。
   A. 睾丸部 B. 精索部 C. 腹股沟部 D. 盆部
3. 女性输卵管结扎部位在输卵管的（ ）。
   A. 漏斗部 B. 壶腹部 C. 峡部 D. 子宫部
4. 睾丸（ ）。
   A. 位于睾丸鞘膜腔内 B. 前缘有附睾附着
   C. 产生精子，分泌男性激素 D. 上端有血管神经出入
5. 精子产生于（ ）。
   A. 精囊腺 B. 睾丸的精曲小管 C. 睾丸的精直小管 D. 前列腺
6. 精索内不含的结构有（ ）。
   A. 睾丸动脉 B. 蔓状静脉丛 C. 输精管 D. 射精管
7. 输卵管（ ）。
   A. 为粗细一致的肌性管道 B. 外侧端开口于腹膜腔
   C. 内侧端开口于阴道 D. 是腹膜间位器官
8. 精索（ ）。
   A. 起于附睾尾 B. 穿腹股沟管
   C. 内有睾丸动脉和睾丸静脉 D. 输精管全长均在精索内
9. 卵巢（ ）。
   A. 幼女表面光滑，呈椭圆形 B. 性成熟后出现瘢痕，开始缩小
   C. 血管神经出入后缘 D. 60 岁左右开始萎缩
10. 属女性阴道结构的是（ ）。
    A. 子宫 B. 卵巢 C. 阴道前庭 D. 阴道
11. 输卵管（ ）。
    A. 结扎部位在壶腹部 B. 结扎后无月经
    C. 受精在壶腹部 D. 外侧端开口于腹腔
12. 处女膜位于（ ）。
    A. 阴道口与尿道口之间 B. 阴道口周围
    C. 阴道口与尿道外口周围 D. 尿道口周围
13. 子宫（ ）。
    A. 为实质性器官 B. 属腹膜内位器官
    C. 位于膀胱与直肠之间 D. 为受精的部位
14. 手术识别输卵管的标志是（ ）。
    A. 输卵管峡部 B. 输卵管漏斗部 C. 输卵管壶腹部 D. 输卵管伞
15. 男性尿道括约肌位于（ ）。
    A. 尿道内口 B. 膜部 C. 海绵体部 D. 前列腺部
16. 腹膜形成的韧带是（ ）。
    A. 子宫阔韧带 B. 子宫圆韧带 C. 子宫主韧带 D. 骶子宫韧带
17. 睾丸小叶，错误的是（ ）。
    A. 由睾丸小隔分隔而成 B. 呈锥体形
    C. 含精曲小管 D. 生精细胞间有间质细胞
18. 精曲小管，错误的是（ ）。
    A. 位于睾丸小叶内 B. 产生精子与雄激素
    C. 管壁上皮由多层细胞构成 D. 主要有生精细胞
19. 不再分裂，只有形态改变的是（ ）。
    A. 精原细胞 B. 初级精母细胞 C. 次级精母细胞 D. 精子细胞
20. 精子，错误的是（ ）。

A. 形似蝌蚪　B. 分头、尾两部分
C. 头由细胞质浓缩而成　D. 头的前 2/3 覆盖顶体

21. 睾丸间质（　　）。
A. 位于两睾丸之间　B. 含外分泌细胞
C. 间质细胞可变为生殖细胞　D. 能分泌睾丸酮

22. 附睾的功能中不包括（　　）。
A. 储存精子　B. 运送精子　C. 营养精子　D. 使精子分裂增殖

23. 输精管，错误的是（　　）。
A. 沿睾丸后缘上行　B. 经阴囊根部入腹股沟管
C. 进入腹腔与盆腔　D. 开口于前列腺

24. 雄激素，错误的是（　　）。
A. 由睾丸间质细胞分泌　B. 促进生殖器官发育
C. 抑制精子的形成　D. 激发及维持男性第二性征

25. 老年时前列腺，不正确的是（　　）。
A. 腺组织增生　B. 结缔组织增生
C. 常形成肥大　D. 可压迫尿道前列腺部

26. 下列结构中不参与精液构成的是（　　）。
A. 睾丸间质　B. 前列腺　C. 精囊腺　D. 尿道球腺

27. 卵巢表面被覆有（　　）。
A. 单层扁平上皮　B. 复层扁平上皮　C. 单层柱状上皮　D. 变移上皮

28. 青春期，卵巢内最多的一种卵泡是（　　）。
A. 原始卵泡　B. 生长卵泡　C. 成熟卵泡　D. 闭锁卵泡

29. 原始卵泡的中央含有（　　）。
A. 初级卵母细胞　B. 初级卵泡细胞　C. 次级卵母细胞　D. 次级卵泡细胞

30. 透明带（　　）。
A. 为嗜酸性膜　B. 包被初级卵母细胞
C. 其外周有放射冠　D. 以上均是

31. 生长卵泡的结构中不包含（　　）。
A. 透明带　B. 放射冠　C. 次级卵母细胞　D. 卵泡细胞

32. 随排卵而排出的结构中不包含（　　）。
A. 透明带　B. 放射冠　C. 初级卵母细胞　D. 卵泡液

33. 黄体形成，错误的是（　　）。
A. 自成熟卵泡排卵以后形成　B. 有卵泡壁参与
C. 有卵泡膜参与　D. 血管少、脂肪组织多

34. 分泌孕酮的是（　　）。
A. 卵泡细胞　B. 黄体细胞　C. 卵泡壁细胞　D. 卵细胞

35. 孕酮的作用，错误的是（　　）。
A. 降低子宫平滑肌的兴奋性　B. 促进子宫内膜增生
C. 促进子宫腺体分泌　D. 抑制乳腺发育

36. 卵巢排卵时，卵细胞正处于（　　）。
A. 各期卵泡　B. 原始卵泡
C. 生长卵泡　D. 初级卵母细胞第一次成熟分裂时期

37.【护士执业资格考试真题】关于子宫峡部解剖学特点的说法正确的是（　　）。
A. 为子宫较宽的部分　B. 妊娠期变软不明显
C. 下端为解剖学内口　D. 临产后子宫下段平脐
E. 非孕时长度约为 1 cm

五、多项选择题

1. 子宫附件包括（　　）。

A. 输卵管　B. 子宫　C. 卵巢　D. 阴道

2. 输精管位于精索内的部分有（　　）。

A. 睾丸部　B. 精索部　C. 腹股沟部　D. 盆部

3. 结扎输卵管后（　　）。

A. 无卵入宫腔　B. 有卵入宫腔　C. 有月经　D. 无月经

4. 输精管结扎后，经射精管排出的（　　）。

A. 有精子　B. 无精子　C. 无精液　D. 有精液

5. 睾丸（　　）。

A. 为男性生殖腺　B. 位于阴囊内

C. 后缘有血管、神经、淋巴管出入　D. 产生精子、分泌性激素

6. 卵巢（　　）。

A. 位于小骨盆内　B. 属腹膜内位器官

C. 前缘中部有血管、神经出入　D. 上端借子宫悬韧带连于子宫

7. 子宫（　　）。

A. 呈前后略扁的倒置梨形　B. 呈前倾前屈位

C. 子宫颈全部伸入阴道内　D. 能形成月经

8. 乳房（　　）。

A. 位于胸大肌的表面　B. 中央有乳头

C. 乳头周围有乳晕　D. 乳头平第 4 肋间隙或第 5 肋

9. 阴茎（　　）。

A. 分头、体、根三部分　B. 由两个阴茎海绵体和一个尿道海绵体组成

C. 三个海绵体共同包有海绵体白膜　D. 包皮完全包着阴茎头称包皮过长

六、简答题

1. 写出精子的产生和排出途径。

2. 写出男性尿道的分部、狭窄、弯曲和扩大。

3. 简述子宫的形态、位置和固定装置。

4. 男性生殖腺和生殖器附属腺有哪些？

5. 黄体是怎样形成与退化的？

6. 试述子宫内膜的周期性变化与卵巢周期性变化的关系。

七、论述题

试述男性肾盂结石排出体外的途径及经过的弯曲和狭窄。

第八章　脉管系统

知识目标

1. 掌握脉管系统的组成和功能，大、小循环的途径，心的位置与外形，心各腔的形态结构。
2. 理解心内注射的部位及心尖体表投影。
3. 掌握大动脉、中动脉、小动脉的结构特点与功能。
4. 掌握颞浅动脉、面动脉、颈总动脉、锁骨下动脉、肱动脉、股动脉、足背动脉的触摸或压迫止血点，静脉角、危险三角区的概念。
5. 掌握门静脉的组成及其属支的名称与范围，门静脉结构特点以及门静脉与上、下腔静脉系间的吻合部位与侧支循环途径。
6. 掌握九条淋巴干的名称及收纳范围，胸导管的起始、收纳范围、注入部位、行程，脾的形态、位置、结构和功能。

习　题

一、名词解释

1. 动脉：

2. 静脉：

3. 血液循环：

4. 卵圆窝：

5. 房室瓣：

6. 动脉瓣：

7. 动脉圆锥：

8. 窦房结：

9. 心包腔：

10. 颈动脉窦：

11. 颈动脉小球：

12. 静脉角：

13. 动脉韧带：

14. 乳糜池：

15. 局部淋巴结：

16. 静脉瓣：

17. 副皮质区：

18. 单核吞噬细胞系统：

二、填空题

1. 脉管系统包括____________和____________两部分。

2. 体循环途径：动脉血由____________射出，经____________及其分支，流到全身毛细血管，进行物质交换后，动脉血转为静脉血，汇入各级静脉，最后经____________静脉口和____________口注入____________。

3. 肺循环途径：静脉血自____________经肺动脉入肺进行气体交换后，再经____________注入____________。

4. 心位于中纵隔内，____________的上方，约____________位于正中线左侧。

5. 心底朝向____________方，与____________相连；心尖朝向____________方，在左侧第____________肋间隙，左锁骨中线____________处可触知。

6. 心表面有三条沟，它们是环形的____________、胸肋面和膈面的____________和____________，后二沟在心尖右侧汇合处稍凹陷称____________。

7. 血流入右心房所经过的口是____________、____________、____________，再经____________口入右心室，经____________口射入肺动脉。

8. 左心室位于右心室的____________方，底上有两个口，左后方的称____________，右前方的称____________。

9. 房室口周围纤维环上的瓣膜，左房室口的称____________，右房室口的称____________。

10. 心壁的构造，由内向外依次是____________、____________和____________。

11. 心传导系统包括____________、____________、____________及其分支。

12. 右冠状动脉分布于____________、____________、____________1/3及左室后壁等处；此外，还发分支供应____________和____________。

13. 左冠状动脉的前室间支供应____________、____________的小部分及____________，旋支分布于左心室____________、____________、____________及____________。

14. 心的静脉主要有____________、____________及____________，最后均汇入____________。

15. 心包是包在____________、____________的囊形结构，可分为____________、____________。

16. 浆膜性心包分脏、壁两层，脏层被覆于____________表面，即____________；壁层衬于____________的内面；脏壁两层潜在性腔隙称____________。

17. 分隔左、右心房的结构是____________，其下部浅窝称____________。

18. 左心室收缩时，____________开放，血液射入____________。

19. 主动脉弓凸侧向上发出三条动脉干，从右至左依次为____________、____________和____________。

20. 头颈部动脉主干为____________，它上升到达____________处分为两支，即____________、____________。

21. 腋动脉是____________的延续，在____________内向外下走行，至____________肌下缘改称____________，腋动脉的重要分支有____________、____________、____________。

22. 肱动脉沿____________下行到____________深部，分为____________和____________，肱动脉的主要分支有____________。

23. 掌浅弓位于____________、____________之间，由____________与____________吻合成；掌深弓位于____________深处，由____________和____________吻合成。

24. 胸部动脉主干叫____________，其分出脏支主要有____________、____________、____________；壁支主要为九对____________和一对____________。

25. 腹部的动脉主干称________，它的壁支的主要分支是四对________；不成对脏支是________、________、________；成对脏支是________、________、________。

26. 腹腔干在________的稍下方发自________，并立即分为三支，即________、________、________。

27. 肝固有动脉起自________，至肝门附近分出左、右支。其中，右支入肝前还发出________动脉，肝固有动脉起始处发出________。

28. 胃十二指肠动脉起自________，在________后方分为三支，即________、________、________。

29. 脾动脉是________的最大分支，除分支至________和________外，还发二支到胃，其名称是________、________。

30. 肠系膜上动脉在________高度起自________，其主要分支有________、________、________、________。

31. 肠系膜下动脉约在________平面起于________的前壁，其主要分支有________、________、________。

32. 分布于直肠的动脉主要有________、________，它们分别直接发自________、________动脉。

33. 髂内动脉的脏支有________、________、________、________；壁支有________、________、________。

34. 股动脉是________的直接延续，它的远端移行并更名为________；股动脉最大的分支是________。

35. 胫后动脉下降至内踝________方至足底分出________和________两终支。足底外侧动脉与足底深支合成________。

36. 上腔静脉系的主干是________，由________和________合成后注入________，收纳________、________、________和________的静脉血。

37. 颈内静脉与________汇合形成________，其汇合处所形成的夹角称________。

38. 奇静脉起自________，沿胸椎右侧上行，到________处弯向前，经右肺根上方汇入________。奇静脉接受________、________、________及________的血液。

39. 下腔静脉在________水平由左右________汇合而成；下腔静脉收集________、________和________的静脉血。

40. 大隐静脉起自________，经________前方，沿小腿及大腿的________上升，在________下方注入________，临床常在________进行大隐静脉穿刺或输液。

41. 门静脉在________后方由________、________合成，________往往直接注入脾静脉。门静脉收集________（肝及直肠下面除外）的静脉血。

42. 门静脉及其属支与上、下腔静脉之间的重要吻合处有________、________和________。

43. 淋巴系由________、________和________构成。

44. 淋巴管道可分为________、________、________和________。

45. 淋巴干共________条，即________、________、________、________和________。

46. 淋巴器官包括________、________和________。

47. 下颌下淋巴结位于________周围，收纳________和________的淋巴，其输出管注入________。

48. 颈外侧深淋巴结位于锁骨上方的部分称________，在________患者，癌细胞可转移至左________。

49. 肺的淋巴流入________处的________。

50. 腹腔内不成对脏器的淋巴结，多沿________、________和________及其发支排列，引流________的淋巴。

51. 腹股沟浅淋巴结上组排列平行于________下方，收集________、________、________和________的浅淋巴管；下组沿________列，接受除________和________以外整个下肢浅淋巴管，其输出管主要注入________。

52. 腹股沟深淋巴结位于____________，收纳____________的输出管及____________，其输出管注入____________。
53. 胸腺位于____________，表面结缔组织形成____________，深入胸腺内分隔出胸腺小叶。胸腺实质主要由____________和____________构成。
54. 循环系统由____________和____________组成。
55. 循环系统管壁一般可分为____________、____________和____________三层。
56. 中、小动脉的中膜以____________为主，又称____________；大动脉中膜以____________为主，又称____________。
57. 根据毛细血管内皮细胞的结构特点，可将毛细血管分为____________、____________和____________三类。
58. 心壁结构由内向外依次可分为____________、____________和____________。
59. 与相应动脉比较，静脉的特点是管腔____________，管壁____________，并且常有____________。
60. 免疫系统由____________、____________和____________组成。
61. 淋巴组织依其形态可分为____________、____________和____________三种。
62. 淋巴细胞从血液经____________进入淋巴组织。
63. 淋巴小结和淋巴索内主要以____________细胞为主构成。
64. 淋巴结实质分两部分，位于浅层的称____________，位于深部的称____________。
65. 脾的实质由____________、____________和____________三部分构成。

三、判断题

(　　) 1. 静脉管道内血液为静脉血。
(　　) 2. 脉管系统由心血管共同组成。
(　　) 3. 软骨、角膜等处无毛细血管。
(　　) 4. 心脏 2/3 偏身体中线左侧，1/3 偏中线右侧。
(　　) 5. 右房室口有二尖瓣。
(　　) 6. 心室内每个乳头肌借腱索与一个瓣膜相连。
(　　) 7. 左室壁较厚，约为右室壁的 3 倍。
(　　) 8. 心房肌和心室肌纤维直接相连。
(　　) 9. 颈总动脉起始处稍膨大称颈动脉窦。
(　　) 10. 心的传导系统是由特殊分化的心肌细胞构成。
(　　) 11. 左、右冠状动脉各分布于左、右半心。
(　　) 12. 纤维性心包和浆膜性心包间有心包腔。
(　　) 13. 左颈总动脉起自头臂干。
(　　) 14. 颈内动脉是颅外头颈部主要供血动脉。
(　　) 15. 在咬肌前缘与下颌体交界处压迫面动脉可止面部浅层出血。
(　　) 16. 颅顶、颞区出血可在耳屏前方压迫上颌动脉止血。
(　　) 17. 肱二头肌肌腱内侧可触到桡动脉搏动。
(　　) 18. 在腹股沟韧带中点稍下方可触到股动脉搏动。
(　　) 19. 胸主动脉脏支包括营养心的冠状动脉。
(　　) 20. 阑尾动脉发自右结肠动脉。
(　　) 21. 子宫动脉在子宫颈外侧约 2 cm 越过输尿管前方。
(　　) 22. 直肠上动脉发自肠系膜上动脉，直肠下静脉发自肠系膜下动脉。
(　　) 23. 胃左动脉发自腹腔动脉，胃右动脉发自肝固有动脉。
(　　) 24. 左、右头臂静脉汇合处形成的夹角称静脉角。
(　　) 25. 起自手背静脉网尺侧经前臂内侧上行的是头静脉。
(　　) 26. 椎静脉丛是沟通上、下腔静脉系的重要途径。
(　　) 27. 左睾丸静脉以直角注入左肾静脉，不易曲张。
(　　) 28. 门静脉收集腹腔内所有不成对器官的静脉血。
(　　) 29. 淋巴液是由组织液渗入毛细淋巴管内形成的。
(　　) 30. 淋巴干为体内最粗的淋巴管道。

(　　) 31. 胸导管末端接受左、右颈干的注入。
(　　) 32. 胃癌、食管癌患者，癌细胞可转移至左锁骨上淋巴结。
(　　) 33. 乳腺癌时可致腋窝淋巴结肿大。
(　　) 34. 小腿后外侧的浅淋巴管入腹股沟深淋巴结。
(　　) 35. 颜面及口腔感染时可致下颌下淋巴结肿大。
(　　) 36. 脾切迹是脾肿大时触诊脾的重要标志。
(　　) 37. 左淋巴导管（胸导管）注入左心房，右淋巴导管注入右心房。
(　　) 38. 面静脉通过内眦静脉，借眶内眼静脉与颅内海绵窦交通。
(　　) 39. 心内膜分间皮、内皮、内皮下层和心内膜下层。
(　　) 40. 静脉瓣是由内膜和中膜向管腔突出而形成，有防止血液逆流的作用。
(　　) 41. NK 细胞不依赖抗体或抗原可直接杀伤靶细胞。
(　　) 42. 有吞噬功能的细胞都属于单核吞噬细胞系统。
(　　) 43. 生发中心是 T 细胞分裂、增生的部位。
(　　) 44. 脾可分为白髓和红髓，脾窦内为淋巴液。

四、单项选择题

1. 体循环，错误的是（　　）。
A. 右心室收缩射血入主动脉　B. 在毛细血管处与组织进行物质交换
C. 交换后的静脉血最后回到右心房　D. 路程长、范围广，又称大循环

2. 心，正确的是（　　）。
A. 2/3 在中线的右侧　B. 心尖在锁骨中线外
C. 有近环形的冠状沟　D. 心尖左侧有心尖切迹

3. 不属于右心房的结构是（　　）。
A. 卵圆窝　B. 冠状窦　C. 室上嵴　D. 界嵴

4. 动脉圆锥（　　）。
A. 形如漏斗　B. 是右心室的流出道
C. 自右下向左上延伸　D. 以上均是

5. 二尖瓣位于（　　）。
A. 右房室口　B. 左房室口　C. 主动脉口　D. 肺动脉口

6. 不能阻止血液在心内定向流动的是（　　）。
A. 梳状肌　B. 瓣膜　C. 腱索　D. 乳头肌

7. 右房室口附有（　　）。
A. 二尖瓣　B. 三尖瓣　C. 肺动脉瓣　D. 主动脉瓣

8. 心传导系统中，正常起搏点是（　　）。
A. 窦房结　B. 房室结　C. 房室束　D. 左、右束支

9. 右冠状动脉，错误的是（　　）。
A. 起于主动脉右窦　B. 发出后室间支
C. 有分支供应窦房结　D. 供应室间隔前上 2/3

10. 右冠状动脉供血范围是（　　）。
A. 右心室、右心房　B. 室间隔后下 1/3
C. 左室后壁、房室结　D. 以上均是

11. 左冠状动脉，不正确的是（　　）。
A. 起于主动脉左窦　B. 发出前室间支、旋支
C. 供应左室前壁　D. 分布于窦房结

12. 左冠状动脉供血范围之一是（　　）。
A. 窦房结　B. 房室结
C. 室间隔后下 1/3　D. 右心室前壁一小部分

13. 心包，错误的是（　　）。
A. 包于心的外面，大血管根部　B. 分纤维性心包与浆膜性心包

C. 浆膜性心包是一封闭的浆膜囊　D. 纤维性心包与浆膜性心包间有心包腔

14. 与心尖的体表投影位无关的是（　　）。

A. 左侧第5肋间隙　B. 左锁骨中线内1～2 cm

C. 距前正中线7～9 cm　D. 右侧锁骨中线内1～2 cm

15. 冠状窦开口于（　　）。

A. 右心房　B. 左心房　C. 右心室　D. 左心室

16. 位于房间隔的是（　　）。

A. 左、右心耳　B. 卵圆窝　C. 瓣膜　D. 动脉韧带

17. 三尖瓣附着于（　　）。

A. 主动脉　B. 肺动脉口　C. 右房室口　D. 左房室口

18. 折叠构成心的瓣膜的是（　　）。

A. 心内膜　B. 心内皮　C. 心内皮下层　D. 心内膜下层

19. 心肌层，错误的是（　　）。

A. 是心壁中最厚的一层　B. 左心室肌最厚

C. 附于纤维环　D. 心房肌和心室肌相互连续

20. 构成窦房结的是（　　）。

A. 心肌细胞　B. 特殊分化的心肌细胞

C. 心房肌细胞　D. 神经细胞

21. 主动脉的第一个分支是（　　）。

A. 头臂干　B. 左颈总动脉　C. 左锁骨下动脉　D. 冠状动脉

22. 主动脉弓凸侧三个分支不含（　　）。

A. 头臂干　B. 左颈总动脉　C. 右颈总动脉　D. 左锁骨下动脉

23. 与呼吸无直接关系的是（　　）。

A. 颈动脉小球　B. 血液中 CO_2 浓度

C. 颈动脉窦　D. 肋间肌

24. 不是颈外动脉的分支是（　　）。

A. 眼动脉　B. 面动脉　C. 脑膜中动脉　D. 颞浅动脉

25. 锁骨下动脉的分支中没有（　　）。

A. 椎动脉　B. 甲状颈干　C. 胸廓内动脉　D. 甲状腺上动脉

26. 腋动脉的重要分支是（　　）。

A. 胸肩峰动脉　B. 胸外侧动脉　C. 肩胛下动脉　D. 以上均是

27. 参与构成掌深弓的血管是（　　）。

A. 尺动脉终支　B. 桡动脉终支　C. 骨间前动脉　D. 骨间后动脉

28. 属于成对脏支的动脉是（　　）。

A. 胃左动脉　B. 肝总动脉　C. 肾动脉　D. 阑尾动脉

29. 脑膜中动脉入颅部位是（　　）。

A. 破裂孔　B. 卵圆孔　C. 棘孔　D. 圆孔

30. 胃右动脉起始于（　　）。

A. 肝总动脉　B. 肝固有动脉　C. 腹腔干　D. 胃十二指肠动脉

31. 间接或直接分布于胃的动脉是（　　）。

A. 脾动脉　B. 肝总动脉　C. 胃左动脉　D. 以上均是

32. 分布于胃底的动脉是（　　）。

A. 胃左动脉　B. 胃右动脉　C. 胃短动脉　D. 胃网膜右动脉

33. 脾动脉的分布范围，哪项不是？（　　）

A. 胰　B. 胃底　C. 胃小弯侧的胃壁　D. 大网膜

34. 阑尾的动脉来自（　　）。

A. 空肠动脉　B. 回肠动脉　C. 回结肠动脉　D. 中结肠动脉

35. 肠系膜上动脉，错误的是（　　）。

A. 平第3腰椎高度起自主动脉腹部　B. 向下经胰头和十二指肠水平部之间

C. 分出空肠、回肠动脉　　D. 分出回结肠、右结肠、中结肠动脉
36. 肠系膜下动脉的分支中，除外（　　）。
A. 左结肠动脉　B. 右结肠动脉　C. 乙状结肠动脉　D. 直肠上动脉
37. 子宫动脉，错误的是（　　）。
A. 是髂内动脉的分支　B. 行于子宫阔韧带两层之间
C. 跨过输尿管的后方　D. 分布于子宫、输卵管
38. 股动脉压迫止血处是（　　）。
A. 腹股沟韧带稍下方　B. 腹股沟韧带中点稍下方
C. 腹股沟韧带中点稍内侧的下方　D. 腹股沟韧带稍内侧
39. 延续为足背动脉的是（　　）。
A. 股动脉　B. 腘动脉　C. 胫前动脉　D. 胫后动脉
40. 不经梨状肌上方（或下方）出骨盆的是（　　）。
A. 阴部内动脉　B. 闭孔动脉　C. 臀上动脉　D. 臀下动脉
41. 腹壁下动脉起自（　　）。
A. 腹主动脉　B. 髂内动脉　C. 髂外动脉　D. 股动脉
42. 无分支到小肠的是（　　）。
A. 腹腔干　B. 肠系膜上动脉　C. 肠系膜下动脉　D. 肝总动脉
43. 无分支到胃的是（　　）。
A. 中结肠动脉　B. 肝固有动脉　C. 胃十二指肠动脉　D. 脾动脉
44. 不属于腹腔干直接分支的是（　　）。
A. 胃左动脉　B. 胃右动脉　C. 肝总动脉　D. 脾动脉
45. 直肠下动脉起自（　　）。
A. 肠系膜上动脉　B. 肠系膜下动脉　C. 髂内动脉　D. 髂外动脉
46. 睾丸动脉（或卵巢动脉）起自（　　）。
A. 腹主动脉　B. 肾动脉　C. 髂内动脉　D. 髂外动脉
47. 肠系膜下动脉的分支是（　　）。
A. 回结肠动脉　B. 右结肠动脉　C. 中结肠动脉　D. 左结肠动脉
48. 阑尾动脉起自（　　）。
A. 空肠动脉　B. 回肠动脉　C. 回结肠动脉　D. 右结肠动脉
49. 掌浅弓，正确的是（　　）。
A. 由尺、桡动脉终支吻合成　B. 为动脉之间的血管吻合
C. 发出指掌侧固有动脉　D. 位于指屈肌腱深面
50. 颈外动脉的直接分支是（　　）。
A. 甲状腺上动脉　B. 甲状腺下动脉　C. 甲状腺颈干　D. 脑膜中动脉
51. 静脉，错误的是（　　）。
A. 可分为大、中、小静脉三种　B. 管壁分为内膜、中膜、外膜
C. 与毛细血管相连　D. 管内流动的全是静脉血
52. 能封闭左房室口的是（　　）。
A. 二尖瓣　B. 三尖瓣　C. 腱索　D. 乳头肌
53. 静脉的特点，错误的是（　　）。
A. 血流慢，压力低　B. 管壁薄，收缩力差
C. 大多有向心开放的静脉瓣　D. 无深、浅之分，不形成网、丛
54. 上腔静脉，不正确的是（　　）。
A. 是全身大静脉之一　B. 由左、右头臂静脉合成
C. 沿主动脉升部右缘垂直下降　D. 注入左心房
55. 颈内静脉（　　）。
A. 与锁骨下静脉汇合形成头臂静脉　B. 穿过颈静脉孔
C. 参与形成静脉角　D. 以上均是
56. 奇静脉，错误的是（　　）。

A. 起自左腰升静脉　　B. 经右肺根上方汇入上腔静脉
C. 接受食管静脉　　D. 接受半奇静脉血

57. 下腔静脉，错误的是（　　）。
A. 是全身最大的静脉　　B. 由左、右髂总静脉汇合而成
C. 沿主动脉腹部右侧上升　　D. 注入左心房

58. 大隐静脉（　　）。
A. 起于足背静脉网外侧　　B. 经内踝后方上升
C. 沿小腿、大腿外侧上升　　D. 注入股静脉

59. 睾丸静脉，不正确的是（　　）。
A. 在精索内由丛汇合成干　　B. 右侧注入下腔静脉
C. 左侧者以直角注入左肾静脉　　D. 曲张易发生于右侧

60. 合成门静脉的血管是（　　）。
A. 肠系膜上、下静脉　　B. 肠系膜下静脉与脾静脉
C. 肠系膜上静脉与脾静脉　　D. 肠系膜上、下静脉与脾静脉

61. 门静脉，不正确的是（　　）。
A. 在胰头后方合成　　B. 由肠系膜上静脉与脾静脉合成
C. 收集腹腔内所有不成对脏器静脉血　　D. 经肝十二指肠韧带入肝

62. 门静脉及其属支与上、下腔静脉之间吻合处是（　　）。
A. 食管静脉丛　　B. 直肠静脉丛　　C. 附脐静脉丛　　D. 以上均是

63. 直肠上静脉（　　）。
A. 连于肠系膜下静脉　　B. 经直肠静脉丛注入直肠下静脉
C. 再注入髂内静脉入下腔静脉　　D. 以上均是

64. 附脐静脉（　　）。
A. 通门静脉　　B. 连于脐周静脉网
C. 再与腋静脉、股静脉相交通　　D. 以上均对

65. 门静脉阻塞，严重时会引起（　　）。
A. 食管静脉丛的静脉曲张破裂　　B. 直肠静脉丛的静脉曲张破裂
C. 脐周静脉网的静脉曲张　　D. 以上均会

66. 危险三角是指（　　）。
A. 鼻根与两侧鼻翼之间　　B. 鼻根与两侧口角之间
C. 鼻尖与两侧口角之间　　D. 上下唇

67. 面静脉汇入（　　）。
A. 颈外静脉　　B. 颈内静脉颅内支　　C. 颈内静脉颅外支　　D. 眼静脉

68. 浅静脉，错误的是（　　）。
A. 不与动脉伴行　　B. 临床常用作静脉穿刺
C. 最后汇入深静脉　　D. 无静脉瓣

69. 大隐静脉行径（　　）。
A. 内踝前方　　B. 内踝后方　　C. 外踝前方　　D. 外踝后方

70. 奇静脉，错误的是（　　）。
A. 位于胸后壁　　B. 汇入下腔静脉
C. 接受右肋间后静脉　　D. 接受食管静脉

71. 贵要静脉注入（　　）。
A. 头静脉　　B. 肘正中静脉　　C. 腋静脉　　D. 肱静脉

72. 头静脉起自（　　）。
A. 手背静脉网桡侧　　B. 手背静脉网尺侧　　C. 贵要静脉　　D. 肝正中静脉

73. 股静脉位于股动脉的（　　）。
A. 内侧　　B. 外侧　　C. 前方　　D. 后方

74. 睾丸静脉，错误的是（　　）。
A. 起自睾丸和附睾　　B. 在精索内形成蔓状静脉丛

C. 均直接入下腔静脉　　D. 左侧的易发生曲张

75. 大隐静脉注入（　　）。

A. 静脉　　B. 股静脉　　C. 髂外静脉　　D. 胫前静脉

76. 小隐静脉起自（　　）。

A. 足背静脉网外侧部　　B. 足背静脉网内侧部
C. 足底静脉　　D. 大隐静脉

77. 汇入胸导管的淋巴干是（　　）。

A. 右颈干　　B. 右锁骨下干　　C. 右支气管纵隔干　　D. 左、右腰干

78. 胸导管（　　）。

A. 自第 1 腰椎体前方起自乳糜池　　B. 穿膈的食管裂孔
C. 注入右静脉角　　D. 收纳右侧半身的淋巴

79. 下列不属于淋巴器官的是（　　）。

A. 淋巴结　　B. 脾　　C. 集合淋巴滤泡　　D. 胸腺

80. 淋巴结无哪种功能？（　　）

A. 造血　　B. 过滤血液　　C. 过滤淋巴　　D. 参与免疫

81. 临床触诊脾的标志是（　　）。

A. 脾门　　B. 脾下缘　　C. 脾膈面　　D. 脾切迹

82. 胸导管，错误的是（　　）。

A. 起自乳糜池　　B. 接受六条淋巴干
C. 注入左静脉角　　D. 仅收集左侧半身的淋巴

83. 脾的功能，错误的是（　　）。

A. 过滤血液　　B. 储血、造血
C. 参与免疫　　D. 功能亢进时，红细胞增多

84. 淋巴结皮质的构造中，不含（　　）。

A. 淋巴小结　　B. 动脉周围淋巴鞘　　C. 副皮质区　　D. 淋巴窦

85. 淋巴结内，T 细胞主要存在于（　　）。

A. 淋巴小结的中央　　B. 皮质的浅层
C. 皮质深层与淋巴小结之间　　D. 髓索

86. 脾的结构有（　　）。

A. 皮质和髓质　　B. 白髓、红髓、边缘区
C. 以 B 细胞为主的动脉周围淋巴鞘　　D. 以上均有

87. 单核吞噬细胞系统，应除开（　　）。

A. 血液中的中性粒细胞　　B. 神经组织的小胶质细胞
C. 肺泡隔中的尘细胞　　D. 肝窦内的枯否氏细胞

88.【护士执业资格考试真题】三尖瓣的解剖位置在（　　）。

A. 左心室和主动脉之间　　B. 右心室和肺动脉之间
C. 左心房和左心室之间　　D. 右心房和右心室之间
E. 主动脉和肺动脉之间

89.【护士执业资格考试真题】二尖瓣的解剖位置在（　　）。

A. 左心房与左心室之间　　B. 右心房与右心室之间
C. 右心室与肺动脉之间　　D. 左心房与主动脉之间
E. 左心房与肺静脉之间

五、多项选择题

1. 心的位置，正确的是（　　）。

A. 位于胸膜腔内　　B. 约 2/3 位于正中线的左侧
C. 上方连出入心的大血管　　D. 前方对向胸骨体和第 2～6 肋软骨
E. 后方平对第 5～8 胸椎

2. 注入胸导管的淋巴干有（　　）。

A. 肠干　　B. 左颈干　　C. 右腰干　　D. 右锁骨下干　　E. 左腰干

3. 心的静脉，正确的是（　　）。
A. 回流的静脉血，绝大部分经冠状窦汇入右心房
B. 分为浅静脉和深静脉两个系统
C. 心大静脉注入冠状窦的左端
D. 心前静脉直接开口于右心室
E. 心最小静脉直接开口于心腔
4. 颈外动脉的主要分支有（　　）。
A. 甲状腺下动脉　B. 舌动脉　C. 面动脉　D. 上颌动脉　E. 颞浅动脉
5. 颈动脉小球，正确的是（　　）。
A. 位于颈总动脉分叉处的后方
B. 为化学感受器
C. 血中氧分压降低时可反射性促使呼吸加快加深
D. 是颈内动脉起始部的膨大部分
E. 可感受血液中二氧化碳分压、氧分压和氢离子浓度变化
6. 颈总动脉，正确的是（　　）。
A. 左颈总动脉起于头臂干
B. 行于喉、气管、食管外侧
C. 在甲状软骨上缘高度分为颈内、外动脉
D. 与颈内静脉、迷走神经共同包于颈动脉鞘内
E. 动脉分叉处后方有颈动脉小球
7. 引流肺的淋巴的淋巴结是（　　）。
A. 肺淋巴结　B. 支气管肺门淋巴结（肺门淋巴结）
C. 气管、支气管淋巴结　D. 气管旁淋巴结
E. 纵隔后淋巴结
8. 营养甲状腺的动脉源于（　　）。
A. 颈内动脉　B. 颈外动脉　C. 甲状颈干　D. 胸廓内动脉　E. 椎动脉
9. 左心室，正确的是（　　）。
A. 位于右心室的左前下方　B. 其内的肉柱较右心室细小
C. 流出道又称动脉圆锥　D. 二尖瓣叶的内、外侧端互相融合
E. 心尖处的心壁肌最薄
10. 心的外形，正确的是（　　）。
A. 右缘由右心房构成　B. 冠状沟分隔心房与心室
C. 前室间沟和冠状沟的交点为房室交点　D. 心尖由左心室构成
E. 下缘由左心室和心尖构成
11. 胃的淋巴注入下列哪些淋巴结?（　　）
A. 胃左、右淋巴结　B. 胃网膜左、右淋巴结
C. 贲门淋巴结　D. 幽门上、下淋巴结
E. 脾淋巴结
12. 颈动脉窦，正确的是（　　）。
A. 为颈内动脉起始处的膨大部　B. 血压升高时受到刺激
C. 壁内有化学感受器　D. 壁内有压力感受器
E. 可调节血压
13. 右心房，正确的是（　　）。
A. 是心腔中最靠右侧的部分
B. 分为前部的腔静脉窦和后部的固有心房两部
C. 下腔静脉口与右房室口之间有冠状窦口
D. 固有心房前上部呈三角形突出，称右心耳
E. 后内侧壁主要由房间隔组成
14. 动脉韧带，正确的是（　　）。
A. 连于肺动脉干与升主动脉之间

B. 连于左肺动脉起始部与主动脉弓下缘之间
C. 为一纤维结缔组织索
D. 是胎儿时动脉导管闭锁后的遗迹
E. 出生后 6 个月仍未闭锁称动脉导管未闭，是常见的先天性心脏病

15. 肝门静脉的属支是（　　）。
A. 肠系膜下静脉　B. 脾静脉　C. 胃左静脉　D. 胆囊静脉　E. 附脐静脉

16. 腋淋巴结收纳（　　）。
A. 头颈部淋巴管　B. 上肢淋巴管
C. 胸腹外侧壁淋巴管　D. 乳房全部淋巴管
E. 项背部淋巴管

17. 腹主动脉成对的脏支有（　　）。
A. 肾上腺上动脉　B. 肾上腺中动脉　C. 肾动脉　D. 睾丸动脉　E. 膈下动脉

18. 心壁，正确的是（　　）。
A. 心外膜由纤维心包构成　B. 由心内膜、心肌层和心外膜组成
C. 心房肌与心室肌相续　D. 心内膜的内皮与大血管的内皮相续
E. 心房肌和心室肌附着于心纤维骨骼

19. 属于主动脉弓分支的是（　　）。
A. 头臂干　B. 左颈总动脉　C. 右颈总动脉　D. 右锁骨下动脉　E. 左锁骨下动脉

20. 左冠状动脉，正确的是（　　）。
A. 约 40% 窦房结动脉发自左冠状动脉　B. 行于左心耳与肺动脉干之间
C. 分为前室间支和旋支　D. 分支分布于室间隔后 1/3
E. 旋支分布于左，右心房支

21. 颈内静脉的属支是（　　）。
A. 面深静脉　B. 甲状腺上静脉　C. 舌静脉　D. 甲状腺中静脉　E. 下颌后静脉

六、简答题

1. 左心室内可见哪些结构？

2. 右心室有哪些结构？

3. 右心室有哪些出口和入口？

4. 心有哪些瓣膜？各附于何处？

5. 左、右冠状动脉的起始、走行、分支和分布如何？

6. 心包是如何构成的？何谓心包腔？

7. 上肢的动脉主干有哪些？依次列出。

8. 腹腔干有哪些分支？

9. 肠系膜上动脉有哪些分支？

10. 肠系膜下动脉有哪些分支？

11. 肾动脉、睾丸动脉、卵巢动脉和子宫动脉各起自什么动脉？

12. 下肢的动脉主干有哪些？依次列出。

13. 掌浅弓和掌深弓是如何构成的？

14. 腹主动脉不成对的脏支有哪些？

15. 心的传导系统是由哪几部分组成的？

16. 房室瓣（二尖瓣与三尖瓣）、腱索和乳头肌有什么作用？为什么？

17. 主动脉瓣和肺动脉瓣各有什么作用？

18. 心房与心室及左、右心室的表面分界标志是什么？

19. 全身有哪些动脉在体表可摸到其搏动？

20. 上腔静脉的合成及收集范围如何？

21. 上肢较为恒定的浅静脉有哪些？各注入于何处？

22. 下腔静脉的合成及收集范围如何？

23. 大隐静脉的起始、走行和注入部位如何？有何临床意义？

24. 肝门静脉在结构上有哪些特点？

25. 肝门静脉主要收集哪些器官的血液？

26. 肝门静脉的属支主要有哪些?

27. 肝门静脉回流受阻时，为什么出现呕血和便血?

28. 胸导管收纳哪几条淋巴干的淋巴?

29. 简述心壁的结构特点。

30. 比较淋巴结和脾的组织结构特点。

31. 试述胃的动脉分布及其来源。

32. 试述结肠的分部，分布于各部的动脉及其来源。

33. 血液从主动脉口至右手掌浅弓经过哪些途径?

34. 血液从左心室至足背动脉经过哪些途径?

35. 从大隐静脉注入药物，可经哪些途径到达肺?

36. 从头静脉输入液体，可经哪些途径到达心壁？

37. 从手背脉网注入药物，可经哪些途径到达阑尾？

38. 试述肝门静脉的合成、主要属支和收集范围。

39. 肝门静脉与上、下腔静脉在什么部位形成哪些吻合？

40. 试述全身淋巴导管的注入部位和收集淋巴的范围。

第九章 感觉器官

知识目标

1. 了解感受器的分类、定义及感觉器官的概念。
2. 掌握眼球壁的分部、结构和功能。
3. 掌握眼球内容物的结构和功能、房水循环途径。
4. 掌握结膜的分部、泪器的组成、眼球外肌的名称及作用。
5. 掌握视网膜中央动脉的来源和分支。
6. 掌握前庭蜗器的分部。
7. 掌握外耳道的形态特点，鼓膜、鼓室的形态，咽鼓管的形态特征及其临床意义。
8. 掌握骨迷路与膜迷路的组成及感受器的名称和功能。

习 题

一、名词解释

1. 感受器：

2. 感觉器：

3. 巩膜静脉窦：

4. 瞳孔：

5. 视神经盘：

6. 黄斑：

7. 眼房：

8. 虹膜角膜角：

9. 咽鼓管：

10. 迷路：

11. 壶腹嵴：

12. 螺旋器：

13. 结膜：

二、填空题

1. 眼球壁由外向内分三层，即____________、____________、____________。
2. 眼球纤维膜前 1/6 称____________，后 5/6 称____________。
3. 巩膜静脉窦位于____________，为____________形的小管。

4. 眼球血管膜呈__________色，富含__________和__________，由前向后分三部，即__________、__________、__________。

5. 虹膜位于__________，呈__________形，中央有__________。

6. 瞳孔周围呈环形排列的肌称__________，收缩时__________；自瞳孔周缘向外呈__________状排列的肌称__________，收缩时__________；上述二肌属于__________肌，外界光强，瞳孔__________。

7. 脉络膜附于__________内面，富含__________和__________，有__________和__________功能。

8. 视网膜位于__________内面，无感光能力的盲点位于__________；在其__________侧的__________处有__________，感光辨色最敏锐部在__________。

9. 视网膜分内外两层，外层为__________，内层为__________。前者由__________构成，细胞内含__________，有__________功能。

10. 视网膜神经部含三层细胞，由外向内依次为__________、__________、__________，视神经由__________集中形成。

11. 视细胞分为__________和__________两种，其功能上前者__________，后者__________。

12. 眼球内容物包括__________、__________和__________，常称__________。

13. 眼房是位于__________与__________之间的腔隙，被__________分隔成__________和__________，二者之间以__________相通。

14. 房水由__________产生，从__________经__________流入__________，再经__________渗入__________，最后汇入__________。房水的作用有__________、__________和__________。

15. 晶状体位于__________，呈__________状，具有__________。晶状体表面弹性透明膜称__________，其周缘连有__________。

16. 看近物时，__________收缩，__________前移，__________松弛，__________变厚，折光力__________，使__________上形成清晰物像。

17. 玻璃体充填于__________与__________之间，是一种__________物质。

18. 眼副器包括__________、__________、__________和__________。

19. 眼睑由外向内分五层，即__________、__________、__________、__________和__________。

20. 泪腺位于__________，其排泄管开口于__________，泪液有__________、__________功能。

21. 眼球外肌中有一块称__________，其余都运动__________，它们是__________、__________、__________、__________、__________。

22. 前庭蜗器分三部，即__________、__________和__________。

23. 外耳包括__________、__________和__________三部。耳廓由__________和__________构成。

24. 鼓膜位于__________和__________之间，略呈__________形，与外耳道__________倾斜夹角约__________。鼓膜中央内陷称__________，上 1/4 部称__________，下 3/4 称__________。

25. 光锥为__________形反光区，自__________伸达__________。

26. 中耳包括__________、__________和__________。

27. 鼓室位于__________和__________之间，为__________内不规则形__________，内有三块__________。

28. 咽鼓管是连通__________和__________的管道，可使__________内外气压保持__________。小儿咽鼓管__________、__________，故咽炎时细菌易蔓延__________。

29. 内耳位于__________，又称__________，包括__________和__________两部分，两部分间内含__________。

30. 前庭位于__________和__________之间，其外侧壁上有__________。

31. 耳蜗由一条__________环绕__________而成。蜗轴呈__________形，它向蜗螺旋管内伸出__________。

32. 膜迷路分为__________、__________、__________，内含__________。

33. 壶腹嵴是___________，能感受___________的刺激。

34. 蜗管位于___________，呈___________形，连于_________的周缘部，其断面呈___________形，上壁为___________，下壁主要为___________，外壁与___________相贴。

35. 基底膜是___________的下壁，膜上有___________，是___________。

36. 声波引起外淋巴波动，依次经过了___________、___________、___________、___________、___________等结构。

37. 感觉冷热刺激和痛觉的感受器是___________，感受触觉的感受器是___________，感受压觉和振动觉的感受器是___________。

38. 皮肤浅层称___________，属于___________上皮；由深到浅分五层，依次为___________、___________、___________、___________、___________。在正常情况下，___________层的细胞能不断分裂增殖。

39. 皮下组织即___________，由___________构成，皮下注射是将药物注入___________，皮内注射是将药物注入___________。

三、判断题

(　　) 1. 感受器又称感觉器。
(　　) 2. 眼球壁最外层包括角膜和虹膜。
(　　) 3. 角膜有血管，还有丰富的神经末梢。
(　　) 4. 外界光线强时，瞳孔开大肌收缩。
(　　) 5. 瞳孔括约肌是平滑肌，分布于虹膜。
(　　) 6. 睫状体位于眼球壁外膜，含平滑肌。
(　　) 7. 脉络膜贴于视网膜内面，含血管和色素细胞。
(　　) 8. 生理学上称盲点的是黄斑。
(　　) 9. 感光和辨色最敏锐部位在黄斑中央凹。
(　　) 10. 色素上皮位于视网膜的内层。
(　　) 11. 视杆细胞有辨色能力。
(　　) 12. 视锥细胞有感强光和辨色能力。
(　　) 13. 房水、晶状体和玻璃体称屈光物质。
(　　) 14. 眼房位于角膜与虹膜之间。
(　　) 15. 房水由眼前房产生，经瞳孔流入后房。
(　　) 16. 看近物时，晶状体变薄。
(　　) 17. 看远物时，睫状肌收缩。
(　　) 18. 玻璃体充填于晶状体与视网膜之间。
(　　) 19. 光线经角膜后即到达视网膜。
(　　) 20. 结膜薄而透明，是富含血管的黏膜。
(　　) 21. 上睑结膜与球结膜移行部为结膜上穹。
(　　) 22. 泪小管开口于下鼻道。
(　　) 23. 上睑提肌是运动眼球的肌。
(　　) 24. 视网膜中央动脉行经视神经。
(　　) 25. 外耳道外 2/3 为软骨部。
(　　) 26. 观察活体鼓膜，须将耳廓拉向后下。
(　　) 27. 鼓膜上 1/4 部为紧张部。
(　　) 28. 活体鼓膜中央部略向下外凹。
(　　) 29. 中耳包括鼓室、鼓膜和咽鼓管。
(　　) 30. 第二鼓膜封闭前庭窗。
(　　) 31. 乳突窦向后通鼓室。
(　　) 32. 中耳炎有导致乳突炎的可能。
(　　) 33. 骨迷路内含内淋巴。
(　　) 34. 内耳内、外淋巴在耳蜗顶部相通。
(　　) 35. 咽鼓管使鼓室内、外气压保持平衡。

(　　) 36. 内耳前庭由椭圆囊、球囊组成。
(　　) 37. 壶腹嵴是感受直线运动刺激的感受器。
(　　) 38. 蜗管是耳蜗内的膜迷路。
(　　) 39. 感受器又称感觉器。
(　　) 40. 对毛发的生长有重要作用的是毛囊。

四、单项选择题

1. 视器（　　）。
A. 又称眼　B. 含眼球　C. 含眼副器　D. 以上均是
2. 眼球壁三层结构中不含（　　）。
A. 纤维膜　B. 浆膜　C. 血管膜　D. 视网膜
3. 位于眼球壁最内层的是（　　）。
A. 纤维膜　B. 视网膜　C. 血管膜　D. 巩膜
4. 角膜，不正确的是（　　）。
A. 无色透明　B. 有血管
C. 有丰富的神经末梢　D. 感觉灵敏
5. 巩膜（　　）。
A. 位于眼球纤维膜后 1/6　B. 白而透明
C. 无血管　D. 其前端有巩膜静脉窦
6. 眼球血管膜，错误的是（　　）。
A. 呈棕黑色　B. 富含血管　C. 为眼球壁外层　D. 含色素细胞
7. 虹膜，错误的是（　　）。
A. 位于脉络膜后方　B. 呈圆盘形　C. 中央有瞳孔　D. 含平滑肌
8. 瞳孔，错误的是（　　）。
A. 周围有环形括约肌　B. 外周有放射状的开大肌
C. 外界光弱，括约肌收缩　D. 外界光强，瞳孔变小
9. 睫状体，错误的是（　　）。
A. 位于虹膜外后方　B. 为纤维膜增厚部　C. 含平滑肌　D. 能吸收眼内散光
10. 视网膜，错误的是（　　）。
A. 位于眼球脉络膜内面　B. 有视神经盘
C. 有黄斑　D. 不含色素上皮
11. 无感光能力的是（　　）。
A. 黄斑　B. 视神经盘　C. 视杆细胞　D. 视锥细胞
12. 感光、辨色最敏锐部在（　　）。
A. 黄斑　B. 视神经盘　C. 中央凹　D. 瞳孔
13. 有辨色能力的是（　　）。
A. 色素上皮细胞　B. 视杆细胞　C. 视锥细胞　D. 节细胞
14. 能吸收光线的是（　　）。
A. 视锥细胞　B. 视杆细胞　C. 色素上皮细胞　D. 双极细胞
15. 其轴突是在视神经盘处集中的是（　　）。
A. 视杆细胞　B. 双极神经元　C. 节细胞　D. 视锥细胞
16. 眼球折光物质中，不含（　　）。
A. 角膜　B. 瞳孔　C. 晶状体　D. 玻璃体
17. 产生房水的是（　　）。
A. 晶状体　B. 睫状体　C. 玻璃体　D. 虹膜
18. 晶状体，错误的是（　　）。
A. 位于虹膜后方　B. 呈双凹透镜状　C. 无色透明　D. 具有弹性
19. 看近物时，不出现（　　）。
A. 睫状肌收缩　B. 睫状小带松弛　C. 晶状体变薄　D. 折光力增强

20. 看远物时，不出现（　　）。
A. 睫状肌收缩　B. 睫状小带紧张　C. 晶状体变薄　D. 折光力减弱
21. 瞳孔括约肌收缩，见于（　　）。
A. 进入暗处　B. 受强光　C. 平视时　D. 紧张时
22. 眼副器，不含（　　）。
A. 眼睑　B. 结膜　C. 泪器　D. 眼球内肌
23. 眼睑分五层，易发生水肿的是（　　）。
A. 皮肤　B. 皮下组织　C. 肌层的睑板　D. 睑结膜
24. 结膜，错误的是（　　）。
A. 薄而透明　B. 分睑结膜和球结膜
C. 不含血管　D. 形成结膜上、下穹
25. 泪腺，错误的是（　　）。
A. 分泌泪液　B. 位于眼球外上方
C. 为内分泌腺　D. 泪液排入结膜上穹外侧
26. 前庭蜗器（　　）。
A. 又称迷路　B. 面部能见到的是外耳
C. 仅有听觉功能　D. 分外耳、中耳、内耳三部
27. 内淋巴位于（　　）。
A. 前庭阶　B. 鼓阶　C. 蜗管　D. 蜗螺旋管
28. 骨迷路，不含（　　）。
A. 骨半规管　B. 球囊　C. 前庭　D. 耳蜗
29. 前庭，错误的是（　　）。
A. 为骨迷路膨大部　B. 位于骨迷路中部
C. 其外侧壁有前庭窗、蜗窗　D. 其内侧壁为鼓室外侧壁
30. 骨半规管，错误的是（　　）。
A. 为半环形小管　B. 方位在前、后、外
C. 只有一个骨壶腹　D. 开口于前庭
31. 耳蜗（　　）。
A. 由蜗管组成　B. 蜗管绕蜗轴 $2\frac{3}{4}$ 圈
C. 蜗轴呈圆锥形　D. 蜗轴伸出前庭膜
32. 膜迷路，不含（　　）。
A. 膜半规管　B. 椭圆囊、球囊　C. 耳蜗　D. 蜗管
33. 能感受旋转运动刺激的是（　　）。
A. 壶腹嵴　B. 椭圆囊斑　C. 球囊斑　D. 螺旋器
34. 能感受直线运动的刺激是（　　）。
A. 壶腹嵴　B. 椭圆囊斑、球囊斑
C. 螺旋器　D. 鼓阶
35. 能感受听觉刺激的是（　　）。
A. 椭圆囊斑　B. 螺旋器　C. 膜壶膜　D. 前庭阶
36. 中耳不含（　　）。
A. 鼓室　B. 鼓膜　C. 咽鼓管　D. 乳突小房
37. 咽鼓管开口于鼓室的（　　）。
A. 内侧壁　B. 前壁　C. 后壁　D. 外侧壁
38. 表皮中有分裂增殖能力的是（　　）。
A. 棘层　B. 基底层　C. 颗粒层　D. 角质层
39. 皮下组织，错误的是（　　）。
A. 又称浅筋膜　B. 为疏松结缔组织
C. 为皮肤的一部分　D. 含脂肪组织、血管等

40. 临床上进行皮内注射，是将药物注入（　　）。
A. 表皮　B. 真皮　C. 皮下组织　D. 复层扁平上皮
41. 皮脂腺，错误的是（　　）。
A. 位于毛发和毛囊之间　B. 开口于毛囊
C. 分泌物称皮脂　D. 分泌物对皮肤、毛发有保护作用
42. 汗腺最多的部位是（　　）。
A. 躯干　B. 足底、手掌　C. 阴茎　D. 乳头

五、多项选择题

1. 中耳炎并发症一般会导致（　　）。
A. 颅内感染　B. 面神经管炎　C. 乳突窦炎　D. 鼻炎
2. 听小骨包括（　　）。
A. 锤骨　B. 砧骨　C. 颞骨　D. 镫骨
3. 不能在前庭窗口来回摆动的是（　　）。
A. 锤骨　B. 砧骨　C. 镫骨底　D. 鼓膜
4. 咽鼓管（　　）。
A. 连通咽与鼓室　B. 维持鼓室内、外气压平衡
C. 小儿咽鼓管陡、曲、腔小　D. 小儿咽炎易并发中耳炎
5. 乳突小房（　　）。
A. 有许多　B. 含有气体
C. 借外耳道通鼓室　D. 发炎时可并发鼓室感染
6. 外耳包括（　　）。
A. 耳廓　B. 外耳道　C. 鼓室　D. 鼓膜
7. 外耳道（　　）。
A. 外侧 1/3 为软骨部　B. 内侧 2/3 为骨部
C. 呈 S 形　D. 将耳廓拉向前下方可变直
8. 鼓膜（　　）。
A. 位于外耳道与中耳之间　B. 为半透明薄膜
C. 略呈卵圆形　D. 与外耳道下壁呈 90°角
9. 鼓膜脐不在（　　）。
A. 鼓膜上 1/4 部　B. 鼓膜下 3/4 部　C. 鼓膜中央内凹处　D. 鼓膜前下部
10. 鼓室不位于（　　）。
A. 蝶骨　B. 颞骨　C. 筛骨　D. 额骨

六、简答题

1. 泪器包括哪些结构？

2. 运动眼球的肌肉有哪些？各有何作用？

3. 骨迷路包括哪些结构？

4. 听觉和位觉感受器各位于何处?

5. 写出鼓室六个壁的名称。

6. 简述皮肤的基本结构。

七、论述题

1. 房水的产生部位及循环途径如何?

2. 声波由外界传导到听觉感受器会经过哪些结构?

第十章　神经系统

知识目标

1. 掌握神经系统的区分。
2. 掌握神经系统的常用术语（灰质、白质、神经核、神经节、纤维束、神经）。
3. 掌握反射弧的组成部分。
4. 掌握脊髓的位置（下端高度）。
5. 掌握脊髓的外形和脊髓的节段。
6. 了解脊髓节段与椎骨的对应关系。
7. 掌握脊髓灰、白质的配布及各部的名称。
8. 掌握脊髓的主要纤维束（薄束、楔束、脊髓丘脑束、皮质脊髓束）的起止和功能。
9. 掌握脑的位置和分部。
10. 掌握脑干的组成、外形及第四脑室的位置及交通，第 3 ～ 12 对脑神经出入脑的部位，脑神经核的名称和位置，脑干内中继核的名称和联系，掌握脑干内主要纤维束的名称、起止和功能。
11. 掌握小脑的位置外形（蚓部和小脑半球），小脑扁桃体的临床意义，了解小脑各部的主要功能。
12. 掌握间脑的位置及各部的名称，下丘脑主要核团（视上核、室旁核）的功能，第三脑室的位置及交通。
13. 掌握大脑半球背外侧面及内侧面的主要沟、回（中央沟、外侧沟及枕顶沟）和分叶。
14. 掌握基底核的组成及新、旧纹状体的概念，侧脑室的位置、分部，内囊的位置、分部及各部主要的投射纤维束和大脑皮质机能定位。
15. 掌握躯干、四肢本体感觉传导通路的组成，各级神经元胞体的位置、向大脑皮质投射的路径以及在皮质的投射区。
16. 掌握躯干、四肢痛、温觉传导通路的组成，各级神经元胞体的位置、向大脑皮质投射的路径以及在皮质的投射区。
17. 了解视觉传导通路的组成、各级神经元胞体的位置及向皮质投射的过程。
18. 掌握锥体系的组成、纤维束的交叉部位及对各运动核的支配情况。
19. 了解脊髓被膜的形态、位置，掌握脑脊髓三层被膜的名称及硬膜外腔、蛛网膜下腔、终池的概念。
20. 掌握硬脑膜形成物及硬脑膜窦各部的名称注流关系。
21. 掌握脑动脉的来源。
22. 掌握颈内动脉、椎动脉的行程及分布情况。
23. 掌握脑底动脉环的组成。
24. 掌握脑脊液的产生循环途径。
25. 掌握脊神经的构成、纤维成分及各部脊神经的数目。
26. 掌握颈丛的组成及膈神经的分布。
27. 掌握臂丛的组成、位置及主要分支（肌皮神经、正中神经、尺神经、桡神经、腋神经）的分布概况以及骨折时易损伤部位（如肱骨外科颈、桡神经沟、尺神经沟等）。
28. 了解腰丛的组成、位置，掌握其主要分支（股神经、闭孔神经）的分布概况。
29. 了解骶丛的组成、位置，掌握其主要分支（坐骨神经、胫神经、腓总神经）的行程及分布概况。
30. 掌握十二对脑神经的名称、纤维成分、出入颅的部位及分布。
31. 掌握三叉神经节的位置、眼神经、上颌神经、下颌神经的出入颅部位及分布概况。
32. 掌握面神经主要分支（鼓索、颞支、颧支、下颌缘支、颈支）的分布概况。了解损伤后的表现。
33. 掌握迷走神经各种纤维成分的分布概况，了解迷走神经主干的行程，掌握喉上神经的位置和分布，掌握左、右喉返神经的行程及分布概况。
34. 掌握内脏神经的区分、分布和机能概况。
35. 了解内脏运动神经与躯体运动神经的区别。
36. 掌握交感神经与副交感神经的区别。

习　题

一、名词解释

1. 反射弧：

2. 灰质：

3. 白质：

4. 神经节：

5. 神经核：

6. 神经：

7. 纤维束：

8. 边缘叶：

9. 基底核：

10. 内囊：

11. 大脑动脉环：

12. 血脑屏障：

13. 小脑扁桃体：

二、填空题

1. 中枢神经系包括__________和__________。周围神经系由__________和__________组成。内脏运动神经包括__________和__________。

2. 反射弧包括__________、__________、__________、__________和__________五部分。

3. 脊髓位于__________内，上端在__________处与__________相延续；下端，成人平__________下缘，新生儿平__________下缘。

4. 脊髓外形：两处膨大，上方称__________，下方称__________；脊髓末端变细称__________，向下无神经组织的细丝称__________。

5. 脊髓表面六条平行纵沟，它们是__________、__________，两侧各一条__________和__________。

6. 脊髓横切面上可见到__________、__________、__________。

7. 脊髓灰质位于__________周围呈蝶形，前部扩大称__________，内含__________，它发出轴突组成__________。灰质后部狭长称__________，内含__________，它发出树突与后根的纤维形成__________。

8. 脊髓__________段的前角和后角之间，灰质向外侧突出称__________，内含__________。第__________骶节外侧有__________。

9. 脊髓白质：后索内的上行纤维束为__________，传导__________、__________，下行纤维束中有支配骨骼肌随意运动的__________、__________，还有与调节骨骼肌张力有关的__________、__________、__________，传导痛、温触压觉冲动的纤维束是__________。

10. 脊髓的功能包括＿＿＿＿＿＿和＿＿＿＿＿＿。

11. 脑分为＿＿＿＿＿＿、＿＿＿＿＿＿、＿＿＿＿＿＿和＿＿＿＿＿＿四部分。

12. 脑干上接＿＿＿＿＿＿，下接＿＿＿＿＿＿，背连＿＿＿＿＿＿；自上而下依次是＿＿＿＿＿＿、＿＿＿＿＿＿和＿＿＿＿＿＿。第四脑室是位于＿＿＿＿＿＿、＿＿＿＿＿＿和＿＿＿＿＿＿之间的室腔。

13. 延髓腹侧面前正中裂两侧，各有一锥形隆起称＿＿＿＿＿＿，其内有＿＿＿＿＿＿通过。连于延髓的脑神经有＿＿＿＿＿＿、＿＿＿＿＿＿、＿＿＿＿＿＿和＿＿＿＿＿＿。

14. 与脑桥相连的脑神经有＿＿＿＿＿＿、＿＿＿＿＿＿、＿＿＿＿＿＿和＿＿＿＿＿＿。

15. 中脑腹侧面一对柱状结构称＿＿＿＿＿＿，二者之间的凹窝称＿＿＿＿＿，其内有＿＿＿＿＿＿穿出。

16. 延髓下部后正中沟两侧，各有两个隆起，内侧的称＿＿＿＿＿＿，深面有＿＿＿＿＿＿；外侧的称＿＿＿＿＿＿，深面有＿＿＿＿＿＿。

17. 中脑背面有两对隆起，上方的一对称＿＿＿＿＿＿，与＿＿＿＿＿＿有关；下方的一对称＿＿＿＿＿＿，与＿＿＿＿＿＿有关。

18. 脑干内主要上行纤维束有＿＿＿＿＿＿、＿＿＿＿＿＿和＿＿＿＿＿＿；下行纤维束多位于脑干的＿＿＿＿＿＿，最主要的是＿＿＿＿＿＿。

19. 小脑位于＿＿＿＿＿＿内＿＿＿＿＿＿和＿＿＿＿＿＿的背侧。小脑中间缩细部分称＿＿＿＿＿＿，其主要功能是＿＿＿＿＿＿；两侧膨大称＿＿＿＿＿＿，其主要功能是＿＿＿＿＿＿和＿＿＿＿＿＿。

20. 第四脑室底即＿＿＿＿＿＿，顶朝向＿＿＿＿＿＿。第四脑室向上通＿＿＿＿＿＿，向下通＿＿＿＿＿＿，并借＿＿＿＿＿＿和＿＿＿＿＿＿与蛛网膜下腔相通。

21. 间脑主要包括＿＿＿＿＿＿、＿＿＿＿＿＿等部分。间脑的室腔称＿＿＿＿＿＿。

22. 丘脑位于＿＿＿＿＿＿，为一对卵圆形的＿＿＿＿＿，丘脑被“Y”形纤维板分为＿＿＿＿＿＿、＿＿＿＿＿＿和＿＿＿＿＿＿三部分。

23. 丘脑腹后核内侧部接受＿＿＿＿＿＿和传导＿＿＿＿＿；外侧部接受＿＿＿＿＿＿、＿＿＿＿＿＿和＿＿＿＿＿＿的＿＿＿＿＿＿；腹后核发出纤维投射到＿＿＿＿＿＿。

24. 丘脑后下方有一对隆起，内侧的称＿＿＿＿＿＿，与＿＿＿＿＿＿有关；外侧的称＿＿＿＿＿＿，与＿＿＿＿＿＿有关。

25. 下丘脑位于＿＿＿＿＿＿，构成第三脑室的＿＿＿＿＿＿和＿＿＿＿＿＿的下部，包括＿＿＿＿＿＿、＿＿＿＿＿＿、＿＿＿＿＿＿、＿＿＿＿＿＿和＿＿＿＿＿＿。

26. 下丘脑重要核团有＿＿＿＿＿＿，分泌＿＿＿＿＿＿；还有＿＿＿＿＿＿，分泌＿＿＿＿＿＿。

27. 第三脑室是位于＿＿＿＿＿＿和＿＿＿＿＿＿之间一个矢状裂隙，前方借＿＿＿＿＿＿与＿＿＿＿＿＿相通，向后经＿＿＿＿＿＿通＿＿＿＿＿＿。

28. 端脑主要包括左右＿＿＿＿＿＿；二者之间的深裂称＿＿＿＿＿＿，裂底有＿＿＿＿＿＿相连。

29. 大脑半球表面凹进去的称＿＿＿＿＿＿；隆起部分称＿＿＿＿＿＿。每侧大脑半球均可分为三个面，即＿＿＿＿＿＿、＿＿＿＿＿＿和＿＿＿＿＿＿。

30. 大脑半球的三条叶间沟是＿＿＿＿＿＿、＿＿＿＿＿＿、＿＿＿＿＿＿，五个叶是＿＿＿＿＿＿、＿＿＿＿＿＿、＿＿＿＿＿＿、＿＿＿＿＿＿、＿＿＿＿＿＿。

31. 边缘叶包括＿＿＿＿＿＿、＿＿＿＿＿＿和＿＿＿＿＿＿的其他脑回。

32. 大脑皮质功能中枢：躯体感觉区，位于＿＿＿＿＿＿和＿＿＿＿＿＿，接受＿＿＿＿＿＿。躯体运动区主要位于＿＿＿＿＿＿和＿＿＿＿＿＿；管理＿＿＿＿＿＿。视区位于＿＿＿＿＿＿，听区位于＿＿＿＿＿＿。

33. 基底核包括＿＿＿＿＿＿、＿＿＿＿＿＿、＿＿＿＿＿＿及＿＿＿＿＿＿等，其中＿＿＿＿＿＿和＿＿＿＿＿＿合称纹状体。

34. 豆状核位于＿＿＿＿＿＿，被纤维分离为三部分；外侧最大称＿＿＿＿＿＿，其余两部分合称＿＿＿＿＿＿，又称＿＿＿＿＿＿。

35. 内囊位于＿＿＿＿＿＿、＿＿＿＿＿＿和＿＿＿＿＿＿之间，由＿＿＿＿＿＿和＿＿＿＿＿＿组成。在大脑半球水平切面上，一侧内囊呈＿＿＿＿＿＿形。

36. 内囊前肢位于＿＿＿＿＿＿和＿＿＿＿＿＿之间，内囊膝有＿＿＿＿＿＿通过；后肢主要有＿＿＿＿＿＿和＿＿＿＿＿＿的纤维通过。

37. 侧脑室位于__________，可分为四部分，即__________、__________、__________和__________。两侧脑室各自借__________通__________。

38. 边缘系统是由__________及与其相联系的__________构成。

39. 脑和脊髓的表面包有三层膜，由外向内依次是__________、__________和__________。具有__________和__________的作用。

40. 硬脊膜上端与__________紧密相连，并与__________相续。下端自__________以下包裹终丝附于__________的背面。硬脊膜与椎管内面骨膜之间的腔隙称__________。

41. 硬膜外腔内含__________、__________及大量的__________、__________，并有__________通过。腔内呈__________状态。将麻醉药注入此腔以便阻断__________的传导，该麻醉方法称__________。

42. 蛛网膜与软膜之间的腔称__________，腔内含__________。该腔在某些部位扩大成终池即__________和__________等。终池内含__________、__________、__________。

43. 形成脉络丛的结构有__________、__________及__________。该丛能产生__________。

44. 脊髓的动脉主要来自__________、__________和__________。

45. 脑的血液来自__________和__________；前者供应大脑半球的__________及部分__________；后者供应大脑半球的__________及部分__________、__________和__________。

46. 大脑前动脉在__________内沿__________的背侧向后上走行，供应大脑半球__________面__________以前的部分及__________的上部。

47. 大脑中动脉沿__________向后上行走，供应大脑半球__________面的大部。

48. 基底动脉由左、右__________合成，至脑桥上缘分出两条__________，供应大脑半球__________及__________下面。

49. 大脑动脉环由__________、__________及__________，借__________相吻合，在大脑基底部围绕__________、__________、__________，形成一动脉环。

50. 脑脊液由__________产生，是__________液体，成人脑脊液总量为__________毫升，循环于__________和__________。

51. 脑脊液循环途径是由__________、__________流向__________，通过中脑水管入__________，再经第四脑室__________和__________进入__________，最后经__________渗透入上矢状窦。

52. 周围神经系统通常为三部分，即__________、__________和__________。

53. 脊神经性质属__________神经，含有四种纤维是__________、__________、__________和__________。

54. 除第__________的胸神经前支外，其余脊神经前支分别交织成神经丛，即__________、__________、__________、__________四丛。

55. 颈丛由__________前支组成，主要分支中的皮支至__________后缘中点穿出。

56. 膈神经是__________的分支，性质是__________，其运动纤维支配__________，感觉纤维分支布于__________和__________，以及__________；右膈神经感觉纤维还可分布到__________和__________。

57. 臂丛由__________前支和__________前支大部分组成。臂丛向外穿过__________，经__________后方进入腋窝，围绕__________排列。

58. 臂丛的主要分支包括__________、__________、__________和__________。

59. 骶丛位于__________，紧贴__________前面，由__________及全部__________神经的前支组成。其主要分支有__________、__________和__________。

60. 坐骨神经起自__________丛，在__________下缘出骨盆，在__________深面，经__________与__________连线中点，下行于股二头肌深面，至__________分为__________和__________二终支。

61. 第 4 腰神经前支的部分和第 5 腰神经前支共同组成__________，参加__________。

62. 闭孔神经自__________的内侧缘穿出，与__________伴行，沿骨盆侧壁前行，穿到大腿内侧部，分支布于__________、__________及__________。

63. 足下垂、内翻、趾不能伸，可能是__________神经受损。

64. 混合性脑神经包括__________、__________、__________、__________；纯感觉性脑神经

是____________、____________、____________；纯运动性脑神经是____________、____________、____________、____________、____________。

65. 向前穿海绵窦，经眶上裂入眶的脑神经或其分支有____________、____________、____________、____________。

66. 动眼神经的躯体运动纤维支配____________、____________、____________、____________和____________，副交感纤维分布于____________。

67. 滑车神经由____________的下方出脑，支配____________。

68. 三叉神经周围突分别组成____________、____________和____________。

69. 面神经的内脏运动纤维布于____________、____________、____________以及腭和鼻腔黏膜的腺体；内脏感觉纤维布于____________；躯体运动纤维支配____________及____________。

70. 舌咽神经躯体运动纤维支配____________；内脏运动纤维布于____________，内脏感觉纤维布于舌后____________和舌后____________等处。

71. 迷走神经的分支主要有____________、____________、____________等。迷走神经内脏运动纤维和内脏感觉纤维司____________、____________的感觉和运动；躯体运动纤维支配____________及____________。

72. 喉上神经内、外支分别布于____________和____________；喉返神经分数支布于____________和____________。

73. 副神经支配____________和____________。

74. 舌下神经支配____________，一侧舌下神经受损，伸舌时舌尖____________。

75. 经颈静脉孔出颅的脑神经有____________、____________、____________。

76. 交感神经低级中枢位于____________，交感神经周围部包括____________及____________等。

77. 交感神经椎旁节位于____________，共有____________，每侧椎旁节借____________相连成串珠状的____________。

78. 椎前节位于____________，比较重要的有____________、____________、____________及____________等。

79. 内脏大神经纤维来自脊髓第____________侧角的节前纤维，向下穿过膈，主要终于____________。

80. 内脏小神经纤维来自脊髓第____________侧角的节前纤维，穿膈后，终于____________。

81. 布于胸腔器官的交感神经来自交感干的发出分支，副交感神经则来自____________丛与____________丛。

82. 本体感觉传导通路第一级神经元胞体位于____________，中枢突进入脊髓的____________组成____________和____________；上升至____________，分别在____________和____________内更换神经元。第二级神经元发出纤维左右交叉组成____________，上升为____________，至丘脑____________更换第三级神经元，发纤维经____________投射到____________。

83. 头面浅感觉传导通路中，第一、二、三级神经元的胞体，分别位于____________、____________和____________内。第三级纤维经内囊____________，投射到大脑皮质____________。

84. 躯干、四肢浅感觉传导通路，第一、二、三级神经元胞体分别位于____________、____________、____________内。第三级神经元经____________投射到大脑皮质____________。

85. 视觉传导通路，视神经至视交叉后延伸为____________，其中大部分纤维终于____________，由此发出纤维组成____________，经____________的后部投射到____________的两侧。

86. 运动传导通路包括____________和____________。

87. 皮质脊髓束的上运动神经元胞体锥体细胞位于大脑皮质____________和____________，这些细胞发出轴突；下行经____________的后脚，在____________交叉，终止于脊髓各节的____________。

88. 皮质核束上运动神经元主要是大脑皮质____________的锥体细胞，其发出轴突经____________下降至脑干，纤维分别止于双侧脑神经的____________，但其中____________的下部和____________只接受对侧皮质核束的纤维。

89. 锥体外系一般指____________以外的____________纤维束。

90. 一侧视神经受损，伤侧眼____________；一侧视束完全损伤，引起同侧眼____________，对侧眼____________。

91. 一侧内囊受损，可出现对侧半身____________和____________等功能障碍。

92. 一侧内囊受损时口角偏向____________，伸舌时舌尖偏向____________。
93. 一侧面神经核损伤会引起____________瘫痪，口角偏向____________。
94. 一侧舌下神经损伤，伸舌时舌尖偏向____________。
95. 分布于眼的神经有____________、____________、____________、____________。
96. 分布于舌的神经有____________、____________、____________、____________。

三、判断题

(　　) 1. 脑神经属于中枢神经系统。
(　　) 2. 在周围神经系统内，神经纤维聚集形成白质。
(　　) 3. 给新生儿作腰椎穿刺应在第 1 腰椎以下进行。
(　　) 4. 第 6 胸椎骨折可伤及第 9 脊髓胸节。
(　　) 5. 脊髓内有内脏运动神经元胞体。
(　　) 6. 固有束参与脊髓的反射活动。
(　　) 7. 传达精细触觉冲动的是脊髓丘脑束。
(　　) 8. 皮质脊髓束与调节骨骼肌张力有关。
(　　) 9. 脊髓第 2 ～ 4 腰节损伤，髌反射消失。
(　　) 10. 脑干包括端脑、间脑、小脑三部。
(　　) 11. 延髓锥体主要由脊髓丘脑束构成。
(　　) 12. 传导深感觉的二级纤维组成内侧丘系。
(　　) 13. 延髓内有“生命中枢”。
(　　) 14. 颅内高压时，小脑蚓嵌入枕骨大孔成疝。
(　　) 15. 小脑半球损伤则身体失去平衡。
(　　) 16. 头部躯体运动纤维投射到丘脑腹后核。
(　　) 17. 内侧膝状体与听觉有关。
(　　) 18. 视神经、视交叉均属下丘脑。
(　　) 19. 视上核分泌加压素。
(　　) 20. 第三脑室位于端脑内。
(　　) 21. 颞横回是听觉中枢。
(　　) 22. 躯体运动区位于中央前回等部。
(　　) 23. 纹状体包括豆状核和杏仁体。
(　　) 24. 边缘系统与协调肌群间运动有关。
(　　) 25. 硬膜外腔与硬脑膜窦相通。
(　　) 26. 蛛网膜下腔内呈负压。
(　　) 27. 蛛网膜粒突入第四脑室。
(　　) 28. 脑的血液来自颈外动脉与椎动脉。
(　　) 29. 大脑中动脉的中央支破裂出血最常见。
(　　) 30. 大脑中动脉不参与大脑动脉环。
(　　) 31. 脑脊液在中枢神经系统内起淋巴的作用。
(　　) 32. 颈椎有七块，颈神经有七对。
(　　) 33. 每对脊神经均是混合性神经。
(　　) 34. 脊神经前、后支交织形成颈、臂、腰、骶丛。
(　　) 35. 膈神经是支配膈收缩的运动性神经。
(　　) 36. 自胸锁乳突肌后缘中点进针可麻醉臂丛。
(　　) 37. 锁骨中点后方，臂丛比较集中。
(　　) 38. 拇指不能对掌，损伤了正中神经。
(　　) 39. 肱骨下部骨折易损伤尺神经。
(　　) 40. 12 对胸神经前支均参与肋间神经。
(　　) 41. 大腿前群肌由股神经支配。
(　　) 42. 坐骨结节与股骨大转子连线中点有胫神经。

(　　) 43. 坐骨神经起自腰丛。
(　　) 44. 有分支至眼的混合性脑神经是三叉神经。
(　　) 45. 不与脑干相连的脑神经有舌下神经。
(　　) 46. 使眼瞳孔缩小的神经是视神经。
(　　) 47. 舌前 2/3 味觉消失是面神经颅外部损伤。
(　　) 48. 前庭蜗神经仅传导听觉冲动。
(　　) 49. 舌咽神经不分布于舌后 1/3 的黏膜和味蕾。
(　　) 50. 迷走神经不分布于腹腔内成对脏器。
(　　) 51. 伸舌时舌尖偏向右侧是损伤了右舌下神经。
(　　) 52. 内脏神经分支布于心血管、腺、内脏、骨骼肌。
(　　) 53. 交感神经低级中枢在边缘叶。
(　　) 54. 交感神经节后神经元胞体位于交感神经节。
(　　) 55. 交感神经节后纤维可分布于汗腺、立毛肌等。
(　　) 56. Ⅲ、Ⅶ、Ⅸ、Ⅹ四对脑神经内有副交感纤维。
(　　) 57. 内脏神经丛含交感、副交感及内脏感觉神经。
(　　) 58. 内脏感觉神经止于延髓孤束核。
(　　) 59. 本体感觉第一级神经元中枢突止于脊髓内。

四、单项选择题

1. 小脑，错误的是（　　）。
   A. 中间部缩细称小脑蚓　　B. 两侧膨大称小脑半球
   C. 小脑蚓管身体平衡　　D. 半球损害则站立不稳
2. 分泌加压素的是（　　）。
   A. 室旁核　　B. 薄束核　　C. 视上核　　D. 红核
3. 端脑与小脑之间有（　　）。
   A. 大脑纵裂　　B. 大脑横裂　　C. 外侧沟　　D. 中央沟
4. 分隔顶叶与颞叶之间有（　　）。
   A. 外侧沟　　B. 顶枕沟　　C. 中央沟　　D. 距状沟
5. 在外侧沟下壁，颞上回后部有（　　）。
   A. 颞横回　　B. 颞中回　　C. 颞上回　　D. 颞下回
6. 边缘叶包括（　　）。
   A. 扣带回　　B. 海马旁回
   C. 被挤入侧脑室下角内的其他脑回　　D. 以上均是
7. 大脑半球的内部结构，除外（　　）。
   A. 灰质和白质　　B. 基底核　　C. 网状结构　　D. 侧脑室
8. 大脑皮质躯体运动区为（　　）。
   A. 中央前回　　B. 中央后回　　C. 距状沟两侧　　D. 颞横回
9. 中央前回位于（　　）。
   A. 中央前沟前方　　B. 中央沟前方
   C. 中央沟与外侧沟之间　　D. 中央前沟后方
10. 听觉性语言中枢位于（　　）。
   A. 角回　　B. 颞上回后部　　C. 额下回后部　　D. 额中回后部
11. 视觉性语言中枢位于（　　）。
   A. 角回　　B. 额下回后部　　C. 颞上回后部　　D. 额中回后部
12. 基底核不包括（　　）。
   A. 丘脑　　B. 豆状核　　C. 尾状核　　D. 杏仁体
13. 通过内囊膝部的主要是（　　）。
   A. 皮质脊髓束　　B. 皮质核束　　C. 视辐射　　D. 以上均不是
14. 侧脑室，错误的是（　　）。

A. 位于大脑半球　　B. 借室间孔通第四脑室
C. 有中央部、前角　　D. 有后角、下角

15. 脑和脊髓表面包有三层膜，中间一层称（　　）。
A. 软膜　　B. 硬膜　　C. 蛛网膜　　D. 骨膜

16. 硬膜外腔，错误的是（　　）。
A. 位于硬脊膜与蛛网膜之间　　B. 内含淋巴管静脉丛等
C. 有脊神经根　　D. 呈负压

17. 硬脑膜可形成（　　）。
A. 大脑镰　　B. 小脑幕　　C. 硬脑膜窦　　D. 以上均是

18. 不经过海绵窦内的结构是（　　）。
A. 颈内动脉　　B. 颈内静脉
C. 第三、四、六对脑神经　　D. 三叉神经眼支

19. 直接汇入颈内静脉的窦是（　　）。
A. 直窦　　B. 横窦　　C. 乙状窦　　D. 上、下矢状窦

20. 蛛网膜下腔，错误的是（　　）。
A. 位于蛛网膜和硬膜之间　　B. 内含脑脊液
C. 可形成终池　　D. 形成小脑延髓池

21. 脉络丛，错误的是（　　）。
A. 产生脑脊液　　B. 软膜血管参与　　C. 蛛网膜参与　　D. 室管膜上皮参与

22. 终池（　　）。
A. 位于脊髓圆锥以下至第 2 骶椎水平　　B. 由软膜形成
C. 内有马尾、终丝　　D. 内有脑脊液

23. 脊髓动脉的来源不包括（　　）。
A. 椎动脉　　B. 颈内动脉　　C. 肋间后动脉　　D. 腰动脉

24. 颈内动脉主要供应（　　）。
A. 脑干　　B. 小脑　　C. 大脑半球前 2/3　　D. 以上均是

25. 椎动脉供应（　　）。
A. 大脑半球内侧面前 2/3　　B. 顶枕沟以前上外侧面大部
C. 顶枕沟以前上外侧面上部　　D. 以上均不是

26. 中央动脉供应（　　）。
A. 大脑深层白质　　B. 间脑　　C. 基底核、内囊　　D. 以上均是

27. 破裂出血，压迫内囊，最常见的是（　　）。
A. 大脑前动脉　　B. 大脑中动脉的中央动脉
C. 大脑后动脉　　D. 基底动脉

28. 参与构成大脑动脉环的血管是（　　）。
A. 大脑前动脉　　B. 大脑后动脉　　C. 颈内动脉　　D. 以上均是

29. 脑脊液，不正确的是（　　）。
A. 由脉络丛产生　　B. 循环于脑室与硬膜外腔中
C. 保护脑，维持颅内压　　D. 供给营养，运走废物

30. 脑脊液流出第四脑室，必须经过（　　）。
A. 室间孔　　B. 中脑水管　　C. 蛛网膜粒　　D. 正中孔和外侧孔

31. 脊神经，错误的是（　　）。
A. 共 31 对　　B. 每对都是混合性神经
C. 有颈神经 7 对　　D. 有胸神经 12 对

32. 颈丛，错误的是（　　）。
A. 由第 1 ～ 4 颈神经前支组成　　B. 位于胸锁乳头肌深面
C. 其分支有膈神经等　　D. 皮支自锁骨中点后方穿出

33. 膈神经（　　）。
A. 是纯运动性神经　　B. 发自臂丛

C. 有分支布于肝和胆囊　　D. 以上均是

34. 臂丛，不正确的是（　　）。
A. 由 C5-8 前支和 T1 前支大部组成　　B. 穿斜角肌间隙
C. 围绕锁骨下动脉排列　　D. 锁骨中点后方较集中

35. 不属于臂丛的分支是（　　）。
A. 肌皮神经　　B. 正中神经　　C. 尺神经　　D. 胫神经

36. 正中神经，不正确的是（　　）。
A. 久在臂部五分支　　B. 支配尺侧腕屈肌
C. 分布于桡侧三个半指掌面皮肤　　D. 发自臂丛

37. 正中神经损伤后的表现是（　　）。
A. 拇指不能屈　　B. 食指不能屈　　C. 拇指不能对掌　　D. 以上均是

38. 尺神经，不正确的是（　　）。
A. 在臂部无分支　　B. 支配尺侧腕屈肌
C. 支配指深屈肌尺侧半　　D. 在肱骨外上髁后方至前臂易触摸

39. 尺神经损伤影响（　　）。
A. 久骨间肌　　B. 尺侧两条蚓状肌　C. 小鱼际肌　　D. 以上均是

40. 桡神经，错误的是（　　）。
A. 起自臂丛　　B. 位于腋动脉后方
C. 在臂部五分支　　D. 损伤后呈“垂腕”状态

41. 三角肌瘫痪，损伤了（　　）。
A. 正中神经　　B. 尺神经　　C. 桡神经　　D. 腋神经

42. 胸神经前支参与组成（　　）。
A. 臂丛　　B. 腰丛　　C. 肋间、肋下神经　D. 以上均是

43. 腰丛的神经，不包括（　　）。
A. 第 12 胸神经前支部分　　B. 第 1 ～ 3 腰神经前支
C. 第 4 腰神经前支部分　　D. 腰骶干

44. 腰丛的主要分支，不包括（　　）。
A. 股神经　　B. 坐骨神经　　C. 闭孔神经　　D. 生殖股神经

45. 参与形成骶丛的脊神经，不包括（　　）。
A. 全部骶神经前支　　B. 全部尾神经前支
C. 第 4 腰神经前支全部　　D. 第 5 腰神经前支全部

46. 坐骨神经，不正确的是（　　）。
A. 起自骶丛　　B. 经梨状肌上缘出骨盆
C. 分出胫神经　　D. 分出腓总神经

47. 足下垂、内翻、趾不能伸，可能损伤了（　　）。
A. 臀上神经　　B. 臀下神经　　C. 阴部神经　　D. 腓总神经

48. 混合性脑神经是（　　）。
A. 动眼神经　　B. 三叉神经　　C. 展神经　　D. 副神经

49. 不与脑干相连的脑神经是（　　）。
A. 视神经　　B. 舌咽神经　　C. 动眼神经　　D. 滑车神经

50. 不分布于舌的神经是（　　）。
A. 下颌神经　　B. 面神经　　C. 舌咽神经　　D. 副神经

51. 动眼神经副交感纤维分布于（　　）。
A. 瞳孔开大孔　　B. 瞳孔括约肌　　C. 外直肌　　D. 内直肌

52. 三叉神经周围突不组成（　　）。
A. 眼神经　　B. 动眼神经　　C. 上颌神经　　D. 下颌神经

53. 有内脏感觉纤维布于舌前 2/3 味蕾的是（　　）。
A. 面神经　　B. 舌咽神经　　C. 迷走神经　　D. 舌下神经

54. 迷走神经的主要分支不含（　　）。

A. 喉上神经　B. 颈心支　C. 颏神经　D. 喉返神经

55. 不经眶上裂入眶的神经是（　　）。

A. 视神经　B. 动眼神经　C. 滑车神经　D. 展神经

56. 面神经颅外段损伤，不会出现（　　）。

A. 患侧不能皱眉　B. 睑裂闭合不全

C. 口角偏向健侧　D. 舌前 2/3 味觉消失

57. 舌下神经，正确的是（　　）。

A. 为混合性神经　B. 运动纤维支配舌肌

C. 感觉纤维管理舌的味觉　D. 一侧损伤，伸舌时舌尖偏向患侧

58. 孤束核接受的脑神经部分纤维有（　　）。

A. Ⅲ、Ⅳ　B. Ⅴ、Ⅵ　C. Ⅶ、Ⅸ、Ⅹ　D. Ⅺ、Ⅻ

59. 经颈静脉孔出颅的脑神经是（　　）。

A. Ⅸ　B. Ⅹ　C. Ⅺ　D. 以上均是

60. 调节心、呼吸运动的“生命中枢”位于（　　）。

A. 小脑　B. 大脑　C. 间脑　D. 延髓

61. 旧纹状体指（　　）。

A. 壳　B. 苍白球　C. 杏仁体　D. 尾状核

62. 内脏神经不分布于（　　）。

A. 内脏　B. 骨骼肌　C. 心血管　D. 腺

63. 内脏运动神经（　　）。

A. 有交感和副交感两种纤维　B. 不受意识控制

C. 有节前、节后纤维　D. 以上均是

64. 交感神经低级中枢位于（　　）。

A. 边缘叶　B. 脊髓前角

C. 脊髓 T1-L3 节灰质侧角　D. 大脑中央前回

65. 含副交感神经低级中枢的结构，不包括（　　）。

A. 脑干内的副交感核　B. 脊髓 2-4 骶节

C. 疑核　D. 迷走神经背核

66. 副交感神经，正确的是（　　）。

A. 节前纤维短　B. 节后纤维长

C. 分布范围广泛　D. 肾上腺髓质无分布

67. 内脏感觉，不正确的是（　　）。

A. 对牵拉刺激敏感　B. 对切割不敏感　C. 传入途径分散　D. 对疼痛定位准确

68. 本体感觉包括肌腱关节的是（　　）。

A. 位置觉　B. 运动觉　C. 振动觉　D. 以上均是

69. 浅感觉指（　　）。

A. 痛觉　B. 温度觉　C. 粗略触觉　D. 以上均是

70. 传导本体感觉第二级神经元胞体位于（　　）。

A. 脊神经节　B. 丘脑腹后核　C. 薄束核和楔束核　D. 脊髓灰质后角

71. 第二级神经元胞体位于脊髓灰质后角的是（　　）。

A. 本体感觉　B. 躯干四肢浅感觉　C. 头面部痛、温觉　D. 视觉

72. 一侧视束完全损伤不引起（　　）。

A. 同侧眼鼻侧半视野偏盲　B. 对侧眼颞侧半视野偏盲

C. A 和 B 均会出现　D. 伤侧眼全盲

73. 皮质脊髓束上运动神经元胞体位于（　　）。

A. 中央前回上 2/3 部　B. 中央前回下 1/3 部

C. 中央后回上 2/3 部　D. 中央后回下 1/3 部

74. 皮质脊髓束交叉平面是（　　）。

A. 中脑　B. 脑桥　C. 延髓锥体下端　D. 脊髓

75. 只接受对侧皮质核束的纤维是（ ）。
A. 动眼神经核 B. 舌下神经核 C. 副神经核 D. 滑车神经核
76. 锥体外系的功能是（ ）。
A. 维持肌张力 B. 协调肌群运动
C. 协助完成精细运动 D. 以上均是
77. 脑脊液经何者入上矢状窦？（ ）
A. 室间孔 B. 脉络膜 C. 蛛网膜粒 D. 正中孔
78. 借眼静脉与面静脉相通的是（ ）。
A. 海绵窦 B. 横窦 C. 乙状窦 D. 上矢状窦
79. 受损后症状发生于对侧的是（ ）。
A. 薄束核 B. 脊髓前角 C. 楔束 D. 中央前回
80. 左侧视觉中枢接受视网膜的冲动来自（ ）。
A. 左眼 B. 右眼
C. 左眼颞侧，右眼鼻侧 D. 双眼颞侧
81. 躯干、四肢深感觉传导路交叉部位是（ ）。
A. 脊髓 B. 延髓 C. 脑桥 D. 中脑
82. 躯干、四肢痛、温觉传导束交叉处是（ ）。
A. 脊髓 B. 延髓 C. 脑桥 D. 中脑
83. 内脏感觉核是（ ）。
A. 疑核 B. 孤束核 C. 迷走神经背核 D. 动眼神经核
84. 来自疑核的纤维支配（ ）。
A. 咽肌 B. 舌肌 C. 眼外肌 D. 瞳孔括约肌
85. 嘴角歪向左侧及伸舌偏向右侧是损伤了（ ）。
A. 左侧内囊膝 B. 右侧内囊膝 C. 右侧面神经 D. 左侧舌下神经
86. 分布于颈动脉窦及小球的是（ ）。
A. 面神经 B. 迷走神经 C. 舌咽神经 D. 副神经
87. 治疗下肢动脉痉挛所致的剧痛，可切除（ ）。
A. 腰骶干 B. 股神经 C. 腰交感神经干 D. 胫神经
88. 不支配眼球外肌运动的脑神经是（ ）。
A. 动眼神经 B. 展神经 C. 滑车神经 D. 眼神经
89. 躯体运动神经支配（ ）。
A. 肛门内括约肌 B. 肛门外括约肌 C. 幽门括约肌 D. 肝胰壶腹括约肌
90. 支配咀嚼肌的神经是（ ）。
A. 上颌神经 B. 下颌神经 C. 舌下神经 D. 面神经
91.【临床执业助理医师资格考试真题】按摩颈动脉导致心率减低的机制是（ ）。
A. 迷走神经抑制 B. 迷走神经兴奋 C. 交感神经抑制 D. 交感神经兴奋 E. 运动神经兴奋
92.【临床执业助理医师资格考试真题】男，78 岁。车祸后意识不清 1 小时。查体：R 20 次 / 分，BP 130/70 mmHg，烦躁，右眶周青紫，双侧瞳孔直径 2 mm，对光反射存在，肢体可动。头颅 CT：右侧散在高密度影，脑中线结构未见明显移位。最可能的诊断是（ ）。
A. 脑挫裂伤 B. 脑震荡 C. 脑内血肿 D. 脑干损伤 E. 颅底骨折
93.【临床执业助理医师资格考试真题】男，65 岁。2 个月前有头外伤史，现头痛。头颅 CT：右额颞顶新月状高密度影。最可能的诊断是（ ）。
A. 急性硬脑膜外血肿 B. 急性硬脑膜下血肿
C. 慢性硬脑膜下血肿 D. 脑内血肿
E. 高血压脑出血
94.【临床执业助理医师资格考试真题】男，40 岁，装卸工。腰扭伤，经治疗腰痛缓解，但仍有左下肢麻痛并放射。查体：腰背肌痉挛，沿坐骨神经走行有压痛，直腿抬高试验阳性。最可能的诊断是（ ）。
A. 腰部棘上韧带炎 B. 腰椎结核
C. 腰椎骨髓炎 D. 单纯坐骨神经痛

E. 腰椎间盘突出症

95.【临床执业助理医师资格考试真题】男，30岁。被枪弹击伤上臂中段。查体：垂腕，各手指不能伸直，拇指、食指、中指背侧麻木，肘关节屈伸活动正常。X线：肱骨中段见一弹头形状的金属异物，骨质未见断裂。最可能损伤的神经是（　　）。

A. 桡神经　B. 正中神经　C. 尺神经　D. 臂丛神经　E. 以上都不正确

96.【临床执业助理医师资格考试真题】糖尿病最常见的神经病变是（　　）。

A. 周围神经炎　B. 动眼神经麻痹　C. 坐骨神经痛　D. 自主神经病变　E. 腕管综合征

97.【临床执业助理医师资格考试真题】肩关节周围炎可见（　　）。

A. 托马斯征阳性　B. Froment 征阳性

C. 直腿抬高试验和加强试验阳性　D. 患部活动受限，好发于50岁左右

E. 早期局部分层穿刺有助于诊断

98.【临床执业助理医师资格考试真题】腰椎间盘突出症可见（　　）。

A. 托马斯征阳性　B. Froment 征阳性

C. 直腿抬高试验和加强试验阳性　D. 患部活动受限，好发于50岁左右

E. 早期局部分层穿刺有助于诊断

五、简答题

1. 试述脊髓灰质的位置、分部及各部的神经元名称。

2. 脊髓各索内主要传导束有哪些？

3. 试述脑的分部。

4. 脑干由哪几部分组成？

5. 中脑内脑神经运动核有哪些？

6. 试述小脑的位置及分部。

7. 下丘脑由哪几部分组成？

8. 大脑半球分哪几个面？

9. 大脑半球分哪几个叶？

10. 大脑皮质的运动、感觉、视觉和听觉中枢各位于何处？

11. 运动性和视觉性语言中枢各位于何处？

12. 基底核主要包括哪些？何谓新纹状体和旧纹状体？

13. 试述内囊的位置、分部及组成各部的传导束。

14. 脑和脊髓的被膜有哪几层？

15. 试述蛛网膜下腔和硬膜外腔的位置。

16. 大脑前动脉的分布范围如何？

17. 大脑中动脉的分布范围如何？

18. 试述大脑动脉环的组成及意义。

19. 颈以下浅、深感觉和运动神经通路在何处交叉？

20. 大腿肌前群、内侧群和后群各受什么神经支配？

六、论述题

1. 试述脑脊液的产生部位及循环途径。

2. 内囊的血液由什么动脉供应？一侧内囊损伤可出现哪些临床症状？

3. 内囊膝损伤可出现什么典型症状？为什么？

4. 一侧视神经和一侧视束损伤时，可出现什么症状？

5. 针刺小指引起痛觉，其传导通路如何？

6. 一侧动眼神经损伤后，瞳孔对光反射有何改变？为什么？

7. 针刺拇指掌侧面引起疼痛，写出其神经通路上的神经、神经节、神经核和传导束的名称。

8. 口腔腺有哪些？各受哪一对脑神经支配？

9. 试述皮质脊髓束的行程。

10. 试述躯干及四肢浅感觉神经通路的行程。

11. 试述躯干及四肢深感觉、精细触觉神经通路的行程。

第十一章　内分泌系统

知识目标

1. 掌握内分泌系统的组成，内分泌腺的特点。
2. 掌握甲状腺和肾上腺的位置、形态，光镜结构和分泌的激素。
3. 了解甲状旁腺。
4. 掌握脑垂体的位置、形态，腺垂体的光镜结构及功能。
5. 了解神经垂体的构成，下丘脑与垂体的关系。

习　题

一、名词解释

1. 内分泌腺：

2. 内分泌组织：

3. 激素：

4. 嗜铬细胞：

二、填空题

1. 内分泌系统包括____________和____________。

2. 内分泌器官包括____________、____________、____________、____________、____________等。

3. 垂体位于蝶骨体上面的____________内，可分为____________和____________两部分。

4. 人体最大的内分泌腺是____________，略呈“____________”形，分____________和____________三部。

5. 肾上腺位于____________的上端，右侧呈____________形，左侧呈____________形。

6. 肾上腺实质由表层的____________和内部的____________构成。

7. 肾上腺皮质激素主要作用是____________，肾上腺髓质分泌____________和____________激素。

8. 胸腺位于____________内，胸腺激素能使原始淋巴细胞从____________转化为____________T淋巴细胞。

9. 甲状腺素的主要作用是促进体内的____________和机体的____________，特别是对____________和____________的发育影响更大。

10. 甲状旁腺的主细胞能分泌____________，这种激素的主要作用是参与维持体内____________的稳定，增强____________的活动。

11. 肾上腺皮质球状带的细胞分泌____________，其主要作用是调节体内____________、____________和____________的平衡；束状带的细胞分泌__________，其主要作用是调节____________和____________的代谢；网状带的细胞分泌____________和少量的____________。

三、判断题

(　　) 1. 内分泌系统包括内分泌器官和内分泌腺体。

(　　) 2. 胰岛、卵泡、黄体等属于内分泌腺。

(　　) 3. 内分泌细胞间有丰富的毛细血管。

(　　) 4. 所有腺体的分泌物均称激素。

(　　) 5. 一种激素能作用于各种器官或细胞。

（　）6. 几乎所有内分泌腺均受神经系统调控。
（　）7. 内分泌系统对神经系统的功能无影响。
（　）8. 垂体肿瘤可压迫视交叉。
（　）9. 神经垂体分泌催产素。
（　）10. 促甲状腺素由甲状腺分泌。
（　）11. 吞咽时，甲状腺不会上、下移动。
（　）12. 甲状腺素对心的发育影响最大。
（　）13. 甲状旁腺素又称降钙素。
（　）14. 肾上腺皮质激素主要调节水盐平衡和蛋白质的代谢。
（　）15. 肾上腺髓质分泌性激素。
（　）16. 每一种激素只能作用于特定的器官或细胞。
（　）17. 内分泌系统和神经系统在结构和功能上没有联系。
（　）18. 神经垂体能分泌抗利尿素和催产素。

四、单项选择题

1. 不属内分泌腺的是（　　）。
A. 甲状腺　B. 胰岛　C. 肾上腺　D. 松果体
2. 不属内分泌组织的是（　　）。
A. 卵泡　B. 黄体　C. 甲状旁腺　D. 胰岛
3. 垂体，错误的是（　　）。
A. 位于蝶骨垂体窝内　B. 前上方邻视交叉
C. 肿瘤时可迫视交叉部　D. 连于大脑
4. 肾上腺（　　）。
A. 是成对的器官　B. 位于两肾下端　C. 左侧呈三角形　D. 右侧呈半月形
5. 甲状腺肿大时一般不会压迫（　　）。
A. 喉气管　B. 食管　C. 主支气管　D. 喉返神经
6. 甲状腺分泌不足，影响最大的是（　　）。
A. 心血管系统　B. 消化系统　C. 骨骼和神经系统　D. 生殖系统
7. 甲状旁腺素可使（　　）。
A. 血钙上升　B. 血钙下降　C. 血钙正常　D. 手足抽搐
8. 内分泌腺（　　）。
A. 是体内唯一不受神经调节的器官　B. 分泌物可经导管排出
C. 分泌物直接进入血液　D. 无毛细血管分布
9. 内分泌器官不包括（　　）。
A. 肾上腺　B. 胰腺　C. 甲状腺　D. 甲状旁腺
10. 肾上腺皮质的结构中不含（　　）。
A. 球状带　B. 束状带　C. 网状带　D. 块状带
11. 腺垂体的细胞，根据染色反应不含（　　）。
A. 嗜酸性粒细胞　B. 嗜中性粒细胞　C. 嗜碱性粒细胞　D. 嫌色细胞

五、多项选择题

1. 松果体（　　）。
A. 儿童期发达　B. 成人发生钙化
C. 分泌激素促进性成熟　D. 分泌激素抑制早熟
2. 胸腺（　　）。
A. 位于上纵隔前部　B. 幼儿期较小，性成熟期最大
C. 可分大小不对称左、右叶　D. 分泌胸腺素
3. 垂体（　　）。
A. 是内分泌腺　B. 是外分泌腺
C. 分为神经垂体和腺垂体　D. 为成对的器官

4. 腺垂体嗜酸性细胞分泌的激素有（　　）。
A. 促生长素　B. 促甲状腺素　C. 催乳素　D. 促性腺素

六、简答题

1. 内分泌腺有哪些共同特点？

2. 甲状腺位于何处？由几部组成？

3. 甲状旁腺有几个？位于何处？

4. 松果体和胸腺的年龄变化怎样？

第十二章　胚胎学概要

知识目标

1. 掌握受精、卵裂、植入、蜕膜和胎盘屏障的定义，受精和植入的部位。
2. 熟悉二胚层、三胚层的形成和分化。
3. 掌握胎膜和胎盘的结构。
4. 掌握胎儿出生后血液循环的变化。
5. 了解致畸敏感期、先天畸形发生的原因。

习　题

一、名词解释

1. 胚盘：

2. 受精：

3. 植入：

4. 胎膜：

5. 胎盘屏障：

二、填空题

1. 人体的胚胎，在第__________周以前称__________期；自第__________周开始称__________期；第__________周末的胚胎，各器官已建立，并初具__________外形；到胎儿期，__________和__________进一步发育，功能也逐步建立。

2. 一个初级精母细胞经过__________次成熟分裂，形成__________个精子细胞。

3. 一个初级卵母细胞经过__________次成熟分裂，形成__________个卵细胞和__________个极体。

4. 受精一般发生在排卵后的__________小时之内，受精地点多在__________。

5. 胚泡由三部分组成，即__________、__________和__________。

6. 植入开始于受精后和第__________天，到__________天完成，通常植入的部位在__________或__________的上部，植入时子宫内膜正处于__________期。

7. 蜕膜可分为三部分，即__________、__________和__________。

8. 胎膜包括__________、__________、__________、__________和__________。

9. 胎盘由__________和__________构成。

10. 外胚层主要分化为__________系统和皮肤的__________。

三、判断题

(　　) 1. 人体胚胎的发生，是由三胚层分化开始的。

(　　) 2. 精子在发生过程中经过两次成熟分裂。

(　　) 3. 一个初级卵母细胞可发育为四个成熟卵细胞。

(　　) 4. 生男生女的决定因素是产妇。

(　　) 5. 卵裂是指受精卵破裂。

(　　) 6. 桑葚胚进入子宫腔继续分裂成胚泡。

(　　) 7. 胚泡植入时子宫内膜处于分泌期。
(　　) 8. 妊娠后的子宫内膜称蜕膜。
(　　) 9. 胚胎第 2 周，滋养层的细胞向周围生长，形成许多细小的突起称绒毛。
(　　) 10. 胎盘屏障能阻止病毒进入胎儿血液循环。

四、单项选择题

1. 受精的地点多位于（　　）。
A. 输卵管子宫口部　B. 输卵管腹腔口部　C. 输卵管壶腹部　D. 输卵管漏斗部
2. 桑葚胚，错误的是（　　）。
A. 约在受精后第 3 天时形成　B. 有 12 ～ 16 个卵裂球
C. 形如桑葚　D. 透明带消失
3. 胚泡植入，错误的是（　　）。
A. 胚泡植入时，极端滋养层首先与子宫内膜接触
B. 胚泡植入的部位，即将来形成胎盘的部位
C. 通常发生在子宫底或子宫体上部
D. 异位妊娠多发生于腹膜腔
4. 第 2 周的胚盘由（　　）组成。
A. 内胚层　B. 外胚层　C. 内、外胚层　D. 内、中、外三个胚层
5. 绒毛膜与绒毛，不正确的是（　　）。
A. 胚胎第 2 周，由滋养层形成　B. 滋养层形成绒毛后，更名为绒毛膜
C. 胚外中胚层伸入绒毛，形成血管　D. 绒毛的血管与母体血管相通
6. 胎盘的绒毛间隙内含（　　）。
A. 胎儿血液　B. 母体血液
C. 胎儿与母体混合血　D. 含血氧量高的血
7. 正常脐带平均长约（　　）。
A. 50 cm　B. 55 cm　C. 70 cm　D. 120 cm
8. 脐带内含有（　　）。
A. 两条脐动脉、一条脐静脉　B. 两条脐动脉、两条脐静脉
C. 一条脐动脉、一条脐静脉　D. 一条脐动脉、两条脐静脉
9. 胎盘的各种激素由（　　）分泌。
A. 内细胞群　B. 蜕膜细胞　C. 黄体细胞　D. 合体滋养层
10. 胎盘能分泌多种激素，临床上常用来作早孕诊断，是检测（　　）。
A. 孕妇血中的 HCG　B. 孕妇尿中的 HCG
C. 孕妇血中的孕激素　D. 孕妇尿中的孕激素

五、多项选择题

1. 受精的意义在于（　　）。
A. 标志着新生命开始　B. 受精卵染色体恢复到 23 对
C. 标志着人体各器官的发育　D. 决定性别
2. 异位妊娠可发生在（　　）。
A. 子宫颈管　B. 输卵管　C. 阴道　D. 卵巢
3. 外胚层的早期分化形成的结构有（　　）。
A. 神经板　B. 神经沟　C. 神经管　D. 神经纤维
4. 胎膜包括（　　）。
A. 绒毛膜　B. 羊膜　C. 卵黄囊　D. 尿囊
5. 胎盘分泌的激素有（　　）。
A. HCG　B. 雌激素　C. 孕激素　D. 生长素

六、简答题

1. 试述二胚层胚盘的形成。

2. 试述胎盘的功能。

模块二

生理学习题

序号	主要内容
1	第一章　绪论
2	第二章　细胞的基本功能
3	第三章　血液
4	第四章　血液循环
5	第五章　呼吸
6	第六章　消化和吸收
7	第七章　能量代谢与体温
8	第八章　肾脏的排泄
9	第九章　感觉器官
10	第十章　神经系统的功能
11	第十一章　内分泌
12	第十二章　生殖与衰老

（胡剑峰、黄卓、黄颖浩、哈建利、陈新祥、杨志伟、周靖、李霞）

第一章 绪论

知识目标

1. 掌握生命的基本表现。
2. 掌握机体功能调节的方式及特点。
3. 掌握兴奋性、阈值、内环境、稳态、反射、反馈的概念和含义。
4. 熟悉刺激的条件与反应的类型，反应与反射的区别与联系，阈值与兴奋性的关系。

习 题

一、选择题

A1 型题

1. 神经调节的基本方式是（ ）。
A. 正反馈调节 B. 负反馈调节 C. 反射调节 D. 前馈调节 E. 调节反射
2. 体液调节的特点是（ ）。
A. 调节幅度小 B. 反应速度快
C. 作用广泛和持久 D. 调节的敏感性差
E. 作用迅速、准确、短暂
3. 下列生理过程中，属于正反馈调节的是（ ）。
A. 体温调节 B. 排尿反射
C. 肺牵张反射 D. 血糖浓度调节
E. 动脉压力感受性反射
4. 可兴奋细胞兴奋时，共有的特征是产生（ ）。
A. 收缩 B. 分泌 C. 神经冲动 D. 反射 E. 电位变化
5. 机体内环境是指（ ）。
A. 体液 B. 血液 C. 细胞内液 D. 细胞外液 E. 组织液
6. 刚能引起组织发生反应的最小刺激强度称（ ）。
A. 有效刺激 B. 阈刺激 C. 阈上刺激 D. 阈下刺激 E. 阈值
7. 平均动脉压在一定范围内升降，脑血管口径产生适应性改变以保持脑血流量相对恒定，属于（ ）。
A. 自身调节 B. 体液馈调节 C. 神经调节 D. 反馈调节 E. 前馈调节
8. 机体具有对刺激产生反应的能力称（ ）。
A. 反射 B. 反应 C. 抑制 D. 兴奋性 E. 兴奋
9. 下列生理过程中，属于非条件反射的是（ ）。
A. 吸吮反射 B. 望梅止渴 C. 谈虎色变 D. 杯弓蛇影 E. 谈醋生津
10. 下列生理过程中，属于负反馈调节的是（ ）。
A. 血液凝固 B. 排便反射 C. 排尿反射 D. 体温调节 E. 分娩反射
11. 在自动控制系统中，从受控部分发出到达控部分的信息称（ ）。
A. 偏差信息 B. 干扰信息 C. 控制信息 D. 反馈信息 E. 自控信息
12. 神经调节的特点是（ ）。
A. 作用迅速、精确、短暂 B. 作用缓慢、广泛、持久
C. 有负反馈 D. 有生物节律
E. 有前瞻性
13. 组织兴奋后处于相对不应期时，其兴奋性（ ）。
A. 基本消失 B. 无限大 C. 高于正常 D. 稍微低于正常 E. 等于正常
14. 维持机体稳态的调节过程属于（ ）。
A. 正反馈调节 B. 负反馈调节 C. 自身调节 D. 神经调节 E. 体液调节

15. 人体生命活动最基本的特征是（　　）。
A. 新陈代谢　　B. 物质代谢　　C. 适应性　　D. 应激性　　E. 自控调节
16. 机体内环境的稳态是指（　　）。
A. 细胞外液的理化性质在一定范围内波动
B. 细胞内液的理化性质在一定范围内波动
C. 细胞内液和外液的理化性质在一定范围内波动
D. 细胞外液的理化性质保持不变
E. 细胞内液的理化性质保持不变
17. 在寒冷环境中，甲状腺激素分泌增多是由于（　　）。
A. 神经调节　　B. 体液调节　　C. 自身调节　　D. 旁分泌调节　　E. 神经 - 体液调节
18. 最能反映内环境状况的体液部分是（　　）。
A. 细胞内液　　B. 血液　　C. 消化液　　D. 脑脊液　　E. 淋巴液
19. 衡量组织兴奋性高低的指标是（　　）。
A. 动作电位　　B. 反应强度　　C. 阈值　　D. 静息电位　　E. 反应时间
20. 机体功能调节中，最重要的调节方式是（　　）。
A. 体液调节　　B. 神经调节　　C. 前馈调节　　D. 自身调节　　E. 反馈调节
21. 有关稳态的描述，不正确的是（　　）。
A. 维持内环境相对恒定的状态称稳态
B. 稳态是体内各种调节机制所维持的动态平衡
C. 负反馈调节是维持稳态的重要途径
D. 稳态的调定点是有节律性波动的
E. 正反馈调节是维持稳态的重要途径
22. 破坏中枢神经系统，下列现象将消失的是（　　）。
A. 反应　　B. 兴奋　　C. 抑制　　D. 反射　　E. 以上都不是

B1 型题

（1 ～ 3 题共用备选答案）
A. 细胞内液　　B. 细胞外液
C. 细胞外液和细胞内液　　D. 组织液
E. 血浆
1. 体液是指（　　）。
2. 内环境是指（　　）。
3. 红细胞的内环境是指（　　）。

二、判断题

（　）1. 稳态是指内环境理化性质绝对稳定的状态。
（　）2. 所有内外环境的变化都称刺激。
（　）3. 机体是在刺激中逐渐成长的。
（　）4. 任何刺激一定会引起反应。
（　）5. 相同的组织，对于不同强弱的刺激，引起的反应相同。
（　）6. 强光照射眼球，引起瞳孔缩小和眼睑闭合属于反射。
（　）7. 体液调节是人体最主要的调节方式。
（　）8. 天冷多穿衣是自身调节。
（　）9. 血液凝固是一种正反馈。

三、填空题

1. 生理学是研究________的一门医学基础的课程，它从________、________、________水平研究机体的各种生命现象。
2. 生命活动的基本表现是________、________。
3. 刺激必须具备三个条件，即________、________和________。

4. 反应有两种表现形式，即____________和____________。

5. 阈值是引起组织产生____________的____________刺激强度。

6. 由____________组成的细胞生存的环境称____________。

7. 神经调节的基本方式是____________，它的结构基础是____________。

8. 通过体液中____________的作用对机体功能进行的调节为体液调节，在人体内主要是指__________参与的调节。

9. 反馈对原有效应的作用可以产生两种结果，一种是反馈作用与原效应作用一致，这种反馈称____________，相反地另一种反馈称____________。

四、名词解释

1. 兴奋性：

2. 刺激：

3. 反应：

4. 阈值：

5. 内环境：

6. 稳态：

7. 反射：

8. 反馈：

五、简答题

1. 人体生理功能活动的主要调节方式有哪些？各有何特点？

2. 何谓内环境和稳态？有何重要生理意义？

第二章　细胞的基本功能

知识目标

1. 掌握细胞膜的物质转运方式和特点。
2. 掌握静息电位和动作电位的概念和特点。
3. 掌握神经-骨骼肌接头处的兴奋传递过程。
4. 熟悉静息电位和动作电位的产生机制、阈电位的概念。
5. 熟悉骨骼肌收缩的原理和兴奋-收缩耦联。
6. 了解细胞膜的分子结构模式，跨膜信息传递的方式，电压门控离子通道的功能，局部反应，骨骼肌的收缩形式及影响因素。

习　题

一、选择题

A1 型题

1. 可兴奋细胞包括（　　）。
A. 神经细胞、肌细胞　　B. 神经细胞、腺细胞
C. 神经细胞、肌细胞、腺细胞　　D. 神经细胞、骨细胞、腺细胞
E. 神经细胞、肌细胞、骨细胞

2. 安静时细胞膜两侧电位处于的外正内负的状态称（　　）。
A. 极化　　B. 去极化　　C. 复极化　　D. 超极化　　E. 反极化

3. 葡萄糖从细胞外液进入红细胞属于（　　）。
A. 单纯扩散　　B. 载体转运　　C. 通道扩散　　D. 主动转运　　E. 入胞作用

4. 神经肌肉接头处兴奋传递的神经递质是（　　）。
A. 肾上腺素　　B. 去甲肾上腺素　　C. 乙酰胆碱　　D. 多巴胺　　E. 组胺

5. 细胞内外正常 Na^+ 和 K^+ 浓度差的维持是由于细胞膜上（　　）。
A. ATP 的作用　　B. 钠泵的作用
C. 通道转运的结果　　D. 安静时对 K^+ 通透性大
E. 载体转运的结果

6. 肌肉的初长度取决于（　　）。
A. 被动张力　　B. 前负荷和后负荷之和
C. 前负荷　　D. 前负荷和后负荷之差
E. 后负荷

7. 某一物质单纯扩散，正确的是（　　）。
A. 可以逆浓度梯度而发生　　B. 可以逆电化学梯度而发生
C. 借助细胞膜载体蛋白运输　　D. 表现有饱和特性
E. 不需借助细胞膜载体蛋白运输

8. 每分解 1 分子 ATP，钠泵可（　　）。
A. 排出 3 个 Na^+，移入 2 个 K^+　　B. 排出 2 个 Na^+，移入 3 个 K^+
C. 排出 3 个 K^+，移入 2 个 Na^+　　D. 排出 2 个 K^+，移入 3 个 Na^+
E. 排出和移入 Na^+、K^+ 数量相等

9. 骨骼肌发生强直收缩主要取决于（　　）。
A. 刺激强度　　B. 刺激频率　　C. 刺激时间　　D. 刺激性质　　E. 肌肉收缩能力

10. 兴奋在同一细胞上的传导是通过（　　）。
A. 电紧张性扩布　　B. 局部电流　　C. 局部电位　　D. 递质释放　　E. 跳跃式传导

11. 具有“全或无”性质的生物电变化是（　　）。

A. 膜电位　B. 阈电位　C. 终板电位　D. 动作电位　E. 局部电位

12. 引起肌丝滑行的始动步骤是（　　）。
A. 肌质中 Ca^{2+} 与肌钙蛋白结合　B. 横桥 ATP 酶活性增高，使 ATP 分解
C. 肌球蛋白与肌动蛋白结合　D. 横桥与肌动蛋白结合
E. 钙泵活动增强

13. 近球小管上皮细胞吸收葡萄糖的形式是（　　）。
A. 单纯扩散　B. 易化扩散　C. 继发性主动转运　D. 原发性主动转运　E. 入胞作用

14. 阈电位是指（　　）。
A. 造成膜对 K^+ 通透性突然增大的临界膜电位
B. 造成膜对 K^+ 通透性突然减小的临界膜电位
C. 超极化到刚能引起动作电位时的膜电位
D. 造成膜对 Na^+ 通透性突然增大的临界膜电位
E. 造成膜对 Na^+ 通透性突然减小的临界膜电位

15. 在强直收缩中，肌肉的动作电位（　　）。
A. 发生叠加或总和　B. 幅值变小
C. 不发生叠加或总和　D. 频率变低
E. 幅值变大

16. 神经 - 肌肉接头处兴奋传递的特点不包括（　　）。
A. 单方向传递　B. 易受药物及环境因素影响
C. 有时间延搁　D. 非“一对一”传递
E. 由 ACh 介导

17. 人体 O_2、CO_2 进出细胞膜是通过（　　）。
A. 单纯扩散　B. 易化扩散　C. 主动转运　D. 入胞作用　E. 出胞作用

18. 肌细胞中的三联管结构指的是（　　）。
A. 每个横管及其两侧的肌小节　B. 每个纵管及其两侧的横管
C. 每个横管及其两侧的终池　D. 每个肌浆网及其两侧的终池
E. 横管、纵管和肌浆网

19. 大分子蛋白质进入细胞的方式是（　　）。
A. 单纯扩散　B. 易化扩散　C. 主动转运　D. 继发性主动转运　E. 入胞

20. 神经纤维膜上的 Na^+、K^+ 通道属于（　　）。
A. 电压门控通道　B. 化学门控通道　C. 机械门控通道　D. 温度门控通道　E. 水通道

21. 细胞膜对物质的主动转运与被动转运的根本区别在于前者（　　）。
A. 转运脂溶性物质　B. 转运离子和小分子物质
C. 需消耗能量　D. 需细胞膜上特殊蛋白质协助
E. 不需消耗能量

22. 以载体膜蛋白质介导的物质转运特点不包括（　　）。
A. 结构特异性　B. 饱和现象　C. 竞争性抑制　D. 不消耗能量　E. 消耗能量

23. 能回收骨骼肌细胞胞质中 Ca^{2+} 的钙泵主要分布在（　　）。
A. 肌膜　B. 肌细胞核膜　C. 横管膜　D. 终池膜　E. 纵行肌浆网膜

24. 形成静息电位的主要原因是（　　）。
A. K^+ 外流　B. K^+ 内流　C. Na^+ 内流　D. Na^+ 外流　E. Ca^{2+} 内流

25. 在生理情况下，机体的骨骼肌收缩形式主要是（　　）。
A. 等张收缩　B. 等长收缩　C. 单收缩　D. 完全强直收缩　E. 不完全强直收缩

26. 局部电位，不正确的是（　　）。
A. 细胞受阈下刺激时产生　B. 电位的幅度不随刺激强度而变化
C. 电位的幅度随刺激强度而变化　D. 电紧张性扩布
E. 可以总和

27. 同一细胞兴奋传导，错误的是（　　）。
A. 动作电位可沿细胞膜传导到整个细胞

B. 传导方式是通过产生局部电流刺激未兴奋部位，使之也出现动作电位
C. 在有髓纤维是跳跃式传导
D. 有髓纤维传导动作电位的速度比无髓纤维快
E. 动作电位的幅度随传导距离增加而减小

28. 肌肉收缩中的后负荷主要影响肌肉的（ ）。
A. 收缩力量和缩短速度 B. 初长度
C. 传导性 D. 兴奋性
E. 收缩能力

29. 神经 - 肌肉接头兴奋传递的阻断剂是（ ）。
A. 阿托品 B. 筒箭毒碱 C. 四乙基铵 D. 六烃季胺 E. 酚妥拉明

30. 可兴奋细胞动作电位，正确的是（ ）。
A. 动作电位是细胞受刺激时出现的快速而不可逆的电位变化
B. 在动作电位的去极相，膜电位由内正外负变为内负外正
C. 动作电位的大小不随刺激强度和传导距离而改变
D. 动作电位的大小随刺激强度和传导距离而改变
E. 不同的细胞，动作电位的幅值都相同

31. 骨骼肌收缩和舒张的基本单位是（ ）。
A. 肌纤维 B. 肌原纤维 C. 肌丝 D. 肌节 E. 横桥

32. 有髓神经纤维跳跃传导，错误的是（ ）。
A. 以相邻郎飞结间形成局部电流进行 B. 离子跨膜移动总数多，耗能多
C. 传导速度比无髓纤维快得多 D. 双向传导
E. 不衰减性传导

33. 把肌细胞膜的兴奋过程与肌细胞的收缩过程耦联起来的关键部位是（ ）。
A. 横管系统 B. 终池 C. 三联管 D. 肌浆网 E. 纵管系统

34. 安静时细胞膜内 K^+ 向膜外移动是由于（ ）。
A. 单纯扩散 B. 主动转运 C. 易化扩散 D. 出胞作用 E. 入胞作用

35. 骨骼肌收缩机制，正确的是（ ）。
A. 粗肌丝缩短 B. 细肌丝缩短
C. 粗肌丝、细肌丝均缩短 D. 细肌丝和粗肌丝相互滑行
E. 细肌丝在粗肌丝之间滑行

36. 神经纤维末梢释放递质的过程属于（ ）。
A. 单纯扩散 B. 载体转运 C. 通道转运 D. 主动转运 E. 出胞作用

37. 细胞膜的主动转运是借助于膜上（ ）。
A. 载体蛋白的耗能过程 B. 通道蛋白的耗能过程
C. 泵蛋白的耗能过程 D. 受体蛋白的耗能过程
E. 泵蛋白的非耗能过程

38. 肌肉兴奋 - 收缩耦联的关键是（ ）。
A. 肌丝滑行 B. ATP 酶的活性
C. 动作电位 D. 终池逆浓度差摄回 Ca^{2+}
E. 肌浆内 Ca^{2+} 浓度的变化

39. 细胞在未受刺激时所具有稳定的细胞内外电位差的膜电位是（ ）。
A. 后电位 B. 局部电位 C. 阈电位 D. 动作电位 E. 静息电位

40. 与神经细胞动作电位复极相有关的主要离子是（ ）。
A. K^+ B. Cl^- C. Ca^{2+} D. Na^+ E. Mg^{2+}

41. 骨骼肌收缩时，下列哪种结构不缩短？（ ）
A. 肌纤维 B. 肌小节 C. 暗带 D. 明带 E. H 区

42. 人工增大细胞浸浴液中 Na^+ 浓度，神经纤维动作电位的幅度将（ ）。
A. 先减小后增大 B. 不变 C. 减小 D. 增大 E. 先增大后减小

43. 人工增加离体神经纤维浸浴液中 K^+ 浓度，静息电位的绝对值将（ ）。

A. 先减小后增大 B. 先增大后减 C. 减小 D. 增大 E. 不变

44. 在骨骼肌兴奋 - 收缩耦联中起关键作用的离子是（ ）。
A. Na^+ B. K^+ C. Ca^{2+} D. Mg^{2+} E. Cl^-

45. 在神经细胞动作电位的去极相中，通透性最大的离子是（ ）。
A. K^+ B. Na^+ C. Cl^- D. Ca^{2+} E. Mg^{2+}

46. 钠泵活动最重要的意义是（ ）。
A. 维持细胞内高钾 B. 防止细胞肿胀
C. 建立势能储备 D. 消耗多余的 ATP
E. 维持细胞外高钙

47. 沿单根神经纤维传导的动作电位的幅度（ ）。
A. 不变 B. 不断减小 C. 不断增大 D. 先增大后减小 E. 不规则变化

48. 载体中介的易化扩散产生饱和现象的机理是（ ）。
A. 跨膜梯度降低 B. 载体数量减少
C. 能量不够 D. 载体数量所致的转运极限
E. 疲劳

49. 有机磷农药中毒的机制是（ ）。
A. 胆碱酯酶不能被磷酸化 B. 乙酰胆碱被水解为胆碱和乙酸
C. 胆碱酯酶活性降低，乙酰胆碱堆积 D. 胆碱酯酶活性增高，乙酰胆碱减少
E. 乙酰胆碱活性降低，胆碱酯酶堆积

B1 型题

（1 ～ 4 题共用备选答案）
A. 单纯扩散 B. 通道介导的易化扩散
C. 载体介导的易化扩散 D. 原发性主动转运
E. 继发性主动转运

1. K^+、Na^+、Ca^{2+} 顺电化学梯度通过细胞膜属于（ ）。
2. 钠泵转运 Na^+、K^+ 及钙泵转运 Ca^{2+} 属于（ ）。
3. CO_2 从肺毛细血管进入肺泡属于（ ）。
4. 肾小管上皮细胞及肠上皮细胞对葡萄糖及氨基酸的转运属于（ ）。

（5 ～ 8 题共用备选答案）
A. 动作电位 B. 局部电位 C. 静息电位 D. 阈电位 E. 突触后电位

5. 终板电位是（ ）。
6. 引起动作电位去极化的临界电位是（ ）。
7. 可以代表兴奋的电位变化是（ ）。
8. 安静时细胞膜内、外的电位差是（ ）。

（9 ～ 11 题共用备选答案）
A. 锋电位 B. 阈电位 C. 静息电位 D. 局部电位 E. 突触后电位

9. 可兴奋细胞受刺激后，首先可出现（ ）。
10. 神经细胞动作电位的主要组成是（ ）。
11. 刺激引起兴奋的基本条件是使跨膜电位达到（ ）。

（12 ～ 14 题共用备选答案）
A. 极化 B. 去极化 C. 复极化 D. 反极化 E. 超极化

12. 细胞受刺激而兴奋时，膜内电位负值减小称（ ）。
13. 膜内电位负值增大称（ ）。
14. 动作电位产生过程中，膜内电位由负变正称（ ）。

（15 ～ 18 题共用备选答案）
A. K^+ 外流 B. K^+ 平衡电位 C. Na^+ 内流 D. Na^+ 平衡电位 E. Ca^{2+} 内流

15. 静息电位接近于（ ）。
16. 神经纤维锋电位上升支的形成是由于（ ）。

17. 神经纤维锋电位的超射顶端接近于（　　）。
18. 神经纤维锋电位下降支的形成是由于（　　）。

二、判断题

（　）1. O_2 和 CO_2 主要以易化扩散方式通过细胞膜。
（　）2. 载体和通道属于泵蛋白。
（　）3. 易化扩散时物质逆浓度差进行。
（　）4. 各种泵转运的特点是耗能。
（　）5. 膜内电位增高时，称去极化。
（　）6. 细胞超极化时表现为兴奋。
（　）7. 动作电位上升相主要是 Na^+ 外流，下降相主要是 K^+ 内流。
（　）8. 动作电位上升相中超过零电位的部分称超极化。
（　）9. 细胞膜复极化后，Na^+ 泵开始主动转运，调节膜内外离子至静息水平。
（　）10. 阈下刺激时，膜电位无变化。
（　）11. 动作电位是以局部电流的方式传导的。
（　）12. 动作电位产生后，必须继续给予刺激传导才能进行下去。
（　）13. 骨骼肌的收缩是肌丝长度的缩短。
（　）14. 横桥具有 ATP 酶的作用。
（　）15. 箭毒能与乙酯胆碱争夺受体，使肌肉松弛。

三、填空题

1. 细胞膜转运小分子或离子不耗能的基本方式有________和________。
2. 决定单纯扩散通过量的主要因素是________和________。
3. 根据参与转运的膜蛋白的不同，将易化扩散分为________和________。
4. 细胞膜主动转运的特点是________浓度或电位差而进行，同时要消耗________。
5. 钠泵是细胞膜上一种称为________依赖式________，当细胞内 Na^+ 浓度增高或细胞外 K^+ 浓度增高时被激活，转运方向是________。
6. 受体是一种特殊________，它的两个功能是________、________。
7. 静息电位是指细胞在________时，存在于膜内外的________。
8. 极化是膜内、外两侧维持内________和外________的稳定状态。
9. 细胞膜内电位从 −90 mV 上升到 +20 mV 称________，而从 −90 mV 下降到 −100 mV 称________。
10. 细胞膜在复极化刚结束时，靠________将离子分布恢复到原有的静息水平。
11. 阈刺激或阈上刺激作用于细胞膜，使膜去极化，当膜内电位上升到________水平时，从而触发________电位。
12. 阈下刺激引起的电位变化称________，其特点是________、________、________。
13. 兴奋 - 收缩耦联的结构基础是________，其关键离子是________。
14. 兴奋 - 收缩耦联的主要步骤是________、________和________。
15. 肌肉收缩按其________和________变化分为两种形式，即________和________。
16. 影响骨骼肌收缩的主要因素有________、________和________。

四、名词解释

1. 单纯扩散：

2. 易化扩散：

3. 主动转运：

4. 极化：

5. 动作电位：

6. 阈电位：

7. 兴奋 - 收缩耦联：

8. 前负荷：

9. 后负荷：

10. 单收缩：

11. 强直收缩：

五、简答题

1. 何谓静息电位？形成的机制如何？

2. 何谓动作电位？简述其产生机制。

3. 什么是骨骼肌的兴奋 - 收缩耦联？试述其过程。

第三章　血液

知识目标

1. 掌握血液的组成和功能。
2. 了解血液中各种细胞的形态、结构和功能。
3. 掌握 ABO 血型分型和输血原则。
4. 掌握血液凝固的机制和过程。
5. 了解抗凝和促凝的方法。

习　题

一、选择题

A1 型题

1.【临床执业助理医师资格考试真题】急性大量失血患者需要输注红细胞时，应首选的品种是（　　）。
A. 去除白细胞的红细胞　B. 辐照红细胞
C. 浓缩红细胞　D. 悬浮红细胞
E. 洗涤红细胞

2.【临床执业助理医师资格考试真题】尿毒症患者贫血的最主要原因是（　　）。
A. 慢性失血　B. 血红蛋白合成障碍
C. 红细胞寿命缩短　D. 红细胞生成素缺乏
E. 铁及叶酸摄入不足

3.【临床执业助理医师资格考试真题】洗涤红细胞特点是（　　）。
A. 淋巴细胞含量很少　B. 血浆蛋白含量很少
C. 红细胞含量与全血相同　D. 血小板含量与全血相同
E. 粒细胞含量与全血相同

4.【临床执业助理医师资格考试真题】缺铁性贫血患者应用铁剂治疗有效的最早期指标是（　　）。
A. 血红蛋白上升　B. 网织红细胞上升　C. 红细胞总数上升　D. 血清铁上升　E. 血清铁蛋白上升

5.【临床执业助理医师资格考试真题】易导致胎儿期重度溶血的疾病是（　　）。
A. 遗传性球形红细胞增多症　B. ABO 血型不合
C. Rh 血型不合　D. 地中海贫血
E. 葡萄糖 -6- 磷酸脱氢酶缺乏症

6.【临床执业助理医师资格考试真题】慢性特发性血小板减少性紫癜首选的治疗措施是（　　）。
A. 静脉滴注长春新碱　B. 口服糖皮质激素
C. 脾切除手术　D. 输注血小板
E. 输注免疫球蛋白

7.【护士执业资格考试真题】医疗机构临床用血的规定正确的是（　　）。
A. 可自行采集
B. 可将临床多余用血出售给血液制品生产单位
C. 必须进行配型核查
D. 必须先行缴费后使用
E. 主要动员家庭、亲友为患者献血

8.【护士执业资格考试真题】《中华人民共和国献血法》规定，我国实行（　　）。
A. 有偿献血制度　B. 无偿献血制度　C. 自愿献血制度　D. 义务献血制度　E. 互助献血制度

9.【护士执业资格考试真题】某车祸患者急需新鲜 O 型血液，在下列配型合格的献血者中最合适的是（　　）。
A. 男，16 岁，在校大学生

B. 男，36 岁，教师，因高血压长期服药控制，血压维持在（110 ～ 130）/（70 ～ 80）mmHg
C. 男，26 岁，现役军人，在 3 个月前献血 400 mL
D. 女，55 岁，机关公务员
E. 女，40 岁，医生，因甲状腺切除终身服用药物替代治疗，现甲状腺功能正常

10.【护士执业资格考试真题】女，20 岁，诊断为再生障碍性贫血。医嘱：输注浓缩红细胞。护士巡房时发现输血速度变慢，穿刺点局部无肿胀、无压痛，挤捏输液器无阻力，局部皮温正常。护士首先应（　　）。
A. 用生理盐水冲管　　B. 热敷患者穿刺局部
C. 更换输血器后继续输血　　D. 使用恒温器加热血液
E. 拔针后另行穿刺

11.【护士执业资格考试真题】急性白血病患者出血的主要原因是（　　）。
A. 反复感染　　B. 弥散性血管内凝血
C. 血小板质和量的异常　　D. 白血病细胞浸润
E. 感染毒素对血管的损伤

12.【护士执业资格考试真题】引起慢性肾衰患者贫血最重要的原因是（　　）。
A. 铁的摄入减少　　B. 血液透析失血及频繁抽血化验导致失血
C. 红细胞生存周期缩短　　D. 叶酸缺乏
E. 肾产生促红细胞生成素减少

13.【护士执业资格考试真题】观察铁剂治疗效果最早的化验指标是（　　）。
A. 红细胞数上升　　B. 血清铁含量上升
C. 血红蛋白量上升　　D. 红细胞体积增大
E. 网织红细胞数上升　　F. 叶酸缺乏
G. 肾产生促红细胞生成素减少

14.【护士执业资格考试真题】输血，错误的是（　　）。
A. 输血前应做交叉配血试验
B. 取血时应做好“三查八对”
C. 取血时不可剧烈摇晃
D. 输血完毕应再输入少量生理盐水
E. 输血完毕后及时将输血管、血袋等进行消毒并分类弃用

15.【护士执业资格考试真题】凝血因子缺乏患者最适合输入的血液制品是（　　）。
A. 新鲜血浆　　B. 冰冻血浆　　C. 干燥血浆　　D. 红细胞悬液　　E. 血小板浓缩悬液

16.【护士执业资格考试真题】某医院将组织全院党团员义务献血活动，急诊科年轻护士甲、乙、丙均积极报名参加。顺利完成自愿献血后的正确做法是（　　）。
A. 绝对卧床休息 1 周
B. 采血侧肢体可以抬举重物
C. 献血完毕按住止血棉球 1 分钟，以免皮下血肿
D. 保护穿刺部位，至少 8 小时内勿被水浸湿
E. 可以正常工作，避免通宵娱乐和剧烈运动

17.【护士执业资格考试真题】治疗慢性再生障碍性贫血的首选药物是（　　）。
A. 糖皮质激素　　B. 免疫抑制剂　　C. 造血因子　　D. 雄激素　　E. 雌激素

18.【护士执业资格考试真题】献血者，错误的是（　　）。
A. 献血者年龄 18 ～ 55 岁
B. 献血一次不超过 400 mL
C. 献血两次间隔要大于 3 个月
D. 献血者要身体健康，符合献血的条件
E. 血站对献血者必须免费进行必要的健康检查

19.【护士执业资格考试真题】患者输血的目的，不包括（　　）。
A. 补充血容量　　B. 改善休克症状　　C. 预防肝性脑病　　D. 补充凝血因子　　E. 改善微循环

20.【护士执业资格考试真题】贫血最常见的护理诊断是（　　）。

A. 组织完整性受损　B. 活动无耐力
C. 组织灌注量改变　D. 心输出量减少
E. 有体液不足的危险

21.【护士执业资格考试真题】一名护士从血库拿血回来进行加热给孩子输血，不久后患者出现发热、寒战、腰背疼痛。护士应立即（　　）。
A. 通知医生　B. 安慰患者　C. 停止输血　D. 停止输液　E. 扔掉余血

22.【护士执业资格考试真题】缺铁性贫血血象所见为（　　）。
A. 大细胞，高色素　B. 正常细胞，正常色素
C. 小细胞，低色素　D. 大细胞，低色素
E. 小细胞，高色素

23.【护士执业资格考试真题】下列实验室检查指标中，最能反映贫血程度的是（　　）。
A. 红细胞计数　B. 红细胞比容　C. 红细胞沉降率　D. 网织红细胞计数　E. 血红蛋白定量

24.【护士执业资格考试真题】血小板减少，是指血小板计数低于（　　）。
A. 100×10^6/L　B. 200×10^6/L　C. 300×10^6/L　D. 100×10^9/L　E. 150×10^9/L

25. 参与形成血浆晶体渗透压的物质不包括（　　）。
A. 尿素　B. 电解质　C. 蛋白质　D. 葡萄糖

26. 红细胞的主要功能是（　　）。
A. 调节酸碱度　B. 运输氧和二氧化碳
C. 形成渗透压　D. 形成血液黏滞性

27. 红细胞成熟因子是（　　）。
A. 蛋白质和铁　B. 内因子
C. 维生素 B_{12} 和叶酸　D. 促红细胞生成素

28. 红细胞生成的原料主要为（　　）。
A. 蛋白质和铁　B. 蛋白质和钙　C. 蛋白质和镁　D. 蛋白质和锌

29. 调节红细胞生成的主要因素是（　　）。
A. 雄激素　B. 雌激素　C. 促红细胞生成素　D. 肾素

30. 巨幼红细胞贫血是由于缺少（　　）。
A. 铁　B. 蛋白质　C. 维生素 B_{12}　D. 维生素 C

31. 正常成人白细胞数为（　　）。
A. 4 000 ～ 10 000/L　B.（4.0 ～ 10.0）$\times10^9$/L
C.（4.0 ～ 10.0）$\times10^{12}$/L　D.（10.0 ～ 30.0）$\times10^9$/L

32. 中性粒细胞的主要功能是（　　）。
A. 产生抗体　B. 产生凝血酶　C. 吞噬异物　D. 释放前列腺素

33. 下列细胞中，吞噬力最强的是（　　）。
A. 中性粒细胞　B. 单核巨噬细胞　C. 淋巴细胞　D. 嗜酸性粒细胞

34. 毛细血管自发性出血现象主要是由于（　　）。
A. 血细胞减少　B. 红细胞减少　C. 血小板减少　D. 凝血因子减少

35. 血清与血浆的重要不同是前者不含（　　）。
A. 白蛋白　B. 球蛋白　C. 纤维蛋白原　D. 钙离子

36. 以下哪种凝血因子不属于蛋白质？（　　）
A. Ⅰ　B. Ⅱ　C. Ⅲ　D. Ⅳ

37. 凝血过程的第一步是（　　）。
A. 凝血酶原激活物形成　B. 凝血酶形成
C. 纤维蛋白形成　D. 缓激肽形成

38. 甲型血友病是缺乏下列哪种因子？（　　）
A. Ⅰ　B. Ⅱ　C. Ⅷ　D. Ⅶ

39. 血浆中最主要的抗凝物是（　　）。
A. 抗凝血酶Ⅲ　B. 柠檬酸盐　C. 草酸盐　D. 抗凝血酶Ⅱ

40. 草酸盐作为抗凝剂，是由于其可（　　）。

A. 降低凝血酶活性　　B. 使凝血因子失活
C. 使 Ca^{2+} 减少或消失　　D. 使凝血酶原激活物不能形成

41. 血清中无凝集素的血型为（　　）。
A. A 型　　B. B 型　　C. AB 型　　D. O 型

42. 输血时主要应考虑供血者的（　　）。
A. 红细胞不被受血者红细胞所凝集　　B. 红细胞不发生粘连
C. 红细胞不发生凝固　　D. 红细胞不被受血者血浆所凝集

43. 某人的红细胞与 A 型血的血清凝集，而其血清与 A 型血的红细胞凝集，此人血型为（　　）。
A. A 型　　B. B 型　　C. AB 型　　D. O 型

A2 型题

1.【临床执业助理医师资格考试真题】男，25 岁，发热伴皮肤出血点 2 周。查体：双下肢皮肤可见出血点，胸骨下段压痛（+），肝肋下 3 cm，脾肋下 1.5 cm。血液检查：Hb 105 g/L，分类可见幼稚细胞，PLT 35×10^9/L。最可能的诊断是（　　）。
A. 再生障碍性贫血　　B. 脾功能亢进
C. 巨幼细胞贫血　　D. 急性白血病
E. 阵发性睡眠性血红蛋白尿

2.【临床执业助理医师资格考试真题】男，65 岁，患再生障碍性贫血 2 年，多次输血治疗。最近 2 次输血过程中出现发热，体温达 39 ℃以上，经对症处理症状缓解。此次拟输血改善贫血症状，应输注的血液成分是（　　）。
A. 辐照红细胞　　B. 浓缩红细胞
C. 去除白细胞的红细胞　　D. 悬浮红细胞
E. 冰冻红细胞

3.【临床执业助理医师资格考试真题】男，36 岁，间断性上腹部疼痛 6 个月，伴头晕、乏力、面色苍白 1 个月。血常规：红细胞 3.2×10^{12}/L，血红蛋白 70 g/L，白细胞 5.4×10^9/L，血小板 335×10^9/L，粪便隐血（+）。胃镜检查：溃疡病。下列检查对贫血类型诊断最有意义的是（　　）。
A. 血清铁　　B. 血清铁蛋白　　C. 血清总铁结合力　D. MCV、MCH　　E. 网织红细胞

4.【临床执业助理医师资格考试真题】男，6 个月，面色苍白 2 个月就诊，无其他不适，早产儿，生后鲜牛奶喂养，尚未添加辅食。查体：体重 6 kg，心、肺检查无异常，肝肋下 3 cm，脾肋下 1.5 cm，外周血象：Hb 80 g/L，RBC 3.0×10^{12}/L，MCV 65 fL，血清铁蛋白 10 μg/L，WBC 11×10^9/L，PLT 250×10^9/L。最可能的诊断是（　　）。
A. 生理性贫血　　B. 溶血性贫血　　C. 巨幼细胞贫血　　D. 缺铁性贫血　　E. 白血病

5.【临床执业助理医师资格考试真题】男，35 岁，体重 75 kg，因陈旧性股骨干骨折入院手术。查体：P 85 次 / 分，BP 125/80 mmHg。一般情况良好，心肺无异常。实验室检查：Hb 130 g/L，凝血功能检查结果正常，肝肾功能正常。如果术中出血，下列输血方案中不应首选的是（　　）。
A. 急性等容血液稀释　　B. 输注异体红细胞和新鲜血浆
C. 术前贮存式自身输血　　D. 术中回收式自身输血
E. 术后回收式自身输血

6.【临床执业助理医师资格考试真题】男，26 岁，乏力，间断鼻出血 3 周，既往体健。查体：T 36 ℃，面色略苍白，双下肢可见数个瘀斑，浅表淋巴结未触及肿大，巩膜无黄染，舌尖可见血疱，心肺检查无异常，腹平软，肝脾肋下未触及。血液检查：RBC 2.3×10^{12}/L，Hb 70 g/L，WBC 2.9×10^9/L，分类 N 0.30，L 0.65，M 0.05，PLT 22×10^9/L，网织红细胞 0.001。

7. 如需进一步明确诊断，最重要的检查是（　　）。
A. 血清铁和铁蛋白测定　　B. 血清叶酸和维生素 B_{12} 测定
C. 多部位骨髓穿刺　　D. 血细胞 CD55、CD59 测定
E. Coombs 试验

8. 该患者最可能的诊断是（　　）。
A. 骨髓增生异常综合征　　B. Evans 综合征
C. 阵发性睡眠性血红蛋白尿　　D. 再生障碍性贫血

E. 巨幼细胞贫血

9.【临床执业助理医师资格考试真题】女，20 岁，头晕、乏力 3 个月，加重 1 周，近期月经量多。查体：四肢皮肤散在出血点，浅表淋巴结不大，胸骨压痛（-），肝脾未触及。血常规：血红蛋白 50 g/L，白细胞 1.5×10^9/L，N 0.20，L 0.80。网织红细胞 0.001，血小板 11×10^9/L，最可能的诊断是（　　）。

A. 急性白血病　　B. 骨髓增生异常综合征
C. 再生障碍性贫血　　D. 巨幼细胞贫血
E. 自身免疫性溶血性贫血

10.【护士执业资格考试真题】男，46 岁，患尿毒症 2 年。血常规：RBC 2.35×10^{12}/L，Hb 70 g/L。导致该患者贫血的最主要原因是（　　）。

A. 出血　　B. 低蛋白
C. 促红细胞生成素缺乏　　D. 缺铁
E. 叶酸缺乏

11.【护士执业资格考试真题】男，45 岁，输血 10 mL 左右出现头痛、四肢麻木、腰背酸痛，伴寒战、高热、呼吸急促等症状。下列措施不正确的是（　　）。

A. 立即停止输血，保留余血送检　　B. 静脉推注碳酸氢钠
C. 双侧腰部冷敷封闭，保护肾脏　　D. 重做血型鉴定和交叉配血
E. 注意观察生命体征和尿量

12.【护士执业资格考试真题】女，43 岁，因重型再生障碍性贫血收入院，拟对其进行输血治疗。护士在进行输血前的准备时，不正确的操作是（　　）。

A. 进行血型鉴定和交叉配血试验
B. 提血时，和血库人员共同做好“三查八对”
C. 库存血取出后，如紧急需要，可低温加热
D. 输血前，须与另一名护士再次核对
E. 输血前应先征得患者同意并签署知情同意书

13.【护士执业资格考试真题】男，21 岁，健康，清晨空腹到血站献血。血站护士应向其说明，每次献血量最多不得超过（　　）。

A. 200 mL　　B. 250 mL　　C. 300 mL　　D. 350 mL　　E. 400 mL

14.【护士执业资格考试真题】男，21 岁，健康，清晨空腹到血站献血。献血结束，其下一次献血的间隔时间不得少于（　　）。

A. 2 个月　　B. 4 个月　　C. 6 个月　　D. 8 个月　　E. 12 个月

15.【护士执业资格考试真题】男，10 个月，今晨家长发现其眼眶周围密集针尖大小的出血点，经实验室检查诊断为特发性（急性型）血小板减少性紫癜。为及早识别颅内出血的发生，应重点监测患儿的（　　）。

A. 骨髓象巨核细胞比例　　B. 血小板计数
C. 红细胞计数　　D. 白细胞计数
E. 血红蛋白含量

16.【护士执业资格考试真题】女，30 岁，因“无明显诱因出现乏力伴胸闷、气急，活动后症状加重 3 周”就诊。实验室检查：Hb 77 g/L，WBC 61.8×10^9/L，PLT 183×10^9/L，异常细胞 88%。为进一步诊治收入血液科病房。患者病情缓解拟于近日出院，护士为其进行健康教育，告知注意监测血常规指标，血小板开始低于多少时应限制活动？（　　）

A. 300×10^9/L　　B. 100×10^9/L　　C. 50×10^9/L　　D. 20×10^9/L　　E. 10×10^9/L

17.【护士执业资格考试真题】女，36 岁，急性淋巴细胞白血病。医嘱：浓缩红细胞和血小板静脉输注。在输注浓缩红细胞过程中，患者全身皮肤瘙痒伴颈部、前胸出现荨麻疹。针对上述患者发生的情况，护士首先应采取的处理措施是（　　）。

A. 密切监测体温，局部涂抹止痒药膏
B. 减慢输液速度并遵医嘱给予抗过敏药等
C. 停止输注浓缩红细胞并保留血袋、余血及输血器送检
D. 停止输注浓缩红细胞并重新采集血标本进行交叉配血
E. 停止输注浓缩红细胞并待患者情况好转后重新输血

18.【护士执业资格考试真题】患儿，面色蜡黄，手有震颤，血红细胞 3×10^{12}/L，血红蛋白 80 g/L，血片中红细胞形态大小不等，以大红细胞为多。首先考虑（　　）。

A. 营养性缺铁性血　　B. 营养性巨幼红细胞性贫血
C. 营养性混合性贫血　　D. 生理性贫血
E. 溶血性贫血

19.【护士执业资格考试真题】男，25 岁，护士在为其输血的过程中突然发生脉搏细速，面色苍白。首先采取的措施是（　　）。

A. 停止输血，保留余血　　B. 静脉注射碳酸氢钠
C. 给予吸氧　　D. 减慢输血速度
E. 输入葡萄糖酸钙溶液

20.【护士执业资格考试真题】男，青年，突然发热，体检除显著贫血貌外，无特殊阳性体征。实验室检查：外周血象全血细胞减少，网织红细胞明显减少；骨髓象提示骨髓增生低下。该病例最可能的诊断是（　　）。

A. 白血病　　B. 缺铁性贫血
C. 再生障碍性贫血　　D. 巨幼红细胞性贫血
E. 脾功能亢进

21.【护士执业资格考试真题】男，40 岁，患血友病多年，查体患者会出现的改变是（　　）。

A. 凝血时间延长　　B. 出血时间延长
C. 血小板计数下降　　D. 出血时间减慢
E. 激活部分凝血酶时间减慢

B1 型题

（1～2 题共用备选答案）【临床执业助理医师资格考试真题】

A. 4.0×10^9/L　　B. 3.0×10^9/L　　C. 2.0×10^9/L　　D. 1.0×10^9/L　　E. 0.5×10^9/L

1. 粒细胞缺乏是指外周血中粒细胞绝对值低于（　　）。
2. 白细胞减少是指外周血白细胞绝对值持续低于（　　）。

二、判断题

（　）1. 决定溶液渗透压高低的因素是溶质颗粒的大小和质量。
（　）2. 0.9% 氯化钠溶液的渗透压低于 10% 葡萄糖溶液的渗透压。
（　）3. 血浆晶体渗透压升高时，红细胞会膨胀。
（　）4. 血浆总蛋白不变时，白蛋白 / 球蛋白比值越大，血浆胶体渗透压越大。
（　）5. 蛋白质、铁、维生素 B_6 都是正常红细胞生成不可缺少的物质。
（　）6. 单核巨噬细胞百分率增高是急性化脓性细菌感染的标志。
（　）7. 嗜酸性粒细胞增多是患某些寄生虫病的标志之一。
（　）8. 淋巴细胞主要参与免疫反应。
（　）9. 血小板能使血管内皮缺损。
（　）10. 血液凝固的实质是纤维蛋白转变为纤维蛋白原。
（　）11. 当机体缺乏维生素 B 时，可出现凝血功能障碍。
（　）12. 血浆中最主要的抗凝血物质是抗凝血酶Ⅲ和肝素。
（　）13. 凡血清中含抗 A、抗 B 凝集素者，其血型是 AB 型。
（　）14. O 型血者可大量输血给其他血型者。
（　）15. 当某人需多次输血，这时一定要考虑 Rh 血型系统。

三、填空题

1. 血液由____________和____________组成。
2. ____________是人体内液体的总称，依其存在部位不同，可分为____________和____________。
3. 临床常用的等渗溶液是______% 氯化钠溶液和______% 葡萄糖溶液。
4. 正常人血浆的 pH 值为__________，当 pH 值低于__________即为酸中毒、高于____________则为碱中毒，血浆中维持 pH 值最主要的缓冲对为____________。

5. 血浆蛋白中含量最多的是____________，它是构成血浆____________的主要成分。

6. 正常成人男性红细胞数为____________，血红蛋白含量为____________；正常成人女性红细胞数为____________，血红蛋白含量为____________。

7. 血沉正常值：成年男性为____________；女性为____________。（魏氏法）

8. 红细胞生成的主要原料是____________和____________。成熟因子为____________和____________。

9. 红细胞生成主要受____________和____________的调节。

10. 正常成人白细胞数为__________。其中，中性粒细胞占____________，淋巴细胞占____________。血小板数为____________。

11. 血小板的生理功能为____________、____________和____________。

12. 除____________和磷脂外，其余已知的凝血因子都是____________。其中，因子Ⅱ、Ⅶ、Ⅸ、Ⅹ都是在肝合成的，需要____________参加。

13. 血液凝固的基本过程是____________、____________和____________。

14. 体内抗凝物主要是____________和____________。在体外，____________和____________由于可以与____________结合，阻断凝血过程，同样可达到抗凝目的。

15. 纤溶系统包括四种成分，即____________、____________、____________与____________。

16. ABO 血型系统是根据____________所含____________不同，可分为四种血型。

17. AB 血型者其红细胞膜含____________，血浆中____________凝集素，O 型红细胞膜____________，血浆中____________凝集素。

18. 输同型血前必须做____________试验，因为 ABO 血型系统中存在__________和__________。

19. 人类 Rh 血型系统的特点是血清中不存在____________，所以 Rh 血型者第一次输血时，不会发生____________。

20. Rh 阴性者输入了 Rh 阳性血液，当他第二次输入____________血时，可发生____________。

四、名词解释

1. 血细胞比容：

2. 血浆渗透压：

3. 红细胞渗透脆性：

4. 红细胞的悬浮稳定性：

5. 溶血：

6. 等渗溶液：

7. 血液凝固：

8. 血清：

9. 血型：

10. 贫血：

五、简答题

1. 简述血浆渗透压的重要意义。

2. 血液凝固的基本步骤是什么?

3. 简述血细胞的主要功能。

4. 某成人女性血常规如下：RBC 1.2×10^{12}/L，Hb 80 g/L，WBC 13.0×10^{9}/L，其中中性粒细胞占 90%，PLT 90×10^{9}/L。

（1）此人血常规是否正常？为什么?

（2）此人可能患有哪些疾病?

（3）某人需反复多次输血，在输血过程中应注意哪些事项?

第四章 血液循环

知识目标

1. 掌握心动周期、心率的概念及二者的关系。
2. 掌握心泵血过程中瓣膜的开关及压力的关系。
3. 掌握心输出量的概念及影响心输出量的因素。
4. 掌握自律性的概念及正常起搏点。
5. 掌握血压的概念及外周阻力形成的主要部位。
6. 掌握收缩压、舒张压的概念和正常值。
7. 掌握动脉血压的形成及影响因素。
8. 掌握外周静脉压、中心静脉压的概念及生理意义。
9. 掌握微循环的生理意义。
10. 掌握减压反射的过程及生理意义。
11. 掌握去甲肾上腺素、肾上腺素对心血管的调节作用。
12. 熟悉心肌细胞动作电位的特征。
13. 熟悉窦房结细胞动作电位的特征。
14. 熟悉体表心电图的组成及各自的生理意义。
15. 熟悉影响静脉血流的因素。
16. 熟悉组织液的生成及影响因素。
17. 熟悉心血管的神经支配及心血管的调节中枢。
18. 了解传导途径及房室延搁的生理意义。

习 题

一、选择题

A1 型题

1. 正常成人安静时心率为（　　）。
   A. 60 ～ 100 次 / 分　　B. 70 ～ 110 次 / 分
   C. 80 ～ 120 次 / 分　　D. 90 ～ 130 次 / 分
   E. 100 ～ 150 次 / 分
2. 心室射血期，错误的是（　　）。
   A. 动脉瓣开放　　B. 房室瓣关闭
   C. 室内压小于房内压　　D. 室内压大于动脉压
   E. 室内压大于房内压
3. 心室等容舒张期时（　　）。
   A. 动脉瓣开放　　B. 房室瓣关闭
   C. 房室瓣开放　　D. 室内压大于动脉压
   E. 房内压大于室内压
4. 心室充盈期，错误的是（　　）。
   A. 室内压小于房内压　　B. 室内压小于动脉压
   C. 动脉瓣关闭　　D. 房室瓣开放
   E. 房室瓣关闭
5. 第一心音发生的主要原因是（　　）。
   A. 房室瓣开放引起的振动　　B. 动脉瓣开放引起的振动
   C. 室缩时房室瓣关闭引起的振动　　D. 心室舒张房室瓣关闭引起的振动
   E. 动脉瓣关闭引起的振动

6. 每搏输出量占心室舒张末期容积百分比为（　　）。
A. 心指数　B. 搏出量　C. 心力储备　D. 心输出量　E. 射血分数
7. 影响心输出量的因素，不含（　　）。
A. 前负荷　B. 后负荷
C. 心率　D. 心收缩力
E. 心房舒张初充盈量
8. 心肌纤维的初长度（　　）。
A. 即收缩前长度　B. 随中心静脉压增大而增大
C. 可无限增大，有利射血　D. 随后负荷增大而增大
E. 即后负荷
9. 心室肌细胞动作电位 1 期是由于（　　）。
A. K^+ 外流　B. Na^+ 外流　C. K^+ 内流　D. Na^+ 内流　E. Ca^{2+} 内流
10. 心室肌细胞动作电位，错误的是（　　）。
A. 0 期是 Na^+ 内流　B. 1 期是 K^+ 外流
C. 2 期是平台期　D. 3 期是快速复极化末期
E. 3 期是 Ca^{2+} 内流
11. 窦房结细胞的动作电位可分为（　　）。
A. 0 期、1 期、2 期、3 期、4 期　B. 0 期、1 期、2 期
C. 0 期、3 期、4 期　D. 0 期、2 期、4 期
E. 0 期、1 期、4 期
12. 自律细胞和非自律细胞生物电活动主要区别是（　　）。
A. 0 期去极化速率　B. 0 期去极化幅度
C. 3 期复极化离子转运　D. 3 期复极化速率
E. 4 期自动去极化
13. 窦房结能成为正常心脏起搏点的原因是（　　）。
A. 4 期去极速度快　B. 0 期去极化速度快
C. 无平台期　D. 静息电位更靠近阈电位
E. 自律性低
14. 心脏内传导速度最快的是（　　）。
A. 心房肌　B. 心室肌　C. 窦房结　D. 浦肯野纤维　E. 房室束
15. 心肌细胞兴奋性周期，不含（　　）。
A. 有效不应期　B. 相对不应期　C. 静息期　D. 超常期　E. 代偿期
16. 心肌不会产生强直收缩是因为（　　）。
A. 心肌浆网不发达　B. 心肌呈“全或无”收缩
C. 心肌会自动产生节律收缩　D. 心肌有效不应期长
E. 超常期
17. 心房心室不同时收缩是因为（　　）。
A. 窦房结传导速度慢　B. 心房肌传导速度慢
C. 房室交界传导速度慢　D. 心室肌传导速度慢
E. 浦肯野纤维传导速度慢
18. 阻力血管指（　　）。
A. 大动脉　B. 大静脉　C. 小动脉　D. 中静脉　E. 小静脉
19. 平均动脉压等于（　　）。
A. 收缩压　B. 舒张压
C. 收缩压 − 舒张压　D. 舒张压 ＋1/3 脉压
E. 收缩压 ＋ 舒张压
20. 大动脉管壁硬化引起的后果，不含（　　）。
A. 收缩压升高　B. 舒张压降低
C. 脉压加大　D. 脉压减小

E. 收缩压 - 舒张压增大

21. 搏出量主要反映（　　）。

A. 收缩压　B. 舒张压　C. 平均动脉压　D. 脉压　E. 静脉压

22. 中心静脉压，正确的是（　　）。

A. 腔静脉和右心房内压　B. 与心射血能力有关

C. 与静脉回心量有关　D. 是临床控制输液速度和量的指标

E. 以上均是

23. 促进静脉回流的因素主要是（　　）。

A. 动脉压与毛细血管压之差　B. 毛细血管压与静脉压之差

C. 外周静脉压与中心静脉压之差　D. 右心室与右心房压力差

E. 血浆胶体渗透压和晶体渗透压之差

24. 安静时，微循环血流量大部分经（　　）。

A. 迂回通路　B. 直捷通路　C. 动 - 静脉短路　D. 淋巴通道　E. 浅静脉通路

25. 与有效滤过压有关的因素，错误的是（　　）。

A. 毛细血管压　B. 血浆晶体渗透压

C. 组织静水压　D. 组织液胶体渗透压

E. 淋巴液压

26. 右心衰引起肺水肿的原因是（　　）。

A. 毛细血管压升高　B. 血浆胶体渗透压降低

C. 血浆晶体渗透压降低　D. 组织胶体渗透压增加

E. 组织晶体渗透压增加

27. 压力感受性反射的反射弧，不含（　　）。

A. 颈动脉窦　B. 心迷走和心交感中枢

C. 舒血管中枢　D. 缩血管中枢

E. 心脏和血管

28. 正常安静状态下，心室血液充盈主要依赖于（　　）。

A. 心室舒张的抽吸作用　B. 心房收缩的挤压作用

C. 下肢骨骼肌收缩挤压静脉回流　D. 吸气时的抽吸作用

E. 体位改变促进的静脉回流

29. 心动周期，错误的是（　　）。

A. 指心脏一次收缩和舒张　B. 收缩期短于舒张期

C. 心率快时，心动周期缩短　D. 心率越快，全心舒张期越长

E. 构成一个心脏机械活动的周期

30. 心室肌的前负荷是指（　　）。

A. 心室舒张末期容积　B. 心室收缩末期容积

C. 大动脉血压　D. 等容舒张期容积

E. 心房舒张末期容积

31. 心率超过 180 次 / 分，可发生（　　）。

A. 收缩压明显升高　B. 等容收缩期延长

C. 心室充盈血量增加　D. 心输出量减少

E. 舒张期延长，收缩期缩短

32. 窦房结细胞电活动的显著特征是（　　）。

A. 4 期自动去极化速度快　B. 0 期去极速度快

C. 动作电位时程短　D. 3 期复极速度快

E. 无平台期

33. 当心脏处于全心舒张期时（　　）。

A. 心室达到最大充盈　B. 房室瓣关闭

C. 心室容积不变　D. 动脉瓣关闭

E. 心室内压略高于心房内压

34. 房室延搁一般发生于（　　）。
A. 兴奋由窦房结传至心房肌时
B. 兴奋在心房肌内传导时
C. 兴奋在房室交界内传导时
D. 兴奋在房室束传到左、右束支时
E. 兴奋由浦肯野纤维传到心室肌时

35. 在等容舒张期，心脏各瓣膜的功能状态是（　　）。
A. 房室瓣关闭，动脉瓣开放
B. 房室瓣开放，动脉瓣关闭
C. 房室瓣关闭，动脉瓣关闭
D. 房室瓣开放，动脉瓣开放
E. 二尖瓣关闭，三尖瓣开放

36. 心肌不发生强直收缩的原因是（　　）。
A. 心肌是同步式收缩
B. 心肌细胞在功能上是合胞体
C. 心肌呈“全或无”式收缩
D. 心肌的有效不应期特别长
E. 心肌收缩时对细胞外液 Ca^{2+} 依赖性大

37. 心室肌细胞动作电位的主要特征是（　　）。
A. 0 期除极迅速
B. 1 期复极化快
C. 有缓慢的 2 期平台
D. 有快速的 3 期复极化
E. 有 4 期自动除极

38. 当细胞外 Ca^{2+} 浓度降低时主要引起心肌（　　）。
A. 收缩降低　B. 舒张增快　C. 收缩增强　D. 舒张减慢　E. 传导增快

39. 房室瓣关闭主要是由于（　　）。
A. 心室收缩
B. 心房收缩
C. 乳头肌收缩
D. 室内压高于房内压
E. 房室瓣舒张

40. 房室交界区传导减慢可致（　　）。
A. QRS 波群增宽　B. P 波增宽　C. T 波增宽　D. P-R 间期延长　E. ST 段延长

41. 可引起射血分数增大的因素是（　　）。
A. 动脉血压升高
B. 心室舒张末期容积增大
C. 心率减慢
D. 心肌收缩能力增强
E. 快速射血相缩短

42. 射血分数为哪种的百分数？（　　）
A. 每搏输出量 / 体表面积
B. 每搏输出量 / 体重
C. 每搏输出量 / 心室舒张末期容积
D. 心排血量 / 体重
E. 心排血量 / 心室舒张末期容积

43. 下述哪种心音可作为心室舒张期开始的标志？（　　）
A. 第三心音
B. 第二心音
C. 第一心音
D. 第四心音
E. 主动脉瓣、二尖瓣关闭音

44. 下述哪种心音的强弱可反映主动脉压和肺动脉压的高低？（　　）
A. 第三心音　B. 第二心音　C. 第一心音　D. 第四心音　E. 第一、三心音

45. 心电图是（　　）。
A. 在心肌细胞内记录的生物电变化
B. 在心肌细胞表面记录的生物电变化
C. 在心脏表面记录的心电向量变化
D. 在体表记录的心脏电变化引起的电场电位变化
E. 在体表记录的心脏舒缩活动

46. 心动周期持续的时间长短决定于（　　）。
A. 心房舒张时程　B. 心房收缩时程　C. 心室收缩时程　D. 心室舒张时程　E. 心率

47. 心动周期中左室容积最大的时期是（　　）。

A. 快速充盈期末　B. 快速射血期末　C. 减慢射血期末　D. 减慢充盈期末　E. 房缩期末

48. 心肌的等长调节通过改变下述哪个因素调节心脏的泵血功能？(　　)

A. 肌钙蛋白活性　B. 肌小节初长

C. 肌质游离 Ca^{2+}　D. 心肌收缩能力

E. 横桥 ATP 酶活性

49. 心室肌细胞动作电位 3 期复极是由于 (　　)。

A. K^+ 外流　B. Ca^{2+} 内流　C. Na^+ 内流　D. Cl^- 内流　E. K^+ 内流

50. 心室肌细胞动作电位 4 期内 Ca^{2+} 逆浓度梯度外运是由何提供能量的？(　　)

A. Na^+、Ca^{2+} 泵　B. Na^+、K^+ 泵　C. Ca^{2+} 泵　D. Cl^- 泵　E. H^+ 泵

51. 心室肌细胞动作电位持续时间长的主要原因是 (　　)。

A. 1 期复极时程长　B. 0 期去极时程长　C. 2 期复极时程长　D. 3 期复极时程长　E. 4 期复极时程长

52. 心室肌有效不应期的长短主要决定于 (　　)。

A. 阈电位水平高低　B. 动作电位 0 期去极速度

C. 动作电位 2 期时程　D. 钠泵功能

E. 动作电位传导速度

53. 一个心动周期中，由房室瓣关闭至下次房室瓣开启的时程相当于 (　　)。

A. 等容收缩期　B. 心室收缩期

C. 心室收缩期和等容舒张期　D. 心室舒张期

E. 快速充盈期

54. 下列哪种细胞不是自律细胞？(　　)

A. 心室传导束的浦肯野细胞　B. 心房、心室肌细胞

C. 窦房结 P 细胞　D. 房结区细胞

E. 结希区细胞

55. 与心室肌细胞相比，浦肯野细胞动作电位的主要特征是 (　　)。

A. 幅值大　B. 平台期时程长　C. 4 期膜电位稳定　D. 4 期自动去极　E. 0 期去极速度快

56. 在心肌状态和大动脉压力保持恒定的情况下，在一定范围内增加静脉回流量可以增加心室肌的 (　　)。

A. 前负荷　B. 代谢率　C. 搏功　D. 后负荷　E. 前负荷和后负荷

57. 正常人心率超过 180 次 / 分时，心排血量减少的原因主要是哪一时相缩短？(　　)

A. 快速充盈期　B. 减慢射血期　C. 等容收缩期　D. 减慢充盈期　E. 心房收缩期

58. 主动脉瓣关闭主要是由于 (　　)。

A. 心房肌收缩　B. 心室肌收缩

C. 主动脉瓣收缩　D. 主动脉压高于心室内压

E. 主动脉压低于心室内压

59. 心室处于等容收缩期时 (　　)。

A. 室内压低于房内压　B. 室内压高于动脉压

C. 房室瓣处于开放状态　D. 半月瓣处于开放状态

E. 房室瓣处于关闭状态

60. 心室肌的后负荷是指 (　　)。

A. 心房内压力　B. 心室收缩前腔内容积或压力

C. 大动脉血压　D. 回心血量

E. 中心静脉压

61. 下述情况下使心输出量减少的是 (　　)。

A. 心率增加到 100 次 / 分　B. 心率减低至 50 次 / 分

C. 心室肌后负荷增加　D. 心肌初长度在一定范围内增加

E. 循环血量增加

62. 心肌细胞中自动节律性最高的是 (　　)。

A. 心室肌　B. 心房肌　C. 窦房结　D. 房室交界　E. 浦肯野纤维

63. 心肌细胞中传导速度最慢的是 (　　)。

A. 心房肌 B. 心室肌 C. 房室交界区 D. 左、右束支 E. 浦肯野纤维

64. 房室延搁的生理意义是（ ）。
A. 使心室肌不会产生完全强直收缩
B. 增强心室肌收缩力
C. 延长心室肌舒张期
D. 使心房、心室不会同步收缩
E. 增大心室肌动作电位

65. 某人由平卧位突然站立，静脉回心血量减少，每搏量、动脉血压降低，此人每搏输出量减少是由于何种所致？（ ）
A. 心迷走神经兴奋 B. 心室后负荷增大 C. 心交感神经兴奋 D. 异长调节 E. 等长调节

66. 收缩压的高低主要反映下列哪项因素？（ ）
A. 心率
B. 外周阻力
C. 循环血量
D. 搏出量
E. 大动脉管壁顺应性

67. 不参与动脉血压形成的因素是（ ）。
A. 足够的血液充盈心血管系统
B. 心脏收缩射血
C. 小动脉和微动脉形成的外周阻力
D. 大动脉弹性血管缓冲血压的波动
E. 腔静脉和大静脉容量血管

68. 引起舒张压升高的最主要因素是（ ）。
A. 每搏输出量增加
B. 心率减慢
C. 大动脉管壁弹性降低
D. 小动脉和微动脉收缩
E. 循环血量增加

69. 过敏性反应时组织水肿的原因是（ ）。
A. 毛细血管血压升高
B. 血浆胶体渗透压降低
C. 组织液静水压降低
D. 组织液胶体渗透压降低
E. 毛细血管、微静脉管壁通透性增加

70. 老年人动脉管壁硬化，大动脉的弹性储器作用减弱引起（ ）。
A. 舒张压降低
B. 收缩压降低
C. 脉压增大
D. 舒张压升高
E. 收缩压、舒张压都升高

71. 肾病综合征，导致组织水肿的原因是（ ）。
A. 组织液胶体渗透压增高
B. 血浆胶体渗透压降低
C. 毛细血管血压升高
D. 淋巴回流受阻
E. 毛细血管壁通透性增加

72. 影响外周阻力最主要的因素是（ ）。
A. 红细胞数目 B. 血液黏滞性 C. 血管长度 D. 小动脉口径 E. 小静脉口径

73. 右心衰引起水肿的原因是（ ）。
A. 组织液静水压降低
B. 毛细血管血压升高
C. 血浆胶体渗透压降低
D. 组织液胶体渗透压降低
E. 毛细血管、微静脉管壁通透性增加

74. 重度营养不良引起水肿的主要原因是（ ）。
A. 血浆胶体渗透压降低
B. 组织液胶体渗透压降低
C. 组织液静水压降低
D. 毛细血管血压升高
E. 毛细血管、微静脉管壁通透性增加

75. 组织液的生成主要决定于（ ）。
A. 血浆胶体渗透压 B. 有效滤过压 C. 毛细血管血压 D. 淋巴回流 E. 组织液静水压

76. 老年人大动脉管壁硬化可引起（ ）。
A. 收缩压升高，舒张压升高，脉压不变
B. 收缩压降低，舒张压降低，脉压不变
C. 收缩压升高，舒张压降低，脉压增大
D. 收缩压降低，舒张压升高，脉压减小
E. 收缩压和舒张压变化都不大

77. 形成动脉血压的基本因素是（ ）。

A. 心脏射血和静脉血压　B. 血管容量和血量
C. 心脏射血和静脉回心血量　D. 心脏射血和外周阻力
E. 外周静脉压和静脉血流阻力

78. 男，45 岁，1 年来经常头痛，血压维持在 150/105 mmHg，心率 80 次 / 分。下列对血压升高原因的分析，较合理的是（　　）。
A. 心脏收缩力过强，心输出量增加　B. 心率过快
C. 外周阻力增加　D. 大动脉弹性降低
E. 血管容量增加

79. 肾上腺素强心作用的主要机制是（　　）。
A. 抑制减压反射　B. 兴奋 β_2 受体使血管扩张
C. 兴奋心肌 β_1 受体发生正性变力作用　D. 兴奋 α 受体使外周血管收缩
E. 增加静脉回心血量

80. 去甲肾上腺素对动脉血压的主要作用是（　　）。
A. 促进静脉回流　B. 增加心搏出量
C. 提高外周阻力　D. 增加循环血量
E. 增加大动脉顺应性

81. 去甲肾上腺素对心血管的作用主要是（　　）。
A. 舒张血管　B. 升高血压　C. 心率加快　D. 强心　E. 增大脉压

82. 动脉血压突然升高，能引起（　　）。
A. 心迷走中枢抑制　B. 窦神经传入冲动减少
C. 心迷走中枢兴奋　D. 交感缩血管中枢兴奋
E. 心交感中枢兴奋

83. 对动脉血压波动性变化较敏感的感受器位于（　　）。
A. 颈动脉窦　B. 主动脉体　C. 颈动脉体　D. 主动脉弓　E. 心肺感受器

84. 降压反射生理意义是（　　）。
A. 升高动脉血压　B. 降低动脉血压
C. 减弱心血管活动　D. 加强心血管活动
E. 维持动脉血压相对恒定

85. 交感缩血管神经节后纤维释放的递质是（　　）。
A. 乙酰胆碱　B. 去甲肾上腺素　C. 肾上腺素　D. γ - 氨基丁酸　E. 血管紧张素

86. 下述哪项可引起心率减慢？（　　）
A. 肾上腺素　B. 迷走活动增强　C. 交感活动增强　D. 甲状腺激素　E. 发热

87. 心迷走神经末梢释放的递质是（　　）。
A. 肾上腺素　B. 乙酰胆碱　C. 组胺　D. 去甲肾上腺素　E. 谷氨酸

88. 压力感受性反射，错误的是（　　）。
A. 感受器在颈动脉体和主动脉体
B. 是一种负反馈调节
C. 对血压的调节具有双向作用
D. 在血压为 8.0 ～ 22.6 kPa 范围内变动时起作用，血压在 13.3 kPa 左右最敏感
E. 对维持血压相对稳定起重要作用

89. 当颈动脉窦压力感受器的传入冲动增多时，可引起（　　）。
A. 心迷走神经传出冲动减少　B. 心交感神经传出冲动增加
C. 交感缩血管神经传出冲动减少　D. 心率加快
E. 动脉血压升高

90. 某人由蹲位突然站立时，眼前发黑、头晕、心慌等症状，继之恢复正常。其恢复过程主要通过哪条途径调节？（　　）
A. 异长调节　B. 自身调节　C. 等长调节　D. 压力感受性反射　E. 化学感受性反射

91. 实验中，夹闭家兔双侧颈总动脉后，全身动脉血压升高，心率加快，其主要原因是（　　）。
A. 降压反射活动减弱　B. 颈动脉窦受到缺氧刺激

C. 主动脉体化学感受器活动加强　　D. 迷走神经兴奋性增加
E. 去甲肾上腺素分泌减少

92. 静脉注射去甲肾上腺素后，出现血压升高，心率减慢，后者出现的主要原因是（　　）。
A. 去甲肾上腺素对血管的抑制作用　　B. 去甲肾上腺素对心脏的抑制作用
C. 降压反射活动加强　　D. 降压反射活动减弱
E. 大脑皮质心血管中枢活动减弱

93. 心脏骤停一旦确诊，应立即采取的措施是（　　）。
A. 尝试捶击复律及清理呼吸道　　B. 气管内插管
C. 人工呼吸　　D. 口对口呼吸
E. 按压人中

94. 胸外心脏按压的操作方法，错误的是（　　）。
A. 背部垫硬板　　B. 部位在锁骨中线第 4 肋间
C. 按压次数约 100 次 / 分　　D. 使胸骨下陷 4 ～ 5 cm
E. 每按压 30 次后进行人工呼吸 2 次

95. 微循环中，下列结构主要受局部代谢产物调节的是（　　）。
A. 微动脉　　B. 微静脉
C. 通血毛细血管　　D. 毛细血管前括约肌
E. 大动脉

96. 不符合冠心病心绞痛特点的是（　　）。
A. 呈压榨样疼痛　　B. 部位在胸骨体中上段的后面
C. 在体力活动或情绪激动时发作　　D. 有压迫感或紧缩感
E. 常放射至右肩、右臂内侧

97. 诊断冠心病的“金标准”是（　　）。
A. 心电图　　B. 冠状动脉造影
C. 冠状动脉多排螺旋 CT 成像　　D. PET
E. 手术病理

98. 成人心肺复苏的合理顺序是（　　）。
A. 胸外按压→人工呼吸→开放气道　　B. 开放气道→胸外按压→人工呼吸
C. 开放气道→人工呼吸→胸外按压　　D. 人工呼吸→胸外按压→开放气道
E. 胸外按压→开放气道→人工呼吸

99. 老年高血压患者脉压增大的原因是（　　）。
A. 老年人心排出量较少　　B. 老年人循环血量减少
C. 老年人小动脉弹性降低　　D. 老年人大动脉弹性降低
E. 老年人血黏度增高

100.【护士执业资格考试真题】心动过缓是指安静状态下成人脉率每分钟少于（　　）。
A. 40 次　　B. 50 次　　C. 60 次　　D. 70 次　　E. 80 次

101.【护士执业资格考试真题】Ⅲ级高血压是指血压的范围为（　　）。
A. 收缩压 160 ～ 180 mmHg，舒张压 90 ～ 100 mmHg
B. 收缩压 160 ～ 180 mmHg，舒张压 100 ～ 110 mmHg
C. 收缩压≥ 180 mmHg，舒张压 90 ～ 100 mmHg
D. 收缩压≥ 180 mmHg，舒张压 100 ～ 110 mmHg
E. 收缩压≥ 180 mmHg，舒张压≥ 110 mmHg

102.【护士执业资格考试真题】慢性左心功能不全患者最主要有（　　）。
A. 咳嗽　　B. 心悸　　C. 下肢水肿　　D. 肝脏肿大　　E. 呼吸困难

103.【护士执业资格考试真题】护理法洛四联症患儿时，给患儿补充充足水分的主要目的是（　　）。
A. 预防形成脑血栓　　B. 预防并发肺感染
C. 预防并发亚急性细菌感染　　D. 预防心力衰竭
E. 预防中枢性神经系统感染

104.【护士执业资格考试真题】慢性肺源性心脏病最常见的病因是（　　）。

A. COPD　　B. 支气管哮喘
C. 支气管扩张　　D. 肺动脉栓塞
E. 睡眠呼吸暂停综合征

105.【护士执业资格考试真题】频发早搏的心律失常患者，不可饮用浓茶的目的主要是避免（　　）。
A. 影响铁的摄入　　B. 过多液体的摄入
C. 过多咖啡因的摄入　　D. 过多 K^+ 的摄入
E. 过多 Ca^{2+} 的摄入

106.【护士执业资格考试真题】测量血压的方法，错误的是（　　）。
A. 测量前安静休息 20 ～ 30 分钟　　B. 测量时肱动脉、心脏处于同一水平
C. 袖带松弛以一指为宜　　D. 打气至 240 mmHg
E. 放气速度以 4 mmHg/s 为宜

107.【护士执业资格考试真题】当中心静脉压小于 2.5 cmH_2O 时，常提示（　　）。
A. 右心功能不良　　B. 左心功能不良
C. 右心房充盈不佳或血容量不足　　D. 左心房充盈不佳或血容量不足
E. 血容量过多

108.【护士执业资格考试真题】下肢静脉曲张早期的主要症状是（　　）。
A. 下肢沉重感　　B. 曲张静脉破裂出血
C. 溃疡形成　　D. 肢端坏疽
E. 血栓性静脉炎

109.【护士执业资格考试真题】引起成人心脏骤停最常见的心源性原因是（　　）。
A. 冠心病　　B. 心室停顿
C. 梗阻性肥厚型心肌病　　D. 心律失常型心肌病
E. 严重缓慢性心律失常

110.【护士执业资格考试真题】主动脉狭窄压力最大的是（　　）。
A. 左心房　　B. 左心室　　C. 右心房　　D. 右心室　　E. 肺静脉

111.【护士执业资格考试真题】杵状指出现在（　　）。
A. 法洛四联症　　B. 室间隔缺损　　C. 房间隔缺损　　D. 动脉导管未闭　　E. 肺动脉狭窄

112.【护士执业资格考试真题】血栓性脉管炎关系不大的因素是（　　）。
A. 患肢曾被砸伤　　B. 饮酒 10 余年　　C. 吸烟 30 余年　　D. 在东北居住　　E. 有受寒史

113.【护士执业资格考试真题】某患者心电图检查示常规心电图平均 P-P 间隔为 15 小格，护士为其计算心率为（　　）。
A. 60 次 / 分　　B. 75 次 / 分　　C. 85 次 / 分　　D. 90 次 / 分　　E. 100 次 / 分

114. 抢救心搏骤停患者首要的措施是（　　）。
A. 吸氧　　B. 判断意识　　C. 保持气道通畅　　D. 心脏按压　　E. 人工呼吸

115.【护士执业资格考试真题】可使血压测量值偏高的因素是（　　）。
A. 肢体位置过高　　B. 袖带过紧　　C. 袖带过宽　　D. 袖带过松　　E. 水银不足

116.【护士执业资格考试真题】引起左心室压力负荷增加的原因是（　　）。
A. 主动脉瓣狭窄　　B. 主动脉瓣关闭不全
C. 二尖瓣狭窄　　D. 二尖瓣关闭不全
E. 三尖瓣关闭不全

117.【护士执业资格考试真题】治疗下肢静脉曲张最根本有效的方法是（　　）。
A. 使用弹力绷带或穿弹力袜　　B. 硬化治疗
C. 手术治疗　　D. 抬高患肢
E. 加强运动

118.【护士执业资格考试真题】在我国，原发性高血压最常见的死亡原因是（　　）。
A. 心律失常　　B. 尿毒症　　C. 脑血管意外　　D. 心力衰竭　　E. 高血压危象

119.【护士执业资格考试真题】心电图 V_2 导联检测电极放置位置是（　　）。
A. 胸骨右缘第 2 肋间　　B. 胸骨右缘第 4 肋间
C. 胸骨左缘第 2 肋间　　D. 胸骨左缘第 4 肋间

E. 胸骨左缘第 5 肋间

A2 型题

1.【护士执业资格考试真题】男，如厕时忽然晕倒，瞳孔散大，心搏骤停，呼吸消失立即采取的措施是（　　）。

A. 立即呼救，等待救援　　B. 大呼患者
C. 心肺复苏　　D. 使劲摇晃患者
E. 立即送往医院

2.【护士执业资格考试真题】男，67 岁，因冠心病入院，在静脉输液过程中出现胸闷、呼吸困难、咳嗽、咳粉红色泡沫样痰。该患者发生了（　　）。

A. 发热反应　　B. 急性肺水肿　　C. 静脉炎　　D. 空气栓塞　　E. 过敏反应

3.【护士执业资格考试真题】男，67 岁，因冠心病入院，在静脉输液过程中出现胸闷、呼吸困难、咳嗽、咳粉红色泡沫样痰。此时护士应为患者采取的卧位是（　　）。

A. 去枕仰卧位　　B. 左侧卧位
C. 端坐位，两腿下垂　　D. 休克卧位
E. 头低足高位

4.【护士执业资格考试真题】男，68 岁，高血压病史 10 年。2 小时前看电视时突然跌倒在地，神志不清，急诊入院。查体：浅昏迷，BP 150/100 mmHg，P 64 次 / 分，头颅 CT 显示左侧基底节区高密度影。患者最可能发生了（　　）。

A. 脑肿瘤　　B. 高血压脑病　　C. 脑脓肿　　D. 脑出血　　E. 脑梗死

5.【护士执业资格考试真题】男，41 岁，近期出现头晕、乏力，连续 3 天血压（140 ～ 150）/（90 ～ 96）mmHg。患者的血压属于（　　）。

A. 正常值　　B. 正常高值　　C. Ⅰ级高血压　　D. Ⅱ级高血压　　E. Ⅲ级高血压

6.【护士执业资格考试真题】男，60 岁，疑诊急性心肌梗死。最有诊断价值的心电图特征是（　　）。

A. T 波倒置　　B. ST 段弓背抬高　　C. P 波高尖　　D. 出现小 Q 波　　E. QRS 波群增宽

7.【护士执业资格考试真题】男，58 岁，冠心病。护士在指导患者饮食时，建议可多进食（　　）。

A. 蛋黄　　B. 肥肉　　C. 鱼肉　　D. 动物内脏　　E. 鱼籽

8.【护士执业资格考试真题】男，37 岁，患下肢静脉曲张，医嘱使用弹力袜以延缓病情发展。护士告诉患者每天开始穿弹力袜的最佳时间是（　　）。

A. 晚上上床睡觉前　B. 感到患肢酸胀时　C. 早晨出门上班前　D. 午间休息时　　E. 清晨起床时

9.【护士执业资格考试真题】女，31 岁，下肢表浅静脉曲张，给予保守治疗。会加重病情的行为是（　　）。

A. 避免久立　　B. 防止便秘
C. 适当休息，抬高患肢　　D. 戒烟
E. 坐位时双膝交叉

10.【护士执业资格考试真题】男，56 岁，因心前区不适就诊。患者心电图如图所示，判断其心率约为（　　）。

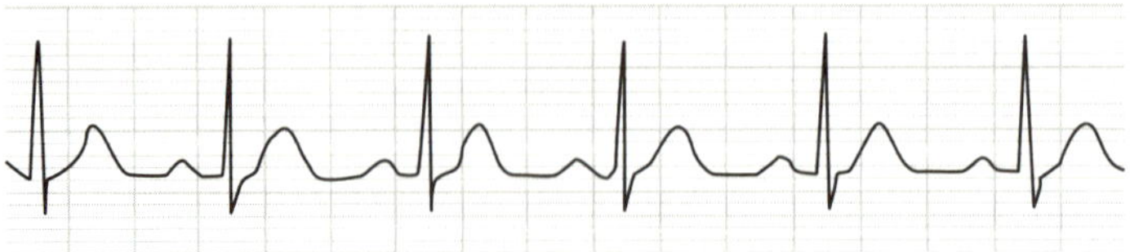

A. 80 次 / 分　　B. 100 次 / 分　　C. 120 次 / 分　　D. 150 次 / 分　　E. 180 次 / 分

11.【执业助理医师资格考试真题】女，45 岁，右下肢静脉迂曲扩张 15 年，长期站立有酸胀感。近 1 年右靴区颜色加深、肿胀，大隐静脉瓣膜功能试验（+），深静脉通畅试验（-）。最可能的诊断是（　　）。

A. 下肢深静脉血栓形成　　B. 血栓性浅静脉炎
C. 动静脉炎　　D. 单纯性下肢静脉曲张
E. 原发性下肢深静脉瓣膜功能不全

12.【执业助理医师资格考试真题】男，72 岁，10 年前曾因心肌梗死住院。5 年前出现活动后气短，夜间憋醒，近 1 年双下肢水肿，少尿。查体：BP 140/90 mmHg，颈静脉怒张，双下肺可闻及细湿啰音，心

界向两侧扩大，心率110次/分，肝肋下3 cm，质中，压痛（+），双下肢水肿。该患者可能的诊断是（　　）。

A. 右心衰竭　　B. 全心衰竭
C. 心功能Ⅲ级（NYHA分级）　　D. 左心衰竭
E. 心功能Ⅲ级（killip分级）

13.【执业助理医师资格考试真题】女，35岁，休克，中心静脉压4 cmH_2O，血压60/40 mmHg。该患者可能（　　）。

A. 血容量严重不足　B. 肾功能不全　C. 心功能不全　D. 肺功能不全　E. 以上都不对

B1型题

（1～2题共用备选答案）

A. 正比　B. 正变　C. 反比　D. 反变　E. 无关

1. 血流量与血管两端的压力差呈（　　）。
2. 血流量与血流阻力之间呈（　　）。

（3～5题共用备选答案）

A. 毛细血管静脉端血压增高　　B. 血浆胶体渗透压降低
C. 组织液胶体渗透压增加　　D. 组织液静水压降低
E. 淋巴液回流受阻

3. 心衰时，导致组织水肿的原因是（　　）。
4. 肾脏疾病时，导致组织水肿的原因是（　　）。
5. 丝虫病时，导致组织水肿的原因是（　　）。

（6～8题共用备选答案）

A. α 受体　B. $β_1$受体　C. $β_2$受体　D. M受体　E. N受体

6. 主要与交感缩血管神经末梢的递质结合的受体是（　　）。
7. 主要与心交感神经末梢的递质结合的受体是（　　）。
8. 主要与心迷走神经末梢的递质结合的受体是（　　）。

（9～11题共用备选答案）

A. 交感神经　B. 迷走神经　C. 窦神经　D. 舌咽神经　E. 减压神经

9. 颈动脉窦压力感受器的传入神经是（　　）。
10. 主动脉弓压力感受器的传入神经参与（　　）。
11. 兔子的主动脉弓压力感受器的传入神经是（　　）。

（12～13题共用备选答案）

A. 60 mmHg　B. 80 mmHg　C. 100 mmHg　D. 150 mmHg　E. 180 mmHg

12. 引起颈动脉窦压力感受器兴奋的最低血压值是（　　）。
13. 引起颈动脉窦压力感受器兴奋的最高血压值是（　　）。

（14～16题共用备选答案）

A. K^+、低O_2　B. CO_2、低O_2　C. 腺苷、低O_2　D. 乳酸、低O_2　E. CO_2、H^+

14. 对骨骼肌有明显舒血管作用的物质是（　　）。
15. 对心肌有明显舒血管作用的物质是（　　）。
16. 对脑血管有明显舒张作用的物质是（　　）。

（17～18题共用备选答案）

A. 下肢静脉血管容量　　B. 胸腔内某些器官血管容量
C. 皮肤血管容量　　D. 脑血管容量
E. 腹腔器官血管容量

17. 站立时，什么器官血管容量增加？（　　）
18. 站立时，什么器官血管容量减少？（　　）

（19～22题共用备选答案）

A. 增加　B. 减少　C. 先增加后减少　D. 先减少后增加　E. 不变

19. 运动时，运动的肌肉血流量（　　）。

20. 运动时，皮肤血流量（　　）。
21. 运动时，内脏器官血流量（　　）。
22. 运动时，脑血流量（　　）。

（23～24题共用备选答案）

A. 90 mL　B. 80 mL　C. 70 mL　D. 60 mL　E. 50 mL

23. 成年男子平均每公斤体重约有血液（　　）。
24. 成年女子平均每公斤体重约有血液（　　）。

（25～27题共用备选答案）

A. 5%　B. 10%　C. 15%　D. 20%　E. 30%

25. 少量失血是指失血量不超过总血量的（　　）。
26. 中等量失血是指失血量不超过总血量的（　　）。
27. 大量失血是指失血量超过总血量的（　　）。

（28～30题共用备选答案）

A. 等容收缩期　B. 等容舒张期　C. 舒张期　D. 舒张期早期　E. 收缩期

28. 冠脉血流量急剧减少是在（　　）。
29. 冠脉血流量增加是在（　　）。
30. 冠脉血流量达最高峰是在（　　）。

（31～33题共用备选答案）

A. 30 mmHg　B. 22 mmHg　C. 15 mmHg　D. 13 mmHg　E. 8 mmHg

31. 正常人，肺动脉收缩压约为（　　）。
32. 正常人，肺动脉舒张压约为（　　）。
33. 正常人，平均肺动脉压约为（　　）。

（34～35题共用备选答案）

A. 30 mmHg　B. 60 mmHg　C. 100 mmHg　D. 140 mmHg　E. 180 mmHg

34. 引起脑血管自身调节的血压最低值是（　　）。
35. 引起脑血管自身调节的血压最高值是（　　）。

（36～37题共用备选答案）

A. 心肌的代谢水平　B. 心肌的舒缩活动　C. 神经调节　D. 心舒期的长短　E. 舒张压的高低

36. 调节冠脉血流量的主要因素是（　　）。
37. 调节冠脉血流量的次要因素是（　　）。

（38～40题共用备选答案）

A. 房室瓣开，半月瓣关　B. 房室瓣关，半月瓣开
C. 两者都开　D. 两者都关
E. 以上都不是

38. 心房收缩期（　　）。
39. 心室收缩期（　　）。
40. 等容舒张期（　　）。

（41～42题共用备选答案）

A. 心房收缩期　B. 快速射血期　C. 减慢射血期　D. 快速充盈期　E. 以上都不是

41. 在心房收缩期之后是（　　）。
42. 在减慢充盈期之后是（　　）。

（43～46题共用备选答案）

A. Na^+ 内流　B. K^+ 外流　C. Cl^- 内流　D. Ca^{2+} 内流　E. 以上都不是

43. 心肌细胞静息电位的形成是由于（　　）。
44. 心肌快反应细胞动作电位0期去极的形成是由于（　　）。
45. 心肌细胞动作电位1期复极的形成是由于（　　）。
46. 心肌细胞3期复极的形成是由于（　　）。

（47～51题共用备选答案）

A. 快反应自律细胞　B. 慢反应自律细胞

C. 快反应非自律细胞　　D. 慢反应非自律细胞
E. 以上都不是
47. 心室肌细胞是（　　）。
48. 窦房结 P 细胞是（　　）。
49. 浦肯野细胞是（　　）。
50. 结区细胞是（　　）。
51. 结希区细胞是（　　）。
（52 ～ 54 题共用备选答案）
A. 房室束　　B. 房室交界
C. 房室束左、右束支　　D. 窦房结
E. 结间束
52. 心房与心室间动作电位传导最快的部位是（　　）。
53. 心房与心室间动作电位传导发生功能性延搁的部位是（　　）。
54. 心室内动作电位快速传导扩布的部位是（　　）。
（55 ～ 57 题共用备选答案）
A. 浦肯野纤维网　B. 房室交界　C. 心房肌　D. 心室肌　E. 结间束
55. 在心脏组织成分中，传导速度最快的是（　　）。
56. 在心脏组织成分中，传导速度最慢的是（　　）。
57. 细胞直径最大的是（　　）。
（58 ～ 59 题共用备选答案）
A. 心房肌细胞　B. 心室肌细胞　C. 窦房结细胞　D. 结区细胞　E. 末梢浦肯野细胞
58. 心肌细胞中直径最大的是（　　）。
59. 心肌细胞中直径最小的是（　　）。
（60 ～ 62 题共用备选答案）
A. 右臂与左足　B. 左臂与右足　C. 右臂与左臂　D. 左臂与左足　E. 右臂与右足
60. 心电图标准导联 Ⅰ 的两个电极置于（　　）。
61. 心电图标准导联 Ⅱ 的两个电极置于（　　）。
62. 心电图标准导联 Ⅲ 的两个电极置于（　　）。
（63 ～ 67 题共用备选答案）
A. 0.1 秒　B. 0.3 秒　C. 0.4 秒　D. 0.5 秒　E. 0.7 秒
63. 设每一心动周期平均为 0.8 秒，则心房收缩期约占（　　）。
64. 心房舒张期约占（　　）。
65. 心室舒张期约占（　　）。
66. 心室收缩期约占（　　）。
67. 全心舒张期约占（　　）。

二、判断题

（　）1. 心房心室可同时收缩，但不能同时舒张。
（　）2. 血液单向流动主要取决于心血管内压力改变造成心瓣膜的开闭。
（　）3. 心泵血过程就是心室收缩将血液射入动脉。
（　）4. 心室充盈期，主要靠心房收缩将血压入心室。
（　）5. 一定范围的静脉回心量越多，心肌的前负荷越大，则心肌收缩力越强。
（　）6. 心室舒张末期容积不变时，每搏出量越多，则射血分数越大。
（　）7. 心输出量随心率变化而改变，心率越快，心输出量越多。
（　）8. 第二心音可反映半月瓣的功能和动脉压的高低。
（　）9. 心室肌细胞动作电位主要特征是 0 期去极化。
（　）10. 心自律细胞动作电位的特点是 4 期去极化。
（　）11. 心传导系统中，窦房结传导速度最快。
（　）12. 房室延搁的意义是使心房和心室同时收缩。

（ ）13. 心肌有效不应期长，是保证心脏节律性舒缩的重要因素。
（ ）14. 心肌收缩的“全或无”现象，指的是要么心肌不收缩、要么强直收缩。
（ ）15. 心率与外周阻力主要影响舒张压。
（ ）16. 大动脉弹性减弱可使脉压减小。
（ ）17. 中心静脉压比外周静脉压低。
（ ）18. 微循环中，物质交换主要途径是直捷通路。
（ ）19. 血浆胶体渗透压升高时，组织液生成多于回流。
（ ）20. 减压反射只能使血压下降。
（ ）21. 心交感神经节后末梢释放的是去甲肾上腺素。
（ ）22. 冠脉血流量心舒期多于心缩期。

三、填空题

1. 正常成人心率平均为＿＿＿＿＿＿，则每一心动周期为＿＿＿＿＿＿。心率与心动周期呈＿＿＿＿比。心动周期缩短以＿＿＿＿＿＿缩短更明显。

2. 心室射血期时，房室瓣＿＿＿＿＿，动脉瓣＿＿＿＿＿。心室充盈期时，房室瓣＿＿＿＿＿＿，动脉瓣＿＿＿＿＿＿。

3. 正常成人安静时，每搏输出量是＿＿＿＿＿，如心率为 75 次 / 分，则心输出量为＿＿＿＿＿。

4. 安静状态下，某成人心率为 80 次 / 分，体表面积 1.5 m^2，一侧心室舒张末期容积为 125 mL，则其射血分数为＿＿＿＿＿＿，心指数为＿＿＿＿＿＿。

5. 心室肌的前负荷指＿＿＿＿＿＿，后负荷指＿＿＿＿＿＿。

6. 其他条件不变，增加后负荷，心肌等容收缩期＿＿＿＿＿＿，射血期＿＿＿＿＿＿。

7. ＿＿＿＿＿＿能随代谢需要而＿＿＿＿＿＿的能力称心力贮备。

8. 第一心音是＿＿＿＿＿＿的标志，第二心音是＿＿＿＿＿＿的标志。

9. 心肌细胞分两类，即＿＿＿＿＿和＿＿＿＿＿，构成心内特殊传导组织的主要细胞是＿＿＿＿＿＿。

10. 心室肌细胞静息电位主要是由于＿＿＿＿＿＿外流而形成。

11. 心肌自律细胞动作电位的共同点是＿＿＿＿＿＿，其中＿＿＿＿＿＿自律性最高。

12. 心室肌细胞动作电位去极化是＿＿＿＿＿＿形成的，复极化除平台期外，主要是＿＿＿＿＿＿形成，而静息期是＿＿＿＿＿＿活动的结果。

13. 正常心跳的节律活动受＿＿＿＿＿＿控制，这种节律称＿＿＿＿＿＿。

14. 兴奋在心内传导速度最慢的部位是＿＿＿＿＿＿，通过此处时占时较长，这种现象称＿＿＿＿＿＿。

15. 心肌细胞收缩性的特点是＿＿＿＿＿＿、＿＿＿＿＿＿、＿＿＿＿＿＿。

16. 心电图的 P 波代表＿＿＿＿＿＿，P-R 间期指从＿＿＿＿＿＿到＿＿＿＿＿＿之间的时间间隔，QRS 代表＿＿＿＿＿＿，ST 段表示＿＿＿＿＿＿，T 波代表＿＿＿＿＿＿。

17. 形成动脉血压的前提是足够血量充盈心血管系统，而根本因素是＿＿＿＿＿＿和＿＿＿＿＿＿。

18. 我国正常成人安静时，收缩压为＿＿＿＿＿＿，舒张压＿＿＿＿＿＿，脉压＿＿＿＿＿＿。高血压是指舒张压持续超过＿＿＿＿＿＿或 40 岁以内的人收缩压持续超过＿＿＿＿＿＿。

19. 影响动脉血压的因素是＿＿＿＿＿＿、＿＿＿＿＿＿、＿＿＿＿＿＿、＿＿＿＿＿＿、＿＿＿＿＿＿。

20. 中心静脉压数值高低主要取决于＿＿＿＿＿＿和＿＿＿＿＿＿。因此，在临床可作为判断＿＿＿＿＿＿的指标之一。

21. 影响静脉血流的因素有＿＿＿＿＿＿、＿＿＿＿＿＿、＿＿＿＿＿＿、＿＿＿＿＿＿、＿＿＿＿＿＿。

22. 微循环的三条通路，即＿＿＿＿＿＿、＿＿＿＿＿＿、＿＿＿＿＿＿。

23. 在有效滤过压中，促进组织液生成的力量为＿＿＿＿＿＿和＿＿＿＿＿＿。促进回流的力量为＿＿＿＿＿＿和＿＿＿＿＿＿。

24. 淋巴循环的生理意义是＿＿＿＿＿＿、＿＿＿＿＿＿和＿＿＿＿＿＿。

25. 心脏和血管受＿＿＿＿＿＿和＿＿＿＿＿＿支配，心血管调节的基本中枢位于＿＿＿＿＿＿，它必须与＿＿＿＿＿＿配合，精确地调节人体功能。

26. 降压反射属于＿＿＿＿＿＿调节，其意义是＿＿＿＿＿＿。

27. 临床上常把肾上腺素用作＿＿＿＿＿＿药，去甲肾上腺素用作＿＿＿＿＿＿药。

四、名词解释

1. 心率：

2. 心动周期：

3. 每搏输出量：

4. 心输出量：

5. 射血分数：

6. 心指数：

7. 自动节律性：

8. 窦性心律：

9. 异位心律：

10. 期前收缩和代偿间歇：

11. 血压：

12. 收缩压与舒张压：

13. 脉搏：

14. 中心静脉压：

15. 有效滤过压：

五、简答题

1. 何谓心率和心动周期？两者间关系如何？

2. 简述影响心输出量的因素。

3. 简述影响动脉血压的因素。

4. 简述影响静脉血回心的因素。

5. 什么叫水肿？哪些因素可引起水肿？

6. 微循环通路有几种？有何生理意义？

7. 什么叫房室延搁？有何生理意义？

8. 心室肌细胞动作电位的特点是什么？有何生理意义？

9. 简述心电图的正常波形。

10. 以心室肌为例，说明心泵血过程中心腔内压力与瓣膜启、闭、间的关系。

11. 比较心肌自律细胞和非自律细胞生物电活动。

12. 临床静脉输液为何不能过多过快？

第五章　呼吸

知识目标

1. 掌握呼吸的概念、环节。
2. 掌握肺通气的概念、动力和阻力，胸膜腔负压的生理意义。
3. 掌握潮气量、肺活量、肺泡通气量的概念。
4. 掌握影响肺换气的因素，气体交换的过程。
5. 熟悉气体运输的主要方式及过程。
6. 熟悉呼吸运动的调节。

习　题

一、选择题

A1 型题

1. 推进气体进出肺的直接动力是（　　）。
A. 肺内压与大气压之间的压力差　B. 肺内压与胸膜腔内压之间的压力差
C. 胸膜腔内压与大气压之间的压力差　D. 肺内压与跨壁压之间的压力差
E. 胸膜腔内压的周期性变化
2. 肺通气的原动力来自（　　）。
A. 肺内压与胸膜腔内压之差　B. 肺的扩大和缩小
C. 胸廓的扩大和缩小　D. 呼吸肌的收缩和舒张
E. 胸膜腔内压的周期性变化
3. 属于被动过程的是（　　）。
A. 平静呼吸的吸气　B. 深呼吸的吸气　C. 平静呼吸的呼气　D. 深呼吸的呼气　E. 都不是
4. 正常呼吸形式是（　　）。
A. 腹式呼吸　B. 胸式呼吸　C. 人工呼吸　D. 混合式呼吸　E. 用力呼吸
5. 在下列哪一时相中肺内压等于大气压？（　　）
A. 呼气全程　B. 吸气末和呼气末　C. 呼气末和吸气初　D. 吸气全程　E. 呼吸全程
6. 平静呼吸时，下列时相中肺内压低于大气压的是（　　）。
A. 吸气初　B. 吸气末
C. 呼气初　D. 呼气末
E. 呼吸暂停而呼吸道通畅时
7. 胸膜腔内压是由下列哪个因素形成的？（　　）
A. 大气压 - 非弹性阻力　B. 大气压 + 跨肺压
C. 肺内压 + 跨胸壁压　D. 大气压 + 肺回缩力
E. 大气压 - 肺回缩力
8. 胸膜腔内压形成的主要原因是（　　）。
A. 肺的回缩力　B. 肺弹性阻力　C. 大气压力　D. 胸膜腔的密闭性　E. 胸廓的扩张
9. 平静呼气末胸膜腔内压（　　）。
A. 等于大气压　B. 低于大气压　C. 高于大气压　D. 与吸气中期相等　E. 与吸气末期相等
10. 维持胸膜腔内负压的必要条件是（　　）。
A. 肺内压高于大气压　B. 肺内压高于胸膜腔内压
C. 胸膜腔密闭　D. 气道内压高于大气压
E. 气道跨壁压等于大气压
11. 胸膜腔内压，错误的是（　　）。
A. 通常情况下呈负压　B. 胸膜腔内压 = 肺内压 - 肺回缩力

C. 有利于静脉血和淋巴液的回流　　D. 有利于肺的扩张
E. 气胸是负压增大

12. 下列叙述错误的是（　　）。
A. 机体与环境之间的气体交换过程称呼吸
B. 呼吸由外呼吸、气体在血液中的运输、内呼吸组成
C. 生理条件下，胸膜腔内压均高于大气压
D. 胸膜腔负压可以维持肺扩张，有利于静脉血和淋巴液的回流
E. 机体在新陈代谢中需要不断地吸入氧气、排出二氧化碳

13. 肺弹性阻力，错误的是（　　）。
A. 肺弹性阻力包括肺泡表面张力所产生的回缩力
B. 肺组织本身的弹性阻力主要来自弹性纤维
C. 肺组织本身的弹性阻力约占肺总弹性阻力的 2/3
D. 肺弹性阻力大小一般用肺顺应性来表示
E. 肺弹性阻力与肺顺应性成反变关系

14. 衡量肺的可扩张性大小的指标是（　　）。
A. 弹性阻力　B. 气流阻力　C. 肺扩散容量　D. 肺顺应性　E. 肺回缩力

15. 顺应性，错误的是（　　）。
A. 表示在外力作用下肺的可扩张性　B. 容易扩张，顺应性越大
C. 与肺的弹性阻力呈正比关系　D. 肺炎、肺水肿时会减小
E. 都对

16. 在下列哪种情况下，肺顺应性增加？（　　）
A. 肺弹性阻力增加　B. 肺弹性阻力减小
C. 气道阻力增加　D. 气道阻力减小
E. 肺表面活性物质减少

17. 肺的顺应性变大可由（　　）。
A. 肺泡表面张力增加、弹性阻力变小所致
B. 肺泡表面张力减小、弹性阻力变小所致
C. 肺泡表面张力增加、弹性阻力增大所致
D. 肺泡表面张力减小、弹性阻力增大所致
E. 以上都不对

18. 肺泡表面活性物质（　　）。
A. 由肺泡Ⅰ型细胞分泌　B. 分布于肺泡液体分子层与肺泡上皮细胞之间
C. 主要成分是二硬脂酰卵磷脂　D. 能增加肺泡表面张力
E. 能增加肺顺应性

19. 肺泡表面活性物质，错误的是（　　）。
A. 由肺泡Ⅱ型细胞合成和分泌　B. 可减小肺的弹性阻力
C. 使肺扩张，保证肺通气　D. 防止肺水肿的发生
E. 可增大肺泡表面张力

20. 大小肺泡稳定性的维持，有赖于肺泡表面物质在（　　）。
A. 大肺泡内密度低，小肺泡内密度高　B. 大肺泡内密度高，小肺泡内密度低
C. 大小肺泡内密度均高　D. 大小肺泡内密度低
E. 大小肺泡内密度于呼吸周期中随机变化

21. 肺表面活性物质是由肺内哪种细胞合成分泌的？（　　）
A. 肺泡Ⅰ型上皮细胞　B. 肺泡Ⅱ型上皮细胞
C. 气道上皮细胞　D. 肺成纤维细胞
E. 肺泡巨噬细胞

22. 肺表面活性物质的主要作用是（　　）。
A. 保护肺泡上皮细胞　B. 增加肺弹性阻力
C. 降低气道阻力　D. 降低肺泡表面张力

E. 降低呼吸膜通透性

23. 胸廓弹性阻力影响呼吸主要取决于（　　）。

A. 呼吸肌舒缩程度 B. 胸膜腔内压大小 C. 肺弹性阻力大小 D. 胸廓所处的位置 E. 肺内压大小

24. 胸廓向内回位的弹性阻力表现在（　　）。

A. 深吸气时　B. 深呼气时

C. 平静吸气时　D. 平静呼气时

E. 胸廓处于自然位置时

25. 影响气道阻力的主要因素是（　　）。

A. 对流加速阻力　B. 层流　C. 湍流　D. 气道口径　E. 肺容积

26. 肺通气阻力，错误的是（　　）。

A. 肺通气阻力来自弹性和非弹性阻力

B. 弹性阻力来自肺组织和胸壁

C. 非弹性阻力主要来自呼吸道气流的摩擦

D. 同样压力下，弹性阻力大则表示顺应性也大

E. 肺的顺应性过分减小或过分增大，对呼吸均不利

27. 平静呼吸时，每次吸入或呼出的气体量称（　　）。

A. 肺活量　B. 时间肺活量　C. 肺泡通气量　D. 潮气量　E. 残气量

28. 最大呼气末存留于肺中的气体量是（　　）。

A. 余气量　B. 功能余气量　C. 肺泡气量　D. 闭合气量　E. 补呼气量

29. 平静呼气末存留于肺内的气量称（　　）。

A. 潮气量　B. 残气量　C. 功能残气量　D. 补呼气量　E. 补吸气量

30. 肺气肿患者的肺弹性回缩力降低，导致哪项气体量增加？（　　）

A. 功能余气量　B. 潮气量　C. 肺活量　D. 用力肺活量　E. 补吸气量

31. 肺活量等于（　　）。

A. 潮气量 + 补呼气量　B. 潮气量 + 补吸气量

C. 潮气量 + 补吸气量 + 补呼气量　D. 潮气量 + 残气量

E. 潮气量 + 功能残气量

32. 反映单位时间内充分发挥全部通气能力所达到的通气量称（　　）。

A. 通气储量百分比 B. 最大通气量　C. 用力肺活量　D. 肺泡通气量　E. 深吸气量

33. 能较好地评价肺的通气功能的是（　　）。

A. 肺活量　B. 时间肺活量　C. 肺泡通气量　D. 潮气量　E. 残气量

34. 进入肺泡内的气体，可因血液在肺内分布不均而未全部与血液进行气体交换。没有发生气体交换的这部分肺泡容量称（　　）。

A. 解剖无效腔　B. 生理无效腔　C. 肺泡无效腔　D. 气道无效腔　E. 无效腔

35. 肺泡通气量是指（　　）。

A. 每分钟吸入的气体量　B. 每分钟呼出的气体量

C. 每分钟吸入肺泡的新鲜气量　D. 尽力呼吸时，每分钟吸入的最大气体量

E. 肺泡通气量 =（潮气量 + 无效腔气量）× 呼吸频率

36. 潮气量为 500 mL，呼吸频率为 14 次 / 分，其肺泡通气量约为（　　）。

A. 3 L　B. 4 L　C. 5 L　D. 6 L　E. 7 L

37. 肺的有效通气量是（　　）。

A. 肺活量　B. 时间肺活量　C. 肺泡通气量　D. 潮气量　E. 残气量

38. 当呼吸幅度减小而频率加快时，下列哪项受影响最大？（　　）

A. 每分通气量　B. 肺泡通气量　C. 无效腔气量　D. 功能残气量　E. 肺扩散容量

39. 决定肺内气体交换方向的主要因素是（　　）。

A. 气体分压差　B. 气体溶解度

C. 气体分子量　D. 呼吸膜通透性

E. 气体与血红蛋白亲和力

40. 体内氧分压最高的部位是（　　）。

A. 肺泡气　B. 细胞内液　C. 组织液　D. 动脉血　E. 静脉血

41. 体内 CO_2 分压最高的部位是（　　）。

A. 组织液　B. 细胞内液　C. 毛细血管血液　D. 静脉血液　E. 动脉血液

42. 气体扩散速率与（　　）。

A. 分压差呈反比　B. 温度呈反比　C. 扩散面积呈反比　D. 扩散距离呈正比　E. 扩散系数呈正比

43. 影响肺换气的因素，错误的是（　　）。

A. 气体扩散速率与呼吸膜厚度呈反比　B. 气体扩散速率与呼吸膜面积呈正比

C. 通气／血流比值增大有利于换气　D. 通气／血流比值减小不利于换气

E. 气体扩散速率与气体的分压差高低有关

44. O_2 在血液中运输的主要形式是（　　）。

A. 物理溶解　B. 氧合血红蛋白

C. 碳酸氢盐　D. 氨基甲酸血红蛋白

E. 以上都不是

45. 氧的运输，错误的是（　　）。

A. O_2 的运输形式有物理溶解和化学结合两种形式

B. O_2 的结合形式是氧合血红蛋白

C. 血液中化学结合的 O_2 量远大于物理溶解的 O_2 量

D. O_2 与 Hb 的结合反应快，不需要酶的催化，且可逆

E. 吸入高压氧主要是增加化学结合的 O_2 量

46. Hb 氧饱和度的高低主要决定于（　　）。

A. Hb 的浓度　B. 氧分压

C. 血浆 pH 值　D. CO_2 分压

E. 2,3-DPG 含量

47. 氧离曲线是表示下列哪种关系的曲线？（　　）

A. 血红蛋白含量与氧解离量　B. 血红蛋白氧饱和度与血红蛋白氧含量

C. 血红蛋白氧饱和度与血氧分压　D. 血红蛋白氧含量与血红蛋白氧容量

E. 血红蛋白与血红蛋白氧含量

48. 使氧解离曲线左移的是（　　）。

A. CO_2 分压升高　B. pH 值降低

C. 温度升高　D. 2,3-DPG 升高

E. 库存 3 周后的血液

49. 引起氧离曲线右移的是（　　）。

A. CO_2 分压增加　B. 2,3-DPG 降低

C. pH 值升高　D. 温度降低

E. CO_2 分压降低

50. CO_2 在血液中的主要运输形式是（　　）。

A. 物理溶解　B. 氨基甲酸血红蛋白

C. 碳酸氢盐　D. 去氧血红蛋白

E. 氧合血红蛋白

51. 气体在血液中的运输，错误的是（　　）。

A. O_2 的运输主要以氧合血红蛋白（HbO_2）的方式运输

B. CO_2 的运输大部分用氨基甲酸血红蛋白形式

C. CO_2 的运输大部分用 HOC_3^- 的方式

D. 氧合血红蛋白的结合是舒松可逆的，结合或解离取决于氧分压

E. 二氧化碳和水结合，形成碳酸氢盐进行运输

52. 调节呼吸的基本中枢位于（　　）。

A. 脊髓　B. 延髓　C. 脑桥　D. 中脑　E. 大脑皮层

53. 呼吸的调整中枢在（　　）。

A. 脊髓　B. 延髓　C. 脑桥　D. 下丘脑　E. 大脑皮质

54. 脑桥呼吸调整中枢的主要功能是（　　）。
A. 促使吸气转为呼气　　B. 促使呼气转为吸气
C. 减慢呼吸频率　　D. 使吸气缩短、呼气延长
E. 接受肺牵张反射的传入信息
55. 切断兔颈部的双侧迷走神经后，呼吸将（　　）。
A. 变深变快　　B. 变浅变快　　C. 变浅变慢　　D. 变深变慢　　E. 吸气时相缩短
56. 中枢化学感受器最敏感的刺激物是（　　）。
A. 血液中的 CO_2　　B. 血液中的 H^+
C. 脑脊液中的 H^+　　D. 脑脊液中的 CO_2
E. 脑脊液中的 O_2 分压降低
57. 通过兴奋中枢化学感受器增强肺通气的有效刺激是（　　）。
A. 脑脊液 H^+ 浓度升高　　B. 脑脊液 CO_2 分压升高
C. 脑脊液 O_2 分压降低　　D. 动脉血 H^+ 浓度升高
E. 动脉血 O_2 分压降低
58. 感受动脉血氧分压降低引起肺通气增强最主要的感受器位于（　　）。
A. 颈动脉体　　B. 颈动脉窦　　C. 主动脉体　　D. 主动脉弓　　E. 延髓
59. 动脉血 CO_2 分压升高对呼吸的兴奋作用，主要是通过下列哪条途径实现的？（　　）
A. 直接刺激呼吸中枢　　B. 刺激外周化学感受器
C. 刺激中枢化学感受器　　D. 刺激颈动脉窦、主动脉弓压力感受器
E. 直接兴奋呼吸肌
60. 血液中 CO_2 分压升高使呼吸运动加强的主要途径是（　　）。
A. 直接刺激延髓呼吸中枢的神经元
B. 通过刺激中枢化学敏感区而引起
C. 直接刺激延髓呼吸中枢的神经元
D. 通过刺激颈动脉体和主动脉体感受器而引起
E. 通过刺激颈动脉窦和主动脉弓感受器而引起
61. 生理情况下，血液中调节呼吸的最重要因素是（　　）。
A. OH^-　　B. H^+　　C. O_2　　D. CO_2　　E. $NaHCO_3$
62. 调节呼吸运动最重要的生理因素是（　　）。
A. CO_2　　B. O_2　　C. H^+　　D. 2,3-DPG
63. 维持呼吸中枢正常兴奋性所必需的是（　　）。
A. 缺 O_2　　B. 一定浓度的 CO_2
C. $NaHCO_3$　　D. 一定浓度的 H^+
E. HCO_3^-
64. 血液中 H^+ 浓度增加使呼吸运动加强，主要刺激下列哪一途径而实现？（　　）
A. 延髓呼吸中枢　　B. 中枢化学敏感区
C. 颈动脉窦和主动脉弓感受器　　D. 颈动脉体和主动脉体感受器
E. 脑桥呼吸中枢
65. 低 O_2 使呼吸运动加强，主要刺激下列哪一途径实现？（　　）
A. 刺激中枢化学敏感区而兴奋呼吸中枢
B. 刺激颈动脉窦和主动脉弓感受器而兴奋呼吸中枢
C. 兴奋颈动脉体和主动脉体感受器
D. 直接兴奋脑桥呼吸中枢
E. 直接刺激呼吸中枢
66. H^+ 浓度升高，使呼吸运动增强，主要通过（　　）。
A. 刺激外周化学感受器　　B. 刺激中枢化学感受器
C. 直接兴奋延髓呼吸中枢　　D. 直接抑制延髓呼吸中枢
E. 直接兴奋脑桥呼吸调整中枢
67. 肺牵张反射，错误的是（　　）。

A. 感受器存在于支气管和细支气管的平滑肌层
B. 可促使吸气及时转为呼气
C. 传入纤维在迷走神经中上行至延髓
D. 有明显的种族差异
E. 正常人平静呼吸时，对呼吸节律起重要调节作用

A2 型题

1. 女，20 岁，咳嗽、胸闷 1 周。查体示右下肺呼吸音消失。胸部 X 线片示右侧大量胸腔积液。该患者肺通气功能检查，最不可能出现的结果是（　　）。
A. 一秒量下降　B. 残气量下降　C. 一秒率下降　D. 用力肺活量下降　E. 肺总量下降

2. 男，56 岁，因“肺部感染、休克”入监护室治疗。血气分析示存在“代谢性酸中毒，Ⅱ型呼吸衰竭”。为保证患者的组织供氧，此时不宜快速纠正酸中毒，其主要原因在于酸中毒时（　　）。
A. 组织氧摄取能力增加　B. 血红蛋白结合氧增加
C. 肺可获得更多的氧　D. 组织氧耗量减少
E. 氧解离曲线右移

B1 型题

（1～4 题共用备选答案）
A. 外呼吸　B. 内呼吸　C. 肺通气　D. 肺换气　E. 呼吸
1. 肺泡与肺毛细血管间的气体交换过程称（　　）。
2. 外界空气与肺之间的气体交换过程称（　　）。
3. 血液与组织细胞之间的气体交换过程称（　　）。
4. 组织换气也称（　　）。
（5～7 题共用备选答案）
A. 肺内压　B. 胸膜腔内压　C. 跨肺压　D. 跨胸壁压　E. 腹内压
5. 肺泡内的压力称（　　）。
6. 胸膜腔内的压力称（　　）。
7. 肺内压与胸膜腔内压之差称（　　）。
（8～11 题共用备选答案）
A. 肺活量　B. 用力肺活量　C. 每分通气量　D. 肺总容量　E. 肺泡通气量
8. 真正的有效通气量是（　　）。
9. 在肺容量中评价肺通气功能较好的指标是（　　）。
10. 最大吸气后，从肺内所能呼出的最大气量称（　　）。
11. 潮气量与呼吸频率的乘积为（　　）。
（12～14 题共用备选答案）
A. Hb 结合 O_2 的最大量　B. 氧含量占氧容量的百分比
C. Hb 实际结合的氧量　D. 氧扩散的总量
E. 氧溶解在血浆中的量
12. 血液氧含量是指（　　）。
13. 血液氧容量是指（　　）。
14. 血液氧饱和度是指（　　）。
（15～18 题共用备选答案）
A. 脊髓　B. 延髓　C. 脑桥中下部　D. 脑桥上部　E. 中脑
15. 呼吸的基本节律产生于（　　）。
16. 呼吸调整中枢位于（　　）。
17. 支配呼吸肌的运动神经起源于（　　）。
18. 损毁后呼吸无明显变化的结构是（　　）。
（19～22 题共用备选答案）
A. 刺激外周化学感受器　B. 刺激中枢化学感受器

C. 直接抑制呼吸中枢　　　　　　　　D. 直接刺激呼吸中枢

E. 直接刺激脑桥呼吸调整中枢

19. 给动物吸入 CO_2 气体引起呼吸加强的作用途径是（　　）。

20. 给动物静脉注入一定量乳酸引起呼吸加强是通过（　　）。

21. 低氧对呼吸的刺激作用完全是通过（　　）。

22. 低氧对呼吸中枢的作用是（　　）。

二、判断题

（　）1. 肺与外界间的气体交换称外呼吸。

（　）2. 平静呼吸是由吸气肌舒缩引起的。

（　）3. 肺通气的直接动力是呼吸运动。

（　）4. 呼气时胸膜腔负压值比吸气时小。

（　）5. 肺弹性阻力越大，则顺应性越小。

（　）6. 呼吸加深加快时气道阻力减小。

（　）7. 解剖无效腔一般等于生理无效腔。

（　）8. 潮气量指平静呼吸时每吸入和呼出的气体量。

（　）9. 深而慢的呼吸使肺泡通气量减小。

（　）10. 肺泡通气量 = 潮气量 × 呼吸频率。

（　）11. 气体分压差越大，扩散速率越快。

（　）12. 通气 / 血流比值增大会引起功能性的动 - 静脉短路。

（　）13. 氧在血液中主要以物理溶解方式运输。

（　）14. 发绀是严重贫血的表现。

（　）15. CO_2 主要以氨基甲酸血红蛋白的形式运输。

（　）16. 大脑皮层是产生节律呼吸的部位。

（　）17. 脊髓是呼吸运动的基本中枢。

（　）18. 肺牵张反射是由肺扩张引起的呼气抑制反射。

（　）19. CO_2 排出过多使呼吸加深加快。

（　）20. 酸中毒可使呼吸加深加快。

三、填空题

1. 人体呼吸过程包括四个环节，即__________、__________、__________和__________。

2. 外呼吸由__________和__________组成。

3. 肺通气的原动力是__________，直接动力是__________。

4. 用力呼吸又称__________，吸气时，除__________和__________收缩外，其他辅助吸气肌如__________、__________等也参加收缩，呼气时除__________舒张外还有__________和__________收缩。

5. 按呼吸运动肌群不同，可分为__________、__________和__________三种呼吸方式。

6. 吸气时，肺内压__________大气压；呼气时，肺内压__________大气压。吸气末或呼气末时，肺内压__________大气压。

7. 肺弹性阻力分为__________和__________。其中__________占总阻力的 2/3。

8. 肺泡内表面覆盖着一层薄液。与肺泡内气体形成__________，它具有使肺泡__________趋势，这种力量越大，则肺弹性阻力__________。

9. 肺泡表面活性物质由__________分泌的一种__________，它可__________表面张力。

10. 肺弹性阻力越大，顺应性__________，肺不容易__________。

11. 肺活量等于__________、__________、__________之和，正常成人男性约为__________，女性约为__________。

12. 每分肺泡通气量等于__________与__________之差乘以__________。

13. 影响肺换气的主要因素有__________、__________、__________。

14. O_2 和 CO_2 在血液中运输形式有__________和__________。

15. O_2 的化学结合运输形式是__________，CO_2 的化学结合运输形式有__________和__________。

16. 呼吸运动的基本中枢在____________，调整中枢在____________。
17. 正常人安静时，通气血流比值为____________，比值减小说明肺换气效率____________。
18. 肺牵张反射是由于____________或____________所引起的反射性____________变化，是一种____________调节。
19. 作用于化学感受器，引起呼吸变化的主要物质有____________、____________、____________。
20. ____________反射和____________反射属于防御性呼吸反射。

四、名词解释

1. 呼吸：

2. 肺通气：

3. 肺活量：

4. 肺泡通气量：

5. 通气血流比值：

五、简答题

1. 何谓呼吸？试述呼吸的全过程及其生理意义。

2. 胸内负压是如何形成的？有何生理意义？

3. 何谓肺泡表面活性物质？其有何生理意义？

4. 何谓肺换气？影响肺换气的因素有哪些？

5. 吸入气 CO_2 浓度轻度增加对呼吸运动有何影响？说明作用机制。

第六章　消化和吸收

知识目标

1. 掌握消化、吸收的概念。
2. 掌握唾液、胃液、胰液、胆汁、小肠液的成分及作用。
3. 掌握胃、肠运动的主要形式及作用。
4. 熟悉消化器官的神经、体液调节。
5. 熟悉主要物质在小肠吸收过程及排便反射。

习　题

一、选择题

A1 型题

1. 消化道平滑肌生理特性，错误的是（　　）。
A. 富有伸展性　B. 具有像心脏一样规则的自律性
C. 具有紧张性收缩　D. 兴奋性低
E. 对机械牵张刺激敏感
2. 消化道平滑肌对哪种刺激反应不敏感?（　　）
A. 机械牵张　B. 电和切割
C. 温度变化　D. 酸碱等化学物质
E. 缺血和平滑肌痉挛
3. 消化器官不具备哪种功能?（　　）
A. 消化食物　B. 内分泌　C. 免疫　D. 吸收营养　E. 维持酸碱平衡
4. 消化管共有的运动形式是（　　）。
A. 紧张性收缩　B. 容受性舒张　C. 蠕动　D. 分节运动　E. 集团蠕动
5. 消化道平滑肌基本电节律，正确的是（　　）。
A. 胃肠各段的频率相同　B. 起步点是纵肌与环肌之间的 Cajal 细胞
C. 依赖于支配神经的存在　D. 不受体液因素的影响
E. 可促发肌肉收缩
6. 胃肠平滑肌动作电位产生的主要离子基础是（　　）。
A. K^+ 内流　B. Na^+ 内流　C. Ca^{2+} 内流　D. Cl^- 外流　E. K^+ 外流
7. 迷走神经兴奋时将引起（　　）。
A. 胃肠平滑肌活动增强，消化腺分泌减少
B. 胃肠平滑肌活动减弱，消化腺分泌增多
C. 胃肠平滑肌活动增强，消化腺分泌增多
D. 胃肠平滑肌活动减弱，消化腺分泌减少
E. 胃肠平滑肌活动变化不明显，消化腺分泌增多
8. 迷走神经兴奋引起胰液分泌的特点是（　　）。
A. 水多，碳酸氢盐少，胰酶含量多　B. 水和碳酸氢盐少，胰酶含量多
C. 水和碳酸氢盐多，胰酶含量少　D. 水和碳酸氢盐多，胰酶含量少
E. 水和碳酸氢盐少，胰酶含量少
9. 交感神经兴奋可使（　　）。
A. 胃肠运动加强　B. 胃排空加快　C. 胆囊舒张　D. 消化腺分泌减少　E. 括约肌舒张
10. 支配胃肠道的交感神经节后纤维释放的神经递质主要是（　　）。
A. 乙酰胆碱　B. 肾上腺素　C. 去甲肾上腺素　D. 多巴胺　E. 5- 羟色胺
11. 消化腺细胞分泌酶原颗粒的方式是（　　）。

A. 载体中介易化扩散　B. 主动转运
C. 通道中介易化扩散　D. 单纯扩散
E. 胞吐作用

12. 胃肠激素生理作用，错误的是（　　）。
A. 调节消化道活动　B. 调节消化腺分泌
C. 促进消化道组织代谢和生长　D. 调节其他激素的释放
E. 调节小肠内营养物质的吸收

13. 胆囊收缩素生理作用，正确的是（　　）。
A. 促进胆汁和胰液中水、HCO_3^- 的分泌
B. 促进胰液中消化酶、水和 HCO_3^- 的分泌
C. 促进胆囊收缩和胰液中消化酶的分泌
D. 促进胆囊收缩和胰液中 HCO_3^- 的分泌
E. 促进胆囊收缩，抑制胃液分泌

14. 引起胆囊收缩素释放作用最强的物质是（　　）。
A. 盐酸　B. 脂酸钠　C. 蛋白质分解产物　D. 高渗溶液　E. 高渗溶液

15. 唾液，错误的是（　　）。
A. 每天分泌量为 1 ~ 1.5 L　B. 具有杀菌作用
C. 能清洁和保护口腔　D. 可分解淀粉
E. 唾液呈碱性

16. 在人的唾液中含有的酶是（　　）。
A. 脂肪酶　B. 肽酶　C. 蛋白酶　D. 淀粉酶和溶菌酶　E. 淀粉酶

17. 唾液中的消化酶主要是（　　）。
A. 淀粉酶　B. 溶菌酶　C. 麦芽糖酶　D. 肽酶　E. 凝乳酶

18. 下列哪项不是唾液的作用?（　　）
A. 湿润和溶解食物　B. 清洁和保护口腔　C. 杀菌　D. 消化部分蛋白质　E. 消化部分淀粉

19. 胃的特有运动形式是（　　）。
A. 紧张性收缩　B. 容受性舒张　C. 蠕动　D. 分节运动　E. 集团蠕动

20. 实现胃容受性舒张的传出途径是（　　）。
A. 交感神经　B. 迷走胆碱能神经　C. 迷走肽能神经　D. 壁内神经丛　E. 释放肠抑胃肽

21. 胃蠕动，正确的是（　　）。
A. 食物入胃后 1 分钟开始　B. 约每分钟 5 次
C. 约需 3 分钟到达幽门　D. 每次可将 20 ~ 30 mL 食糜排入小肠
E. 迷走神经兴奋可使蠕动增强

22. 食物入胃约（　　）分钟，胃开始蠕动。
A. 5　B. 10　C. 15　D. 30　E. 20

23. 下列因素中哪项有促进胃运动的作用?（　　）
A. 胃泌素　B. 肠 - 胃反射　C. 胰泌素　D. 抑胃肽　E. 盐酸

24. 胃的排空速度，正确的是（　　）。
A. 糖最快，蛋白质次之，脂肪最慢　B. 蛋白质最快，糖次之，脂肪最慢
C. 糖最快，脂肪次之，蛋白质最慢　D. 脂肪最快，蛋白质次之，糖最慢
E. 脂肪最快，糖次之，蛋白质最慢

25. 混合食物由胃完全排空通常需要（　　）。
A. 1 ~ 1.5 小时　B. 2 ~ 3 小时　C. 4 ~ 6 小时　D. 7 ~ 8 小时　E. 12 ~ 24 小时

26. 胃排空，错误的是（　　）。
A. 食物入胃后 5 分钟开始　B. 流体食物比稠的固体食物快
C. 糖类最快，蛋白质最慢　D. 情绪兴奋时快，忧虑时慢
E. 混合食物完全排空需 4 ~ 6 小时

27. 下列促进胃排空的因素是（　　）。
A. 盐酸　B. 脂肪　C. 肠抑胃素　D. 高渗溶液　E. 蛋白质分解产物

28. 下列哪项不参与调控胃排空速度？（　　）
A. 水　　B. 胃泌素
C. 机械的扩张刺激　　D. 内容物的渗透压
E. 进入十二指肠的酸性食糜
29. 胃液分泌，错误的是（　　）。
A. 壁细胞分泌盐酸　　B. 主细胞分泌胃蛋白酶原
C. 黏液颈细胞分泌黏液　　D. 幽门腺细胞分泌黏液
E. 主细胞分泌内因子
30. 胃液，错误的是（　　）。
A. 无色酸性液体　　B. 每日分泌量为 1.5 ～ 2.5 L
C. pH 值为 0.9 ～ 1.5　　D. 包括盐酸等物质
E. 胃液呈碱性
31. 胃液的生理作用不包括（　　）。
A. 消化蛋白质　　B. 杀菌
C. 促进胰液分泌　　D. 促进 Ca^{2+}、Fe^{2+} 的吸收
E. 帮助维生素 B_{12} 吸收
32. 胃泌素的生理作用不包括（　　）。
A. 刺激胃酸分泌　B. 促进胃运动　C. 刺激胰酶分泌　D. 促进唾液分泌　E. 促进胆汁分泌
33. 刺激胃液分泌的重要物质是（　　）。
A. 去甲肾上腺素　B. 肾上腺素　C. 组胺　D. 促胰液素　E. 抑胃肽
34. 激活胃蛋白酶原的物质是（　　）。
A. 肠激酶　B. 盐酸　C. 组织液　D. 胃泌素　E. 胰泌素
35. 内因子促进下列哪种物质的吸收？（　　）
A. 铁　B. 钙　C. 维生素 B_{12}　D. 胆盐　E. 维生素 K
36. 胃大部分切除的患者出现严重贫血，表现为外周血巨幼红细胞增多，其主要原因是哪类的减少？（　　）
A. HCl　B. 内因子　C. 黏液　D. HCO_3^-　E. 胃蛋白酶原
37. 胃黏膜处于高酸和胃蛋白酶环境中，却并不被消化，是由于存在自我保护机制，称（　　）。
A. 黏液屏障　　B. 碳酸氢盐屏障
C. 黏液 - 碳酸氢盐屏障　　D. 黏液细胞保护
E. 黏液凝胶层保护
38. 参与构成胃黏膜保护屏障的主要离子是（　　）。
A. Na^+　B. Ca^{2+}　C. H^+　D. HCO_3^-　E. Cl^-
39. 用阿托品阻断 M 受体可导致（　　）。
A. 唾液分泌增多　B. 胃液分泌增多　C. 胰液分泌增多　D. 吞咽困难　E. 胃肠运动减弱
40. 头期胃液分泌的调节是（　　）。
A. 纯条件反射　B. 纯非条件反射　C. 纯神经调节　D. 纯体液调节　E. 神经 - 体液调节
41. 下列哪种物质对胃液分泌有抑制作用？（　　）
A. 乙酰胆碱　B. 胃泌素　C. 组胺　D. 促胰液素　E. 肠泌酸素
42. 下列哪项不是小肠分节运动的作用？（　　）
A. 使食糜与消化液充分混合
B. 有利于化学性消化
C. 有利于物质吸收
D. 有助于血液和淋巴回流
E. 可推进食糜从小肠始端一直送到小肠末端，甚至推送入大肠
43. 小肠的特有运动形式是（　　）。
A. 紧张性收缩　B. 容受性舒张环球　C. 分节运动　D. 蠕动　E. 集团蠕动
44. 将离体小肠置于适宜的环境中，仍能进行良好的节律性收缩运动，表明小肠平滑肌（　　）。
A. 传导性好　B. 有自律性　C. 伸展性好　D. 收缩性强　E. 兴奋性高

45. 激活糜蛋白酶原的物质是（　　）。
A. HCl　B. 肠致活酶　C. 胰蛋白酶　D. 糜蛋白酶　E. 组织液
46. 下列哪种不是胰液的成分？（　　）
A. 胰淀粉酶　B. 胰脂肪酶　C. 胰蛋白酶原　D. 糜蛋白酶原　E. 肠激酶
47. 含消化酶种类最多的消化液是（　　）。
A. 唾液　B. 胃液　C. 胆汁　D. 胰液　E. 小肠液
48. 消化液中最重要的是（　　）。
A. 唾液　B. 胃液　C. 胆汁　D. 胰液　E. 小肠液
49. 胰液中浓度最高的无机物是（　　）。
A. Na^+　B. K^+　C. Ca^{2+}　D. Cl^-　E. HCO_3^-
50. 下列哪项为不含有消化酶的消化液？（　　）
A. 唾液　B. 胃液　C. 胆汁　D. 胰液　E. 小肠液
51. 胰液，错误的是（　　）。
A. 胰液的 pH 值约为 8
B. 胰液的碳酸氢钠含量高
C. 胰液的分泌以神经调节为主
D. 胰液中含有羟基肽酶
E. 每天分泌量超过 1 000 mL
52. 促胰液素引起胰腺分泌胰液的特点是（　　）。
A. 水和 HCO_3^- 多，酶少
B. 水和 HCO_3^- 少，酶多
C. 水多，酶和 HCO_3^- 少
D. HCO_3^- 多，水和酶少
E. 水和 HCO_3^- 少，酶少
53. 引起促胰液素释放最强的物质是（　　）。
A. 蛋白质分解产物　B. 盐酸　C. 淀粉　D. 葡萄糖　E. 脂酸钠
54. 促使胰液中各种酶分泌的重要体液因素是（　　）。
A. 胃泌素　B. 促胰液素　C. 胆囊收缩素　D. 胆盐　E. HCl
55. 刺激促胰液素释放的最有效物质是（　　）。
A. 蛋白质分解产物　B. 葡萄糖　C. HCl　D. 胆酸钠　E. 淀粉
56. 激活胰液中胰蛋白酶原的是（　　）。
A. 脂肪酸　B. 胆盐　C. 蛋白水解产物　D. 肠致活酶　E. 糜蛋白酶
57. 胆汁中与脂肪消化和吸收有关的主要成分是（　　）。
A. 胆色素　B. 胆固醇　C. 卵磷脂　D. 胆盐　E. 碳酸氢盐
58. 胆盐的肠肝循环，错误的是（　　）。
A. 胆盐在回肠末端被吸收
B. 经门静脉返回到肝脏
C. 每次重吸收约 95%
D. 每次进餐后可循环 5 ～ 6 次
E. 返回的胆盐对肝胆汁的分泌有促进作用
59. 下列哪项因素不参与胆汁排出的调节？（　　）
A. 胃泌素　B. 胆囊收缩素　C. 促胰液素　D. 胆盐　E. 迷走神经
60. 与脂肪的消化、吸收有关的消化液是（　　）。
A. 唾液　B. 胃液　C. 胆盐　D. 胰液　E. 小肠液
61. 胆汁中参与消化的物质是（　　）。
A. 唾液　B. 胃液　C. 胆盐　D. 胰液　E. 小肠液
62. 下列哪种不是胆汁的作用？（　　）
A. 作为乳化剂，降低脂肪的表面张力
B. 分解脂肪为脂肪酸和甘油一酯
C. 作为脂肪分解产物的动载工具
D. 可中和一部分胃酸
E. 可促进脂溶性维生素的吸收
63. 下列哪种是由大肠内细菌利用食物残渣合成的？（　　）
A. 维生素 K　B. 维生素 C　C. 维生素 E　D. 维生素 A　E. 维生素 D
64. 消化和吸收，错误的是（　　）。

A. 食物被加工、分解的过程，属于消化
B. 大分子物质可被吸收入血
C. 小分子物质被转运入血或淋巴液的过程，属于吸收
D. 消化分为机械性和化学
E. 消化在先，吸收在后

65. 营养物质的消化、吸收主要发生在（　　）。
A. 大肠　B. 小肠　C. 口腔　D. 胃　E. 食管

66. 吸收的主要部位在小肠，下列哪项不是其原因？（　　）
A. 食物在小肠内停留时间长
B. 小肠长度长，肠壁厚，吸收面积大
C. 小肠黏膜中有丰富的毛细血管和毛细淋巴管
D. 食物在小肠内已被分解为易吸收的小分子物质
E. 小肠有丰富的消化酶

67. 铁的吸收，错误的是（　　）。
A. 高价铁不易吸收，亚铁易吸收　B. 机体缺铁时，吸收铁的能力增强
C. 维生素 D 可促进铁吸收　D. 胃酸可促进铁吸收
E. 铁吸收的部位主要在十二指肠和空肠

68. 糖的吸收，错误的是（　　）。
A. 以单糖的形式吸收　B. 是继发性主动转运
C. 需要 Na^+ 参与　D. 吸收途径为血液和淋巴液
E. 已糖吸收比戊糖快

A2 型题

1. 女，72 岁，乏力、面色苍白 1 年，40 年前行胃大部切除术。查体：T 36 ℃，P 90 次 / 分，R 16 次 / 分，BP 110/80 mmHg。皮肤及睑结膜苍白，双肺呼吸音清，心率 90 次 / 分，心律齐，各瓣膜听诊区未闻及杂音。腹软，上腹部见一长约 7 cm 陈旧性手术瘢痕，全腹无压痛及反跳痛，未触及包块。实验室检查：Hb 70 g/L，粪隐血（－）。胃镜检查：吻合口炎症。与患者贫血有关的因素不包括（　　）。
A. 叶酸缺乏　B. 胃蛋白酶缺乏　C. 维生素 B_{12} 缺乏　D. 铁缺乏　D. 胃酸缺乏

2. 男，66 岁，上腹胀痛 10 余年。胃镜检查：胃体黏膜变薄，血管透见，皱襞稀疏。病理检查：胃体腺体萎缩。该患者不应出现的生理变化是（　　）。
A. 胃蛋白酶原分泌减少　B. 铁吸收减少
C. 维生素 B_{12} 吸收减少　D. 血清促胃液素降低
E. 胃酸分泌减少

3. 男，33 岁，消化性溃疡反复发作并出血 3 年，再出血 1 周，内科治疗无效，行手术治疗。术中见胃皱襞显著增厚，组织病理学检查发现明显的壁细胞增生。最可能导致上述病理改变的内源性物质是（　　）。
A. 转化生长因子 -α　B. 促胃液素
C. 促胰液素　D. 生长抑素
E. 乙酰胆碱

4. 男，75 岁，腹胀、便秘、食欲不振半年。无腹痛、腹泻，无呕吐。既往体健。查体：T 36.5 ℃，P 80 次 / 分，R 18 次 / 分，BP 140/80 mmHg。双肺呼吸音清，心律齐，腹软，无压痛，Murphy（－）。腹部 B 超示胆囊萎缩。可能受影响的情况是（　　）。
A. 蛋白质分解　B. 蛋白质分解产物吸收
C. 单糖吸收　D. 脂肪分解产物吸收
E. 淀粉类食物消化分解

B1 型题

（1～5 题共用备选答案）
A. 壁细胞　B. 黏液细胞

C. 主细胞　　　　D. 胃幽门黏膜 G 细胞
E. 胃黏膜表面上皮细胞

1. 分泌内因子的是（　　）。
2. 分泌盐酸的是（　　）。
3. 分泌胃泌素的是（　　）。
4. 分泌 HCO_3^- 的是（　　）。
5. 分泌胃蛋白酶的是（　　）。

（6～9 题共用备选答案）
A. 渗透和滤过　　B. 单纯扩散　　C. 易化扩散　　D. 主动转运　　E. 入胞作用

6. 水分在小肠中被吸收的机制为（　　）。
7. 氨基酸和葡萄糖在小肠中被吸收的机制为（　　）。
8. 水溶性维生素在小肠中被吸收的机制为（　　）。
9. 胆盐在回肠中被吸收的机制为（　　）。

（10～11 题共用备选答案）
A. 胆固醇　　B. 胆红素　　C. 胆盐　　D. 胆绿素　　E. 脂肪酸

10. 胆汁中有利胆作用的成分是（　　）。
11. 胆汁中与消化有关的成分中主要是（　　）。

（12～14 题共用备选答案）
A. 胃　　B. 小肠上段　　C. 空肠　　D. 回肠　　E. 结肠

12. 铁被吸收最快的部位是（　　）。
13. 主动吸收胆盐的部位是（　　）。
14. 主动吸收维生素 B_{12} 的部位是（　　）。

（15～16 题共用备选答案）
A. 代谢性酸中毒　　B. 代谢性碱中毒　　C. 混合性碱中毒　　D. 呼吸性酸中毒　　E. 呼吸性碳中毒

15. 幽门梗阻患者出现严重呕吐可导致（　　）。
16. 严重腹泻患者可导致（　　）。

（17～18 题共用备选答案）
A. 胃底部　　B. 胃窦部　　C. 小肠上部　　D. 回肠　　E. 结肠

17. 分泌胃泌素的主要部位是（　　）。
18. 吸收钙的主要部位是（　　）。

（19～20 题共用备选答案）
A. 胃泌素　　B. 促胰液素　　C. 胆囊收缩素　　D. 乙酰胆碱　　E. 血管活性肠肽

19. 引起胰腺分泌大量水分和碳酸氢盐的是（　　）。
20. 主要刺激胃酸分泌的激素是（　　）。

二、判断题

（　　）1. 化学性消化是通过消化管道运动而实现的。
（　　）2. 消化淀粉主要是唾液。
（　　）3. 蠕动是食管特有的运动方式。
（　　）4. 吞咽主要通过反射来完成。
（　　）5. 内因子是由胃底腺的壁细胞分泌的。
（　　）6. 胃酸是强酸，可分为游离酸和结合酸，其中起作用的是结合酸。
（　　）7. 胃排空速度从快到慢是脂肪、糖、蛋白质。
（　　）8. 胃黏膜屏障可以阻止 H^+ 向黏膜内扩散。
（　　）9. 分节运动是小肠运动的特有方式。
（　　）10. 胰液中主要含有两种消化酶。
（　　）11. 胆囊是产生胆汁的主要部位。
（　　）12. 副交感神经兴奋可使胃肠运动减弱，交感神经兴奋可使胃肠运动增强。
（　　）13. 进食能引起胃容受性舒张及胃肠运动增强。

( ) 14. 小肠内皱襞不利于物质的吸收。
( ) 15. Na^+ 的吸收是主动耗能。
( ) 16. Fe^{2+}、Ca^{2+} 吸收比 Na^+、K^+ 吸收更容易。
( ) 17. 甘油、分子量小的脂肪酸溶于水，可直接吸收入血。
( ) 18. 排便反射的初级中枢位于脊髓腰骶段。

三、填空题

1. 消化可分为____________和____________两种方式。
2. 胃的运动形式有____________、____________和____________。
3. 胃腺壁细胞可分泌__________、__________，主细胞分泌____________；黏液细胞分泌____________。
4. 胃排空主要取决于____________和____________的压力差。
5. 胃液的主要成分有____________、____________、____________、____________。
6. 胆汁与____________的消化、吸收有关，其主要成分____________。
7. 含有蛋白酶的消化液有____________和____________。
8. 含有淀粉酶的消化液有____________、____________、____________。
9. 胰液中的消化酶有____________、____________、____________。
10. 小肠运动形式有____________、____________、____________、____________。
11. 大肠内细菌可利用一些物质合成____________、____________。
12. 绝大多数物质消化后经____________吸收进入____________，但脂肪及分解产物吸收后进入____________。
13. 葡萄糖、氨基酸主要以____________方式被吸收，而水是____________方式被吸收。
14. 消化管除口腔____________和____________受躯体神经支配外，其余均受____________支配。
15. 交感神经兴奋时，胃肠运动____________，消化液分泌____________。
16. 促胃液素的作用是促进____________、____________和____________分泌，加强____________和____________收缩，促进____________生长。
17. 促胰液素的作用是促进____________、____________、____________分泌。____________收缩抑制____________运动和____________分泌。
18. 缩胆囊素可促进____________、____________、____________和____________分泌，加强____________运动和____________收缩。

四、名词解释

1. 消化：

2. 吸收：

3. 胃黏膜屏障：

4. 胃黏液屏障：

5. 分节运动：

五、简答题

1. 简述胰液的主要成分及作用。

2. 胃液中含有哪些主要成分？分别由什么细胞分泌产生？各具有哪些生理作用？

3. 为何说小肠是最重要的吸收部位？

4. 试述胃液分泌的调节及特点。

第七章 能量代谢与体温

知识目标

1. 掌握基础代谢率的概念及正常值。
2. 掌握体温的概念及正常值。
3. 熟悉机体产热和散热的主要方式。
4. 熟悉机体体温的调节机制。

习 题

一、选择题

A1 型题

1. 基础代谢率相对值的正常范围是（　　）。
   A. ±30%　B. ±40%～50%　C. ±30%～40%　D. ±10%～15%　E. ±20%～30%
2. 影响产热的因素，错误的是（　　）。
   A. 环境温度超过 30 ℃可使产热增加　B. 交感神经兴奋可使产热增加
   C. 寒冷刺激可使产热减少　D. 甲状腺素分泌增加可使产热增加
   E. 骨骼肌活动可使产热增加
3. 下述哪项因素不能使代谢增强？（　　）
   A. 寒冷刺激　B. 发热　C. 进食　D. 副交感神经兴奋　E. 生长素
4. 自主性体温调节不包括（　　）。
   A. 体位改变　B. 发汗　C. 皮肤血流量增加　D. 寒战　E. 皮肤血流量减少
5. 体内能源储存的主要形式是（　　）。
   A. 葡萄糖　B. 肝糖原　C. 蛋白质　D. 组织脂质　E. 肌糖原
6. 体温的正常波动，错误的是（　　）。
   A. 女子体温略高于男子，排卵日最高
   B. 老年人体温往往低于成年人
   C. 新生儿体温易波动
   D. 食物的特殊动力作用可使体温升高
   E. 通常体温在清晨 2—6 时最低，下午 1—6 时最高
7. 摄取混合食物，呼吸熵通常为（　　）。
   A. 0.82　B. 0.75　C. 0.70　D. 1.00　E. 0.80
8. 人体的热能营养素是（　　）。
   A. 糖类、维生素、矿物质　B. 糖类、脂肪、蛋白质
   C. 脂肪、糖类、维生素　D. 蛋白质、脂肪、维生素
   E. 蛋白质、糖类、微量元素
9. 特殊动力作用效应最大的物质是（　　）。
   A. 脂肪　B. 维生素　C. 蛋白质　D. 混合食物　E. 糖
10. 下列哪项不会引起发汗速度加快？（　　）
    A. 风速增大　B. 劳动强度增大　C. 环境温度增高　D. 精神紧张　E. 环境湿度增高
11. 从生理学角度出发，体温是指（　　）。
    A. 直肠温度　B. 机体表层平均温度
    C. 腋窝温度　D. 机体深部平均温度
    E. 舌下温度
12. 外界温度等于或高于皮肤温度时，机体的散热方式是（　　）。
    A. 传导散热　B. 对流散热　C. 传导和对流散热　D. 蒸发散热　E. 辐射散热

13. 临床上测定能量代谢的间接测热法，必须取得的数据是（　　）。
A. 单位时间耗氧量 B. 食物热价 C. 非蛋白呼吸商 D. 氧热价 E. 呼吸熵
14. 体温调节的主要中枢在（　　）。
A. 丘脑 B. 下丘脑 C. 脑干网状结构 D. 大脑皮层 E. 延髓
15. 正常人体温与测定部位的关系，正确的是（　　）。
A. 口腔温 > 直肠温 > 腋窝温 B. 直肠温 > 口腔温 > 腋窝温
C. 直肠温 > 腋窝温 > 口腔温 D. 腋窝温 > 直肠温 > 口腔温
E. 腋窝温 > 口腔温 > 直肠温

A2 型题

1. 某病毒性感染患者出现畏寒、寒战，体温达到 39.5 ℃，这主要是由于（　　）。
A. 体温调定点上移 B. 产热中枢抑制 C. 散热中枢兴奋 D. 皮肤血管扩张 E. 心血管系统兴奋
2. 某女性甲亢患者基础代谢率出现变化，正确的应为（　　）。
A. 其相对值超过 10% B. 其相对值超过 15%
C. 其相对值超过 20% D. 其相对值在 -15% ～ +15%
E. 其相对值等于 15%
3. 女，28 岁，晨醒后脉率 100 次 / 分，血压 120/75 mmHg，其基础代谢率为（　　）。
A. 0.22 B. 0.26 C. 0.31 D. 0.34 E. 0.48

B1 型题

（1 ～ 3 题共用备选答案）
A. 食物特殊动力效应 B. 骨骼肌产热
C. 内脏产热 D. 流汗
E. 皮肤血管扩张
1. 吃饭时引起机体产热增加的是（　　）。
2. 运动时体温升高主要是（　　）。
3. 高热退烧主要原因是（　　）。

二、判断题

（　）1. 睡眠时的能量代谢率不一定总是低于从事体力劳动时。
（　）2. 室温 30 ℃测得的 BMR 肯定比 10 ℃时测定的要高。
（　）3. ATP 既是人体主要的贮能物质，又是唯一的供能物质。
（　）4. 间接测热法不可以推算人体的能量代谢率。
（　）5. 体温调节的高级中枢是下丘脑。
（　）6. 腋温即是人体体温。

三、填空题

1. 人体物理性散热方式主要有__________、__________、__________。
2. 人体能量代谢的过程有__________、__________、__________、__________。
3. 影响能量代谢的因素有__________、__________、__________、__________。
4. 体温是指机体的__________温度，临床上常用__________的温度来代替体温。
5. 人体的主要产热器官是__________和__________。
6. 调节体温的基本中枢在__________。

四、名词解释

1. 呼吸熵：

2. 食物的特殊动力效应：

3. 基础代谢率：

4. 体温：

五、简答题

临床上对高热患者退热的措施有哪些？

第八章 肾脏的排泄

知识目标

1. 掌握尿生成的基本过程。
2. 掌握肾小球滤过率的概念及肾小球滤过的影响因素。
3. 掌握 Na^+、H_2O、葡萄糖等几种重要物质的重吸收部位及方式。
4. 掌握肾小球和集合管重吸收的影响因素。
5. 掌握抗利尿激素、醛固酮的合成部位、生理作用及分泌的调节。
6. 掌握尿量的正常值，多尿、少尿、无尿的概念。
7. 熟悉尿的浓缩和稀释过程。
8. 熟悉排尿反射的过程。
9. 熟悉排泄的概念及排泄的途径。
10. 熟悉肾的结构特点与肾血流循环特点。
11. 熟悉滤过膜、有效滤过压的组成。
12. 熟悉肾小管和集合管的分泌作用。

习 题

一、选择题

A1 型题

1. 排泄的途径不包括（　　）。
   A. 由肺呼出 CO_2　　B. 由大肠排出食物残渣
   C. 由大肠排出胆色素　　D. 由皮肤排出水和汗液
   E. 由肾脏排出尿液
2. 肾功能的重要生理意义是（　　）。
   A. 排泄代谢终产物　　B. 调节水、盐代谢
   C. 维持酸碱平衡　　D. 产生生物活性物质
   E. 维持机体内环境相对稳定
3. 近髓肾单位的主要功能是（　　）。
   A. 重吸收 Na^+ 和分泌 K^+　　B. 重吸收 Na^+ 和分泌 H^+
   C. 重吸收葡萄糖和氨基酸　　D. 对尿液进行浓缩和稀释
   E. 释放肾素
4. 肾小球滤过率是指（　　）。
   A. 两侧肾脏每分钟生成的原尿量　　B. 每侧肾脏每分钟生成的原尿量
   C. 每个肾单位每分钟生成的原尿量　　D. 每分钟两侧肾脏血浆流量与滤过量
   E. 每昼夜两侧肾脏生成的滤液量
5. 正常情况下，肾小球滤过率为（　　）。
   A. 100 mL/min　B. 125 mL/min　C. 150 mL/min　D. 200 mL/min　E. 175 mL/min
6. 肾小球滤过的动力是（　　）。
   A. 入球小动脉血压　B. 肾小囊内压　C. 肾动脉血压　D. 血浆胶体渗透压　E. 有效滤过压
7. 下列哪项可使肾小球滤过率减少？（　　）
   A. 血浆胶体渗透压升高　　B. 血浆胶体渗透压下降
   C. 血浆晶体渗透压下降　　D. 血浆晶体渗透压升高
   E. 肾小球毛细血管血压升高
8. 促进肾小球滤过的动力是（　　）。
   A. 肾小球毛细血管血压　　B. 肾小囊内胶体渗透压

C. 血浆胶体渗透压　　D. 囊内压
E. 全身动脉压

9. 静脉快速输入大量生理盐水引起尿量增多的主要原因是（　　）。
A. 小管液溶质浓度升高　　B. 血浆胶体渗透压降低
C. 囊内压升高　　D. 血浆晶体渗透压升高
E. 血浆晶体渗透压降低

10. 交感神经兴奋时肾小球滤过率下降是由于（　　）。
A. 平均动脉压降低　　B. 肾血浆流量降低
C. 血浆胶体渗透压增高　　D. 滤过膜通透性降低
E. 囊内压升高

11. 注射大剂量去甲肾上腺素引起少尿或无尿的原因是（　　）。
A. 肾小球毛细血管血压明显下降　　B. 血浆胶体渗透压升高
C. 囊内压升高　　D. 滤过膜通透性增加
E. 肾小球滤过总面积减少

12. 输尿管结石时尿量减少的原因是（　　）。
A. 囊内压升高　　B. 血浆胶体渗透压升高
C. 滤过膜面积减小　　D. 滤过膜通透性减小
E. 肾小球毛细血管血压下降

13. 下列哪种情况下肾小球的滤过率增加？（　　）
A. 大失血　　B. 输尿管结石和肿瘤压迫肾小管
C. 肝硬化晚期患者　　D. 肾血浆流量减少
E. 滤过膜面积减少

14. 急性大出血患者动脉血压降低至 60/40 mmHg，尿量明显减少的主要原因是（　　）。
A. 滤过膜通透性降低　　B. 滤过膜面积减少
C. 肾小球毛细血管血压降低　　D. 血浆胶体渗透压升高
E. 囊内压升高

15. 急性肾小球肾炎引起少尿的主要原因是（　　）。
A. 血浆胶体渗透压升高　　B. 囊内压升高
C. 滤过膜的通透性降低　　D. 肾小球滤过总面积减小
E. 肾血流量减少

16. 当肾动脉压由 100 mmHg 上升到 150 mmHg 时，肾血流量变化是（　　）。
A. 明显增加　　B. 明显减少　　C. 无明显改变　　D. 先增加后减少　　E. 先减少后增加

17. 肾血流量自身调节时，感受压力牵张刺激的部位是（　　）。
A. 入球小动脉壁　　B. 出球小动脉壁　　C. 近球细胞　　D. 间质细胞　　E. 致密斑

18. 交感神经兴奋时，肾血流量（　　）。
A. 不变　　B. 减少　　C. 增多　　D. 先减少后增多　　E. 先增多后减少

19. 下列物质中，最易通过肾小球滤过膜的是（　　）。
A. 带正电的小分子　B. 带负电的小分子　C. 电中性的小分子　D. 带负电的大分子　E. 带正电的大分子

20. 正常情况下，不能通过肾小球滤过膜的物质是（　　）。
A. 钠离子　　B. 氨基酸　　C. 甘露醇　　D. 葡萄糖　　E. 血浆白蛋白

21. 肾小球滤过膜中，阻挡大分子物质滤过的主要屏障是（　　）。
A. 肾小囊脏层足细胞足突　　B. 肾小囊脏层足细胞胞体
C. 肾小囊脏层足细胞足突裂隙膜　　D. 肾小球毛细血管内皮下基膜
E. 肾小球毛细血管内皮细胞

22. 肾小管各段和集合管中，重吸收能力最强的部位是（　　）。
A. 髓袢　　B. 集合管　　C. 近端小管　　D. 远端小管　　E. 肾小球

23. 肾小管和集合管的重吸收，错误的是（　　）。
A. 葡萄糖的重吸收仅限于近端小管　　B. 葡萄糖的重吸收有最大限度
C. 重吸收方式有主动和被动两种形式　　D. 水和无机盐是大部分重吸收

E. 代谢终产物也可大部分重吸收

24. 水的重吸收，错误的是（　　）。
A. 肾小管和集合管对水的总重吸收率约为 99%
B. 重吸收减少 1%，尿量将增加 1%
C. 近球小管对水的吸收与体内是否缺水无关
D. 水的重吸收都是被动的
E. 远曲小管及集合管对水的重吸收受抗利尿激素的调控

25. 正常尿中不应出现的成分是（　　）。
A. 水　B. 氯化钠　C. 尿胆素　D. 葡萄糖　E. 尿素

26. 葡萄糖的重吸收与以下哪种离子相伴联？（　　）
A. Na^+　B. Ca^{2+}　C. K^+　D. Cl^-　E. NH_4^+

27. 正常人的肾糖阈为每百毫升（　　）。
A. 80 ～ 100 mg　B. 120 ～ 160 mg　C. 160 ～ 180 mg　D. 180 ～ 200 mg　E. 60 ～ 160 mg

28. 患者经抗肿瘤治疗后尿检发现大量葡萄糖和氨基酸，推测其肾单位受损部位是（　　）。
A. 近端小管　B. 肾小球　C. 集合管　D. 髓袢升支粗段　E. 远端小管

29. HCO_3^- 的重吸收，错误的是（　　）。
A. 主要在近球小管重吸收
B. HCO_3^- 的重吸收优先于 Cl^- 的重吸收
C. HCO_3^- 是以其原形的形式被重吸收的
D. HCO_3^- 的重吸收与 H^+ 的分泌有关
E. HCO_3^- 的重吸收需碳酸酐酶参与

30. 某患者服用碳酸酐酶抑制剂乙酰唑胺后出现尿液中 NaCl、H_2O、HCO_3^- 排出增多以及代谢性酸中毒。该患者出现代谢性酸中毒的原因是（　　）。
A. 肾小管 H^+-K^+ 交换增加
B. 近球小管 K^+ 重吸收增加
C. 肾小管 H^+-Na^+ 交换减弱
D. 肾小管 Na^+ 重吸收减少
E. 肾小球滤过率降低

31. 近端小管 HCO_3^- 被重吸收的主要形式是（　　）。
A. H_2CO_3　B. O_2　C. OH^-　D. $NaHCO_3$　E. CO_2

32. 近端小管 H^+ 分泌的方式主要是（　　）。
A. Na^+-H^+ 交换
B. K^+-H^+ 交换
C. H^+-K^+-ATP 酶转运
D. H^+-ATP 酶转运
E. H^+-HCO_3^- 转运

33. 在肾脏 Na^+ 重吸收的同时伴有 K^+ 分泌的部位是（　　）。
A. 近曲小管
B. 髓袢降支细段
C. 髓袢升支细段
D. 髓袢升支粗段
E. 远曲小管和集合管

34. 正常人摄 K^+ 多，由肾脏排出也多，其主要原因是（　　）。
A. 肾小球滤过率增加
B. 近端小管重吸收 K^+ 减少
C. 远曲小管和集合管分泌 K^+ 增多
D. 髓袢重吸收 K^+ 减少
E. 醛固酮分泌减少

35. NH_3 的分泌，正确的是（　　）。
A. 各段小管均可分泌 NH_3
B. NH_3 的分泌能促进 HCO_3^- 的重吸收
C. NH_3 主要由谷氨酸脱氨产生
D. H^+ 的分泌增多将减少 NH_3 的分泌
E. 分泌的 NH_3 以原形排出体外

36. 球 - 管平衡是指（　　）。
A. 近端小管对滤过液的重吸收率为 65% ～ 70%
B. 肾小球滤过率等于肾小管重吸收率
C. 肾小管重吸收率等于 65% ～ 70%
D. 肾小球滤过率随肾小管重吸收率而变化
E. 肾小管重吸收率随液体成分而改变，与肾小球滤过率无关

37. 静脉注射 20% 甘露醇引起尿量增加是通过（　　）。

A. 增加肾小球滤过率　　B. 增加肾小管液中溶质的浓度
C. 减少血管升压素的释放　　D. 减少醛固酮的释放
E. 减少远曲小管和集合管对水的通透性

38. 糖尿病病人尿量增多的原因是（　　）。
A. 肾小球有效滤过压增大　　B. 渗透性利尿
C. 醛固酮分泌增多　　D. 血浆晶体渗透压升高
E. 水利尿

39. 下述哪种情况下尿量增多与血管升压素无关？（　　）
A. 大量饮水　　B. 血浆晶体渗透压降低
C. 循环血量增加　　D. 静脉输入低渗液体
E. 静脉输入甘露醇

40. 能调节远曲小管和集合管对水的重吸收的主要激素是（　　）。
A. 肾上腺素　B. 醛固酮　C. 血管紧张素　D. 抗利尿激素　E. 生长素

41. 水利尿产生的主要原因是（　　）。
A. 血浆晶体渗透压降低，抗利尿激素释放减少
B. 循环血量增多
C. 血浆胶体渗透压升高
D. 醛固酮分泌减少
E. 肾小球毛细血管血压升高

42. 抗利尿激素的主要生理作用是（　　）。
A. 使肾血管收缩　　B. 血流量减少
C. 增加远曲小管和集合管对水的通透性　D. 保钠排钾
E. 抑制髓袢对 NaCl 的重吸收

43. 尿崩症的发生与下列哪种激素不足有关？（　　）
A. 肾上腺素和去甲肾上腺素　　B. 肾素
C. 抗利尿激素　　D. 醛固酮
E. 前列腺素

44. 能刺激远曲小管和集合管主细胞分泌 K^+ 的因素是（　　）。
A. 醛固酮分泌增加　B. 小管液流量减少　C. 血 K^+ 浓度降低　D. 血 H^+ 浓度降低　E. 钠泵活性减弱

45. 醛固酮的主要作用是（　　）。
A. 保钾排钠　B. 保钠排钾　C. 保钠保钾　D. 保钠排氯　E. 保钠排氢

46. 醛固酮促进 Na^+ 重吸收和 K^+ 分泌的部位是（　　）。
A. 近球小管　　B. 髓袢降支粗段
C. 髓袢升支粗段　　D. 髓袢细段
E. 远曲小管和集合管

47. 引起醛固酮分泌减少的情况是（　　）。
A. 致密斑兴奋　　B. 肾素分泌增多
C. 血管紧张素增多　　D. 支配肾脏的交感神经紧张性降低
E. 血容量减少

48. 引起肾素分泌增加的主要因素是（　　）。
A. 交感神经紧张性降低　　B. 循环血量减少
C. 血浆胶体渗透压降低　　D. 血 K^+ 浓度降低
E. 肾内生成的前列腺素减少

49. 下列哪种情况醛固酮分泌将增多？（　　）
A. 血钠升高、血钾降低　　B. 血钠降低、血钾升高
C. 血钙升高　　D. 血氯升高
E. 血中葡萄糖升高

50. 大量出汗或严重呕吐、腹泻时尿量的减少主要是由于（　　）。
A. 血浆晶体渗透压升高引起的血管升压素分泌增多

B. 血浆胶体渗透压升高引起的血管升压素分泌增多
C. 血容量减少导致的肾小球滤过率下降
D. 血容量减少引起的醛固酮分泌增多
E. 交感神经兴奋所致血管升压素增多

51. 对尿液进行浓缩和稀释主要发生于（　　）。
A. 近曲小管　B. 远曲小管
C. 集合管　D. 远曲小管和集合管
E. 髓袢升支粗和远曲小管

52. 参与肾脏内髓部渗透压梯度形成的主要物质是（　　）。
A. 氯化钠　B. 氯化钠和尿素　C. 氯化钾　D. 氯化钠和氯化钾　E. 尿素

53. 无尿是指成人每日尿量在（　　）。
A. 100 mL　B. 100 mL 以下　C. 200 mL 以下　D. 300 mL 以下　E. 500 mL 以下

54. 排尿反射的初级中枢位于（　　）。
A. 丘脑下部　B. 中脑　C. 延髓　D. 脊髓骶段　E. 脑桥

55. 排尿时，大脑皮质高级排尿中枢发出兴奋，到达脊髓腰骶段，使盆神经兴奋，引起下列反应。下列哪项是正确的？（　　）
A. 逼尿肌收缩　B. 逼尿肌舒张
C. 阴部神经兴奋　D. 尿道内括约肌收缩
E. 尿道外括约肌收缩

56. 高位截瘫病人排尿障碍表现为（　　）。
A. 尿失禁　B. 尿潴留　C. 无尿　D. 尿崩症　E. 尿频

B1 型题

（1～6 题共用备选答案）
A. 肾小球　B. 近球小体
C. 近曲小管　D. 髓袢升支粗段
E. 远曲小管和集合管

1. 原尿生成的部位是（　　）。
2. 葡萄糖被重吸收的部位是（　　）。
3. Na^+、K^+ 和 Cl^- 协同转运的部位是（　　）。
4. 抗利尿激素作用的部位是（　　）。
5. 醛固酮作用的部位是（　　）。
6. 肾素分泌的部位是（　　）。

（7～9 题共用备选答案）
A. 少尿　B. 多尿　C. 尿频　D. 尿失禁　E. 尿潴留

7. 下丘脑视上核受损时可出现（　　）。
8. 盆神经受损时可出现（　　）。
9. 泌尿系统发生炎症时可出现（　　）。

（10～12 题共用备选答案）
A. 抗利尿激素　B. 心房钠尿肽　C. 醛固酮　D. 肾素　E. 缓激肽

10. 由神经垂体释放的激素是（　　）。
11. 调节体内水盐代谢的主要激素是（　　）。
12. 大量出汗时分泌明显增加的激素是（　　）。

二、判断题

（　　）1. 排泄是指将机体代谢的产物，包括食物残渣等排出体外的过程。
（　　）2. 近曲小管对水的重吸收量很大，对终尿量的调节作用也最大。
（　　）3. 终尿中的 K^+ 主要来源于肾小球的滤过。
（　　）4. HCO_3^- 重吸收与 H^+ 分泌有关，主要以 CO_2 的形式吸收入肾小管上皮细胞内。

( ) 5. 一般血压变动范围内，正常人肾血流量依靠自身调节维持相对恒定。
( ) 6. 由腰髓发出的腹下神经兴奋时，可使膀胱逼尿肌收缩，括约肌松弛，促使排尿。
( ) 7. Na^+ 在髓袢升支细段是被动重吸收。
( ) 8. 近球小管对 H_2O 的重吸收是等渗性重吸收，与人体是否缺水无关。
( ) 9. 肾小球有效滤过压＝肾小球毛细血管血压－（血浆胶体渗透压 ＋ 囊内压）。
( ) 10. Cl^- 在髓袢升支粗段重吸收是继发性主动转运。
( ) 11. 当尿中出现葡萄糖时，尿中糖的浓度为肾糖阈。
( ) 12. 大量饮清水后尿量增多的主要原因为血浆胶体渗透压降低。
( ) 13. 血管升压素是由神经垂体合成、贮存和释放的。
( ) 14. 肾小管对 NH_3 的分泌和 H^+ 分泌有相互促进作用。
( ) 15. 远曲小管和集合管的 H^+-Na^+ 交换和 Na^+-K^+ 交换有相互抑制作用。
( ) 16. 循环血量增多时，肾素分泌增多，使血中血管紧张素增多，引起醛固酮分泌增多。
( ) 17. 排尿反射是正反馈调节。
( ) 18. 醛固酮能促进近曲小管对 Na^+ 的重吸收和 K^+ 的分泌。

三、填空题

1. 肾脏的结构和功能单位是____________，它由____________和____________两部分组成。
2. 供应肾单位血液的两套毛细血管网是____________和____________。
3. 交感神经兴奋时，肾血管____________。
4. Cl^- 在____________为主动重吸收。
5. 在远曲小管和集合管，水的重吸收主要接受____________的调节。
6. 肾小管和集合管有分泌____________、____________和____________的作用。
7. 酸中毒时，H^+ 的分泌____________，H^+-Na^+ 交换____________，K^+-Na^+ 交换____________，导致血 K^+____________。
8. 血管升压素分泌的主要刺激是____________和____________的改变。
9. 醛固酮由____________分泌，能促进远曲小管和集合管对____________的重吸收和对____________的排出。
10. 醛固酮的分泌主要受____________和____________的调节。
11. 影响肾小球滤过的因素包括____________、____________、____________。
12. 尿生成的基本步骤为____________、____________和____________。
13. 肾小球有效滤过压＝________________________。
14. 糖尿病人的多尿属于____________利尿。
15. 肾外髓部高渗梯度形成的主要原因是________________；内髓部高渗梯度形成则与____________和____________有关。
16. 排尿反射的初级中枢在____________。
17. 正常人动脉血压保持在____________范围时，肾血流量保持相对恒定。
18. 排尿反射的传出神经是____________和____________。
19. 水利尿时，引起血管升压素释放减少的感受器是____________。
20. 交感神经兴奋时，膀胱逼尿肌____________，尿道内括约肌____________。

四、名词解释

1. 排泄：

2. 肾小球滤过率：

3. 肾小球滤过分数：

4. 肾小球有效滤过压：

5. 肾小管重吸收：

6. 肾糖阈：

7. 渗透性利尿：

8. 球管平衡：

9. 水利尿：

五、简答题

1. 机体的排泄途径有哪些？为什么说肾脏是最重要的排泄器官？

2. 大量出汗后尿量会发生什么变化？原因是什么？

3. 大量失血后，尿量会如何变化？为什么？

4. 给家兔静脉注射 20% 葡萄糖 5 mL，尿量有何变化？试述其变化的机理。

5. 简述影响肾小球滤过的因素及肾脏疾患时出现蛋白尿的可能原因。

第九章 感觉器官

知识目标

1. 掌握眼视近物时的调节；眼的折光异常、矫正方法与保健措施；声波传入内耳的主要途径。
2. 熟悉视锥细胞与视杆细胞的分布和功能特点。
3. 了解感受器的一般生理特征；感光系统的功能和视杆细胞的光化学反应；内耳耳蜗的感音功能；前庭器官的功能。

习 题

一、选择题

A1 型题

1. 晕船是由于下列哪个部位的感受器受到过度刺激所引起？(　　)
A. 听觉器官　B. 感觉器官　C. 前庭器官　D. 椭圆囊　E. 球囊
2. 折光系统中，最主要的折光发生在(　　)。
A. 角膜　B. 房水　C. 晶状体　D. 玻璃体　E. 睫状肌
3. 使近处物体发出的辐散光线能聚焦成像在视网膜上的功能称(　　)。
A. 角膜反射　B. 视轴会聚反射　C. 瞳孔对光反射　D. 眼的调节　E. 辐辏反射
4. 按照视觉的三原色学说，三种视锥细胞特别敏感的颜色是(　　)。
A. 红绿蓝　B. 红黄蓝　C. 红白蓝　D. 红黄黑　E. 黄白黑
5. 当悬韧带松弛时可使(　　)。
A. 晶状体曲度增大　B. 晶状体曲度减小　C. 角膜曲度增大　D. 角膜曲度减小　E. 瞳孔缩小
6. 感受器电位的特点是(　　)。
A. 没有“全或无”性质　B. 其幅度大小与刺激程度无关
C. 以突触传递方式进行　D. 无总和现象
E. 不衰减性传导
7. 正常情况下，用手电筒灯光照射人左眼时出现的反射性反应是(　　)。
A. 左侧瞳孔缩小，右侧瞳孔不变
B. 右侧瞳孔缩小，左侧瞳孔不变
C. 左侧瞳孔明显缩小，右侧瞳孔略有增大
D. 左、右侧瞳孔同等程度缩小
E. 左侧瞳孔变大，右侧瞳孔不变
8. 近点，正确的是(　　)。
A. 老视眼的近点较正常人近　B. 近点越近表明眼的调节力越差
C. 近点越近表明眼的调节能力越好　D. 眼能看清物体的最近距离为远点
E. 远视眼的近点较正常人近
9. 晶状体的调节能力主要取决于(　　)。
A. 晶状体的弹性　B. 角膜的曲率　C. 玻璃体的直径　D. 视角的大小　E. 瞳孔的大小
10. 散光眼产生的原因多半是由于(　　)。
A. 眼球前后径过长　B. 眼球前后径过短
C. 角膜表面不呈正球面　D. 晶状体曲率半径过大
E. 晶状体曲率半径过小
11. 耳蜗微音器电位(　　)。
A. 其频率、幅度与声波一致　B. 易发生疲劳
C. 易发生适应现象　D. 有一定的阈值
E. 是单一毛细胞感受器电位

12. 听骨链的主要功能是（　　）。
A. 集音作用　B. 共鸣作用　C. 增压效应　D. 减压效应　E. 增加振幅
13. 耳廓和外耳道的主要作用在于（　　）。
A. 传音作用和增压作用　B. 集音作用和共鸣作用
C. 感音换能作用　D. 对声音信息只有整合作用
E. 增压效应
14. 正常视野，正确的是（　　）。
A. 颞侧和上方视野较小　B. 鼻侧和上方视野较大
C. 颞侧和下方视野较大　D. 鼻侧和下方视野较小
E. 颞侧和上方视野较大
15. 不属于折光系统的是（　　）。
A. 角膜　B. 虹膜　C. 晶状体　D. 玻璃体　E. 房水
16. 正常眼在安静状态时能使远物光线在折射后成像的位置落在（　　）。
A. 视网膜前　B. 视网膜后　C. 视网膜上　D. 远点　E. 脉络膜
17. 声波传导途径中，起减幅增压效应的结构是（　　）。
A. 听骨链　B. 卵圆窗　C. 耳蜗　D. 外耳道　E. 鼓膜
18. 瞳孔对光反射的中枢位于（　　）。
A. 大脑皮质　B. 脑桥　C. 中脑　D. 小脑　E. 延髓
19. 椭圆囊与球囊的囊斑的适宜刺激是（　　）。
A. 角加速运动　B. 角匀速运动
C. 头部和躯干各方向直线变速运动　D. 角减速运动
E. 旋转运动
20. 声波的感受器是指（　　）。
A. 鼓膜　B. 基底膜　C. 卵圆窗　D. 螺旋器　E. 囊斑
21. 视杆系统（　　）。
A. 对光敏感度高，有色觉，分辨力弱　B. 对光敏感度低，有色觉，分辨力弱
C. 对光敏感度高，无色觉，分辨力弱　D. 对光敏感度低，无色觉，分辨力高
E. 对光敏感度低，有色觉，分辨力高
22. 夜盲症发生的原因是（　　）。
A. 视紫红质过多　B. 视紫红质缺乏　C. 视蛋白合成障碍　D. 视锥色素缺乏　E. 视黄醛合成过多
23. 能引起耳蜗底部的基底膜产生最大振幅的是（　　）。
A. 高强度声波　B. 低强度声波　C. 高频声波　D. 中频声波　E. 低频声波
24. 与声波传导无关的结构是（　　）。
A. 鼓膜　B. 听小骨　C. 内耳淋巴　D. 膜半规管　E. 卵圆窗
25. 视近物时使焦距成像在视网膜上的主要调节活动时（　　）。
A. 角膜曲率半径变大　B. 晶状体表面曲率半径变小
C. 晶状体后表面曲率半径增大　D. 眼球前后径增大
E. 以上都不对
26. 视紫红质的合成需要（　　）。
A. 维生素 A　B. 维生素 B　C. 维生素 C　D. 维生素 D　E. 维生素 E
27. 暗适应，正确的是（　　）。
A. 中央视觉高于外周视觉　B. 视觉功能主要由视锥细胞完成
C. 一般在 1 分钟左右可完成　D. 主要是视紫红质合成大于分解所致
E. 视觉阈值升高
28. 视网膜上的感光细胞为（　　）。
A. 色素上皮细胞　B. 视锥和视杆细胞
C. 双极细胞　D. 神经节细胞
E. 毛细胞
29. 当耳蜗受到声音刺激时，在耳蜗及附近结构记录到一种具有交流性质的电变化是（　　）。

A. 耳蜗内电位　B. 内淋巴电位　C. 听神经动作电位　D. 微音器电位　E. 毛细胞内电位

30. 与正视眼相比较，远视眼的（　　）。
A. 近点移远，看远物需调节，看近物不需调节
B. 近点移近，看远物需调节，看近物不需调节
C. 近点移远，看远物不需调节，看近物需调节
D. 近点移近，看远物不需调节，看近物需调节
E. 近点移远，看远物和近物均需调节

31. 视近物时，眼的调节不会出现（　　）。
A. 晶状体变凸　B. 瞳孔缩小　C. 双眼会聚　D. 眼轴变短　E. 辐辏反射

32. 视锥系统（　　）。
A. 在弱光下被激活，有色觉，分辨能力强
B. 在强光下被激活，无色觉，分辨能力强
C. 在强光下被激活，有色觉，分辨能力强
D. 在强光下被激活，无色觉，分辨能力弱
E. 在弱光下被激活，有色觉，分辨能力弱

33. 半规管壶腹嵴内的毛细胞的适宜刺激是（　　）。
A. 旋转变速运动　B. 旋转匀速运动　C. 直线加速运动　D. 直线减速运动　E. 直线匀速运动

34. 声波传入内耳最主要的途径是（　　）。
A. 颅骨→颞骨中耳蜗内淋巴
B. 外耳道→鼓膜→听骨链→卵圆窗膜→耳蜗
C. 外耳道→鼓膜→听骨链→圆窗膜→耳蜗
D. 外耳道→鼓膜→鼓室空气→圆窗膜→耳蜗
E. 外耳道→鼓膜→颞骨中耳蜗内淋巴

35. 视紫红质，正确的是（　　）。
A. 是视锥细胞的感光色素　B. 光越暗，被分解的愈多
C. 维生素 A 参与视蛋白的合成　D. 强光下大多数处于合成状态
E. 光照时影响视黄醛分子构型改变

36. 老视眼产生的原因是（　　）。
A. 晶状体的弹性减退　B. 晶状体的弹性增强
C. 眼球的前后径增大　D. 眼球的前后径变小
E. 角膜损伤

37. 眼的换能装置位于（　　）。
A. 虹膜　B. 角膜　C. 视网膜　D. 晶状体　E. 脉络膜

38. 使平行光线聚焦于视网膜前方的眼称（　　）。
A. 远视眼　B. 散光眼　C. 近视眼　D. 正视眼　E. 老花眼

39. 视杆细胞中的感光色素是（　　）。
A. 视蛋白　B. 视黄醛　C. 视紫红质　D. 视紫蓝质　E. 视色素

40. 乘电梯上升时可反射性引起四肢的（　　）。
A. 伸肌紧张抑制，下肢屈曲　B. 伸肌紧张加强，下肢伸直
C. 屈肌紧张抑制，下肢伸直　D. 伸肌和屈肌紧张都加强，下肢无姿势改变
E. 伸肌和屈肌紧张都抑制，下肢无姿势改变

A2 型题

1. 飞机上升和下降时，服务员向乘客递送糖果，其生理意义在于（　　）。
A. 使乘客的紧张心理得以放松
B. 做吞咽动作，维持基底膜两侧压力平衡
C. 做吞咽动作，维持前庭膜两侧压力平衡
D. 做吞咽动作，维持鼓室压力与大气压之间的平衡
E. 为与乘客更好地沟通

2. 工作学习中经常戴着眼镜，但很少会觉察到眼镜的存在，主要原因是由于感受器存在（ ）。
A. 适应 B. 传导阻滞 C. 抑制 D. 疲劳 E. 传导衰减
3. 夜盲症是由于缺乏（ ）。
A. 维生素 A B. 维生素 B C. 维生素 C D. 维生素 D E. 叶酸
4. 男，4 岁，中耳炎鼓膜穿孔引起（ ）。
A. 全聋 B. 感音功能部分降低
C. 骨传导功能降低 D. 听觉敏感度大为降低
E. 听力正常
5. 某儿童在游乐场坐旋转木马游玩时，突然出现恶心、呕吐、眩晕、皮肤苍白等现象，可能的原因是（ ）。
A. 低血压 B. 低血糖
C. 脑缺血 D. 前庭自主神经性反射
E. 心脏病发作

B1 型题

（1～2 题共用备选答案）
A. 维生素 D B. 维生素 E C. 维生素 A D. 维生素 K E. 维生素 C
1. 夜盲症是由于缺乏（ ）。
2. 视黄醛可由下列哪种物质转变而来？（ ）
（3～4 题共用备选答案）
A. 近视 B. 远视 C. 散光 D. 老视 E. 青光眼
3. 要凹透镜矫正的是（ ）。
4. 视远物时物体成像在视网膜之后，这种屈光不正称（ ）。
（5～6 题共用备选答案）
A. 单极细胞 B. 神经节细胞 C. 视锥细胞 D. 视杆细胞 E. 假单极细胞
5. 能分辨颜色，视物精确度高的感光细胞是（ ）。
6. 能分辨颜色，对光的敏感性差的是（ ）。

二、判断题

（ ）1. 眼视近物的调节方式包括晶状体调节、瞳孔的调节和视网膜的调节。
（ ）2. 位于眼球最内层的神经组织是视网膜。
（ ）3. 运动时，因情绪激动或紧张时会出现瞳孔扩大，影响视觉的清晰度。
（ ）4. 睫状肌收缩，睫状小带松弛可使角膜曲度增大。
（ ）5. 纠正散光可用圆柱形透镜。
（ ）6. 听骨链受损时听力丧失。
（ ）7. 眼内物像的形成与双凸透镜成像的原理相似。
（ ）8. 声波传入内耳的途径以骨传导为主。
（ ）9. 近视、远视与散光都属于屈光不正。
（ ）10. 缺乏维生素 A 将引起色盲。
（ ）11. 色盲是一种色觉障碍，绝大多数是由遗传因素决定的。
（ ）12. 视近物时瞳孔缩小，此反射中枢在大脑皮层。
（ ）13. 阿托品可使瞳孔扩大。
（ ）14. 在色觉障碍中，临床上最常见的是红绿色盲。
（ ）15. 视近物时会出现眼轴变短。
（ ）16. 视杆细胞的感光色素是视紫红质。
（ ）17. 近视眼可用凹透镜加以矫正。
（ ）18. 视杆细胞只能辨别明暗，不能分辨颜色。
（ ）19. 当悬韧带放松时可使晶状体曲度增大。
（ ）20. 声波可以通过气传导和骨传导途径传入内耳。

三、填空题

1. 感受器的一般生理特性为____________、____________、____________和____________。

2. 物体由远处向眼前移动时，眼的主要调节活动为____________，同时还有____________和____________。

3. 眼的折光异常有____________、____________和____________三种。

4. 视网膜上有两种感光细胞，其中对色有分辨力的称____________，对光敏感度较高的称____________；前者主要分布在视网膜的____________，后者主要分布在视网膜的____________。

5. 声音的感受器是基底膜上的____________。

6. 声波传入内耳的途径有____________和____________两种。

四、名词解释

1. 感受器：

2. 视力：

3. 暗适应：

五、简答题

外界物体从 6 米以外逐渐移近时，眼是如何进行调节的？

第十章 神经系统的功能

知识目标

1. 掌握突触及突触传递过程；特异性投射系统和非特异性投射系统的特点和功能；牵张反射的类型及意义；自主神经的主要递质和受体。

2. 理解中枢兴奋传递的特征，内脏痛的特点、牵涉痛的定义；脑干网状结构易化区和抑制区的功能；小脑的功能，锥体系和锥体外系的功能；自主神经的主要功能。

3. 了解神经纤维传导冲动的特征；中枢抑制的类型及机制；脊休克现象；条件反射的建立及人类条件反射的特点；脑电图的正常波形及意义。

习 题

一、选择题

A1 型题

1. 构成神经系统结构和功能的基本单位是（　　）。
A. 神经元　B. 神经纤维　C. 突触　D. 星形胶质细胞　E. 小胶质细胞

2. 神经纤维的主要功能是（　　）。
A. 接受信息　B. 产生动作电位　C. 传导兴奋　D. 合成神经递质　E. 产生局部电位

3. 属于神经纤维兴奋传导特征的是（　　）。
A. 衰减性　B. 绝缘性　C. 可总和　D. 易疲劳　E. 单向性

4. 兴奋传导速度最慢的神经纤维是（　　）。
A. Aα 类纤维　B. Aδ 类纤维　C. B 类纤维　D. C 类纤维　E. 一样快

5. 经由神经纤维快速轴浆运输的物质是（　　）。
A. 局部电流　B. 破伤风毒素　C. 可溶性物质　D. 递质囊泡　E. 动作电位

6. 神经的营养性效应，错误的是（　　）。
A. 神经对所支配的组织有改变其代谢活动、影响其结构和生理功能的作用
B. 正常情况下，神经对骨骼肌的营养性效应常表现出来
C. 当神经损伤后，可发现被它支配的骨骼肌出现萎缩
D. 神经损伤出现的肌肉萎缩与神经冲动传导无关
E. 神经对肌肉的营养作用发生障碍，可发生肌肉萎缩

7. 电突触传递的结构基础是（　　）。
A. 离子通道　B. 水通道　C. 缝隙连接　D. 紧密连接　E. 囊泡传递

8. 非定向突触的常见部位是（　　）。
A. 骨骼肌神经 - 肌接头处　B. 平滑肌神经 - 肌接头处
C. 轴突 - 树突式突触处　D. 轴突 - 轴突式突触处
E. 轴突 - 胞体式突触处

9. 化学性突触传递过程是（　　）。
A. 电—化学—电　B. 电—电—化学　C. 化学—电—电　D. 化学—化学—电　E. 电—电—电

10. 神经递质贮存的部位在（　　）。
A. 胞体　B. 突触小体
C. 突触小体中的线粒体　D. 突触小体中的囊泡
E. 突触间隙

11. 在突触后膜上，兴奋性突触后电位的发生主要是由于（　　）。
A. K^+ 外流　B. Na^+ 内流　C. Ca^{2+} 内流　D. Cl^- 内流　E. H^+ 内流

12. 兴奋性突触传递，错误的是（　　）。
A. 突触前轴突末梢去极化

B. Ca^{2+} 由膜外进入突触前膜内
C. 突触小泡释放递质，并与突触后膜受体结合
D. 突触后膜对 Na^+、K^+、Ca^{2+}，特别是对 K^+ 的通透性升高
E. 突触后膜电位除极化达阈值时，引起突触后神经元发放冲动

13. 产生抑制性突触后电位（IPSP）的主要机制是（　　）。
A. 突触前末梢递质释放减少　B. 突触后膜 Ca^{2+} 电导降低
C. 突触后膜 Na^+ 电导降低　D. 中间神经元受抑制
E. 突触后膜发生超极化

14. 引起突触后膜发生抑制性突触后电位（IPSP）的离子是（　　）。
A. Na^+、K^+，尤其是 K^+　B. Na^+、K^+，尤其是 Na^+
C. K^+、Cl^-，尤其是 Cl^-　D. K^+、Cl^-，尤其是 K^+
E. Ca^{2+}、Cl^-，尤其是 K^+

15. 影响神经末梢释放递质最主要的因素是（　　）。
A. 末梢内囊泡的大小　B. 末梢膜囊泡的多少
C. 进入末梢内的 Ca^{2+} 量　D. 突触前膜面积的大小
E. 兴奋间隔的时间

16. 肉毒梭菌毒素影响突触传递的环节是（　　）。
A. 突触前神经元兴奋传导　B. 突触前末梢递质释放
C. 已释放递质的降解　D. 干扰递质与突触后膜受体的结合
E. 突触间隙

17. 兴奋性突触后电位，正确的是（　　）。
A. 具有"全或无"特性　B. 可进行不衰减传播
C. 可进行时间和空间总和　D. 不易受内环境因素的影响
E. 具有不应期

18. 兴奋经突触传递后，在突触后神经元首先爆发动作电位的部位是（　　）。
A. 树突　B. 胞体　C. 轴突始段　D. 突触末梢　E. 轴突中段

19. 神经递质，错误的是（　　）。
A. 由神经元合成　B. 起信息传递作用
C. 一个神经元只释放一种递质　D. 发挥作用后即被消除
E. 一个神经元可以释放多种神经递质

20. 反射时的长短主要决定于（　　）。
A. 刺激的强度　B. 感受器的敏感度
C. 神经的传导速度　D. 神经元的种类
E. 反射中枢突触的多少

21. 在整个反射弧中，最容易出现疲劳的部位是（　　）。
A. 感受器　B. 传入神经元
C. 反射中枢中的突触　D. 传出神经元
E. 效应器

22. 产生空间总和的结构基础是神经元之间的（　　）。
A. 聚合式联系　B. 辐射式联系　C. 环式联系　D. 链锁式联系　E. 单线式

23. 中枢神经元的联系方式中，可发生反馈控制的是（　　）。
A. 辐射式联系　B. 聚合式联系　C. 链锁式联系　D. 环式联系　E. 单线式

24. 属于中枢兴奋传播特征的是（　　）。
A. 双向传播　B. 中枢延搁
C. "全或无"式　D. 不易疲劳
E. 刺激停止后，传出冲动也立即停止

25. 伸肘时，伸肌收缩而屈肌舒张，这种协调性控制的中枢机制是（　　）。
A. 传入侧支性抑制　B. 回返性抑制　C. 突触前抑制　D. 反馈控制　E. 前馈控制

26. 脊髓闰绍细胞构成的抑制称（　　）。

A. 周围性抑制　B. 侧支性抑制　C. 除极化抑制　D. 回返性抑制　E. 交互性抑制

27. 产生突触前抑制的机制是（　　）。
A. 突触前末梢释放抑制性递质　B. 突触前末梢递质释放减少
C. 由抑制性中间神经元中介　D. 突触后膜发生超极化
E. 突触前神经元通过释放不同的神经递质

28. 脊髓半离断后，离断面水平以下发生感觉障碍的是（　　）。
A. 病侧浅感觉和健侧深感觉　B. 健侧浅感觉和病侧深感觉
C. 病侧浅感觉和深感觉　D. 健侧浅感觉和深感觉
E. 双侧深浅感觉

29. 不经过丘脑中继的特异性感觉是（　　）。
A. 视觉　B. 听觉　C. 嗅觉　D. 味觉　E. 痛觉

30. 特异性感觉投射系统的特点是（　　）。
A. 接受脑干网状结构来的纤维投射　B. 与大脑皮质有点对点的投射关系
C. 对大脑皮质起上行唤醒作用　D. 易受内环境理化因素变化的影响
E. 弥散性投射到大脑皮质

31. 非特异投射系统兴奋主要来自（　　）。
A. 大脑皮层发出的下行传导束侧支　B. 嗅觉传入纤维发出的侧支
C. 小脑传出纤维的侧支　D. 各种经典感觉传入纤维经过脑干发出的侧支
E. 听觉传入纤维发出的侧支

32. 非特异性投射系统的主要功能是（　　）。
A. 引起特定感觉并激发大脑皮质发出神经冲动
B. 维持和改变大脑皮质的兴奋状态
C. 协调肌紧张
D. 调节内脏功能神经系统的感觉功能
E. 调节屈体运动的协调性

33. 第一感觉区投射规律，正确的是（　　）。
A. 躯体感觉向对侧皮质投射　B. 头面部感觉向同侧皮质投射
C. 投射区大小按体表各部分平分　D. 各部分投射安排均为倒置的
E. 感觉越敏感的地方投射区域越小

34. 一侧枕叶皮质接受视网膜的哪侧传入纤维的投射？（　　）
A. 同侧眼　B. 对侧眼
C. 双眼全部　D. 同侧眼颞侧和对侧眼鼻侧
E. 对侧眼颞侧和对侧眼鼻侧

35. 在视皮质，来自左眼鼻侧视网膜中央凹的视觉投射部位是（　　）。
A. 左侧视皮质距状沟前部　B. 左侧视皮质距状沟后部
C. 右侧视皮质距状沟前部　D. 右侧视皮质距状沟后部
E. 双侧距状沟的上部

36. 痛觉，正确的是（　　）。
A. 有适宜刺激　B. 无适应现象　C. 无阈值　D. 无潜伏期　E. 容易发生适应

37. 痛觉，正确的是（　　）。
A. 快痛是一种定位不清但很尖锐的刺痛
B. 内脏痛一般定位清楚，疼痛缓慢
C. 慢痛常会伴有情绪反应
D. 内脏痛对切割敏感，对炎症缺血等不敏感
E. 慢痛是由 A 纤维传导的

38. 牵涉痛是指（　　）。
A. 内脏痛引起体表特定部位的疼痛或痛觉过敏
B. 伤害性刺激作用于皮肤痛觉感受器
C. 伤害性刺激作用于内脏痛觉感受器

D. 内脏及腹膜受牵拉时产生的感觉
E. 内脏痛浸透至体表导致的疼痛

39. 胆囊炎发作时，发生牵涉痛的体表部位是（　　）。
A. 右臂尺侧　B. 右肩膀　C. 脐周　D. 右腹股沟　E. 左胸胁

40. 运动单位大小的决定因素是（　　）。
A. α 运动神经元的大小
B. α 运动神经元的数量
C. α 运动神经元所支配的肌纤维大小
D. α 运动神经元所支配的肌纤维数量
E. α 运动神经元所支配的肌纤维粗细

41. 肌紧张，正确的是（　　）。
A. 由快速牵拉肌腱而引起
B. 感受器是肌梭
C. 人类以屈肌紧张为主要表现
D. 为单突触反射
E. 反射持久进行时易疲劳

42. 脊髓前角 γ 运动神经元的作用是（　　）。
A. 使梭外肌收缩
B. 维持肌紧张
C. 使腱器官兴奋
D. 负反馈抑制牵张反射
E. 调节肌梭对牵拉刺激的敏感性

43. 发生脊休克时，断面以下的脊髓所支配的躯体出现（　　）。
A. 随意运动暂时消失
B. 感觉暂时消失
C. 反射活动暂时消失
D. 骨骼肌紧张性增加
E. 反应暂时消失

44. 脊休克时，反射消失的原因是（　　）。
A. 离断的脊髓突然失去了高位中枢的调节
B. 脊髓中的反射中枢被破坏
C. 切断损伤的刺激对脊髓的抑制作用
D. 缺血导致脊髓功能减退
E. 失去了脑干网状结构易化区的始动作用

45. 脊休克的发生和恢复给人们的启示是（　　）。
A. 脊髓能完美完成各种感觉、运动和反射活动
B. 脊髓本身无功能，仅为中枢传出的最后公路
C. 切断后脊髓功能丧尽，以后由高位中枢代偿
D. 脊髓有一定反射能力，正常时受高位中枢控制
E. 脊髓可以替代高位中枢的所有功能

46. 叩击跟腱引起相连的同块肌肉收缩属于（　　）。
A. 肌紧张　B. 腱反射　C. 屈肌反射　D. 姿势反射　E. 多突触反射

47. 维持人体姿势最基本的反射是（　　）。
A. 屈肌反射　B. 对侧伸肌反射　C. 腱反射　D. 肌紧张　E. 反牵张反射

48. 肌梭感受器的适宜刺激是（　　）。
A. 梭外肌收缩
B. 梭内肌紧张性降低
C. γ 纤维传出冲动减少
D. 梭外肌受到牵拉
E. 梭外肌松弛

49. 腱反射，正确的是（　　）。
A. 腱反射是多突触反射
B. 腱反射减弱提示高位中枢有病变
C. 腱反射亢进提示反射弧损害
D. 是由于缓慢牵拉肌梭引起的反射
E. 腱反射的感受器是肌梭

50. 脊髓运动神经元，错误的是（　　）。
A. 接受高位中枢的传出信息
B. 接受肌肉、关节的传入信息
C. 是运动反射的最后公路
D. 通常以较高的频率持续放电
E. 与骨骼肌形成神经肌肉接头的结构

51. 躯体运动神经纤维属于（　　）。

A. 胆碱能纤维　B. 肾上腺素能纤维　C. 肽能纤维　D. 多巴胺能纤维　E. 五羟色胺能纤维

52. 脑干网状结构易化区和抑制区，错误的是（　　）。
A. 正常时，易化区活动较强，而抑制区活动较弱
B. 易化区在脑干中分布广，而抑制区分布窄
C. 易化区活动增强则加强肌紧张，抑制区活动增强则降低肌紧张
D. 易化区活动与其他中枢部位无关，而抑制区活动要受到其他中枢部位控制
E. 正常时，易化区活动和抑制区活动相对平衡

53. 在中脑上、下丘之间切断脑干，动物将出现的改变是（　　）。
A. 眼震颤　B. 去大脑僵直
C. 昏睡不醒　D. 运动共济失调
E. 上运动神经元麻痹

54. 人出现去大脑僵直时，意味着病损发生在（　　）。
A. 延髓　B. 脑干　C. 小脑　D. 大脑皮质　E. 脊髓

55. 下列不属于小脑功能的是（　　）。
A. 调节内脏活动　B. 维持身体平衡　C. 协调随意运动　D. 调节肌紧张　E. 维持姿势

56. 前庭小脑的主要功能是（　　）。
A. 协调随意运动　B. 调节肌紧张
C. 调节身体姿势平衡　D. 参与运动谋划
E. 控制精细运动

57. 脊髓小脑的主要功能是（　　）。
A. 协调随意运动　B. 调节肌紧张
C. 调节身体姿势平衡　D. 参与运动谋划
E. 控制精细运动

58. 不属于基底神经节的运动调节功能是（　　）。
A. 随意运动的发动　B. 肌紧张的调节
C. 对本体感觉传入信息的处理　D. 参与运动的谋划
E. 参与自主神经的调节

59. 黑质 - 纹状体通路中参与运动调节的主要递质是（　　）。
A. 5- 羟色胺　B. 肽类物质　C. 多巴胺　D. 甘氨酸　E. 肾上腺素

60.【临床执业助理医师资格考试真题】导致帕金森病发病的主要原因是（　　）。
A. 大脑皮质 - 纹状体回路受损　B. 黑质 - 纹状体多巴胺通路受损
C. 纹状体结构和功能异常　D. 丘脑结构和功能异常
E. 丘脑 - 大脑皮质通路受损

61. 帕金森病患者的主要症状是（　　）。
A. 肌张力降低　B. 静止性震颤　C. 运动共济失调　D. 随意运动过多　E. 感觉迟钝

62. 导致舞蹈病发病的主要原因是（　　）。
A. 大脑皮质 - 纹状体回路受损　B. 黑质 - 纹状体多巴胺通路受损
C. 纹状体胆碱能中间神经元变性　D. 纹状体 γ- 氨基丁酸能中间神经元变性
E. 弓状核 - 正中隆起 γ- 氨基丁酸能投射神经元受损

63. 运动皮质功能特征，正确的是（　　）。
A. 支配躯体运动全为交叉性的　B. 支配头面部肌肉全为双侧性的
C. 代表区大小与肌缩力大小有关　D. 身体各部分代表区安排全部倒置
E. 运动越精细对应皮质部位越小

64. 参与控制四肢远端肌肉精细运动的运动传出通路是（　　）。
A. 皮质脊髓侧束　B. 皮质脊髓前束　C. 皮质脑干束　D. 锥体外系　E. 皮质核束

65.【临床执业助理医师资格考试真题】属于上运动神经元性瘫痪的体征是（　　）。
A. 运动觉消失　B. 肌张力减低　C. Babinski 征阳性　D. 显著肌萎缩　E. 肌束颤动

66. 痉挛性瘫痪具有特征性的临床体征是（　　）。
A. 浅反射减退　B. 深反射消失　C. 随意运动丧失　D. 肌紧张增强　E. 肌紧张减弱

67. 自主神经节前纤维末梢释放的递质是（　　）。
A. 乙酰胆碱　B. 去甲肾上腺素　C. 嘌呤类递质　D. 肽类递质　E. 五羟色胺

68. 引起自主神经节神经元兴奋的受体为（　　）。
A. M 型受体　B. N_1 型受体　C. α 型受体　D. β 型受体　E. N_2 型受体

69. 发生防御反应时引起骨骼肌血管舒张的神经纤维属于（　　）。
A. 交感胆碱能纤维　B. 交感肾上腺素能纤维
C. 副交感胆碱能纤维　D. 副交感肽能纤维
E. 五羟色胺能纤维

70. 通过作用于 M 受体而产生效应的神经纤维属于（　　）。
A. 所有自主神经节前纤维　B. 多数交感节后纤维
C. 多数副交感节后纤维　D. 躯体运动神经纤维
E. 感觉神经纤维

71. 副交感神经兴奋时的生理效应是（　　）。
A. 阻力血管舒张　B. 胃肠运动减弱　C. 汗腺分泌增强　D. 支气管口径缩小　E. 心跳加快

72. M- 胆碱能受体的特异阻断剂是（　　）。
A. 筒箭毒　B. 阿托品　C. 普萘洛尔　D. 酚妥拉明　E. 毒蕈碱

73. 交感神经节前纤维直接支配的器官是（　　）。
A. 甲状腺　B. 汗腺　C. 肾上腺皮质　D. 肾上腺髓质　E. 心脏

74. 交感神经节后纤维释放的递质是（　　）。
A. 乙酰胆碱　B. 去甲肾上腺素
C. 多巴胺　D. 去甲肾上腺素或乙酰胆碱
E. 五羟色胺

75. 交感神经兴奋时的生理效应是（　　）。
A. 支气管口径缩小　B. 瞳孔开大　C. 消化腺分泌加强　D. 糖酵解抑制　E. 骨骼肌血管收缩

76.【临床执业助理医师资格考试真题】具有缓解胃肠痉挛作用的自主神经递质受体阻断剂是（　　）。
A. 筒箭毒碱　B. 酚妥拉明　C. 育亨宾　D. 阿替洛尔　E. 阿托品

77.【临床执业助理医师资格考试真题】能拮抗交感缩血管神经效应的药物是（　　）。
A. 左旋多巴　B. 阿托品　C. 毛果芸香碱　D. 去甲肾上腺素　E. 酚妥拉明

78. 下列效应器上 α 受体作用表现为抑制性的是（　　）。
A. 皮肤、黏膜、内脏血管平滑肌　B. 胃肠括约肌
C. 小肠平滑肌　D. 瞳孔开大肌
E. 膀胱括约肌

79. 具有生命中枢之称的中枢部位是（　　）。
A. 脊髓　B. 延髓　C. 下丘脑　D. 大脑皮质　E. 小脑

80. 下丘脑是较高级的（　　）。
A. 交感神经中枢　B. 副交感神经中枢
C. 内脏活动调节中枢　D. 躯体运动中枢
E. 交感和副交感神经中枢

81. 下丘脑参与调节的生理功能活动是（　　）。
A. 中继全身感觉　B. 调节躯体运动
C. 调节水平衡　D. 参与形成条件反射
E. 调节自主神经活动

82. 下丘脑内控制生理功能活动日周期节律的中心部位是（　　）。
A. 视上核　B. 视交叉上核　C. 室旁核　D. 腹内侧核　E. 视前区

83. 人类在应急反应时（　　）。
A. 心率加快　B. 出现休克　C. 瞳孔缩小　D. 胃肠运动增强　E. 气道平滑肌收缩

84. 形成条件反射的基本条件是（　　）。
A. 要有非条件刺激

B. 要有适当的无关刺激
C. 无关刺激与非条件刺激在时间上的结合
D. 要有完整的大脑皮层
E. 无关刺激与条件刺激在时间上的结合

85. 属于条件反射的反射活动是（　　）。
A. 沙尘入眼引起眨眼　B. 进食过多引起呕吐
C. 步入考场心率加快　D. 叩击髌韧带引起膝反射
E. 受凉导致腹泻

86. 大脑皮质在安静、清醒、闭眼时的脑电波为（　　）。
A. α 波　B. β 波　C. θ 波　D. δ 波　E. γ 波

87. 正常成年人白天处于活动状态时所记录到的脑电波是（　　）。
A. α 波　B. β 波　C. θ 波　D. δ 波　E. γ 波

88. 患者左侧大脑皮质受损而出现运动失语症，提示受损的部位是（　　）。
A. 布洛卡区　B. 颞上回后部　C. 角回　D. 额中回后部　E. 颞叶后部

89. 人类左侧大脑皮质韦尼克区损伤可产生（　　）。
A. 运动失语症　B. 感觉失语症　C. 流畅失语症　D. 失写症　E. 失读症

90. 大脑皮层语言功能一侧优势逐步建立的年龄段一般在（　　）之前。
A. 2 ～ 3 岁　B. 3 ～ 5 岁　C. 5 ～ 10 岁　D. 10 ～ 12 岁　E. 13 ～ 24 岁

91. 脑干网状结构上行激动系统的生理功能是（　　）。
A. 中继特殊感觉　B. 引起睡眠
C. 维持脑的觉醒状态　D. 调节内脏活动
E. 防止大脑皮层过度活跃

92. 慢波睡眠时，血液浓度明显升高的内分泌激素是（　　）。
A. 生长激素　B. 甲状腺激素　C. 糖皮质激素　D. 肾上腺素　E. 去甲肾上腺素

93. 慢波睡眠的特点是（　　）。
A. 脑电图呈现去同步化快　B. 生长素分泌减少
C. 对促进生长，体力恢复有利　D. 心率、呼吸加快，血压升高
E. 梦境常发生在这一阶段

94. 异相睡眠的生理意义主要在于（　　）。
A. 促进机体生长和体力恢复　B. 促进学习记忆和精力恢复
C. 有助于消化吸收和能量蓄积　D. 增强机体免疫力
E. 促进脑电图同步化

95.【护士执业资格考试真题】急性阑尾炎腹痛起始于脐周或上腹的原因是（　　）。
A. 胃肠功能紊乱　B. 内脏神经反射　C. 躯体神经反射　D. 阑尾位置不固定　E. 阑尾管壁痉挛

96. 小脑疾病步态呈（　　）。
A. 蹒跚步态　B. 慌张步态　C. 跨阈步态　D. 共济失调步态　E. 醉酒步态

97.【护士执业资格考试真题】如下图所示，容易早期出现呼吸骤停的脑疝部位是（　　）。

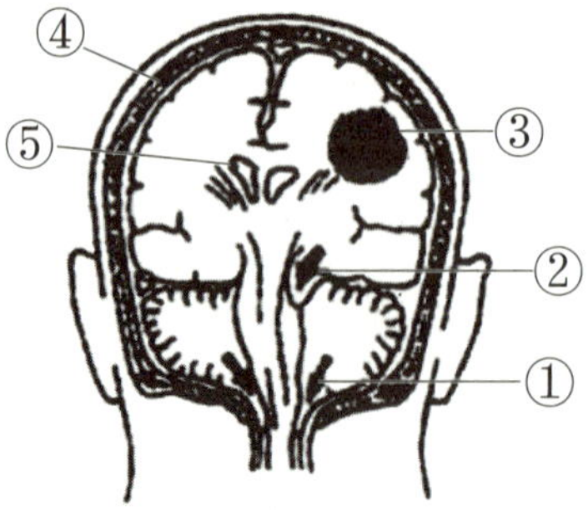

A. ⑤　B. ④　C. ③　D. ②　E. ①

A2 型题

1. 男，72 岁，患原发性高血压，未认真治疗，近半个月感到左侧上、下肢活动乏力，未在意。今晨

起床时不小心跌于地上，发现口斜眼歪，左上、下肢不能自主运动，但意识清醒。该患者最可能的疾病是（　　）。

A. 脑栓塞　　B. 颅内出血

C. 脑血栓形成　　D. 腔隙性脑梗死

E. 短暂性脑缺血发作

2. 男，45 岁，因车祸导致第 1 胸椎粉碎性骨折，出现躯体内脏反射消失、血压下降、粪尿潴留等脊休克症状。经抢救治疗后，病情好转，腱反射等逐步恢复，但下肢感觉和随意运动能力没有恢复。该患者脊休克现象的产生和恢复，说明（　　）。

A. 脊髓具有完成各种感觉、运动和反射活动的完备能力

B. 脊髓本身无任何功能，仅为中枢传出的最后公路

C. 切断时脊髓功能全部消失，随后的恢复是由高位中枢代偿所致

D. 脊髓可完成某些简单反射，但正常时受高位中枢调控

E. 高位中枢对脊髓反射活动有易化作用，而无抑制作用

3. 杨某，65 岁，有 40 多年吸烟史。前段时间某天早上起来，突然感觉右侧肢体不灵活，张着嘴却说不出话，送医院急诊。经神经内科医生诊断，杨某患上了脑卒中，其左脑受到损伤，丧失了口语表达能力，即运动性失语症。在住院那段时间里，杨某可以看懂文字，听懂别人谈话，但却不能表达。杨某脑部受损的部位最可能位于（　　）。

A. Broca 区　　B. Wernicke 区

C. 额中回后部　　D. 中央前回底部后方

E. 顶下小叶

4. 男，55 岁，有哮喘、高血压史多年。近来因血压控制不好并伴有心悸而就诊。医生选择药物对症治疗时，应禁止使用（　　）。

A. 普萘洛尔　　B. 阿替洛尔　　C. 美托洛尔　　D. 美卡拉明　　E. 维拉帕米

5. 男，45 岁，因车祸导致第 1 胸椎粉碎性骨折，出现躯体内脏反射消失、血压下降、粪尿潴留等脊休克症状，经抢救治疗后，病情好转，逐步恢复。其恢复后表现，正确的是（　　）。

A. 下肢伸肌反射增强　　B. 下肢屈肌反射减弱

C. 排便、排尿能力完全恢复正常　　D. 血压回升至正常水平并保持稳定

E. 下肢感觉丧失

6. 男，72 岁，中风后出现辨距不良、共济失调和意向性震颤。这些神经功能障碍提示患者脑部受损部位最有可能是（　　）。

A. 基底神经节　　B. 小脑　　C. 延髓　　D. 皮质运动区　　E. 前庭神经

7. 女，35 岁，因车祸导致在第 5 颈段脊髓离断，入院急诊。对其刚入院的检查，正确的是（　　）。

A. 全身骨骼肌张力降低　　B. 全身感觉障碍

C. 血压下降　　D. 排便、排尿失禁

E. 躯干四肢发汗亢进

8. 女，40 岁，近来出现烦渴、尿量大量增多等现象，经检查发现其一天尿量达 15 L 左右，尿渗透压明显降低。CT 示下丘脑肿瘤。该患者的症状主要是肿瘤破坏了下丘脑的（　　）。

A. 疑核　　B. 弓状核　　C. 腹内侧核　　D. 视交叉上核　　E. 视上核和室旁核

9.【临床执业助理医师资格考试真题】女，38 岁，头部受伤昏迷约 50 分钟。头颅 CT 示左额叶脑挫裂伤。最不可能出现的临床表现是（　　）。

A. 肢体单瘫或偏瘫　　B. 同向偏盲　　C. 嗅觉丧失　　D. 癫痫　　E. 颈项强直

10. 男，35 岁，因车祸致颅脑损伤，累及下丘脑，出现下丘脑综合征。下列症状中，下丘脑受损不会出现的是（　　）。

A. 过度贪食伴极度肥胖　　B. 哭笑无常、易激怒

C. 体温过低　　D. 近期记忆丧失

E. 性欲低下

11.【临床执业助理医师资格考试真题】女，22 岁，头晕、呕吐伴流涎半小时。查体：P 90 次 / 分，BP 100/70 mmHg，意识清楚，双瞳孔缩小如针尖，皮肤潮湿，下肺可闻及湿性啰音。最可能的诊断是（　　）。

A. 安眠药中毒　B. 急性有机磷中毒　C. 急性胃肠炎　D. 亚硝酸盐中毒　E. 急性细菌性痢疾

12. 女，80岁，近来记不住事，刚出门就想不起为什么出门，刚看的电视剧就想不起剧情，但对年轻时发生的事却记得很清楚。这种记不住事属于（　　）。

A. 顺行性遗忘　B. 逆行性遗忘　C. 界限性遗忘　D. 远期记忆受损　E. 长时程记忆障碍

B1 型题

（1～5题共用备选答案）

A. 肌张力增强　B. 肌张力不变

C. 肌张力降低　D. 肌张力先降低后恢复

E. 肌张力先亢进后恢复

1. 亨廷顿病患者可表现为（　　）。
2. 人类脊髓小脑损伤可出现（　　）。
3. 在中脑上、下丘间切断脑干的动物，将出现（　　）。
4. 在脊髓第5颈段水平以下切断脊髓的动物，将出现（　　）。
5. 帕金森病患者可表现为（　　）。

（6～9题共用备选答案）

A. α 波　B. α 波阻断　C. β 波　D. δ 波　E. θ 波

6. 正常成年人在白天工作时出现的脑电波为（　　）。

7 正常成年人在困倦时出现的脑电波一般为（　　）。

8. 正常成年人睡眠状态下一般出现（　　）。

9. 婴儿时期常见的脑电波是（　　）。

二、判断题

（　　）1. 交感神经和副交感神经的作用往往是彼此拮抗的。

（　　）2. 单一神经纤维动作电位的幅度，在一定范围内随刺激强度的增大而增大。

（　　）3. 产生兴奋性突触后电位过程中，突触后膜对 Na^+、K^+、Ca^{2+} 特别是 K^+ 的通透性升高。

（　　）4. 神经纤维动作电位的传导是递减性的。

（　　）5. 神经元之间的兴奋传递是双向传导的。

（　　）6. 所有交感神经纤维的末梢均释放去甲肾上腺素。

（　　）7. 丘脑是感觉的重要中转站。

三、填空题

1. 基本生命中枢位于____________。
2. 引起支气管平滑肌舒张的肾上腺素能受体为____________。
3. 支配汗腺的交感神经节后纤维末梢释放的递质是____________。
4. 维持躯体姿势最基本的反射是____________。
5. 神经纤维传导兴奋的速度与____________、____________、____________、____________等因素有关。
6. 经典的突触是由____________、____________、____________三部分组成的。
7. 学习的形式可分为____________和____________两种。
8. 条件反射是由____________与____________在时间上的结合而建立起来的。该过程称____________。
9. 自主神经系统的主要递质是____________和____________。
10. 睡眠是由交替出现的两种时相组成，这两种时相分别称____________和____________。

四、名词解释

1. 脊休克：

2. 中枢延搁：

3. 神经纤维：

4. 突触前抑制：

5. 突触后抑制：

6. 牵涉痛：

7. 牵张反射：

8. 腱反射：

9. 肌紧张：

10. 锥体系：

五、简答题

1. 简述抑制性突触后电位（IPSP）产生的机制。

2. 简述突触后抑制的类型及其生理意义。

3. 简述内脏痛的主要特点。

4. 简述特异投射系统与非特异投射系统的概念、特点及功能。

5. 简述脊髓上行的躯体感觉传导通路的特点。

6. 简述大脑皮层语言中枢的位置，以及损伤时出现的语言活动功能障碍种类。

7. 神经纤维传导兴奋的特征有哪些？

第十一章 内分泌

知识目标

1. 掌握生长激素、甲状腺激素、肾上腺糖皮质激素、胰岛素的生理作用及其分泌调节；睾丸、卵巢的内分泌功能，雌激素、孕激素的主要生理作用。

2. 熟悉激素的概念；下丘脑与垂体结构及功能的联系；神经垂体激素的生理作用；甲状腺激素的合成及代谢；肾上腺髓质激素的生理作用及其分泌调节；卵巢的生卵功能；月经周期的概念和定义，月经周期中子宫内膜的周期性变化及形成原理。

3. 了解内分泌与外分泌的概念；激素的作用机制及一般特征；激素分泌的调节；胰高血糖素的生理作用与分泌调节。

习 题

一、选择题

A1 型题

1. 某些激素通过组织液扩散作用于邻近细胞，这种方式称（ ）。
A. 远距分泌 B. 旁分泌 C. 自分泌 D. 神经分泌 E. 内分泌

2. 神经垂体激素是指（ ）。
A. 催乳素、缩宫素与生长素
B. 血管升压素与缩宫素
C. 催乳素与缩宫素
D. 血管升压素与催乳素
E. 缩宫素与生长素

3. 下丘脑神经元产生的调节肽沿轴浆运送到正中隆起后，通过（ ）。
A. 垂体门脉运送到腺垂体
B. 垂体门脉运送到神经垂体
C. 下丘脑 - 垂体束运送到腺垂体
D. 下丘脑 - 垂体束运送到神经垂体
E. 垂体门脉运送到视上核

4. 甲状腺激素的反馈调节作用主要影响（ ）。
A. 丘脑下部 B. 神经垂体 C. 腺垂体 D. 甲状腺 E. 大脑皮层

5. 神经激素沿轴突借轴浆流动运送至末梢而释放入血，这种方式称（ ）。
A. 远距分泌 B. 旁分泌 C. 自分泌 D. 神经分泌 E. 内分泌

6. 胃溃疡患者不宜用糖皮质激素的原因是（ ）。
A. 抑制糖的利用，使组织能源减少
B. 使胃肠道血管收缩，血液供应减少
C. 促进盐酸分泌，增强蛋白质分解，不利伤口愈合
D. 促进为蛋白酶的分泌，加剧溃疡发作
E. 抑制纤维母细胞的增殖和功能，延长溃疡愈合

7. 胰岛素对物质代谢的作用，错误的是（ ）。
A. 抑制糖异生和糖原分解
B. 促进脂肪合成和蛋白质合成
C. 加速全身组织对葡萄糖的摄取和利用
D. 促进蛋白质分解和脂肪合成
E. 促进葡萄糖转化为脂肪酸

8. 第二信使学说，错误的是（ ）。
A. 激素作为第二信使
B. 激素与细胞膜上受体结合后，激活细胞膜上的腺苷酸环化酶
C. cAMP 是第二信使
D. cAMP 激活细胞内的蛋白激酶系统
E. 细胞内 cAMP 发挥作用后即被降解

9. 机体受到刺激而发生应激反应的主要系统是（ ）。

A. 交感 - 肾上腺髓质系统　B. 下丘脑 - 腺垂体 - 肾上腺皮质系统
C. 下丘脑 - 神经垂体系统　D. 下丘脑 - 腺垂体 - 性腺系统
E. 下丘脑 - 腺垂体 - 甲状腺系统

10. 甲状腺激素分泌不足时可引起（　　）。
A. TSH 分泌减少　B. TRH 分泌减少
C. 中枢神经系统兴奋性增高　D. 皮肤中黏蛋白增多，水潴留
E. 中枢神经兴奋性升高

11. 下列哪种激素合成后储存于细胞外且储量最大？（　　）
A. 肾上腺素　B. 甲状腺素　C. 生长激素　D. 胰岛素　E. 糖皮质激素

12. 糖皮质激素对物质代谢的影响，错误的是（　　）。
A. 促进糖异生，升高血糖　B. 抑制组织对葡萄糖的利用
C. 抑制胰岛素作用　D. 促进肝外组织的蛋白质分解
E. 生理剂量促进脂肪合成

13. 地方性甲状腺肿主要由于（　　）。
A. 幼年时甲状腺功能低下　B. 幼年时生长素分泌不足
C. 糖皮质激素分泌减少　D. 食物中缺碘
E. 食物中缺钙

14. 神经垂体，正确的是（　　）。
A. 合成抗利尿激素和催产素　B. 合成抗利尿激素和催乳素
C. 储存抗利尿激素和催产素　D. 储存抗利尿激素和催乳素
E. 下丘脑调节肽影响神经垂体的功能

15. 甲状旁腺激素，错误的是（　　）。
A. 使骨盐溶解，骨钙入血，血钙浓度减少
B. 促进远曲小管和集合管重吸收钙
C. 促进活性维生素 D_3 的生成
D. 血钙浓度升高其分泌减少
E. 血磷升高刺激其分泌

16. 能增加机体产热使基础代谢率升高最明显的激素是（　　）。
A. 肾上腺素　B. 胰岛素　C. 甲状腺激素　D. 糖皮质激素　E. 雄激素

17. 能与激素发生特异性结合的是（　　）。
A. 感受器　B. 受体　C. 神经中枢　D. 效应器　E. 泵蛋白

18. “旁分泌”是（　　）。
A. 内分泌腺的间质细胞分泌的激素
B. 分泌物通过体液传递信息的系统
C. 激素通过血液循环作用于远离的靶细胞
D. 激素通过组织液扩散作用于邻近的细胞
E. 同一个内分泌腺分泌的第二种激素

19. 调节肾上腺髓质激素分泌的最主要因素是（　　）。
A. 交感神经　B. 糖皮质激素
C. 醛固酮　D. ACTH
E. 肾素 - 血管紧张素系统

20. 体内大多数由内分泌腺释放的激素转送到靶组织的方式是（　　）。
A. 远距分泌　B. 腔分泌　C. 旁分泌　D. 自分泌　E. 神经分泌

21. 类固醇激素不包括（　　）。
A. 皮质醇　B. 醛固酮　C. 雌激素　D. 孕激素　E. 肾上腺素

22. 下列哪些物质是合成甲状腺激素的必需原料？（　　）
A. 碘　B. 铁　C. 镁　D. 钠　E. 钙

23. 维持甲状腺激素分泌相对稳定的主要机制是（　　）。
A. 下丘脑促甲状腺激素释放激素的作用　B. 血液中甲状腺激素的负反馈作用

C. 甲状腺的自身调节作用　D. 交感神经和副交感神经的协调作用
E. 交感神经的作用

24. 甲状腺功能亢进时，不会出现下列哪种症状？(　　)
A. 心率加快　B. 肌肉震颤　C. 注意力不集中　D. 皮肤干燥　E. 消瘦

25. 肾上腺皮质束状带细胞分泌的激素是(　　)。
A. 肾上腺素　B. 皮质醇　C. 醛固酮　D. 性激素　E. 去甲肾上腺素

26. 降钙素来源于(　　)。
A. 胰岛　B. 甲状腺
C. 肾上腺　D. 甲状腺腺泡旁细胞
E. 甲状旁腺

27. 内分泌系统，最佳描述是(　　)。
A. 只是区别于外分泌腺的系统
B. 腺体分泌物直接进入血液的系统
C. 包括内分泌腺与分散在机体各处的内分泌细胞的一个总的系统
D. 由内分泌腺组成的系统
E. 无导管，腺体分泌物直接进入血液的系统

28. 糖皮质激素对下列血细胞数量影响的叙述，错误的是(　　)。
A. 使红细胞增多　B. 使血小板增多
C. 使中性粒细胞增多　D. 嗜酸性粒细胞减少
E. 淋巴细胞增多

29. 下列哪种激素是垂体后叶素？(　　)
A. 促肾上腺皮质激素　B. 催产素
C. 促甲状腺激素　D. 生长激素
E. 催乳素

30. 催产素，错误的是(　　)。
A. 抑制乳腺分泌乳汁　B. 刺激输卵管收缩，促进卵子运行
C. 刺激乳腺上皮细胞收缩,使乳汁排出　D. 婴儿吸吮乳头可使其分泌增加
E. 刺激妊娠子宫收缩

31. 切除双侧肾上腺后动物死亡的主要原因是缺乏(　　)。
A. 肾素和去甲肾上腺素　B. 去甲肾上腺素和肾上腺素
C. 肾上腺素和醛固酮　D. 肾上腺素和糖皮质激素
E. 糖皮质激素和醛固酮

32. 下列哪种激素不是腺垂体分泌的？(　　)
A. 促甲状腺激素　B. 黄体生成素
C. 生长抑素　D. 催乳素
E. 促肾上腺皮质激素

33. 下列物质中不属于激素的是(　　)。
A. 肾素　B. 肝素　C. 促红细胞生成素　D. 促胰液素　E. 维生素 D_3

34. 切除双侧肾上腺后动物死亡的主要原因是缺乏(　　)。
A. 糖皮质激素　B. 盐皮质激素
C. 糖皮质激素和盐皮质激素　D. 肾上腺素
E. 去甲肾上腺素

35. 长期使用糖皮质激素可引起下列哪项变化？(　　)
A. 肾上腺皮质逐渐萎缩　B. 肾上腺皮质逐渐增生
C. 肾上腺髓质逐渐萎缩　D. 肾上腺髓质逐渐萎缩
E. 促肾上腺皮质激素增加

36. 影响神经系统发育最重要的激素是(　　)。
A. 糖皮质激素　B. 生长素　C. 肾上腺素　D. 去甲肾上腺素　E. 甲状腺激素

37. ADH，正确的是(　　)。

A. 主要由下丘脑的视上核合成　B. 经下丘脑 - 垂体束运送至腺垂体贮存
C. 降低远曲小管和集合管对水的通透性　D. 血容量增加使 ADH 分泌增加
E. 大量出汗使 ADH 分泌减少

38. 胰岛素分泌的调节，错误的是（　　）。
A. 血糖浓度是重要的因素，血糖降低时分泌增加
B. 迷走神经兴奋时分泌增加
C. 进食时肠道抑胃肽分泌，促进胰岛素分泌
D. 交感神经兴奋时分泌减少
E. 胰高血糖素间接或直接地促进胰岛素分泌

39. 糖皮质激素本身没有缩血管效应，但能加强去甲肾上腺素的缩血管作用，称（　　）。
A. 协同作用　B. 致敏作用　C. 增强作用　D. 允许作用　E. 辅助作用

A2 型题

1. 女，18 岁，心悸，多汗，多食，消瘦 4 月余。查体：甲状腺Ⅱ度肿大，右上极可闻及血管杂音。该患者体内何种激素分泌增多？（　　）
A. 糖皮质激素　B. 肾上腺素　C. 生长激素　D. 甲状腺激素　E. 胰岛素

2. 男，67 岁，体重 75 kg。因多饮、多尿 5 年入院，临床诊断为 2 型糖尿病。测空腹血糖 8.01 mmol/L。该患者为什么空腹血糖增高？（　　）
A. 肾上腺素分泌过多，血糖升高　B. 糖皮质激素分泌过多，血糖升高
C. 生长激素分泌过多，血糖升高　D. 胰岛素分泌减少，机体对糖的利用减少，血糖升高
E. 甲状腺激素分泌过多，血糖升高

B1 型题

（1～3 题共用题干）
男，37 岁，出现记忆力减退，行动迟缓，淡漠无情，诊断为甲状腺功能减退。

1. 甲状腺功能低下的患者，蛋白合成减少，肌肉乏力，组织间隙中黏蛋白增多，形成水肿，此水肿称（　　）。
A. 肾源性水肿　B. 心源性水肿　C. 黏液性水肿　D. 营养性水肿　E. 特发性水肿

2. 甲状腺激素对下列哪个发育最为重要？（　　）
A. 肝脏　B. 肾脏　C. 脑和长骨　D. 脾脏　E. 肌肉

3. 甲状腺功能低下的患者，正确的是（　　）。
A. 烦躁不安　B. 多言多动　C. 喜怒无常　D. 失眠多梦　E. 少动思睡

二、判断题

（　）1. 抗利尿激素和催产素是在神经垂体合成分泌的。
（　）2. 类固醇激素主要由肾上腺皮质和性腺分泌。
（　）3. 糖皮质激素可增强机体对有害刺激的耐受力。
（　）4. 糖皮质激素过多时，可引起骨质疏松，其原因是缺钙。
（　）5. 肾上腺皮质功能亢进时，血糖降低。
（　）6. 促甲状腺激素的主要作用是促进甲状腺增生，促进 T_3、T_4 合成分泌。
（　）7. 催乳素的主要生理作用是促进乳腺开始和维持泌乳。
（　）8. 长期大量服用糖皮质激素可使肾上腺皮质增生。
（　）9. 胰岛素休克是胰岛素过少引起的。
（　）10. 甲状腺激素的主要作用是调节钙磷代谢。
（　）11. 肾上腺素和去甲肾上腺素都能增加组织的耗氧量和产热量，使血糖下降。
（　）12. 肾上腺皮质功能亢进时，可出现向心性肥胖。

三、填空题

1. 激素按其化学本质可分为__________和__________两类。
2. 体内含量最多，分泌量最大的机体生长发育不可缺少的激素是__________。

3. 幼年时，生长素分泌过多可产生__________症，分泌过少可产生__________症。成人分泌生长素过多可产生__________症。

4. 抗利尿激素主要作用是增加__________和__________对水的重吸收，使__________减少。

5. 催产素能使乳腺__________，并维持乳腺__________，同时使妊娠子宫__________。

6. 尿崩症是由于__________激素分泌__________所致。

7. 地方性甲状腺肿，主要是食物及饮水中长期缺__________所致。

8. 肾上腺皮质分泌三种激素，它们是__________、__________和__________激素。

9. 肾上腺皮质功能亢进时，可引起血糖__________，出现__________尿。

10. 糖皮质激素能提高血管对__________的反应性。

11. 胰岛__________细胞分泌胰岛素。

12. 胰岛素缺乏时，血糖__________，血脂__________，引起动脉__________。

13. 甲状旁腺激素的主要作用是调节__________和__________代谢，可使血__________升高，血__________降低。

14. 甲状旁腺功能低下症，可静脉注射__________，使__________恢复正常。

四、名词解释

1. 激素：

2. 允许作用：

五、简答题

1. 生长激素的主要生理作用如何？

2. 简述糖皮质激素的主要生理作用。

3. 简述胰岛素的主要生理作用。

第十二章　生殖与衰老

知识目标

1. 掌握睾丸、卵巢的功能。
2. 掌握雄激素、雌激素、孕激素的主要生理作用。
3. 掌握月经周期、受精、着床和妊娠。
4. 熟悉睾丸、卵巢的功能调节。
5. 熟悉月经周期的形成机制。
6. 了解避孕的方法；衰老的表现和机制，以及延缓衰老的方法。

习　题

一、选择题

A1 型题

1. 睾丸中合成和分泌睾酮的细胞是（　　）。
A. 支持细胞　B. 精原细胞　C. 精母细胞　D. 间质细胞　E. 黄体细胞

2. 主要刺激睾丸生精小管，有助于精子生成的激素是（　　）。
A. 促性腺激素释放激素　B. 卵泡刺激素
C. 黄体生成素　D. 抑制素
E. 催乳素

3. 主要刺激睾丸合成与分泌睾酮的激素是（　　）。
A. 促性腺激素释放激素　B. 卵泡刺激素
C. 黄体生成素　D. 肾上腺皮质激素
E. 促性腺激素

4. 某放射科男医生准备和妻子生一个宝宝，他至少需要调离工作岗位多长时间后让妻子备孕比较符合优生优育？（　　）
A. 1 个月　B. 2 个月　C. 3 个月　D. 4 个月　E. 半年

5. 雄激素的生理作用，错误的是（　　）。
A. 维持男性第二性征和性欲　B. 促进蛋白质合成
C. 促进骨髓造血　D. 诱导含 Y 染色体胚胎向男性方向发育
E. 促进脂肪堆积

6. 睾丸中受卵泡刺激素刺激而生成，生成后反馈抑制卵泡刺激素分泌的激素是（　　）。
A. 双氢睾酮　B. 睾酮　C. 雄激素结合蛋白　D. 抑制素　E. 黄体生成素

7. 可促进腺垂体分泌 FSH 和 LH 的下丘脑调节肽是（　　）。
A. CRH　B. GnRH　C. GHRH　D. TRH　E. TSH

8. 按月经周期计算，如果周期为规律的 28 天，发生排卵的时间是（　　）。
A. 第 5 ～ 8 天　B. 第 13 ～ 15 天　C. 第 16 ～ 18 天　D. 第 22 ～ 24 天　E. 第 30 ～ 32 天

9. 符合雌激素生理作用的是（　　）。
A. 降低妊娠子宫对缩宫素的敏感性　B. 促进蛋白质合成，加强钙盐沉着
C. 抑制乳腺导管和结缔组织的增生　D. 使阴道上皮脱落加快
E. 通过中枢神经系统有升温作用

10. 下列属于孕激素生理作用的是（　　）。
A. 促进子宫发育　B. 促进输卵管运动
C. 促进乳腺导管增生　D. 维持子宫妊娠环境
E. 提高子宫平滑肌兴奋性

11. 雌激素和孕激素对子宫作用的共同点是（　　）。

A. 促进内膜增生
B. 促进腺体分泌
C. 抑制子宫收缩
D. 促进子宫收缩
E. 刺激宫颈分泌稀薄黏液

12. 下列不属于月经临床表现的是（ ）。
A. 月经周期一般为 21 ～ 35 天，提前或延后 3 天属于正常情况
B. 正常月经一般持续 2 ～ 8 天
C. 每次月经量一般为 20 ～ 60 mL
D. 多数妇女月经期无特殊症状，少数妇女可有下腹及腰骶部下坠感，一般不影响工作和学习
E. 月经血呈暗红色，血凝块

13.【护士执业资格考试真题】青春期女孩的第二性征表现，不包括（ ）。
A. 智齿萌出 B. 月经初潮 C. 骨盆变宽 D. 脂肪丰满 E. 出现阴毛

14. 在月经周期中，血中雌激素水平达最高的时期是（ ）。
A. 月经期 B. 增生期 C. 排卵期 D. 分泌期 E. 黄体期

15. 如果排出的卵受精，妊娠黄体的维持时间是（ ）。
A. 约 6 周 B. 约 8 周 C. 约 10 周 D. 约 12 周 E. 约 18 周

16. 正常情况下，受精部位多发生在（ ）。
A. 子宫颈 B. 子宫腔 C. 输卵管伞部 D. 输卵管壶腹部 E. 输卵管峡部

17. 女性受孕的最佳时间是排卵后（ ）。
A. 12 小时内 B. 24 小时内 C. 36 小时内 D. 48 小时内 E. 60 小时内

18. 妊娠试验是检测孕妇的血、尿中含有（ ）。
A. 雌激素
B. 孕激素
C. 黄体生成素
D. 雄激素
E. 人绒毛膜促性腺激素（HCG）

19.【执业医师资格考试真题】临产后最主要的产力是（ ）。
A. 子宫收缩力 B. 腹肌收缩力 C. 膈肌收缩力 D. 肛提肌收缩力 E. 骨骼肌收缩力

20.【护士执业资格考试真题】纯母乳喂养多长时间最好？（ ）
A. 2 个月 B. 4 个月 C. 6 个月 D. 9 个月 E. 12 个月

21.【执业医师资格考试真题】短效口服避孕药含（ ）。
A. 雌激素
B. 孕激素
C. 雌激素 ＋ 雄性激素
D. 孕激素 ＋ 雄性激素
E. 雌激素 ＋ 孕激素

22.【护士执业资格考试真题】产妇，28 岁，产后 2 个月，母乳喂养，产妇要求对避孕方式进行指导，最适宜的避孕方法是（ ）。
A. 长效口服避孕药 B. 短效口服避孕药 C. 安全期避孕 D. 避孕套 E. 探亲避孕药

23. 新婚夫妇欲半年后受孕，应选用的最佳避孕措施是（ ）。
A. 避孕套 B. 安全期避孕 C. 口服避孕药 D. 宫内节育器 E. 皮下埋植法避孕

24.【护士执业资格考试真题】随着年龄的增加，老年人记忆能力逐步减退。在询问病史时最容易出现的是（ ）。
A. 表述不清 B. 症状隐瞒 C. 记忆不确切 D. 反应迟钝 E. 答非所问

25. 下列哪种维生素和抗衰老关系不大？（ ）
A. 维生素 A B. 维生素 C C. 维生素 E D. 维生素 K E. 维生素 B_6

B1 型题

（1 ～ 3 题共用备选答案）
A. 催乳素
B. 卵泡刺激素
C. 黄体生成素
D. 绒毛膜促性腺激素
E. 雌激素

1. 作用于生精小管，促进精子生成的激素是（ ）。
2. 排卵前大量分泌，主要促进排卵的激素是（ ）。

3. 和黄体生成素作用类似的激素是（　　）。

（4～5题共用备选答案）

A. 雄激素　　B. 雌激素　　C. 孕激素　　D. 生长素　　E. 加压素

4. 与排卵后体温升高有关的激素是（　　）。

5. 提高子宫平滑肌兴奋的激素是（　　）。

（6～7题共用备选答案）

A. 主要是黄体生成素的直接作用　　B. 主要是绒毛膜促性腺激素的直接作用

C. 主要是雌激素的直接作用　　D. 主要是雌孕激素水平下降的原因

E. 主要是雌孕激素的共同直接作用

6. 子宫内膜增生期形成的主要因素是（　　）。

7. 子宫内膜分泌期形成的主要因素是（　　）。

二、判断题

（　）1. 隐睾症可造成不育症是因为睾丸温度过高，不利于精子生成。

（　）2. 男性精子获得运动能力的部位是女性生殖道。

（　）3. 体内雌激素过多容易导致女孩子出现性早熟。

（　）4. 每个月经周期中，都只能有1个卵泡发育成熟，其余卵泡都会退化。

（　）5. 排卵后9～10天，黄体发育成熟。

（　）6. 卵巢分泌的激素属于类固醇激素。

（　）7. 女性和男性都会出现更年期症状，一般男性症状更明显。

（　）8. 人到老年会出现老视，甚至老年性耳聋。

（　）9. 人体内的自由基过多会导致蛋白质变性，加速人体的衰老。

三、填空题

1. 睾丸的功能主要包括____________、____________。

2. 精原细胞发育成精子需要经历的过程包括__________、__________、__________、__________、____________。

3. 卵巢的功能主要包括____________、____________。

4. 月经周期中，子宫内膜的变化包括____________、____________、____________。

5. 临床上妊娠周数的计算时间以____________为标准，妊娠时间为____________天。

6. 人体的孕激素主要是由卵巢的____________细胞所合成。

四、名词解释

1. 排卵：

2. 月经周期：

3. 受精：

4. 着床：

五、简答题

在日常生活中，可以采取哪些方法延缓衰老？

模块三

生物化学习题

序号	主要内容
1	第一章　蛋白质的结构与功能
2	第二章　酶与维生素
3	第三章　糖代谢
4	第四章　生物氧化
5	第五章　脂类代谢
6	第六章　氨基酸代谢
7	第七章　核苷酸代谢
8	第八章　基因信息的储存和表达
9	第九章　肝脏生物化学
10	第十章　水和无机盐代谢

（程小萍、郑园、干腾、胡静）

第一章　蛋白质的结构与功能

知识目标

1. 掌握蛋白质的生物学功能。
2. 掌握蛋白质的元素组成及基本单位。
3. 掌握蛋白质一、二级结构的概念及维系结构稳定的主要化学键。
4. 了解蛋白质三、四级结构的概念及维系结构稳定的主要化学键。
5. 掌握蛋白质变性的概念、本质及应用。
6. 熟悉蛋白质两性解离和蛋白质沉淀。
7. 了解蛋白质结构与功能的关系。
8. 熟悉蛋白质的分类。

习　题

一、选择题

A1 型题

1. 测得某血清标本的含氮量为 10 g/L，蛋白质的浓度是（　　）。
   A. 10 g/L　　B. 45.5 g/L　　C. 62.5 g/L　　D. 72.5 g/L　　E. 55.5 g/L
2. 蛋白质的水解产物是氨基酸，主要断裂是（　　）。
   A. 肽键　　B. 氢键　　C. 离子键　　D. 疏水键　　E. 盐键
3. 肽键的特点，错误的是（　　）。
   A. 肽键的 C—N 键具有部分双键的性质
   B. 肽键可以自由旋转
   C. 肽键中 C—N 键所相连的四个原子基本处于同一平面上
   D. 与 α-碳原子相连的 N 和 C 所形成的化学键可以自由旋转
   E. 肽键是两个氨基酸脱水缩合形成的酰胺键
4. 维系蛋白质二级结构的化学键是（　　）。
   A. 氢键　　B. 疏水键　　C. 盐键　　D. 二硫键　　E. 肽键
5. 蛋白质分子的 β-转角属于蛋白质的（　　）。
   A. 一级结构　　B. 二级结构　　C. 三级结构　　D. 四级结构　　E. 肽键
6.【口腔执业助理医师资格考试真题】蛋白质分子中 α-螺旋的特点是（　　）。
   A. α-螺旋为左手螺旋　　B. 靠氢键维持的稳定结构
   C. 氨基酸侧链伸向螺旋内部　　D. 结构中含有脯氨酸
   E. 每一螺旋含 3 个氨基酸残基
7. 蛋白质的二级结构，正确的是（　　）。
   A. 氨基酸的排列顺序　　B. 每一氨基酸侧链的空间构象
   C. 局部主链的空间构象　　D. 亚基间相对的空间位置
   E. 每一原子的相对空间位置
8.【口腔执业助理医师资格考试真题】下列氨基酸中属于碱性氨基酸的是（　　）。
   A. 苏氨酸　　B. 丝氨酸　　C. 赖氨酸　　D. 亮氨酸　　E. 苯丙氨酸
9. 蛋白质的 pI 是指（　　）。
   A. 蛋白质带正电荷时溶液的 pH 值
   B. 蛋白质带负电荷时溶液的 pH 值
   C. 蛋白质在电场移动距最大时溶液的 pH 值
   D. 蛋白质以兼性离子状态存在时溶液的 pH 值
   E. 蛋白质溶解度最大时溶液的 pH 值

10. 处于等电点的蛋白质（　　）。
A. 分子不带电荷　B. 分子带正电荷最多
C. 分子易变性　D. 易被蛋白酶水解
E. 分子带负电荷最多

11. 血浆白蛋白（pI＝4.7）在下列哪种 pH 值溶液中带正电荷？（　　）
A. pH＝4.0　B. pH＝5.0　C. pH＝6.0　D. pH＝7.0　E. pH＝8.0

12. 蛋白质溶液的稳定因素是（　　）。
A. 蛋白质溶液的分子扩散现象　B. 蛋白质在溶液中有布朗运动
C. 蛋白质分子带有电荷　D. 蛋白质分子表面带有水化膜和同种电荷
E. 以上都不对

13. 下列哪种因素不能使蛋白质变性？（　　）
A. 加热震荡　B. 强酸　C. 强碱　D. 有机溶剂　E. 盐析

14. 透析利用了蛋白质何种性质？（　　）
A. 亲水胶体性质　B. 不能透过半透膜　C. 变性作用　D. 两性电离　E. 沉淀作用

15. 分子病主要是蛋白质哪种结构异常？（　　）
A. 一级结构　B. 二级结构　C. 三级结构　D. 四级结构　E. 以上都不对

16. 蛋白质的一级结构是其（　　）。
A. 氨基酸残基的排列顺序　B. 多肽链的长短
C. 分子中侧链基团的空间分布　D. 分子中的各种化学键
E. 多肽链的形态

17. 蛋白质，错误的是（　　）。
A. 蛋白质的二级结构是指多肽链的局部构象
B. 蛋白质分子都具有一级结构
C. 蛋白质的三级结构是整条肽链的空间结构
D. 蛋白质分子都具有四级结构
E. 蛋白质四级结构中亚基的种类和数量均不固定

18.【口腔执业助理医师资格考试真题】蛋白质变性属（　　）。
A. 一级结构破坏　B. 二级结构破坏　C. 三级结构破坏　D. 四级结构破坏　E. 空间结构破坏

19.【口腔执业助理医师资格考试真题】亚基解聚时（　　）。
A. 一级结构破坏　B. 二级结构破坏　C. 三级结构破坏　D. 四级结构破坏　E. 空间结构破坏

20.【口腔执业助理医师资格考试真题】不存在于人体蛋白质分子中的氨基酸是（　　）。
A. 甘氨酸　B. 丙氨酸　C. 谷氨酸　D. 鸟氨酸　E. 亮氨酸

21. 盐析沉淀蛋白质的原理是（　　）。
A. 破坏水化膜，中和电荷　B. 盐与蛋白质结合成不溶性盐
C. 调节蛋白质的等电点　D. 破坏蛋白质的空间结构
E. 蛋白质变性

22. 下列哪一个是蛋白质构象病？（　　）
A. 疯牛病　B. 糖尿病　C. 冠心病　D. 痛风症　E. 贫血

23. 蛋白质分子的结构单元是（　　）。
A. 氢键　B. 肽键平面　C. 肽键　D. 氨基酸残基　E. 以上都不对

24. 蛋白质的最大吸收峰波长是（　　）。
A. 260 nm　B. 280 nm　C. 340 nm　D. 450 nm　E. 540 nm

25. 蛋白质的组成，错误的是（　　）。
A. 可水解成肽或氨基酸
B. 含 N 量约为 16%
C. 参与组成人体蛋白质的氨基酸只有 20 种
D. 由 *D*-α-氨基酸组成
E. 由 *L*-α-氨基酸组成

26. 蛋白质多肽链具有方向性，正确的是（　　）。

A. 3′ 端→ 5′ 端　B. 5′ 端→ 3′ 端　C. N 端→ C 端　D. C 端→ N 端　E. 以上都不对

27.【临床执业助理医师资格考试真题】蛋白质变性时不被破坏的化学键是（　　）。

A. 肽键　B. 范德华力　C. 二硫键　D. 氢键　E. 疏水键

28.【临床执业助理医师资格考试真题】变性蛋白质的主要特点是（　　）。

A. 不易被蛋白酶水解　B. 共价键被破坏
C. 溶解性增加　D. 生物活性降低
E. 分子量降低

29.【临床执业助理医师资格考试真题】含有巯基的氨基酸是（　　）。

A. 赖氨酸　B. 谷氨酸　C. 苯丙氨酸　D. 缬氨酸　E. 半胱氨酸

30.【临床执业助理医师资格考试真题】多肽链中肽键的本质是（　　）。

A. 磷酸二酯键　B. 疏水键　C. 二硫键　D. 糖苷键　E. 酰胺键

31.【临床执业助理医师资格考试真题】维系蛋白质二级结构稳定的主要化学结构是（　　）。

A. 盐键　B. 疏水作用　C. 肽键　D. 氢键　E. 二硫键

32.【临床执业助理医师资格考试真题】下列属于疏水性氨基酸的是（　　）。

A. 苯丙氨酸　B. 半胱氨酸　C. 苏氨酸　D. 谷氨酸　E. 组氨酸

A2 型题

1. 某青年到医院就医，其症状是发热和肌肉疼痛，血液检测发现贫血并出现镰刀形红细胞。其发病的分子机制是（　　）。

A. Hb 的 β 亚基 N 端第 6 位氨基酸谷氨酸→缬氨酸
B. Hb 的 α 亚基 N 端第 6 位氨基酸缬氨酸→谷氨酸
C. Hb 的 α 亚基 N 端第 6 位氨基酸谷氨酸→缬氨酸
D. Hb 的 β 亚基 N 端的第 6 位氨基酸缬氨酸→谷氨酸
E. 以上都不对

2. 女，64 岁，最近记忆力下降，注意力不集中，逐渐加重。经常找不到物品，并且出现性格改变，容易焦虑和沮丧。经医生诊断为阿尔茨海默病。与该疾病发生机制相关的是（　　）。

A. 分子病　B. DNA 的损伤　C. 蛋白质的构象病　D. 翻译的异常启动　E. RNA 的损伤

B1 型题

（1 ～ 3 题共用备选答案）

A. 二级结构　B. 结构域　C. 三级结构　D. 四级结构　E. 一级结构

1. β - 折叠是（　　）。
2. 亚基间的空间排布是（　　）。
3. 肌红蛋白具有的最高结构是（　　）。

（4 ～ 6 题共用备选答案）

A. 含芳香环的氨基酸　B. 碱性氨基酸
C. 酸性氨基酸　D. 极性中性氨基酸
E. 非极性疏水氨基酸

4. 丙氨酸属于（　　）。
5. 精氨酸属于（　　）。
6. 谷氨酸属于（　　）。

X 型题

1. 维系蛋白三级结构的非共价键有（　　）。

A. 氢键　B. 疏水键　C. 肽键　D. 二硫键　E. 离子键

2. 下列属于碱性氨基酸的是（　　）。

A. 精氨酸　B. 谷氨酸　C. 酪氨酸　D. 组氨酸　E. 赖氨酸

3. 蛋白质的二级结构包括（　　）。

A. α - 螺旋　B. β - 折叠　C. β - 转角　D. 无规卷曲　E. 以上都不是

4. 蛋白质变性作用的特点是（　　）。
   A. 蛋白质空间构象改变　　B. 肽键断裂
   C. 丧失生物学功能　　D. 发生沉淀
   E. 理化性质改变
5. 下列哪种蛋白质在 pH＝6 的溶液中带负电荷？（　　）
   A. pI＝4.5 的蛋白质　　B. pI＝7.4 的蛋白质
   C. pI＝6.5 的蛋白质　　D. pI＝3.5 的蛋白质
   E. pI＝5.0 的蛋白质

二、判断题

（　）1. 蛋白质出现了沉淀也肯定发生了变性。
（　）2. 蛋白质在等电点时，蛋白质分子不带电荷，呈电中性。
（　）3. 蛋白质变性时，不仅空间结构被破坏，一级结构也有改变。
（　）4. 蛋白质的二级结构指蛋白质的主链和侧链结构。
（　）5. 蛋白质只有具有三级结构才有生物学活性。
（　）6. 组成人体的氨基酸为 *D*-α 氨基酸。
（　）7. 在生理条件下，人体绝大多数蛋白质以正离子的形式存在。
（　）8. 分子量相同的蛋白质在电场中泳动的速度相同。

三、填空题

1. 组成蛋白质的基本单位是____________。
2. 不同蛋白质的含氮量大约一样，为____________%。
3. 维持蛋白质一级结构的主要化学键是____________。
4. 蛋白质的高级结构是指蛋白质的____________、____________和____________。
5. 蛋白质的等电点是指蛋白质分子____________等于零时溶液的____________。
6. 蛋白质沉淀的方法有____________、____________、____________和____________。
7. 蛋白质根据组成分为____________和____________两类，根据形状分为__________和__________两类。

四、名词解释

1. 肽键：

2. 等电点（pI）：

3. 蛋白质一级结构：

4. 蛋白质的变性作用：

5. 电泳：

五、简答题

1. 人体蛋白质的生物学功能有哪些？

2. 简述蛋白质一、二、三、四级结构的概念及维系结构稳定的主要化学键。

3. 举例说明蛋白质一级结构与功能的关系，以及空间结构与功能的关系。

4. 临床上用高温、紫外线、乙醇杀菌的原理是什么？

第二章　酶与维生素

知识目标

1. 掌握酶的概念，酶的活性中心及酶的作用特点。
2. 熟悉酶原与酶原激活。
3. 掌握同工酶的概念及其应用。
4. 掌握影响酶促反应速度的因素。
5. 掌握维生素的概念、分类，各种维生素的生理作用及缺乏症。
6. 了解酶在医学上的应用。

习　题

一、选择题

A1 型题

1. 辅酶与辅基的主要区别是（　　）。
A. 与酶蛋白结合的牢固程度不同　B. 化学本质不同
C. 分子大小不同　D. 催化功能不同
E. 以上都不对
2. 保持生物制品的最适温度是（　　）。
A. 0 ℃　B. 4 ℃　C. 20 ℃　D. 25 ℃　E. 18 ℃
3. 酶以酶原形式分泌的生理意义是（　　）。
A. 加速代谢　B. 使酶活性提高　C. 恢复酶的活性　D. 保护机体自身　E. 使酶活性降低
4. 反应速度为最大反应速度的 50% 时，K_m 等于（　　）。
A. 1/2[S]　B. 1/4[S]　C. 1/3[S]　D. [S]　E. 2[S]
5. 竞争性抑制是指（　　）。
A. 抑制剂与底物结合　B. 抑制剂与酶活性中心结合
C. 抑制剂与酶活性中心外的部位结合　D. 抑制剂使酶变性，降低酶的活性
E. 以上都不对
6. 一碳单位转移酶的辅酶成分是（　　）。
A. $NADPH+H^+$　B. FH_4　C. CoA　D. FMN　E. FAD
7. 酶，正确的是（　　）。
A. 所有的酶都含有辅酶　B. 都只有在体内起催化作用
C. 所有的酶都是活细胞产生的　D. 都具有立体异构专一性
E. 所有的酶都含有辅基
8. 温度对酶活性影响，错误的是（　　）。
A. 高温能使大多数酶变性
B. 在一定范围内温度可加速酶促反应
C. 酶都有一个最适温度，是酶的特征性常数之一
D. 温度降低，酶促反应减慢
E. 温度对酶促反应具有双重影响
9. 在酶促反应中，当底物浓度达到饱和，再增加底物后（　　）。
A. 反应速度增加　B. 反应速度降低
C. 反应速度不变　D. 反应速度先增加后即降低
E. 反应速度先降低后即增加
10.【口腔执业助理医师考试真题】膳食中维生素 A 的主要来源是（　　）。
A. 粮谷类　B. 酱菜类

C. 绿叶菜　　D. 干豆、花生
E. 动物肝、肾、牛奶

11.【口腔执业助理医师资格考试真题】膳食中维生素 B_1 的主要来源是（　　）。
A. 粮谷类　　B. 酱菜类
C. 绿叶菜　　D. 干豆、花生
E. 动物肝、肾、牛奶

12.【口腔执业助理医师资格考试真题】蔬菜水果含有下列较丰富的维生素和无机盐，除了（　　）。
A. 胡萝卜素　　B. 维生素 B　　C. 维生素 C　　D. 维生素 D　　E. 钾、钠

13.【口腔执业助理医师资格考试真题】某贫困地区，终年食用玉米，皮炎、舌炎、腹泻及周围神经炎患者较多，痴呆发病率远高于其他地区。从营养角度分析，该地区饮食可能缺乏（　　）。
A. 维生素 A　　B. 维生素 B_1　　C. 维生素 B_2　　D. 维生素 PP　　E. 维生素 C

14.【口腔执业助理医师资格考试真题】能作为多种不需氧脱氢酶辅酶成分的维生素是（　　）。
A. 维生素 A　　B. 维生素 D　　C. 维生素 PP　　D. 生物素　　E. 泛酸

15.【口腔执业助理医师资格考试真题】抗氧化的维生素是（　　）。
A. 维生素 A　　B. 维生素 C　　C. 维生素 B_6　　D. 维生素 D　　E. 维生素 K

16.【口腔执业助理医师资格考试真题】与转氨基直接相关的维生素（　　）。
A. 维生素 A　　B. 维生素 C　　C. 维生素 B_6　　D. 维生素 D　　E. 维生素 K

17. 酶原没有活性是因为（　　）。
A. 酶蛋白肽链合成不完全　　B. 活性中心未形成或未暴露
C. 缺乏辅酶　　D. 是已经变性的蛋白质
E. 蛋白质容易沉淀

18. 辅酶 $NADP^+$ 分子中含有哪种 B 族维生素？（　　）
A. 磷酸吡哆醛　　B. 核黄素　　C. 叶酸　　D. 尼克酰胺　　E. 硫胺素

19. 有机磷杀虫剂对胆碱酯酶的抑制作用属于（　　）。
A. 可逆性抑制作用　　B. 竞争性抑制作用
C. 不可逆性抑制作用　　D. 非竞争性抑制作用
E. 反竞争性抑制作用

20.【临床执业助理医师资格考试真题】同工酶，错误的是（　　）。
A. 同工酶催化不同的底物反应　　B. 同工酶的免疫性质不同
C. 同工酶常由几个亚基组成　　D. 同工酶的理化性质不同
E. 不同器官的同工酶谱不同

21. 乳酸脱氢酶是由两种不同的亚基组成的四聚体，经随机组合，可形成多少种同工酶？（　　）
A. 2 种　　B. 3 种　　C. 4 种　　D. 5 种　　E. 6 种

22. 唾液淀粉酶对淀粉起催化作用，对蔗糖不起作用，这一现象说明酶有（　　）。
A. 不稳定性　　B. 高度特异性　　C. 可调节性　　D. 高度的催化效率　　E. 以上都不对

23. 全酶，正确的是（　　）。
A. 由单纯蛋白质组成　　B. 只由辅酶组成
C. 只由辅基组成　　D. 由蛋白质部分和辅助因子组成
E. 以上都不对

24. 含有金属元素的维生素是（　　）。
A. 维生素 C　　B. 维生素 D　　C. 维生素 A　　D. 维生素 B_{12}　　E. 维生素 D

25. 长期使用高级精细加工大米，容易缺乏的维生素是（　　）。
A. 维生素 B_1　　B. 维生素 E　　C. 维生素 A　　D. 维生素 B_{12}　　E. 维生素 D

26. 坏血病患者应多吃以下哪种食物？（　　）
A. 水果和蔬菜　　B. 鱼肉　　C. 鸡蛋和鸭蛋　　D. 糙米和肝脏　　E. 猪肉

27. 含 LDH1 丰富的组织是（　　）。
A. 肝组织　　B. 心肌　　C. 肾组织　　D. 脑组织　　E. 骨组织

28. 各种酶都具有最适合的 pH 值，其特点是（　　）。
A. 最适 pH 值一般为该酶的等电点

B. 最适 pH 值时酶活性中心可解离基团处于最适反应状态
C. 最适 pH 值时酶分子的活性通常较低
D. 大多数酶活性的最适 pH 值为抛物线形
E. 以上都不对

29. K_m 值的意义，错误的是（ ）。
A. 是酶的特征性常数
B. K_m 越大，酶与底物亲和力越小
C. K_m 值与酶结构有关
D. K_m 值与酶浓度有关
E. K_m 可以判断酶作用的最适底物

30. 在长期服用异烟肼时，易引起缺乏的是（ ）。
A. 维生素 C　B. 维生素 A　C. 维生素 PP　D. 维生素 D　E. 维生素 K

31. 以下不是维生素 A 生理功能的是（ ）。
A. 作为视紫红质的成分参与视觉
B. 维持上皮组织的结构和功能
C. 抗氧化作用
D. 调节血钙浓度促进生长、发育
E. 抗肿瘤作用

32. 肝性脑病前后机体各器官有出血倾向，主要是由于（ ）。
A. 维生素 C 少　B. 维生素 K 少　C. 维生素 A 少　D. 凝血酶原少　E. 凝血酶少

33.【口腔执业助理医师资格考试真题】酶能加速化学反应的进行，其原理是（ ）。
A. 降低反应的活化能
B. 降低反应的自由能变化
C. 降低底物的能量水平
D. 向反应体系提供能量
E. 提高产量物的能量水平

34.【口腔执业助理医师资格考试真题】酶原激活，错误的是（ ）。
A. 酶原是酶的前体
B. 酶原没有催化活性
C. 酶原具备必需基团
D. 酶原的活性中心没有形成
E. 酶原激活是一个非催化过程

35.【口腔执业助理资格考试真题】在结合酶中决定酶专一性的是（ ）。
A. 金属离子　B. B 族维生素　C. 辅酶　D. 辅基　E. 酶蛋白

36.【口腔执业助理医师资格考试真题】体内酶促反应特点，错误的是（ ）。
A. 具有可调节性
B. 具有高催化效率
C. 可大幅降低反应活化能
D. 温度对酶促反应速度没有影响
E. 只能催化热力学上允许进行的反应

37.【口腔执业助理医师资格考试真题】磷酸吡哆醛作为辅酶参与的反应是（ ）。
A. 转甲基反应　B. 转氨基反应　C. 过氧化反应　D. 磷酸化反应　E. 酰基化反应

38.【口腔执业助理医师资格考试真题】酶促反应调节，正确的是（ ）。
A. 反应速度不受底物浓度影响
B. 温度越高反应越快
C. 反应速度不受酶浓度影响
D. 在适宜 pH 下，反应速度不受酶浓度影响
E. 底物饱和时，反应速度随着酶的浓度增加

39. 酶竞争性抑制剂的特点是（ ）。
A. K_m 值不变，V_{max} 降低
B. K_m 值不变，V_{max} 增高
C. K_m 值降低，V_{max} 降低
D. K_m 值降低，V_{max} 不变
E. K_m 值增高，V_{max} 不变

40.【临床执业助理医师资格考试真题】最易并发维生素 A 缺乏症的是（ ）。
A. 幼儿急疹　B. 麻疹　C. 川崎病　D. 风疹　E. 咽结合膜热

41.【临床执业助理医师资格考试真题】缺乏会导致眼暗适应能力减弱的是（ ）。
A. 维生素 A　B. 维生素 E　C. 维生素 D　D. 维生素 C　E. 维生素 K

42.【临床执业助理医师资格考试真题】酶执行催化作用所必需的基团是指（ ）。
A. 维持酶一级结构所必需的基团
B. 位于活性中心内，维持酶活性所必需的基团
C. 酶的亚基结合所必需的基团
D. 维持酶分子四级结构所必需的基团
E. 维持辅酶与酶蛋白结合所必需的基团

A2 型题

1. 女，35 岁，与人吵架后服下敌百虫约 100 mL，出现头晕、恶心、呕吐，胸闷、视力模糊等。4 小时后出现神志不清，被家属发现立即送到当地医院就诊，经检查后诊断为急性有机磷中毒，医生立即给予洗胃、导泻，阿托品、解磷定静脉注射等紧急处理，患者渐渐好转。有机磷化合物的作用机制是抑制（　　）。

A. 胆碱酯酶活性　B. 酸性磷酸酶活性　C. 巯基酶活性　D. 羟基酶活性　E. 碱性磷酸酶

2. 女，32 岁，诉皮肤干燥，舌尖疼痛，经检查发现患者舌乳头红肿、舌尖处有糜烂，诊断为维生素缺乏症。患者缺乏的维生素最可能是（　　）。

A. 钙　B. 叶酸　C. 维生素 B_1　D. 维生素 B_2　E. 维生素 B_6

3. 女，48 岁，腹泻，无腹痛，门诊按一般性腹泻治疗 3 个月无好转，以慢性结肠炎收治入院，腹泻症状明显，其他脏器经检查无异，治疗 1 个月出院，未见好转。口腔严重溃疡，四肢无力，重度贫血，收血液科入院治疗，骨髓穿刺诊断为巨幼红细胞贫血。对症补充的维生素是（　　）。

A. 钙　B. 维生素 B_{12}、叶酸

C. 维生素 PP　D. 维生素 B_2

E. 维生素 B_6

B1 型题

（1～4 题共用备选答案）

A. 丙二酸　B. 敌百虫　C. 路易氏气　D. 二巯基丙醇　E. 琥珀酸

1. 胆碱酯酶的抑制剂为（　　）。
2. 有毒的砷化物之一为（　　）。
3. 巯基酶中毒的解毒剂为（　　）。
4. 琥珀酸脱氢酶的竞争性抑制剂为（　　）。

（5～9 题共用备选答案）

A. 夜盲症　B. 坏血病　C. 佝偻病　D. 脚气病　E. 凝血障碍

5. 缺乏维生素 B_1 会患（　　）。
6. 缺乏维生素 D 会患（　　）。
7. 缺乏维生素 A 会患（　　）。
8. 缺乏维生素 K 会患（　　）。
9. 缺乏维生素 C 会患（　　）。

（10～14 题共用备选答案）

A. 维生素 A　B. 维生素 B_6　C. 维生素 PP　D. 维生素 E　E. 泛酸

10. 参与辅酶 A 组成的是（　　）。
11. 参与氧化脱氨的是（　　）。
12. 参与转氨基的是（　　）。
13. 可由胡萝卜素转变的是（　　）。
14. 可用于治疗先兆流产的是（　　）。

X 型题

1. 维生素 C 的作用有（　　）。

A. 参与胶原蛋白的合成　B. 抗氧化剂

C. 促进抗体合成　D. 胆固醇的转化

E. 参与毒物的生物转化

2. 磺胺类药物有抑菌作用是因为（　　）。

A. 抑制了细菌的二氢叶酸还原酶　B. 抑制了细菌的二氢叶酸合成酶

C. 竞争对象是对氨基苯甲酸　D. 属于竞争性抑制作用

E. 以上都不对

3. 酶的专一性可分为（　　）。

A. 作用物基团专一性　B. 相对专一性

C. 立体异构专一性　　D. 绝对专一性
E. 以上都不对

4 维生素 E 的作用有（　　）。
A. 抗不育　　B. 抗氧化剂
C. 促进血红素的形成　　D. 预防动脉硬化
E. 参与毒物的生物转化

5. 因体内酶的缺陷造成的疾病有（　　）。
A. 蚕豆病　B. 白化病　C. 糖尿病　D. 苯丙酮酸尿症　E. 高血压

6. 核黄素参与组成的辅酶有（　　）。
A. $NADP^+$　B. NAD^+　C. FAD　D. FMN　E. TPP

7. 下列哪些是维生素 B_6 的辅酶形式？（　　）
A. 磷酸吡哆醛　B. 磷酸吡哆胺　C. 吡哆醛　D. 维生素 B_6　E. TPP

二、判断题

（　）1. 酶是生物催化剂，其化学本质为蛋白质，所以生物催化剂均为蛋白质类物质。
（　）2. 凡是能使蛋白质变性的因素均可使酶失活。
（　）3. 结合酶只有酶蛋白与辅助因子结合成全酶后才有活性。
（　）4. 底物浓度和酶促反应速度的关系曲线为双曲线。
（　）5. 酶的必需基团都位于活性中心内。
（　）6. 维生素摄取越多越好。
（　）7. 生物体内的多数化学反应，如果没有酶的催化都难以进行。
（　）8. 一种酶能催化几种底物时，K_m 值最大的底物一般认为是其天然底物。

三、填空题

1. 作为生物催化剂的酶，与一般催化剂的相比，它具有的特点是__________、__________、__________、__________。

2. 结合蛋白酶类必须由__________和__________相结合后才具有活性，前者的作用是__________，后者的作用是__________。

3. 酶能与__________结合，并将底物转变成__________，这一区域称酶的__________。

4. 酶活性中心内的必需基团可分为两类，分别称__________和__________。

5. 缺乏叶酸和维生素 B_{12} 会患__________。

6. 水溶性维生素包括__________和__________，脂溶性维生素包括__________、__________、__________、__________。

7. 磺胺类药物的结构与__________相似，二者竞争__________酶的活性中心。

四、名词解释

1. 酶：

2. 酶的竞争性抑制：

3. K_m 值：

4. 同工酶：

5. 酶原：

6. 酶原的激活：

7. 维生素：

8. 酶的活性中心：

五、简答题

1. 酶以酶原形式存在的生理意义是什么？

2. 简述温度和 pH 值对酶促反应速度的影响。

3. 简述临床上低温麻醉的原理。

4. 举例说明竞争性抑制作用在临床上的应用。

第三章　糖代谢

知识目标

1. 掌握糖酵解和无氧氧化的主要过程、关键酶和生理意义。
2. 掌握有氧氧化的基本过程、关键酶和生理意义。
3. 掌握戊糖磷酸途径的生理意义。
4. 掌握糖原合成与分解的概念和生理意义。
5. 掌握糖异生的概念；熟悉糖异生反应途径的关键酶和生理意义。
6. 掌握高血糖和低血糖；熟悉血糖的概念、血糖的来源和去路，以及血糖浓度的调节。

习　题

一、选择题

A1 型题

1. 体内 NADPH＋H^+ 主要来源于（　　）。
A. 糖酵解　B. 糖的有氧氧化　C. 磷酸戊糖途径　D. 糖异生　E. 糖原合成
2. NADPH，错误的是（　　）。
A. 为合成代谢提供氢原子
B. 参与羟化反应
C. 使谷胱甘肽处于还原状态
D. 直接经电子传递链氧化供能
E. 主要来源于磷酸戊糖途径
3. 机体进行糖异生的器官是（　　）。
A. 脑和肺　B. 脑和肝　C. 肝和肾　D. 肝和脾　E. 脑和心
4. 下列哪种酶不是糖异生关键酶？（　　）
A. 丙酮酸羧化酶
B. 果糖 1,6- 二磷酸酶
C. 磷酸烯醇式丙酮酸羧激酶
D. 葡萄糖 -6- 磷酸酶
E. 烯醇化酶
5. 进行糖异生的部位是（　　）。
A. 胞浆和线粒体
B. 胞浆和内质网
C. 线粒体和溶酶体
D. 溶酶体和内质网
E. 内质网和高尔基复合体
6. 糖原分解的关键酶是（　　）。
A. 分支酶　B. 脱支酶　C. 磷酸酶　D. 磷酸化酶　E. 糖原合酶
7. 体内贮存糖原最多的组织器官是（　　）。
A. 肝脏　B. 脑　C. 肾　D. 肌肉　E. 肺
8. 丙酮酸脱氢酶系不含下列哪种成分？（　　）
A. 丙酮酸脱氢酶
B. 转乙酰化酶
C. 二氢硫辛酸脱氢酶
D. 二氢硫辛酸乙酰基转移酶
E. 生物素、TTP、NAD^+、FAD、CoA 和硫辛酸
9. 下列哪项不是糖酵解途径的特点？（　　）
A. 代谢过程中不需要氧
B. 产生大量 ATP
C. 在细胞胞浆内进行
D. 代谢过程中可向机体提供一些小分子化合物
E. 终产物是乳酸
10. 红细胞中还原型谷胱甘肽不足易引起溶血，原因是缺乏（　　）。
A. 葡萄糖 -6- 磷酸酶
B. 果糖二磷酸酶
C. 磷酸果糖激酶
D. 6- 磷酸葡萄糖脱氢酶
E. 丙酮酸羧化酶

11. 血糖主要指血中所含的（　　）。
A. 半乳糖　B. 果糖　C. 纤维素　D. 甘露糖　E. 葡萄糖
12. 正常人空腹血糖浓度是（　　）。
A. 4.4 ～ 6.7 mmol/L（80 ～ 120 mg%）　B. 3.2 ～ 4.3 mmol/L（55 ～ 75 mg%）
C. 4.4 ～ 7.8 mmol/L（80 ～ 140 mg%）　D. 3.3 ～ 4.4 mmol/L（60 ～ 80 mg%）
E. 3.9 ～ 6.1 mmol/L（70 ～ 110 mg%）
13. 降低血糖水平的激素有（　　）。
A. 胰高血糖素　B. 胰岛素　C. 糖皮质激素　D. 肾上腺素　E. 生长激素
14. 糖酵解的终产物是（　　）。
A. 丙酮酸　B. 草酰乙酸
C. 乳酸　D. 琥珀酸
E. 磷酸烯醇式丙酮酸
15. 为什么成熟红细胞依靠糖酵解供能?（　　）
A. 无微粒体　B. 红细胞中无 O_2　C. 无内质网　D. 缺少乳酸脱氢酶　E. 无线粒体
16. 糖原的 1 个葡萄糖基酵解时净生成多少个 ATP ?（　　）
A. 1 个　B. 2 个　C. 3 个　D. 4 个　E. 5 个
17. 糖酵解途径中生成的丙酮酸必须进入线粒体氧化，因为（　　）。
A. 胞液可保持电中性　B. 丙酮酸脱氢酶在线粒体
C. 丙酮酸与苹果酸交换　D. 丙酮酸在苹果酸酶作用下可转变为苹果酸
E. 丙酮酸与磷酸烯醇式丙酮酸交换
18. 糖酵解的主要限速酶是（　　）。
A. 葡萄糖激酶　B. 己糖激酶
C. 磷酸果糖激酶 -1　D. 丙酮酸激酶
E. 葡萄糖 -6- 磷酸酶
19. 合成糖原时，葡萄糖供体是（　　）。
A. ADPG　B. UDPG　C. GDPG　D. CDPG　E. TDPG
20. 人在休息状态时，血糖主要消耗在（　　）。
A. 肝　B. 心脏　C. 肌肉　D. 脂肪组织　E. 脑
21. 肝糖原能转变成血糖而肌糖原不能，是因为肝脏含有（　　）。
A. 葡萄糖激酶　B. 己糖激酶
C. 葡萄糖 -6 磷酸酶　D. 磷酸化酶
E. 丙酮酸激酶
22. 红细胞 2,3-BPG 支路的主要生理意义是（　　）。
A. 合成 L- 抗坏血酸　B. 提供 NADH
C. 提供 $FADH_2$　D. 提供 NADPH
E. 调节血红蛋白携氧的功能
23. 1 分子葡萄糖有氧氧化时共有几次底物水平磷酸化?（　　）
A. 3 次　B. 4 次　C. 5 次　D. 6 次　E. 8 次
24. 运动后肌肉中生成的乳酸主要去路是（　　）。
A. 由血液运动到肝脏异生成糖　B. 由肾排出
C. 被心肌摄取利用　D. 再合成肌糖原
E. 被肾脏摄取利用
25. 三羧酸循环，正确的是（　　）。
A. 循环 1 周可脱 3 次氢　B. 循环 1 周有 3 次脱羧
C. 循环 1 周生成 3 分子 CO_2　D. 三羧酸循环是三大营养物质互相转变的重要枢纽
E. 三羧酸循环没有发生底物水平磷酸化
26.【口腔执业助理医师资格考试真题】血糖的主要去路不包括（　　）。
A. 转变成糖皮质激素　B. 在细胞内氧化分解供能
C. 转变成其他单糖及衍生物　D. 在肝、肌肉等组织合成糖原

E. 转变成非必需氨基酸、甘油三酯等非糖物质

27.【口腔执业助理医师资格考试真题】位于糖酵解、糖异生和磷酸戊糖途径代谢交汇点的化合物是（　　）。

A. 6- 磷酸果糖　　B. 1- 磷酸葡萄糖
C. 6- 磷酸葡萄糖　　D. 1,6- 磷酸果糖
E. 磷酸二羟丙酮

28.【口腔执业助理医师资格考试真题】下列不属于糖异生原料的是（　　）。

A. 甘油　B. 氨基酸　C. 丙酮酸　D. 乳酸　E. 脂肪酸

29.【口腔执业助理医师资格考试真题】1 mol 下列物质在有氧时彻底氧化，净生成 ATP 数最多的是（　　）。

A. 葡萄糖　　B. 丙酮酸
C. 乳酸　　D. 1,3- 二磷酸甘油酸
E. 1,6- 二磷酸果糖

30.【口腔执业助理医师资格考试真题】长期饥饿时，机体内补充血糖的代谢途径是（　　）。

A. 糖酵解　B. 糖异生　C. 糖原合成　D. 糖有氧氧化　E. 磷酸戊糖途径

31.【口腔执业助理医师资格考试真题】骨骼肌在缺氧情况下的主要供能途径是（　　）。

A. 糖酵解　B. 糖异生　C. 糖原合成　D. 糖有氧氧化　E. 磷酸戊糖途径

32.【口腔执业助理医师资格考试真题】长期饥饿，糖异生的生理意义之一是（　　）。

A. 有利于脂酸合成　　B. 有利于脂肪合成
C. 有利于必需氨基酸合成　　D. 有利于补充血糖
E. 有利于排钠保钾

33.【口腔执业助理医师资格考试真题】与糖尿病酸中毒有关的主要代谢途径是（　　）。

A. 尿酸生成　B. 糖原分解　C. 酮体生成　D. 糖原分解　E. 丙酮酸羧化

34.【口腔执业助理医师资格考试真题】三羧酸循环中草酰乙酸来源于（　　）。

A. 尿酸生成　B. 糖原分解　C. 酮体生成　D. 糖原分解　E. 丙酮酸羧化

35.【口腔执业助理医师资格考试真题】乳酸脱氢酶的辅酶是（　　）。

A. 丙酮酸激酶　B. NAD^+　C. PFK-1　D. PFK-2　E. FBP-2

36.【临床执业助理医师资格考试真题】糖尿病的基本发病机制是（　　）。

A. 糖原分解过多　　B. 靶细胞膜胰岛素受体减少
C. 糖异生增强　　D. 胰岛素拮抗激素异常增多
E. 胰岛素分泌绝对或相对不足，可伴胰岛素抵抗

37.【临床执业助理医师资格考试真题】糖皮质激素升高血糖的机制是（　　）。

A. 减少糖异生　　B. 促进脂酸合成
C. 抑制肝外组织的葡萄糖利用　　D. 促进糖类转变为脂肪
E. 促进葡萄糖氧化

38.【临床执业助理医师资格考试真题】持续剧烈运动后糖异生的主要原料是（　　）。

A. 乳酸　B. 丙氨酸　C. 苹果酸　D. 柠檬酸　E. 鸟氨酸

39.【临床执业助理医师资格考试真题】磷酸戊糖途径的主要产物之一是（　　）。

A. ATP　B. cAMP　C. FMN　D. CoQ　E. NADPH

40.【临床执业助理医师资格考试真题】不能补充血糖的生化过程是（　　）。

A. 食物中糖类的消化吸收　　B. 肌糖原分解
C. 糖异生　　D. 肝糖原分解
E. 葡萄糖在肾小管的重吸收

41.【临床执业助理医师资格考试真题】下列关于糖皮质激素作用的叙述，正确的是（　　）。

A. 促进葡萄糖的利用　　B. 减少红细胞和淋巴细胞的数目
C. 减少脂肪的分解　　D. 促进肌肉组织蛋白质的分解
E. 降低机体抗伤害刺激的能力

A2 型题

1. 参加运动会 100 米接力赛，糖无氧氧化反应为肌肉组织迅速提供能量，在肌肉组织中增加的物质是

（　　）。

A. 乙酰辅酶 A　B. 乙酰乙酸　C. 草酰乙酸　D. 乳酸　E. 丙酮酸

2. 女，60 岁，患糖尿病酮症酸中毒，经治疗后意识恢复，而后突发心悸、饥饿、出汗以及意识障碍。应如何紧急处理？（　　）

A. 静推 50% 葡萄糖　B. 静脉滴注碳酸氢钠
C. 加用格列苯脲　D. 加大胰岛素剂量
E. 改善饮食

3. 男，5 岁，突发高热、脸色苍白，出现“酱油色”尿液，血常规检测显示严重溶血性贫血，患儿曾进食蚕豆。初步诊断为蚕豆病。该疾病是由于缺乏哪种酶？（　　）

A. 丙酮酸激酶　B. 果糖激酶
C. 磷酸化酶　D. 己糖激酶
E. 葡萄糖 -6- 磷酸脱氢酶

4. 女，22 岁，53 kg，既往有减肥史，过午不食，傍晚出现短期饥饿，体内糖异生增加，只在糖异生中起作用的酶是（　　）。

A. 6- 磷酸果糖激酶 -1　B. 己糖激酶
C. 3- 磷酸甘油醛脱氢酶　D. 丙酮酸羧化酶
E. 丙酮酸激酶

5. 女，28 岁，未吃早餐，上班突觉头晕、心悸，然后晕倒。急诊就医查随机血糖 2.3 mmol/L，可诊断为（　　）。

A. 1 型糖尿病　B. 2 型糖尿病　C. 低血糖　D. 低血压　E. 低钾血症

模块三

6.【临床执业助理医师资格考试真题】女，72 岁，糖尿病病史 8 年，瑞格列奈 2 mg，tid，近期血糖控制不佳，既往高血压病史 10 年，冠心病病史 5 年。身高 158 cm，体重 50 kg。实验室检查：空腹血糖 12.5 mmol/L；三餐后 2 小时血糖分别为 7.8 mmol/L、8.4 mmol/L 和 8.8 mmol/L；夜间血糖 10.5 mmol/L；糖化血红蛋白 9.2%。目前最适宜的治疗是加用（　　）。

A. 噻唑烷酮类降糖药　B. 胰岛素
C. 双胍类降糖药　D. α - 葡萄糖苷酶抑制剂
E. 磺脲类降糖药

X 型题（多项选择题）

1. 从葡萄糖合成糖原需要哪些核苷酸参与？（　　）

A. ATP　B. GTP　C. CTP　D. TTP　E. UTP

2. 糖酵解与糖异生途径共有的酶是（　　）。

A. 果糖二磷酸酶　B. 丙酮酸激酶
C. 醛缩酶　D. 3- 磷酸甘油醛脱氢酶
E. 柠檬酸合酶

3. 哺乳动物肝内能进行糖异生的原料是（　　）。

A. 丝氨酸　B. 甘油　C. 亮氨酸　D. 天冬氨酸　E. 葡萄糖

4. 只在胞液中进行的糖代谢途径有（　　）。

A. 糖酵解　B. 糖异生　C. 磷酸戊糖途径　D. 糖原合成　E. 糖的有氧氧化

5. 丙酮酸羧化支路，正确的是（　　）。

A. 是个耗能过程
B. 此过程在胞液中进行
C. 是许多非糖物质异生为糖的酶促反应
D. 此过程由丙酮酸羧化酶和磷酸烯醇式丙酮酸羧激酶催化
E. 此反应不可逆

6. 磷酸戊糖途径主要的生理功能是（　　）。

A. 提供磷酸核糖　B. 提供 $NADPH+H^+$
C. 提供 $NADH+H^+$　D. 氧化供能
E. 提供 $FADH_2$

7. 胞液和线粒体都可进行的糖代谢途径有（　　）。
A. 糖异生　B. 有氧氧化　C. 三羧酸循环　D. 磷酸戊糖途径　E. 糖酵解
8. 依靠糖酵解作为获得主要能量的组织有（　　）。
A. 红细胞　B. 肝脏　C. 脑　D. 视网膜　E. 皮肤
9. 血糖的主要去路是（　　）。
A. 氧化供能　B. 合成糖原
C. 转变成其他糖及糖衍生物　D. 转变成脂肪
E. 转变成非必需氨基酸
10. 调节三羧酸循环运转的关键酶是（　　）。
A. 柠檬酸合成酶　B. α-酮戊二酸脱氢酶
C. 异柠檬酸脱氢酶　D. 琥珀酸脱氢酶
E. 糖原合酶
11. 三羧酸循环，正确的是（　　）。
A. 在循环中可异生成糖的中间产物　B. 每次循环有 4 次脱氢
C. 每次循环有 1 次底物水平磷酸化　D. 此循环是糖有氧氧化的必经途径
E. 每次循环有 2 次脱羧
12. 三羧酸循环中不脱氢的步骤是（　　）。
A. 柠檬酸→异柠檬酸　B. α-酮戊二酸→琥珀酸
C. 琥珀酸→延胡索酸　D. 延胡索酸→苹果酸
E. 苹果酸→草酰乙酸
13. 三羧酸循环中脱氢的步骤是（　　）。
A. 异柠檬酸→ α-酮戊二酸　B. α-酮戊二酸→琥珀酸
C. 琥珀酸→延胡索酸　D. 苹果酸→草酰乙酸
E. 柠檬酸→异柠檬酸
14. 三羧酸循环中的脱羧反应是哪些酶催化的？（　　）
A. 异柠檬酸脱氢酶　B. α-酮戊二酸脱氢酶
C. 琥珀酸脱氢酶　D. 葡萄糖-6-磷酸酶
E. 苹果酸脱氢酶

B1 型题

（1～5 题共用备选答案）
A. 磷酸化酶　B. 糖原合酶　C. 己糖激酶　D. 丙酮酸羧化酶　E. 柠檬酸合酶
1. 糖原合成的关键酶是（　　）。
2. 糖原分解的关键酶是（　　）。
3. 糖酵解的关键酶之一是（　　）。
4. 糖的有氧氧化的关键酶之一是（　　）。
5. 糖异生的关键酶之一是（　　）。
（6～9 题共用备选答案）
A. 细胞质　B. 线粒体　C. 溶酶体　D. 高尔基复合体　E. 细胞质和线粒体
6. 糖酵解发生的部位是（　　）。
7. 糖的有氧氧化发生的部位是（　　）。
8. 糖异生发生的部位是（　　）。
9. 磷酸戊糖途径发生的部位是（　　）。
（10～11 题共用备选答案）
A. 6-磷酸葡萄糖脱氢酶　B. 异柠檬酸脱氢酶
C. 丙酮酸激酶　D. 糖原合酶
E. 葡萄糖-6-磷酸酶
10. 肌糖原不能分解生成葡萄糖是因为缺乏（　　）。
11. 蚕豆病是因为缺乏（　　）。

（12～14题共用备选答案）

A. 丙酮酸　　B. 3-磷酸甘油醛

C. 磷酸甘油　　D. 2,3-二磷酸甘油酸

E. 1,3-二磷酸甘油酸

12. 血红蛋白结合 O_2 的调节物是（　　）。

13. 含有高能磷酸键的是（　　）。

14. 酵解途径的产物是（　　）。

（15～17题共用备选答案）

A. 糖异生　　B. 磷酸戊糖途径　　C. 糖的无氧氧化　　D. 糖原分解　　E. 糖原合成

15. 为核酸提供原料的代谢途径是（　　）。

16. 以 UDPG 为原料的代谢途径是（　　）。

17. 终产物为乳酸的代谢途径是（　　）。

（18～20题共用备选答案）

A. 乙酰 CoA　　B. 丙酮酸　　C. 葡萄糖　　D. 乳酸　　E. 柠檬酸

18. 糖酵解的终产物是（　　）。

19. 糖异生的终产物是（　　）。

20. 脂肪酸 β-氧化的产物是（　　）。

（21～22题共用备选答案）【临床执业助理医师资格考试真题】

A. 空腹血糖 5.5 mmol/L，餐后 2 小时血糖 7.2 mmol/L

B. 空腹血糖 5.8 mmol/L，餐后 2 小时血糖 10.2 mmol/L

C. 空腹血糖 6.8 mmol/L，餐后 2 小时血糖 7.5 mmol/L

D. 空腹血糖 7.8 mmol/L，餐后 2 小时血糖 11.5 mmol/L

E. 空腹血糖 2.7 mmol/L，餐后 2 小时血糖 3.9 mmol/L

21. 属于正常血糖水平的是（　　）。

22. 可诊断糖尿病的血糖水平是（　　）。

二、判断题

（　　）1. 糖酵解途径就是糖酵解。

（　　）2. 肌肉内生成的乳酸，一部分在肌肉内重新异生成糖，一部分经血液转运至肝后异生成糖。

（　　）3. 肌糖原和肝糖原均可分解产生游离葡萄糖。

（　　）4. 糖的有氧氧化是体内葡萄糖分解供能的主要方式。

（　　）5. 糖异生是糖酵解途径的逆过程。

（　　）6. 三羧酸循环有 4 次脱氢、2 次脱羧。

三、填空题

1. 糖酵解在细胞的________部位进行，糖酵解的三个关键酶是________、________、________；其中最主要是________酶。

2. 磷酸戊糖途径能生成用于合成核苷酸的________，又能产生________，供给脂酸等生物合成。

3. 糖异生主要在________和________组织中进行，该途径的关键酶是________、________、________和________。

4. 肌肉组织缺乏________酶，因此肌糖原不能分解生成葡萄糖。

5. 降低血糖的激素有________，升高血糖的激素有________、________和________。

6. 1 分子葡萄糖经糖酵解可净生成______分子 ATP；经有氧氧化可净生成______分子 ATP。

7. 有氧氧化的亚细胞定位是________和________。

8. 糖原合成的关键酶是________；糖原分解的关键酶是________。

9. 1 分子乙酰 CoA 彻底氧化分解可产生________分子 ATP。

10. 三羧酸循环的关键酶是________、________、________。

11. 2,3-二磷酸甘油酸在________细胞中含量最多，它可调节________的能力。

12. 糖酵解是在________条件下，由________生成终产物________。

模块三

13. 糖有氧氧化可分为三个阶段，即____________、____________、____________。其中第一阶段在____________进行、第二、三阶段在____________进行。

14. 血糖是指____________。正常人空腹血糖浓度为____________。

15. 蚕豆病是缺乏____________。

16. 1 分子乙酰 CoA 经三羧酸循环有______次脱氢，脱氢时电子受体是____________和____________，有______次脱羧反应。

17. 三羧酸循环的主要限速酶是____________，每循环一次可生成______分子 ATP。

四、名词解释

1. 糖酵解：

2. 糖的有氧氧化：

3. 糖酵解途径：

4. 乳酸循环：

5. 糖异生：

6. 三羧酸循环：

五、简答题

1. 简述乳酸循环的生理意义。

2. 6- 磷酸葡萄糖可参与哪些代谢途径？

3. 简述血糖的来源与去路。

4. 简述糖异生的生理意义。

5. 简述磷酸戊糖途径的生理意义。

6. 简述糖酵解的代谢过程及其生理意义。

7. 简述糖的有氧氧化的生理意义。

8. 简述三羧酸循环的生理意义。

9. 试述三羧酸循环的特点。

10. 简述糖的生理功能。

第四章 生物氧化

知识目标

1. 掌握生物氧化的概念。
2. 熟悉生物氧化的特点。
3. 熟悉呼吸链的概念。
4. 了解两条呼吸链的组成。
5. 掌握 ATP 的生成和利用。
6. 熟悉影响氧化磷酸化的因素。

习 题

一、选择题

A1 型题

1. P/O 比值是（　　）。
   A. 每消耗 1 分子氧所消耗无机磷的分子数
   B. 每消耗 1 原子氧所消耗无机磷的克数
   C. 每消耗 1 克原子氧所消耗无机磷的克原子数
   D. 每消耗 1 克分子氧所消耗无机磷的克分子数
   E. 每消耗 1 摩尔分子氧所消耗无机磷的摩尔数
2. 各种细胞色素在呼吸链中传递电子的顺序是（　　）。
   A. $a \rightarrow a_3 \rightarrow b \rightarrow c_1 \rightarrow c \rightarrow o_2$　B. $c \rightarrow b \rightarrow c_1 \rightarrow a \rightarrow a_3 \rightarrow o_2$
   C. $c \rightarrow c_1 \rightarrow b \rightarrow a \rightarrow a_3 \rightarrow o_2$　D. $a \rightarrow b \rightarrow c_1 \rightarrow c \rightarrow a_3 \rightarrow o_2$
   E. $b \rightarrow c_1 \rightarrow c \rightarrow a \rightarrow a_3 \rightarrow o_2$
3. 营养素在体外燃烧和体内氧化的共同点是（　　）。
   A. 都需催化剂　B. 都需在温和的条件下进行
   C. 生成的终产物基本相同　D. 都逐步释放能量
   E. 以脱氢（失电子）为主
4. 氰化物是剧毒物，使人中毒致死的原因是（　　）。
   A. 抑制呼吸中枢，使肺换气不足
   B. 与 Cytb 中 Fe^{3+} 结合，使之不能传递电子
   C. 与 Cytc 中 Fe^{3+} 结合，使之不能传递电子
   D. 与 $Cytc_1$ 中 Fe^{3+} 结合，使之不能传递电子
   E. 与 $Cytaa_3$ 中 Fe^{3+} 结合，使之不能传递电子
5. 线粒体外 NADH 经 α- 磷酸甘油穿梭系统进入线粒体后，氧化磷酸化能得到的最大 P/O 比值是（　　）。
   A. 1.0　B. 2.0　C. 3.0　D. 4.0　E. 5.0
6. 下列哪些酶催化的反应属于底物水平磷酸化？（　　）
   A. 己糖激酶　B. 琥珀酸脱氢酶
   C. 3- 磷酸甘油醛脱氢酶　D. 磷酸甘油酸激酶
   E. 葡萄糖激酶
7. 肌肉中能量储存的主要形式是（　　）。
   A. 肌酸　B. ATP　C. 磷酸肌酸　D. GTP　E. ADP
8. 能与氧结合的细胞色素是（　　）。
   A. $Cytaa_3$　B. Cytb　C. $Cytc_1$　D. Cytc　E. Cytd
9.【口腔执业助理医师资格考试真题】相对浓度升高时可加速氧化磷酸化的物质是（　　）。

A. ADP　B. FAD　C. UTP　D. $NADP^+$　E. NADPH

10.【临床执业助理医师资格考试真题】下列哪个不是琥珀酸氧化呼吸链的成分？（　　）

A. FMN　B. 铁硫蛋白　C. CoQ　D. Cytc　E. Cytc1

11.【临床执业助理医师资格考试真题】在烟草烟雾中，使红细胞失去携氧能力的物质是（　　）。

A. 烟酸　B. 尼古丁　C. 苯并芘　D. 焦油　E. 一氧化碳

A2 型题

【临床执业助理医师资格考试真题】男，50 岁，家住平房，冬季生煤火取暖，晨起感到头痛、头晕、视物模糊而摔倒，被他人发现后送至医院。首先考虑为（　　）。

A. CO_2 中毒　B. CO 中毒　C. 有机磷中毒　D. 重金属中毒　E. 亚硝酸盐中毒

X 型题（多项选择题）

1. 呼吸链中氧化与磷酸化的偶联部位是（　　）。

A. Cytb → C_1　B. NADH → CoQ　C. CoQ → C　D. $Cytaa_3$ → O_2　E. FAD → CoQ

2. 高能磷酸键存在于（　　）。

A. S- 腺苷蛋氨酸　B. 腺苷二磷酸
C. 磷酸肌酸　D. 1,3- 二磷酸甘油酸
E. 6- 磷酸葡萄糖

3. 呼吸链的重要生理意义是（　　）。

A. 增强分子氧的氧化能力　B. 是机体获得能量的重要方式
C. 能量是骤然释放的　D. 消耗氧，生成 H_2O
E. 逐步释放能量

4. 胞液中的 NADH 通过何种途径进入线粒体？（　　）

A. α - 磷酸甘油穿梭　B. 柠檬酸 - 丙酮酸穿梭
C. 苹果酸 - 天冬氨酸穿梭　D. 葡萄糖 - 丙酮酸穿梭
E. 乳酸循环

5. ATP，正确的是（　　）。

A. 体内唯一的直接供能物质　B. 可将其高能磷酸键转移到肌酸
C. 可作为间接供能物质　D. 可将其高能磷酸键转移给 UDP 生成 UTP
E. 在体内能量的贮存和利用都以 ATP 为中心

B1 型题

（1 ～ 4 题共用备选答案）

A. 甲状腺素　B. 寡霉素
C. CO　D. 鱼藤酮
E. 2,4- 二硝基苯酚

1. 使体内 ATP 的合成与分解加快的是（　　）。
2. 能够与还原型细胞色素氧化酶结合，进而阻断呼吸链的是（　　）。
3. 氧化磷酸化解偶联剂是（　　）。
4. 阻断 FMN 与 CoQ 之间电子传递的是（　　）。

（5 ～ 7 题共用备选答案）

A. NADH　B. FAD　C. 细胞色素 b　D. 铁卟啉　E. 细胞色素 P

5. 属于呼吸链中递电子体的是（　　）。
6. 属于氧化呼吸链复合体Ⅱ的是（　　）。
7. 属于呼吸链中递氢体的是（　　）。

二、判断题

（　）1. NADH + H^+ 的氢经呼吸链传递过程中伴有氧化磷酸化和底物水平磷化。

（　）2. NADH + H^+ 经氧化磷酸化均可生成 3 分子 ATP。

(　　) 3. 氧化磷酸化和底物水平磷酸化均可在线粒体和胞液中进行。
(　　) 4. 生物氧化产生的能量，一部分以热能形式散失，维持机体体温；另一部分以化学能的形式储存在高能化合物中，供机体利用。
(　　) 5. 甲状腺功能亢进的患者，ATP 的合成和分解减慢。
(　　) 6. 氰化物抑制细胞色素氧化酶（$Cytaa_3$）与 O_2 之间电子的传递。
(　　) 7. 磷酸肌酸能被机体直接利用。

三、填空题

1. ATP 的产生有两种方式，分别是____________、____________。
2. 人体各种生命活动能量的直接供给者是____________。
3. 胞液中的 $NADH+H^+$ 可通过____________穿梭作用和____________穿梭作用进入线粒体。
4. 体内具有储存高能磷酸键的物质是____________。
5. 组成呼吸链的递氢和递电子体为____________、____________、____________和____________。

四、名词解释

1. 生物氧化：

2. 氧化磷酸化：

3. 底物水平磷酸化：

4. 呼吸链：

5. P/O 比值：

五、简答题

1. 简述 ATP 的作用。

2. 简述影响氧化磷酸化的主要因素。

3. 简述新生儿硬肿症发生的生化机制。从事新生儿护理工作时，应注意什么？

第五章 脂类代谢

知识目标

1. 熟悉脂质分类，掌握脂质生理功能。

2. 掌握甘油三酯的水解，了解甘油的氧化分解，熟悉脂肪酸 β-氧化，掌握酮体的生成和利用。

3. 熟悉甘油三酯合成部位，掌握甘油三酯合成原料，熟悉胆固醇合成部位、原料和关键酶，掌握胆固醇转化与去路。

4. 熟悉血脂的组成与含量，掌握血浆脂蛋白分类、代谢及功能。

习 题

一、选择题

A1 型题

1. 脂肪动员的关键酶是（　　）。
A. 磷酸化酶　B. 脂蛋白脂肪酶
C. 一脂酰甘油脂肪酶　D. 二脂酰甘油脂肪酶
E. 三脂酰甘油脂肪酶

2. 脂肪酸 β-氧化发生在（　　）。
A. 胞液　B. 线粒体　C. 内质网　D. 胞液和线粒体　E. 溶酶体

3. 脂肪酸 β-氧化的终产物是（　　）。
A. 脂酰 CoA　B. 乙酰 CoA
C. ATP、H_2O 和 CO_2　D. 乙酰 CoA、$FADH_2$ 和 $NADH+H^+$
E. 乙酰乙酰 CoA

4. 能使甘油磷酸化的组织器官是（　　）。
A. 心脏　B. 脑　C. 肺　D. 脂肪组织　E. 肝脏

5. 酮体包括（　　）。
A. 草酰乙酸、丙酮、β-羟丁酸　B. 草酰乙酸、丙酮酸、β-羟丁酸
C. 乙酰乙酸、丙酮、β-羟丁酸　D. 乙酰乙酸、丙酮、α-羟丁酸
E. 乙酰乙酸、丙酮、草酰乙酸

6. 合成酮体的关键酶是（　　）。
A. HMG 合成酶　B. HMG-CoA 裂解酶
C. HMG 还原酶　D. HMG-CoA 还原酶
E. HMG-CoA 合成酶

7. 酮体合成的亚细胞部位是（　　）。
A. 肝细胞线粒体　B. 肝细胞胞液　C. 肝细胞内质网　D. 肌细胞线粒体　E. 肌细胞内质网

8. 合成脂肪酸所需的供氢体是（　　）。
A. $NADH+H^+$　B. $FADH_2$　C. $FMNH_2$　D. $NADPH+H^+$　E. H_2

9. 脂肪酸 β-氧化、酮体生成及胆固醇合成的共同中间产物是（　　）。
A. 乙酰 CoA　B. 乙酰乙酰 CoA　C. 乙酰乙酸　D. HMG-CoA　E. HMG

10.【口腔执业助理医师资格考试真题】胆固醇合成的关键酶是（　　）。
A. HMG-CoA 还原酶　B. 果糖二磷酸酶
C. 磷酸化酶　D. 葡萄糖激酶
E. 以上都不对

11. 载体蛋白（Apo）的功能，不正确的是（　　）。
A. 与脂类结合，在血浆中转运脂类　B. ApoAⅠ能激活 LCAT
C. ApoB 能识别细胞膜上的 LDL 受体　D. ApoAⅡ能激活脂蛋白脂肪酶

E. ApoCI 能激活脂蛋白脂肪酶

12. 正常血浆脂蛋白按密度由低到高排列为（　　）。
A. CM → VLDL → HDL → LDL　B. CM → VLDL → LDL → HDL
C. VLDL → CM → LDL → HDL　D. VLDL → LDL → CM → HDL
E. HDL → CM → LDL → VLDL

13. 能将肝外胆固醇向肝内运送的脂蛋白是（　　）。
A. CM　B. VLDL　C. LDL　D. HDL　E. HML

14. 胆固醇含量最高的脂蛋白是（　　）。
A. 乳糜微粒　B. 低密度脂蛋白　C. 高密度脂蛋白　D. 极低密度脂蛋白　E. 极高密度脂蛋白

15. 从肝脏转运内源性脂肪到其他组织的脂蛋白是（　　）。
A. CM　B. HML　C. LDL　D. HDL　E. VLDL

16. 合成 VLDL 的场所主要在（　　）。
A. 肾脏　B. 脂肪组织　C. 小肠　D. 肝脏　E. 心脏

17. 以下不属于类脂的是（　　）。
A. 胆固醇　B. 脂肪　C. 卵磷脂　D. 脑磷脂　E. 糖脂

18. 正常情况下机体储存的脂肪主要来自（　　）。
A. 酮体　B. 类脂　C. 胆固醇　D. 生糖氨基酸　E. 葡萄糖

19. 酮体生成过多主要是因为（　　）。
A. 摄入脂肪过多　B. 糖供给不足或利用障碍
C. 脂肪运转障碍　D. 肝功能低下
E. 肾功能低下

20. 脂肪酸氧化后能进入三羧酸循环的是（　　）。
A. 乙酰 CoA　B. 脂酰 CoA　C. 丙二酸单酰 CoA　D. 乙酰 ACP　E. CO_2 和 H_2O

21. 长期饥饿后血液中下列哪种物质含量增加？（　　）
A. 葡萄糖　B. 血红素　C. 酮体　D. 乳酸　E. 丙酮酸

22. 下列哪种脂肪酸在人体内不能合成而必须来源于食物？（　　）
A. 软脂酸　B. 硬脂酸　C. 胆酸　D. 花生四烯酸　E. 胆汁酸

23.【口腔执业助理医师资格考试真题】胆固醇合成的关键酶是（　　）。
A. HMG-CoA 还原酶　B. 果糖二磷酸酶
C. 磷酸化酶　D. 葡萄糖激酶
E. 以上都不对

24.【口腔执业助理医师资格考试真题】运输内源性胆固醇至肝外组织的脂蛋白是（　　）。
A. CM　B. HDL　C. IDL　D. LDL　E. VLDL

25.【口腔执业助理医师资格考试真题】直接参与胆固醇生物合成的物质是（　　）。
A. ADP　B. FAD　C. UTP　D. $NADP^+$　E. NADPH

26.【口腔执业助理医师资格考试真题】血浆游离胆固醇升高的可能原因是（　　）。
A. 胰脂酶缺乏　B. HMG-CoA 还原酶缺乏
C. 辅脂酶缺乏　D. 卵磷脂胆固醇脂酰转移酶缺乏
E. 磷脂酸磷酸酶缺乏

27.【口腔执业助理医师资格考试真题】生成酮体的中间反应是（　　）。
A. 黄嘌呤氧化　B. 乙酰 CoA 缩合　C. 糖原合成　D. 糖原分解　E. 丙酮酸羧化

28.【临床执业助理医师资格考试真题】甘油三酯合成的基本原料是（　　）。
A. 胆碱　B. 甘油　C. 胆固醇酯　D. 葡萄糖　E. 胆固醇

29.【临床执业助理医师资格考试真题】饥饿时能通过分解代谢产生酮体的物质是（　　）。
A. 糖原　B. 葡萄糖　C. 果糖　D. 脂肪　E. 氨基酸

30.【临床执业助理医师资格考试真题】与冠心病发病关系最密切的血脂异常是（　　）。
A. 胆固醇升高　B. 三酰甘油升高
C. 血清高密度脂蛋白降低　D. 血清低密度脂蛋白升高
E. 血清极低密度脂蛋白升高

A2 型题

1. 女，42 岁，心慌、失眠、多汗，食欲亢进伴随消瘦 3 个月。血胆固醇 1.7 mmol/L（正常参考值 2.8～6.0 mmol/L），T_3 17.8 pg/mL（正常参考值 1.45～3.48 pg/mL），T_4 13.6 ng/dL（正常参考值 0.89～1.76 ng/dL）。甲状腺彩超显示双侧甲状腺弥漫性肿大。诊断为甲状腺功能亢进。患者血胆固醇偏低，是因为甲状腺素能促进胆固醇最主要的代谢去路。胆固醇最主要的代谢去路是（　　）。

A. 氧化分解　B. 转化为性激素　C. 转化为维生素 D_3　D. 转化为胆汁酸　E. 转化为胆固醇酯

2. 男，48 岁，因长期饮食不当，最近被诊断为脂肪肝。医生建议患者进行下列哪项检查？（　　）

A. VLDL 和 CM　B. LDH_1 和 LDH_2　C. NADH　D. NADPH　E. ALT 和 AST

3. 女，38 岁，1 型糖尿病，出现抽搐等症状就诊，血液生化指标显示尿糖呈强阳性，血酮 >6 mmol/L。首先考虑（　　）。

A. 高脂血症　B. 高胆固醇血症　C. 低血糖　D. 酮症酸中毒　E. 缺乏维生素

4. 男，68 岁，最近 4 个月步行 300 米左右觉右小腿酸胀痛，休息后可缓解。最近 20 天，症状呈现加重趋势。心内科就诊，右小腿皮温略低，足背动脉搏动比左侧弱。经超声检查，显示右侧腘动脉粥样斑块形成。对动脉粥样斑块形成有抑制作用的是（　　）。

A. 胆固醇　B. 甘油三酯　C. 极低密度脂蛋白　D. 低密度脂蛋白　E. 高密度脂蛋白

5. 女，65 岁，近半月头晕，胸闷。就医检查，空腹血清总胆固醇 7.57 mmol/L（正常值 <5.72 mmol/L），甘油三酯 2.19 mmol/L（正常值 <1.70 mmol/L）。将肝内胆固醇向肝外组织运输的血浆脂蛋白和转运外源性甘油三酯的血浆脂蛋白分别是（　　）。

A. HDL，LDL　B. LDL，CM　C. CM，HDL　D. VLDL，LDL　E. VLDL，HDL

X 型题

1. 合成脂肪的原料是（　　）。

A. 甘油　B. 酮体　C. 葡萄糖　D. 丙氨酸　E. 脂肪酸

2. 肝脏不能利用酮体是由于缺乏（　　）。

A. 琥珀酰 CoA 硫激酶　B. 乙酰乙酸硫激酶　C. 琥珀酰 CoA 转硫酶　D. β-羟丁酸脱氢酶　E. HMG-CoA 合成酶

3. 体内不能合成的脂酸是（　　）。

A. 软油酸　B. 亚油酸　C. 亚麻酸　D. 花生四烯酸　E. 甘油三酯

4. 脂酸 β-氧化的产物是（　　）。

A. $NADH+H^+$　B. $NADPH+H^+$　C. $FADH_2$　D. 酮体　E. 乙酰 CoA

5. 胆固醇可转变生成（　　）。

A. 胆汁酸　B. 胆红素　C. 维生素 D_3 原　D. 肾上腺皮质激素　E. 胆绿素

6. 使激素敏感性脂肪酶活性增强，促进脂肪动员的激素有（　　）。

A. 胰岛素　B. 胰高血糖素　C. 肾上腺素　D. 促肾上腺皮质激素　E. 去甲肾上腺素

7. 血浆甘油三酯主要存在于下列哪些物质中？（　　）

A. CM　B. VLDL　C. IDL　D. LDL　E. HML

8. 血浆胆固醇主要存在于下列哪些物质中？（　　）

A. CM　B. VLDL　C. LDL　D. HDL　E. IDL

9. 脂肪肝形成的原因是（　　）。

A. 葡萄糖摄入过多　B. 蛋白质缺乏　C. 必需脂肪酸缺乏　D. 胆碱缺乏　E. 营养不良

B1 型题

（1～3 题共用备选答案）

A. 肾脏　B. 肝脏　C. 血浆　D. 小肠　E. 胰腺

1. CM 合成的部位是（　　）。
2. VLDL 合成的部位是（　　）。
3. LDL 合成的部位是（　　）。

（4～7 题共用备选答案）

A. 转运酮体　　B. 转运外源性脂肪
C. 转运胆固醇至肝内代谢　　D. 转运肝内胆固醇至肝外
E. 转运内源性脂肪

4. CM 生理功能是（　　）。
5. VLDL 生理功能是（　　）。
6. LDL 生理功能是（　　）。
7. HDL 生理功能是（　　）。

（8～10 共用备选答案）

A. 脂酰 CoA 合成酶　　B. HMG-CoA 还原酶
C. HMG-CoA 合成酶　　D. 肉碱脂酰转移酶 I
E. 甘油三酯脂肪酶

8. 酮体生成的限速酶是（　　）。
9. 合成胆固醇的限速酶是（　　）。
10. 脂肪动员的限速酶是（　　）。

（11～13 共用备选答案）

A. 丙氨酸 - 葡萄糖循环　　B. 柠檬酸 - 丙酮酸循环
C. 三羧酸循环　　D. 鸟氨酸循环
E. 乳酸循环

11. 为机体合成脂肪酸提供 NADPH 的是（　　）。
12. 糖、脂肪和氨基酸等营养物质彻底氧化分解的最终通路是（　　）。
13. 有利于乳酸再利用，防止乳酸堆积引起酸中毒的是（　　）。

（14～16 共用备选答案）

A. CM　　B. VLDL　　C. LDL　　D. IDL　　E. HDL

14. 含胆固醇及其酯最多的脂蛋白是（　　）。
15. 含甘油三酯最多的脂蛋白是（　　）。
16. 含蛋白质最多、密度最大的脂蛋白是（　　）。

（17～20 共用备选答案）

A. 内质网　　B. 线粒体内
C. 细胞质　　D. 内质网及线粒体内
E. 细胞质及内质网

17. 酮体生成部位是（　　）。
18. 脂肪酸 β - 氧化的部位是（　　）。
19. 脂肪酸合成的部位是（　　）。
20. 胆固醇合成的部位是（　　）。

（21～22 共用备选答案）【临床执业助理医师资格考试真题】

A. α - 酮戊二酸　　B. 乙酰乙酸　　C. 肌醇　　D. 胆汁酸　　E. 琥珀酰 CoA

21. 可以直接转变为谷氨酸的是（　　）。
22. 属于酮体的是（　　）。

二、判断题

（　）1. 肝脏能生成酮体，但不能氧化酮体。
（　）2. 酮体是脑组织的主要供能物质。
（　）3. 在饥饿时，红细胞也氧化酮体供能，以节约葡萄糖。
（　）4. 血中胆固醇过高，可引起动脉粥样硬化，所以胆固醇是一种对人体有害的物质。
（　）5. 合成胆固醇的原料是乙酰 CoA 和 NADH。

(　) 6. HDL有抗动脉粥样硬化的作用。
(　) 7. 血脂来自肝、脂肪细胞及其他组织合成后释放入血。
(　) 8. 肝病导致胆固醇合成减少。

三、填空题

1. 必需脂肪酸包括________、________、________。
2. 脂肪酸分解过程中，长链脂酰CoA进入线粒体需由________携带，限速酶是________。
3. 脂肪酸β-氧化在细胞的________内进行，它包括________、________、________和________四个连续反应步骤。
4. 酮体包括________、________和________。
5. 肝脏不能利用酮体是因为肝脏缺乏________酶和________酶。
6. 以乙酰CoA为原料合成的物质有________、________、________。
7. 合成胆固醇的原料有________、________；胆固醇主要在________中合成，其限速酶是________。
8. 胆固醇在体内可转化生成________、________和________。
9. 根据脂蛋白密度不同，可用________法将脂蛋白分为________、________、________和________。
10. 根据脂蛋白电荷密度不同可用________法，从负极到正极分为________、________、________和________。
11. 脂类包括________和________。
12. 血脂的运输形式是________。
13. ________是生物膜的基本成分，脂肪的主要功能是________。
14. 酮体合成的原料是________，合成的部位是________，利用的部位是________。

四、名词解释

1. 脂类：

2. 脂肪动员：

3. 必需脂肪酸：

4. 脂肪酸β-氧化：

5. 酮体：

6. 脂肪肝：

7. 载脂蛋白：

8. 血浆脂蛋白：

五、简答题

1. 酮体代谢有哪些生理意义？

2. 用超速离心法能将血浆脂蛋白分为哪几类？各有何功能？

3. 合成胆固醇的基本原料、关键酶各是什么？胆固醇在体内可转变生成哪些重要物质？

4. 磷脂在体内有哪些重要生理功能？

5. 脂肪动员生成的甘油是怎样氧化供能的？

6. 乙酰 CoA 可有哪些物质代谢产生？它又有哪些代谢去路？

7. 葡萄糖能转变成脂肪吗？脂肪能转变成葡萄糖吗？如能，写出简要反应过程；如不能，则说明理由。

8. 晚期糖尿病患者为什么会出现酮症酸中毒？

9. 简述脂肪肝形成的原因。

10. 脂类分为哪两大类？各有什么生理功能？

第六章　氨基酸代谢

知识目标

1. 掌握体内必需氨基酸，氨基酸的脱氨基作用，氨的代谢。
2. 熟悉蛋白质的生理功能，α-酮酸的代谢，氨基酸的脱羧基作用，一碳单位的概念。
3. 了解蛋白质的营养互补作用，苯丙氨酸和酪氨酸代谢。

习　题

一、选择题

A1 型题

1. 生物体内氨基酸脱氨基的主要方式为（　　）。
   A. 氧化脱氨基　B. 转氨基　C. 直接脱氨基　D. 联合脱氨基　E. 嘌呤核苷酸循环
2. 成人体内氨的最主要代谢去路为（　　）。
   A. 合成非必需氨基酸　B. 合成必需氨基酸
   C. 合成嘌呤、嘧啶、核苷酸等　D. 合成尿素
   E. 谷氨酰胺
3. 转氨酶的辅酶组分含有（　　）。
   A. 泛酸　B. 吡哆醛　C. 尼克酸　D. 核黄素　E. 四氢叶酸
4. 可经脱氨基作用直接生成 α-酮戊二酸的氨基酸是（　　）。
   A. 谷氨酸　B. 甘氨酸　C. 丝氨酸　D. 半胱氨酸　E. 组氨酸
5. 经转氨基作用可生成草酰乙酸的氨基酸是（　　）。
   A. 甘氨酸　B. 天冬氨酸　C. 蛋氨酸　D. 苏氨酸　E. 精氨酸
6. AST 活性最高的组织是（　　）。
   A. 心肌　B. 脑　C. 骨骼肌　D. 肝　E. 肾
7. ALP 活性最高的组织是（　　）。
   A. 心肌　B. 脑　C. 骨骼肌　D. 肝　E. 肾
8. 能直接进行氧化脱氨基作用的氨基酸是（　　）。
   A. 天冬氨酸　B. 缬氨酸　C. 谷氨酸　D. 丙氨酸　E. 瓜氨酸
9. 嘌呤核苷酸循环脱氨基作用主要在哪些组织中进行？（　　）
   A. 肝　B. 肾　C. 脑　D. 肌肉　E. 肾
10. 肾脏中产生的氨主要来自（　　）。
   A. 氨基酸的联合脱氨基作用　B. 谷氨酰胺的水解
   C. 氨基酸的非氧化脱氨基作用　D. 尿素的水解
   E. 肠道细菌
11. 鸟氨酸循环的限速酶是（　　）。
   A. 氨甲酰磷酸合成酶　B. 鸟氨酸氨基甲酰转移酶
   C. 精氨酸代琥珀合成酶　D. 精氨酸酶
   E. 精氨酸代琥珀裂解酶
12. 氨基酸分解产生的 NH_3 在体内主要的储存形式是（　　）。
   A. 天冬氨酸　B. 谷氨酰胺　C. 氨甲酰磷酸　D. 苯丙氨酸　E. 精氨酸
13. 氨中毒的根本原因是（　　）。
   A. 肠道吸收氨过量　B. 肾功能衰竭排出障碍
   C. 肝功能损伤　D. 合成谷氨酰胺减少
   E. 摄入蛋白质过多
14. 体内转运一碳单位的载体是（　　）。

A. 维生素 B_{12} B. 硫胺素 C. 生物素 D. 四氢叶酸 E. 尼克酰胺

15. 下列哪个不是一碳单位？（ ）

A. $-CH_3$ B. $-CH=NH-$ C. CO_2 D. $-CH=$ E. HCO_3^-

16. 鸟氨酸循环中，合成尿素的第二分子氮来源于（ ）。

A. 游离氨 B. 天冬酰胺 C. 天冬氨酸 D. 氨甲酰磷酸 E. 瓜氨酸

17. 下列哪种物质是体内氨的储存及运输形式？（ ）

A. 谷氨酸 B. 酪氨酸 C. 谷氨酰胺 D. 天冬酰胺 E. 尿素

18. 甲基的直接供体是（ ）。

A. N10- 甲基四氢叶酸 B. S- 腺苷蛋氨酸
C. 蛋氨酸 D. 胆碱
E. PAPS

19. 血氨的主要来源是（ ）。

A. 氨基酸脱氨基作用生成的氨 B. 肾小管远端谷氨酰胺水解产生的氨
C. 蛋白质腐败产生的氨 D. 体内胺类物质分解释放出的氨
E. 嘌呤、嘧啶、核苷酸合成

20. 氨基酸脱羧酶的辅酶是（ ）。

A. 磷酸吡哆醛 B. 维生素 PP C. 维生素 B_1 D. 维生素 B_2 E. 维生素 C

21. 鸟氨酸循环的意义在于（ ）。

A. 合成瓜氨酸 B. 合成鸟氨酸 C. 解除氨的毒性 D. 运输氨 E. 产生能量

22. 转氨酸的辅酶含有（ ）。

A. 维生素 B_1 B. 维生素 B_2 C. 维生素 B_6 D. 维生素 PP E. 叶酸

23. 下列属于生酮氨基酸的是（ ）。

A. 亮氨酸 B. 异亮氨酸 C. 苯丙氨酸 D. 谷氨酸 E. 色氨酸

24. 尿素生成的主要部位是（ ）。

A. 肾皮质 B. 肾远曲小管上皮细胞
C. 肝细胞液 D. 肝微粒体与细胞液
E. 肝线粒体与细胞液

25. 鸟氨酸脱羧生成（ ）。

A. 尸胺 B. 腐胺 C. 精脒 D. 精胺 E. 乙醇胺

26. 体内活性硫酸根存在形式是（ ）。

A. SAM B. PAPS
C. 半胱氨酸 D. 同型半胱氨酸
E. S- 腺苷同型半胱氨酸

27. 临床上对高血氨病人禁止用碱性肥皂水灌肠，是为了（ ）。

A. 减少肠道氨的生成 B. 减少肠道对氨的吸收
C. 防止碱中毒 D. 防止肝功能进一步恶化
E. 增加肠道对氨的吸收

28. 能合成儿茶酚胺类激素的氨基酸是（ ）。

A. 丙氨酸 B. 苯丙氨酸 C. 苏氨酸 D. 色氨酸 E. 谷氨酸

29. 酪氨酸酶缺乏可导致（ ）。

A. 白化病 B. 蚕豆病 C. 苯丙酮尿症 D. 贫血 E. 尿黑酸尿症

30. 为充分发挥蛋白质的互补作用，提倡（ ）。

A. 摄取精细的食品 B. 多食杂粮 C. 多食蔬菜 D. 食品多样化 E. 多食肉类

31.【口腔执业助理医师资格考试真题】下列属于非必需氨基酸的是（ ）。

A. 异亮氨酸 B. 蛋氨酸 C. 缬氨酸 D. 色氨酸 E. 丝氨酸

32.【口腔执业助理医师资格考试真题】肌肉组织中氨基酸脱氨基的主要方式是（ ）。

A. 转氨基作用 B. 氧化脱氨基作用
C. 联合脱氨基作用 D. 嘌呤核苷酸循环
E. 非氧化脱氨基作用

33.【口腔执业助理医师资格考试真题】下列不是成人所必需氨基酸的是（　　）。
A. 色氨酸　B. 组氨酸　C. 缬氨酸　D. 苯丙氨酸　E. 异亮氨酸
34.【口腔执业助理医师资格考试真题】γ-氨基丁酸的前体是（　　）。
A. 丙氨酸　B. 色氨酸　C. 谷氨酸　D. 苏氨酸　E. 组氨酸
35.【口腔执业助理医师资格考试真题】5-羟色胺的前体是（　　）。
A. 丙氨酸　B. 色氨酸　C. 谷氨酸　D. 苏氨酸　E. 组氨酸
36.【口腔执业助理医师资格考试真题】组胺的前体是（　　）。
A. 丙氨酸　B. 色氨酸　C. 谷氨酸　D. 苏氨酸　E. 组氨酸
37.【口腔执业助理医师资格考试真题】人体内合成尿素的主要脏器是（　　）。
A. 脑　B. 肌组织　C. 肾　D. 肝　E. 心
38.【口腔执业助理医师资格考试真题】下述属于必需氨基酸的是（　　）。
A. 丙氨酸　B. 谷氨酰胺　C. 甘氨酸　D. 天冬氨酸　E. 苯丙氨酸
39.【口腔执业助理医师资格考试真题】谷类和豆类食物的营养互补氨基酸是（　　）。
A. 赖氨酸和谷氨酸　B. 赖氨酸和酪氨酸　C. 赖氨酸和色氨酸　D. 赖氨酸和亮氨酸　E. 赖氨酸和甘氨酸
40.【临床执业助理医师资格考试真题】α-酮酸可转变生成的物质是（　　）。
A. 维生素 A　B. 营养必需脂肪酸　C. 营养必需氨基酸　D. 维生素 E　E. CO_2 和 H_2O
41.【临床执业助理医师资格考试真题】肝性脑病时，患者血液生化指标升高的是（　　）。
A. 支链氨基酸　B. 血钠　C. 尿素　D. 血氨　E. 血钾
42.【临床执业助理医师资格考试真题】人体合成尿素的主要器官是（　　）。
A. 脑　B. 肌组织　C. 肾　D. 肝　E. 心
43.【临床执业助理医师资格考试真题】一碳单位代谢的辅酶是（　　）。
A. NADPH　B. 二氢叶酸　C. 四氢叶酸　D. 叶酸　E. NADH
44.【临床执业助理医师资格考试真题】体内氨的去路主要是（　　）。
A. 合成尿素　B. 合成铵盐　C. 三羧酸循环　D. 有氧氧化　E. 分解为嘌呤

A2 型题

男，40 岁，黄疸，经检查诊断为病毒性肝炎。下列血清学检查最具诊断价值的酶是（　　）。
A. LDH_1　B. LDH_2　C. ALT　D. AST　E. LDH5

B1 型题

（1～4 共用备选答案）
A. 氨基甲酰磷酸合成酶 I　B. 精氨酸代琥珀酸裂解酶
C. 鸟氨酸氨基甲酰转移酶　D. 精氨酸酶
E. 精氨酸代琥珀酸合成酶
1. 催化天冬氨酸进入鸟氨酸循环的是（　　）。
2. 催化二氧化碳和氨生成氨基甲酰磷酸的是（　　）。
3. 催化生成精氨酸的是（　　）。
4. 催化精氨酸裂解生成尿素和鸟氨酸的是（　　）。
（5～6 共用备选答案）
A. 甘氨酸　B. 草酰乙酸　C. 丙氨酸　D. α-酮戊二酸　E. 谷氨酸
5. 肌肉中产生氨的转运形式是（　　）。
6. 代谢时能生成一碳单位的氨基酸是（　　）。
（7～8 共用备选答案）
A. 半胱氨酸　B. 鸟氨酸　C. 组氨酸　D. 色氨酸　E. 谷氨酸
7. 牛磺酸来自（　　）。
8. 氨基丁酸来自（　　）。
（9～11 共用备选答案）
A. 丝氨酸　B. 精氨酸　C. 甘氨酸　D. 酪氨酸　E. 谷氨酸
9. 参与嘌呤合成的是（　　）。

模块三

10. 可在体内合成黑色素的是（　　）。
11. 尿素循环中出现的是（　　）。
（12～14共用备选答案）
A. 白化病　B. 尿黑酸尿症　C. 苯丙酮尿症　D. 缺铁性贫血　E. 巨幼红细胞贫血
12. 缺乏苯丙氨酸羟化酶可致（　　）。
13. 缺乏酪氨酸酶可致（　　）。
14. 缺乏四氢叶酸可致（　　）。
（15～16共用备选答案）【临床执业助理医师资格考试真题】
A. α-酮戊二酸　B. 乙酰乙酸　C. 肌醇　D. 胆汁酸　E. 琥珀酰CoA
15. 可以直接转变为谷氨酸的是（　　）。
16. 属于酮体的是（　　）。
（17～18共用备选答案）【临床执业助理医师资格考试真题】
A. 酪氨酸转氨酶缺乏　B. 苯丙氨酸转氨酶缺乏
C. 苯丙氨酸羟化酶缺乏　D. 酪氨酸羟化酶缺乏
E. 二氢生物蝶啶还原酶缺乏
17. 典型苯丙酮尿症的发病原因是（　　）。
18. 非典型苯丙酮尿症的发病原因是（　　）。
（19～20共用备选答案）【临床执业助理医师资格考试真题】
A. 乙酰胆碱　B. 5-羟色胺　C. 多巴胺　D. γ-氨基丁酸　E. 肾上腺素
19. 与精神分裂症阳性症状有关的神经递质是（　　）。
20. 主要与抑郁发作有关的神经递质是（　　）。

X型题

1. 酪氨酸可合成下列哪些物质?（　　）
A. 甲状腺素　B. 黑色素　C. 肾上腺素　D. 去甲肾上腺素　E. 类固醇类激素
2. 嘌呤核苷酸从头合成的原料包括（　　）。
A. 5-磷酸核糖　B. 一碳单位　C. 谷氨酰胺　D. 天冬氨酸　E. 丝氨酸
3. 以磷酸吡哆醛（维生素 B_6）为辅酶的酶有（　　）。
A. 谷氨酸脱羧酶　B. 丙酮酸羧化酶
C. 谷草转氨酶　D. 谷丙转氨酶
E. L-谷氨酸脱氢酶
4. 参与鸟氨酸循环的氨基酸有（　　）。
A. 鸟氨酸　B. 瓜氨酸　C. 精氨酸　D. 脯氨酸　E. 苏氨酸
5. 由S-腺苷蛋氨酸提供甲基而生成的物质是（　　）。
A. 肾上腺素　B. 胆碱　C. 胸腺嘧啶　D. 肌酸　E. ATP
6. 苯丙氨酸和酪氨酸代谢缺陷时可能导致（　　）。
A. 苯丙酮酸尿症　B. 白化病
C. 尿黑酸尿症　D. 镰刀型红细胞贫血
E. 脂肪肝
7. L-谷氨酸脱氢酶在哪些器官普遍存在而且活性强?（　　）
A. 脑　B. 肝脏　C. 肺脏　D. 肾脏　E. 肠
8. 体内提供一碳单位的氨基酸有（　　）。
A. 甘氨酸　B. 亮氨酸　C. 色氨酸　D. 组氨酸　E. 苏氨酸
9. 合成血红素的原料是（　　）。
A. Fe^{2+}　B. Zn^{2+}　C. 甘氨酸　D. 琥珀酰CoA　E. UDPG
10. 组织之间氨的主要运输形式有（　　）。
A. NH_4Cl　B. 尿素　C. 丙氨酸　D. 谷氨酰胺　E. 肉碱
11. 嘌呤核苷酸循环脱氨基作用主要存在于（　　）。
A. 肝脏组织　B. 心肌组织　C. 脑组织　D. 骨骼肌组织　E. 肾

12. 生成S-腺苷蛋氨酸参与的合成反应有（ ）。

A. 胆碱的生成　B. 肌酸的生成　C. 肾上腺素的生成　D. 蛋白质的合成　E. 胸嘧啶的生成

二、判断题

（ ）1. 食物蛋白质营养价值的高低完全取决于氨基酸的数量。

（ ）2. 合成尿素是体内耗能的解毒过程。

（ ）3. 苯丙酮尿症可以通过饮食控制改善症状。

（ ）4. 肝硬化的病人就可以用碱性利尿剂。

（ ）5. 肝性脑病的病人要限制蛋白质摄入量。

（ ）6. 巨幼红细胞性贫血患者可以适当补充维生素 B_{12} 和叶酸。

（ ）7. 高血氨患者可以补充适量精氨酸和天门冬氨酸。

（ ）8. L-谷氨酸脱氢酶在骨骼肌中活性很高。

（ ）9. 负氮平衡见于营养不良者。

（ ）10. 谷氨酸脱羧基后生成 γ-氨基丁酸。

三、填空题

1. 体内氨基酸脱氨基的主要方式有__________、__________、__________、__________等，其中__________是主要方式。

2. 体内含硫氨基酸有__________、__________和__________。

3. 各种转氨酶均以__________或__________为辅酶，它们在反应过程中起氨基传递体的作用。

4. 急性肝炎时血清中的__________活性明显升高，心肌梗死时血清中__________活性明显上升。此种检查在临床上可作为协助诊断疾病和预后判断的指标之一。

5. 氨在血液中主要是以__________及__________两种形式被运输。

6. 蛋白质的主要生理功能是维持组织的__________、__________、__________。

7. 决定蛋白质营养价值高低的主要因素是__________的种类、数量和比例，动物蛋白的营养价值比植物蛋白的__________。我国营养学家推荐，成人每日蛋白质需要量为__________g。

8. 体内氨基酸主要通过__________进行分解，分解产生的__________是毒性物质，正常情况下主要在__________中生成__________而解毒。

9. 苯丙酮尿症是缺乏__________，白化病是缺乏__________。

10. α-酮酸有三条主要代谢路径，分别是__________、__________、__________。

四、名词解释

1. 联合脱氨基作用：

2. 必需氨基酸：

3. 一碳单位：

4. 蛋白质互补作用：

5. 氮平衡：

五、简答题

1. 一碳单位代谢有何生理意义？

2. 肝炎病人为什么会出现转氨酶升高？

3. 肝病晚期的病人为什么要限制蛋白质的摄入量？

4. 血氨有哪些来源和去路？

第七章　核苷酸代谢

知识目标

1. 掌握核酸分类、基本成分、基本单位，mRNA 与 tRNA 结构和功能，嘌呤核苷酸的分解产物。
2. 熟悉 DNA 的一、二级结构，rRNA 的结构和功能，核酸的紫外光吸收特征、变性和复性。
3. 了解嘧啶核苷酸的分解产物。

习　题

一、选择题

A1 型题

1. 核酸中核苷酸之间的连接方式有（　　）。
   A. 糖苷键　　B. 2′,3′- 磷酸二酯键　　C. 2′,5′- 磷酸二酯键　　D. 3′,5′- 磷酸二酯键　　E. 肽键
2. 组成核酸的基本结构单位是（　　）。
   A. 多核苷酸　　B. 单核苷酸　　C. 含氮碱基　　D. 核糖和脱氧核糖　　E. 磷酸
3. 含稀有碱基较多的核酸是（　　）。
   A. rRNA　　B. 线粒体 DNA　　C. tRNA　　D. mRNA　　E. cGMP
4. 绝大多数真核生物 mRNA 的 5′ 端有（　　）。
   A. 帽子结构　　B. 起始密码　　C. Poly A　　D. 启动子　　E. 稀有碱基
5. DNA 的二级结构，错误的是（　　）。
   A. 碱基之间互相配对　　B. 骨架链的方向相同　　C. 碱基之间依赖氢键相联　　D. DNA 的二级结构是双螺旋结构　　E. G 和 C 之间 3 个氢键
6. tRNA，错误的是（　　）。
   A. 存在二氢尿嘧啶　　B. 5′末端都是 CCA　　C. tRNA 的二级结构呈三叶草形　　D. tRNA 分子中含有稀有碱基　　E. 3′端有帽子结构
7. RNA，错误的是（　　）。
   A. 胞浆中只有 rRNA　　B. 有 mRNA、tRNA 和 rRNA　　C. tRNA 是分子量最小的一种 RNA　　D. mRNA 分子中含遗传密码　　E. 单位是核糖核苷酸
8. 在下列哪种情况下，互补的两条 DNA 单链会重新形成双链？（　　）
   A. RNA 聚合酶　　B. 退火　　C. DNA 聚合酶　　D. 加温　　E. 变性
9. DNA 变性是指（　　）。
   A. 分子中磷酸二酯键断裂　　B. DNA 分子中碱基丢失　　C. 互补碱基之间氢键断裂　　D. 多核苷酸链解聚　　E. DNA 的三级结构被破坏
10. DNA 变性后，理化性质改变的是（　　）。
    A. 黏度明显增加　　B. 紫外最大吸收峰波长改变　　C. 在 260 nm 处吸光度增强　　D. 沉降速度降低　　E. 酸碱性改变
11. DNA 的 T_m 值较高，是由于下列哪组核苷酸含量较高所致？（　　）
    A. G+A　　B. G+C　　C. A+T　　D. A+C　　E. A+G+T
12. 某 DNA 分子中腺嘌呤的含量为 15%，则胞嘧啶的含量为（　　）。

模块三

A. 15%　B. 30%　C. 40%　D. 35%　E. 20%

13. 嘌呤核苷酸从头合成时，首先生成的是（　　）。

A. GMP　B. AMP　C. IMP　D. ATP　E. UMP

14. 人体内嘌呤核苷酸分解的终产物是（　　）。

A. 尿素　B. 肌酸　C. 肌酐　D. 尿酸　E. 一碳单位

15. 5- 氟尿嘧啶治疗肿瘤的原理是（　　）。

A. 抑制胞嘧啶合成　B. 抑制尿嘧啶合成
C. 抑制胸苷酸合成　D. 抑制四氢叶酸合成
E. 抑制鸟嘌呤合成

16. 体内脱氧核苷酸是由下列哪种物质直接还原而成？（　　）

A. 核糖核苷　B. 一磷酸核苷　C. 二磷酸核苷　D. 三磷酸核苷

17. 核酸分子中储存、传递遗传信息的关键部分是（　　）。

A. 核苷　B. 碱基序列　C. 磷酸戊糖　D. 磷酸二酯键　E. 戊糖磷酸骨架

18. DNA 热变性后复性，正确的是（　　）。

A. 37 ℃为最适温度　B. 4 ℃为最适温度
C. 热变性后迅速冷可以加速复性　D. 又称退火
E. 25 ℃为最适温度

19. 真核细胞 DNA 主要存在于（　　）。

A. 线粒体　B. 核染色体　C. 粗面内质网　D. 溶酶体　E. 胞浆

20. 下列哪种碱基几乎仅存在于 DNA 中？（　　）

A. 腺嘌呤　B. 鸟嘌呤　C. 胞嘧啶　D. 尿嘧啶　E. 胸腺嘧啶

21.【口腔执业助理医师资格考试真题】沃森和克里克提出的 DNA 双螺旋结构模型，每旋转一圈的碱基对数是（　　）。

A. 8　B. 9　C. 10　D. 11　E. 12

22.【口腔执业助理医师资格考试真题】含稀有碱基最多的核酸分子是（　　）。

A. DNA　B. rRNA　C. RNA　D. tRNA　E. mRNA

23.【口腔执业助理医师资格考试真题】mRNA，正确的是（　　）。

A. 为线状单链结构，有多聚腺苷酸帽子结构
B. 可作为蛋白质合成的模板
C. 链的局部不可形成双链结构
D. 末端特殊结构与 mRNA 的稳定无关
E. 三个相连核苷酸组成一个反密码子

24.【口腔执业助理医师资格考试真题】可承载生物遗传信息的分子结构是（　　）。

A. 氨基酸的侧链基因　B. 脂蛋白的脂质组成
C. 多不饱和脂肪酸的双键位置　D. 胆固醇的侧链碳原子
E. 核酸的核苷酸序列

25【口腔执业助理医师资格考试真题】人体内嘌呤分解代谢的最终产物是（　　）。

A. 肌酐　B. 尿素　C. 尿酸　D. β- 丙氨酸　E. 肌酸

26.【口腔执业助理医师资格考试真题】细胞内含量最丰富的 RNA 是（　　）。

A. mRNA　B. rRNA　C. tRNA　D. hnRNA　E. miRNA

27.【口腔执业助理医师资格考试真题】遗传密码的特异性是指（　　）。

A. 所有生物可使用同一套密码子　B. 一个密码子可代表多个氨基酸
C. 几种密码子可代表同一氨基酸　D. 甲硫氨酸密码可作为起始密码子
E. 密码子与反密码子之间不严格配对

28.【口腔执业助理医师资格考试真题】DNA 的二级结构是（　　）。

A. 双螺旋　B. 三叶草　C. 肽链　D. 氨基酸　E. 碱基

29.【临床执业助理医师资格考试真题】核酸的基本组成单位是（　　）。

A. 核苷　B. 核糖　C. 多核苷酸　D. 磷酸　E. 核苷酸

30.【临床执业助理医师资格考试真题】女，48 岁，近 2 年来出现关节炎症症状和尿路结石，进食肉类

食物时病情加重。该患者发生的疾病涉及的代谢途径是（　　）。

A. 氨基酸代谢　B. 脂代谢　C. 嘌呤核苷酸代谢　D. 核苷酸代谢　E. 糖代谢

A2 型题

核酸分子杂交是分子生物学的常用实验技术，碱基配对是核酸分子杂交的基础。核酸分子杂交，不正确的是（　　）。

A. 不同来源的两条单链 DNA，只要它们有大致相同的互补碱基序列，即可结合，形成局部双螺旋
B. DNA 也可与 RNA 杂交形成双螺旋
C. RNA 也可与其编码的多肽链结合形成杂交分子
D. 杂交技术可用于核酸结构与功能的研究
E. 核酸分子杂交可以鉴定两种核酸分子间的序列相似性

B1 型题

（1～3 共用备选答案）

A. 糖酵解　B. 脂肪酸 β - 氧化　C. 核酸合成　D. 蛋白质合成　E. 尿素合成

1. 在线粒体中进行的是（　　）。
2. 在细胞质中进行的是（　　）。
3. 在细胞质和线粒体进行的是（　　）。

（4～5 共用备选答案）

A. G　B. U　C. C　D. A　E. T

4. 仅存在于 RNA 分子中的嘧啶碱基是（　　）。
5. tRNA 中的稀有核苷酸之一是（　　）。

X 型题

1. 碱基配对，正确的是（　　）。
A. 嘌呤与嘧啶的比值相等　B. A 与 T 之有两个氢键
C. A—T、G—C 配对　D. C 与 G 之间有三个氢键
E.（A+G）/（C+T）=0.5
2. 维持 DNA 双螺旋稳定性的因素是（　　）。
A. 氢键　B. 磷酸二酯键　C. 碱基堆积力　D. 糖苷键　E. 范德华力
3. DNA 的碱基组成，正确的是（　　）。
A. 腺嘌呤与鸟嘌呤分子数相等　B. 不同种属 DNA 碱基组成不变
C. 年龄增长但 DNA 碱基组成不同　D. 同一生物体的不同器官 DNA 碱组成相同
E. 只有五种碱基
4. DNA 的二级结构特点有（　　）。
A. 两条多核苷酸链反向围绕同一中心轴构成双螺旋
B. 以 A—T、G—C 方式形成碱基配对
C. 双链均为右手螺旋
D. 链状骨架由脱氧核糖和磷酸组成
E. 只有一条链
5. DNA 变性，正确的是（　　）。
A. 热变性是 DNA 独有现象，RNA 无此现象
B. 热变性是 DNA 变性的一种方法
C. 变性的原因是 DNA 二股互补链间氢链断裂
D. DNA 热变性是一种渐进过程
E. DNA 的生活活性没有丧失
6. 核酸分子杂交，正确的是（　　）。
A. DNA 单链和 RNA 单链，在一种条件下可以杂交
B. 不同来源的两条 DNA 单链，有可能形成杂交

C. 杂交技术可用于重组 DNA 的研究
D. RNA 可与多肽链进行杂交
E. 只有 DNA/DNA 的杂交双链

7. DNA 变性时发生的变化是（　　）。
A. 双螺旋结构被破坏　B. 高色效应
C. 黏滞度降低　D. 沉降速度增加
E. 三级结构没有变化

8. 蛋白质变性与 DNA 变性的共同点是（　　）。
A. 生物学活性丧失　B. 易回复天然状态　C. 氢键断裂　D. 结构松散　E. 容易复性

9. 影响 T_m 值的因素有（　　）。
A. 一定条件下核酸分子越长 T_m 值越大　B. DNA 中 G+C 含量高，则 T_m 值高
C. 溶液离子强度高，则 T_m 值高　D. 溶液的酸度
E. DNA 的片段长度

10. 嘌呤核苷酸从头合成的原料包括（　　）。
A. 5- 磷酸核糖　B. 一碳单位　C. 谷氨酰胺　D. 天冬氨酸　E. CO_2

11. DNA 与下列哪些重要的生命活动有关?（　　）
A. 复制　B. 转录　C. 重组　D. 逆转录　E. 损伤后修复

12. 嘧啶核苷酸从头合成的原料包括（　　）。
A. 5- 磷酸核糖　B. CO_2　C. 谷氨酰胺　D. 天冬氨酸　E. 乙酰 CoA

13. 分解终产物为尿酸的物质是（　　）。
A. AMP　B. UMP　C. IMP　D. TMP　E. 谷氨酰胺

二、判断题

（　）1. DNA 变性的实质是磷酸二酯键的断裂。
（　）2. DNA 和 RNA 在组成上除了 DNA 含脱氧核糖、RNA 含核糖外，其余均相同。
（　）3. 所有生物的遗传信息都储存在 DNA 上。
（　）4. 参与 DNA 合成的脱氧核苷酸都是经核糖核苷酸还原酶直接催化生成的。
（　）5. 细胞中的 DNA 一定有氢键，RNA 一定没有氢键。
（　）6. 胸腺嘧啶的降解产物中含有 β- 氨基异丁酸。
（　）7. DNA 分子每条链中的脱氧核糖和磷酸交替连接排列在内侧，碱基排列在外侧。
（　）8. 人体脑、骨髓可以进行嘌呤核苷酸的从头合成。

三、填空题

1. 核酸包括__________和__________。
2. 核酸的基本组成单位是__________，它们之间是通过__________键相连的，水解后产生__________、__________、__________。
3. T_m 值的大小与 DNA 的__________含量百分数呈正比关系。
4. RNA 可分为三类，即__________、__________和__________。
5. 组成 DNA 的四种核苷酸，分别是__________、__________、__________、__________。
6. 人体嘌呤分解的终产物是__________。
7. 血中尿酸增高可引起__________。
8. 自毁容貌综合征缺乏的酶是__________。

四、名词解释

1. DNA 的一级结构：

2. DNA 变性：

3. DNA 复性：

4. T_m：

5. 增色效应：

6. 核苷酸的从头合成途径：

7. 核苷酸的补救合成途径：

8. 痛风：

五、简答题

1. DNA 双螺旋结构要点有哪些？

2. 试比较 DNA 和 RNA 在化学组成、结构、细胞分布和功能上的不同点。

3. 痛风是如何形成的？如何对痛风病人进行饮食指导？

第八章　基因信息的储存和表达

知识目标

1. 掌握遗传信息传递的中心法则。
2. 掌握 DNA 复制的概念、特点、反应条件及其作用。
3. 掌握转录、逆转录、翻译的概念及转录与复制的差异。
4. 熟悉蛋白质的生物合成过程。
5. 熟悉基因工程的概念、主要步骤，以及 PCR 技术的反应步骤和在医学上的应用。

习　题

一、选择题

A1 型题

1. DNA 复制时不需要（　　）。
   A. DNA 指导的 DNA 聚合酶　　B. RNA 指导的 DNA 聚合酶
   C. 拓扑异构酶　　D. 连接酶
   E. 引物酶
2. DNA 连接酶的作用为（　　）。
   A. 合成 RNA 引物　　B. 将双螺旋解链
   C. 去除引物、填补空隙　　D. 使双螺旋 DNA 链缺口的两个末端连接
   E. 使 DNA 超螺旋松弛
3. DNA 复制，错误的是（　　）。
   A. 以半保留复制方式进行　　B. 以半不连续复制方式进行
   C. 以四种 dNTP 为原料　　D. 合成方向 5′→3′
   E. 两条子链均连续合成
4. 下列需要 RNA 作引物的过程是（　　）。
   A. 转录　　B. 逆转录　　C. RNA 复制　　D. DNA 复制　　E. 翻译
5. DNA 复制需要：① DNA 聚合酶Ⅲ、②解链酶、③ DNA 聚合酶Ⅰ、④引物酶、⑤连接酶，其作用顺序是（　　）。
   A. ④→③→①→②→⑤　　B. ②→③→④→①→⑤
   C. ②→④→①→③→⑤　　D. ①→②→③→④→⑤
   E. ②→①→④→③→⑤
6. 将 DNA 中核苷酸序列的信息转变成蛋白质多肽链氨基酸顺序的过程包括（　　）。
   A. 转化与转导　　B. 转录与转化　　C. 转导与翻译　　D. 转化与翻译　　E. 转录与翻译
7. 逆转录过程中需要的酶是（　　）。
   A. DNA 指导的 DNA 聚合酶　　B. RNA 指导的 RNA 聚合酶
   C. RNA 指导的 DNA 聚合酶　　D. DNA 指导的 RNA 聚合酶
   E. DNA 连接酶
8. DNA 复制时，如模板链序列为 5′-TAGACT-3′，将合成下列哪种互补结构？（　　）
   A. 5′-ATCTGA-3′　　B. 5′-AGUCUA-3′　　C. 5′-ATCATG-3′　　D. 5′-AGUCTA-3′　　E. 5′-AGTCTA-3′
9. 遗传信息传递的中心法则是（　　）。
   A. DNA→RNA→蛋白质　　B. RNA→DNA→蛋白质
   C. DNA→蛋白质→RNA　　D. RNA→蛋白质→RNA
   E. 蛋白质→RNA→DNA
10. DNA 复制时，子链的合成是（　　）。
   A. 两条链均为 5′→3′

B. 两条链均为 3′→5′
C. 一条链为 5′→3′，另一条链为 3′→5′
D. 两条链均为连续合成
E. 两条链均为不连续合成

11. 冈崎片段是指（　　）。
A. DNA 模板上的 DNA 片段　B. 引物酶催化合成的 RNA 片段
C. 随从链上合成的 DNA 片段　D. 前导链上合成的 DNA 片段
E. 连接酶催化合成的 RNA 片段

12. 细胞中进行 DNA 复制的部位是（　　）。
A. 细胞膜　B. 线粒体　C. 细胞浆　D. 微粒体　E. 细胞核

13. 大部分真核细胞 mRNA 的 3′ 末端都具有（　　）。
A. 多聚 A　B. 多聚 C　C. 多聚 U　D. 多聚 G　E. 多聚 T

14. tRNA 结构的特点是（　　）。
A. 有密码环　B. 3′ 端有多聚 U　C. 5′ 端有 CCA　D. 有反密码环　E. 有多聚 T

15. 大肠杆菌的 RNA 聚合酶由数个亚基组成，下列哪组是其核心酶？（　　）
A. $\alpha_2\beta$　B. $\alpha_2\beta\delta$　C. $\alpha_2\beta\beta'$　D. $\alpha\beta$　E. $\beta\beta'$

16. DNA 上某段碱基序列应为 5′-ACTAGTCAG-3′，转录后的 mRNA 上相应的碱基序列应为（　　）。
A. 5′-TGATCAGTC-3′　B. 5′-CUGACUAGU-3′
C. 5′-CTGACTAGT-3′　D. 5′-UGAUCAGUC-3′
E. 5′-CUGACTAGU-3′

17. 生物体编码 20 种氨基酸的密码子个数是（　　）。
A. 24　B. 61　C. 64　D. 32　E. 108

18. 遗传密码，正确的是（　　）。
A. mRNA 上相邻的三个核苷酸组织成一个密码子
B. 每个密码子都可决定一个以上的氨基酸
C. 每种氨基酸都有一组以上的密码子
D. 所有密码都决定着特定的氨基酸
E. 缺失和插入一个碱基对蛋白质合成没有影响

19. 蛋白质生物合成中多肽链的氨基酸排列顺序取决于（　　）。
A. tRNA 上所携带的氨基酸　B. 核糖体的特异性
C. tRNA 上反密码环　D. rRNA 与相关蛋白质结合
E. mRNA 上核苷酸的排列顺序

20. 遗传密码的简并性是指（　　）。
A. 密码之间无标点间隔　B. 一种氨基酸具有一个密码子
C. 一种氨基酸具有两个以上的密码子　D. 一些密码子可适用于一种以上的氨基酸
E. 一个密码子决定一种氨基酸

21. 摆动配对，正确的是（　　）。
A. 反密码子的第一碱基与密码子第三碱基配对不严格
B. 反密码子的第二碱基与密码子第二碱基配对不严格
C. 反密码子的第三碱基与密码子第一碱基配对不严格
D. 反密码子碱基与密码子上的碱基可任意配对
E. 反密码子的第三碱基与密码子第三碱基配对不严格

22. 在蛋白质生物合成中，转肽酶位于（　　）。
A. 核糖体小亚基上　B. 核糖体大亚基上　C. 大小亚基之间　D. tRNA 分子上　E. mRNA 分子上

23. 蛋白质合成的终止是由于（　　）。
A. 特异的 tRNA 识别终止密码　B. 已经到达 mRNA 分子的尽头
C. rRNA 识别终止密码　D. mRNA 上出现终止密码阻止核糖体的移动
E. 终止因子能识别终止密码并进入受位

24. AUG 除可代表蛋氨酸密码子外，还可作为（　　）。

A. 肽链起始因子　B. 肽链终止因子　C. 肽链起始密码子　D. 肽链终止密码子　E. 肽链受体

25. 催化聚合酶链反应的酶是（　　）。
A. DNA 聚合酶　B. RNA 聚合酶　C. TaqDNA 聚合酶　D. 逆转录酶　E. DNA 连接酶

26.【口腔执业助理医师资格考试真题】细胞内含量最丰富的 RNA 是（　　）。
A. mRNA　B. rRNA　C. tRNA　D. hnRNA　E. miRNA

X 型题

1. DNA 复制的特点是（　　）。
A. 半不连续复制　B. 半保留复制
C. 都是等点开始，两条链均连续复制　D. 有 DNA 指导的 DNA 聚合酶参加
E. 半不连续复制

2. DNA 聚合酶 I 的活性包括（　　）。
A. 5′→3′ 外切酶活性　B. 3′→5′ 外切酶活性
C. 5′→3′ 聚合酶活性　D. 3′→5′ 聚合酶活性
E. 3′→5′ 内切酶活性

3. DNA 的半不连续合成，正确的是（　　）。
A. 前导链是连续的　B. 随从链是不连续合成的
C. 不连续合成的片段是一冈崎片段　D. 随从链的合成迟于前导链的合成
E. 均为不连续合成

4. 基因表达是指（　　）。
A. DNA 复制将遗传信息传给下一代　B. 细胞内遗传信息指导蛋白质的合成
C. 包括转录和翻译过程　D. 以 RNA 为模板合成 DNA 的过程
E. 包括转录与逆转录

5. DNA 复制需要下列哪些成分参与？（　　）
A. DNA 模板　B. 拓扑异构酶　C. 单链结合蛋白　D. 解链酶　E. 引物酶

6. DNA 复制，正确的是（　　）。
A. 子代与亲代 DNA 结构相同　B. 半保留复制
C. 都是双向复制　D. 半不连续合成
E. 都是连续复制

7. 比较 RNA 转录与 DNA 复制，正确的是（　　）。
A. 都在细胞核内进行　B. 转录是连续的
C. 链的延长均为 5′→3′　D. 与模板的碱基配对均为 G—C
E. 都在细胞质内进行

8. 内含子是（　　）。
A. 不被转录的序列　B. 不被翻译的序列　C. 被转录的序列　D. 被翻译的序列　E. 被逆转录的序列

9. 体内 RNA 转录合成，正确的是（　　）。
A. 双链 DNA 中仅一条链的某一片段可以转录 RNA
B. 双链 DNA 可同时分别作为模板进行转录
C. 不同基因转录时，模板链并不固定在同一条链上
D. 转录方向是 3′→5′
E. 转录方向是 5′→3′

10. 下列氨基酸中没有相应密码子的是（　　）。
A. 亮氨酸　B. 羟脯氨酸　C. 羟赖氨酸　D. 谷氨酸　E. 蛋氨酸

11. 密码子的功能是（　　）。
A. 决定肽链合成的速率　B. 决定肽链降解的速率
C. 决定肽链合成的起始和终止　D. 决定合成肽链中氨基酸的顺序
E. 决定肽链合成的频率

12. 质粒的性质，正确的是（　　）。
A. 可不依赖染色体而进行自我复制　B. 可将外源基因拼接在质粒之中

C. 是染色体 DNA 的组成单位　　D. 携带有特殊的遗传标志
E. 不容易进入宿主细胞

13. 限制性核酸内切酶作用于双链 DNA 可以产生（　　）。
A. 平端　　B. 回文结构　　C. 重复顺序　　D. 黏性末端　　E. 多聚 A

14. 基因工程，正确的是（　　）。
A. 质粒可作为重组 DNA 的载体
B. 噬菌体可作为重组 DNA 的载体
C. 病毒不能作为重组 DNA 的载体
D. 一种限制性内切酶可在目的基因和载体基因相同的位点进行切割
E. 理想的质粒，对同一种限制性核酸内切酶只有一个切口

15. 基因工程又称（　　）。
A. 基因克隆　　B. 重组 DNA　　C. 分子克隆　　D. DNA 克隆　　E. 自我复制

B1 型题

（1～5 题共用备选答案）
A. 引物酶　　B. 解螺旋酶　　C. 拓扑异构酶　　D. DNA 连接酶　　E. DNA 聚合酶

1. 催化底物 dNTP 聚合为新生 DNA 链的酶是（　　）。
2. 催化 RNA 引物合成的酶是（　　）。
3. 促进 DNA 双螺旋内部氢键断开，形成单链的酶是（　　）。
4. 使 DNA 超螺旋松弛的酶是（　　）。
5. 使两段相邻 DNA 片段连接成完整的 DNA 单链的酶是（　　）。

（6～8 题共用备选答案）
A. 双向进行　　B. C 端→ N 端　　C. N 端→ C 端　　D. 3′→5′　　E. 5′→3′

6. DNA 复制子链合成方向是（　　）。
7. RNA 合成方向是（　　）。
8. 蛋白质合成方向是（　　）。

（9～13 题共用备选答案）
A. ρ 因子　　B. α 亚基　　C. β 亚基　　D. β′ 亚基　　E. σ 亚基

9. 决定哪些基因被转录的亚基是（　　）。
10. 参与转录全过程的亚基是（　　）。
11. 结合 DNA 模板的亚基是（　　）。
12. 辨认起始点的亚基是（　　）。
13. 与转录终止有关的因子是（　　）。

（14～17 题共用备选答案）
A. mRNA　　B. tRNA　　C. rRNA　　D. hnRNA　　E. miRNA

14. 含有反密码环的 RNA 是（　　）。
15. 蛋白质生物合成的直接模板是（　　）。
16. 与相关蛋白质结合，构成核糖体的 RNA 是（　　）。
17. 核内不均一 RNA 是（　　）。

二、判断题

（　）1. 所有生物的遗传信息都储存在 DNA 上。
（　）2. 在 DNA 复制过程中，前导链和随从都是不连续合成的。
（　）3. ρ 因子主要是参与转录的起始和终止。
（　）4. 多核糖体的生物学意义在于同时合成多种不同的蛋白质。
（　）5. 密码无标点符号，因此插入和删除一个碱基都对翻译产物无影响。

三、填空题

1. RNA 可分为三类，即＿＿＿＿＿＿、＿＿＿＿＿＿和＿＿＿＿＿＿。
2. 所有生物的遗传信息都储存在＿＿＿＿＿＿和＿＿＿＿＿＿中。

3. DNA 复制过程中催化引物合成的酶称____________，它实际上是一种____________酶。
4. DNA 复制中引物的化学本质是____________。
5. DNA 复制时，新链合成的方向是从____________端到____________端。
6. 复制时，____________结合于解开的单链上，起稳定和保护单链模板的作用。
7. DNA 复制时，连续合成的链称____________；不连续合成的链称____________。
8. DNA 复制时，改变模板 DNA 超螺旋结构的酶是____________________；解开 DNA 双螺旋的酶是__________________。
9.“转录”是指由 DNA 指导合成____________的过程；“翻译”是指由 RNA 指导合成____________的过程。
10. 大肠杆菌 RNA 聚合酶的全酶由____________组成，其核心酶的组成为____________。
11. 细胞内进行 RNA 转录的场所是____________，RNA 链合成的方向是____________。
12. 蛋白质合成的原料是____________；细胞中合成蛋白质的场所是____________。
13. 密码子共有__________个，其中编码氨基酸的密码子有____________个。
14. 阅读 mRNA 密码子的方向是____________；多肽链合成的方向是____________。

四、名词解释

1. 半保留复制：

2. 冈崎片段：

3. 逆转录：

4. 转录：

5. 不对称转录：

6. 翻译：

7. 基因工程：

五、简答题

1. 简述三种 RNA 在蛋白质生物合成中的功能。

2. 简述基因工程的基本步骤。

3. 论述转录与复制的相同点和异同点。

第九章　肝脏生物化学

知识目标

1. 掌握生物转化的概念、反应类型及生理意义。
2. 熟悉肝脏在物质代谢中的作用。
3. 了解胆汁酸的分类及产生、胆汁酸肠肝循环的意义及胆汁酸的生理功能。
4. 掌握胆红素的生成、转运以及在肝脏中的代谢。
5. 掌握黄疸的定义，了解黄疸的分型。

习　题

一、选择题

A1 型题

1. 属于生物转化第二反应的是（　　）。
A. 氧化反应　B. 结合反应　C. 还原反应　D. 水解反应　E. 电离反应
2. 下列化合物中，不属于非营养物质的是（　　）。
A. 肾上腺素　B. 葡萄糖　C. 胆红素　D. NH_3　E. 色素
3. 下列化合物中，属于非营养物质的是（　　）。
A. 蛋白质　B. 水　C. 脂肪　D. 5- 羟色胺　E. 葡萄糖
4. 肝脏进行生物转化时，甲基供体是（　　）。
A. 谷氨酸　B. 胆碱　C. 甲基腺苷　D. S- 腺苷甲硫氨酸　E. 乙酸
5. 肝脏进行生物转化时，乙酰基的供体是（　　）。
A. 乙酸　B. 乙酰乙酸　C. 乙酸乙酯　D. 乙酰 CoA　E. 胆碱
6. 肝脏进行生物转化时，葡萄糖醛酸的活性供体是（　　）。
A. GA　B. ADPGA　C. UDPGA　D. CDPGA　E. 乙酰 CoA
7. 在生物转化中，最常见的一种结合剂是（　　）。
A. 乙酰基　B. 甲基　C. 谷胱甘肽　D. 乙酰 CoA　E. 葡萄糖醛酸
8. 肝清除胆固醇的方式是（　　）。
A. 转变成胆固醇酯　B. 转变成胆汁酸　C. 转变成激素　D. 生成粪固醇　E. 转变成脂肪
9. 核黄疸的主要病因是（　　）。
A. 结合胆红素侵犯脑神经核所致　B. 未结合胆红素侵犯脑神经核所致
C. 未结合胆红素侵犯肝细胞而黄染　D. 结合胆红素侵犯肝细胞而黄染
E. 以上都不对
10. 胆红素的主要来源是（　　）。
A. 肌红蛋白　B. 细胞色素　C. 血红蛋白　D. 过氧化物酶　E. 过氧化氢酶
11. 生物转化的生理意义在于（　　）。
A. 释放能量　B. 增强物质极性，易于排出
C. 产生代谢水　D. 解毒作用
E. 毒物的毒性增强
12. 粪便的颜色主要来源于（　　）。
A. 胆红素　B. 胆绿素　C. 胆素原　D. 尿胆素　E. 粪胆素
13. 从肠道重吸收的胆素原，其正常去路是（　　）。
A. 全部由肾排出　B. 全部随胆汁入肠
C. 大部分随胆汁入肠，小部分由肾排出　D. 全部由粪便排出
E. 以上都不对
14. 下列哪项不属于肝脏的功能？（　　）

A. 合成糖原 B. 合成尿素 C. 合成维生素 D. 合成血浆蛋白 E. 合成酮体

15. 随胆汁酸排入肠腔的胆红素是（ ）。
A. 清蛋白 - 胆红素复合物
B. 胆红素 -Y 蛋白
C. 胆红素 -Z 蛋白
D. 葡萄糖醛酸胆红素
E. 胆红素 - 球蛋白

16. 肝胆红素，错误的是（ ）。
A. 水溶性
B. 随正常人尿液排出
C. 无细胞毒性
D. 是葡萄糖醛酸胆红素
E. 可被肾脏滤过

17. 不是肝脏合成的血浆蛋白是（ ）。
A. 清蛋白 B. 纤维蛋白原 C. α - 球蛋白 D. γ - 球蛋白 E. 凝血酶原

18. 在血液中与胆红素结合的是（ ）。
A. α - 球蛋白 B. 清蛋白 C. β - 球蛋白 D. γ - 球蛋白 E. 其他物质

19. 下列不属于初级胆汁酸的是（ ）。
A. 胆酸 B. 鹅脱氧胆酸 C. 石胆酸 D. 甘氨鹅脱氧胆酸 E. 甘氨胆酸

20. 肝脏在物质代谢中的作用，不正确的是（ ）。
A. 肝脏是维持血糖水平稳定的重要器官
B. 肝脏是酮体生成的主要器官
C. 肝脏可以合成尿素
D. 肝脏参与激素的灭活
E. 肝脏可以合成 γ - 球蛋白

21. 肝细胞性黄疸，临床生化检查不应该出现（ ）。
A. 血清结合胆红素上升
B. 血清总胆红素上升
C. 血清未结合胆红素上升
D. 尿胆红素阳性
E. 粪便颜色变深

22.【口腔执业助理医师资格考试真题】胆汁中胆汁酸盐在消化道的主要作用是（ ）。
A. 促进蛋白质吸收 B. 促进核酸吸收 C. 促进脂质吸收 D. 促进矿物质吸收 E. 促进维生素吸收

23. 属于次级胆汁酸的是（ ）。
A. 牛黄胆酸 B. 鹅脱氧胆酸 C. 石胆酸 D. 甘氨鹅脱氧胆酸 E. 胆酸

24.【临床助理医师执业资格考试真题】溶血性黄疸的特点是（ ）。
A. 血中结合胆红素增高
B. 血中胆素原增加
C. 尿中胆红素增加
D. 血中非结合胆红素浓度增加
E. 粪便颜色变浅（ ）。

25.【临床助理医师执业资格考试真题】胆汁中与消化有关最重要的物质是（ ）。
A. 消化酶 B. 胆盐 C. 卵磷脂 D. 胆色素 E. 脂肪酸

26.【临床助理医师执业资格考试真题】能够与胆红素结合形成结合胆红素的是（ ）。
A. 葡糖醛酸 B. 胆汁酸 C. 胆素原 D. 珠蛋白 E. 清蛋白

A2 型题

1. 女，20 岁，2 周前大量饮酒，摄食极少，出现严重的低血糖。患者的慢性严重低血糖会导致（ ）。
A. 肝糖原积累伴硬化
B. 维生素 B_1 缺乏
C. 叶酸缺乏
D. 酮症酸中毒
E. 高尿酸血症

2. 男，30 岁，右肋疼痛、乏力 4 年，因呕血、便血、昏迷 15 小时急诊入院。有肝炎史，1 个月前少量呕血、黑便。查体：T 36.4 ℃，P 140 次 / 分，BP 12.0/7.5 kPa（90/56 mmHg），R 32 次 / 分。有鼾声，深度昏迷。巩膜不黄，瞳孔稍散大，角膜反射消失。眼睑水肿。有特殊肝臭味。大便潜血强阳性。肝功：GPT 220 U/L，A/G＝1.8/3。血氨 140.3 μmol/L（239 μg/dL）。血氨增高的主要原因为（ ）。
A. 肝的酮体合成途径异常
B. 肝的糖代谢异常
C. 肝的尿素合成途径障碍
D. 肝的生物转化障碍
E. 肝的蛋白质合成功能异常

3. 女，43 岁，近 2 个月来食欲差、无力，因发热上腹痛和全身瘙痒 3 天入院。查体：皮肤巩膜明显黄染，右季肋有触痛，肝大。实验室检查：血清总胆红素 679 mmol/L，未结合胆红素 9.2 mmol/L。粪便为白陶土色并有恶臭。该患者的初步诊断是（　　）。

A. 溶血性黄疸　B. 肝细胞性黄疸　C. 阻塞性黄疸　D. 高尿酸血症　E. 高氨血症

B1 型题

（1～2 共用备选答案）

A. 葡萄糖醛酸结合　B. 甲基结合　C. 甘氨酸结合　D. 硫酸结合　E. 乙酰基结合

1. 以 UDPGA 为供体的生物转化反应是（　　）。
2. 以 PAPS 为供体的生物转化反应是（　　）。

X 型题

1. 下列属于生物第一相反应的是（　　）。
A. 结合反应　B. 氧化反应　C. 还原反应　D. 水解反应　E. 电离反应
2. 饥饿时肝脏物质代谢的特征是（　　）。
A. 肝糖原分解成葡萄糖　B. 蛋白质分解代谢旺盛
C. 酮体生成增加　D. 糖异生作用增强
E. 肌糖原分解成葡萄糖
3. 胆红素，正确的是（　　）。
A. 血中总胆红素升高会形成黄疸　B. 血胆红素是血浆中清蛋白 - 胆红素复合物
C. 未结合胆红素是指直接胆红素　D. 阻塞性黄疸的患者，血中结合胆红素明显升高
E. 结合胆红素不能被肾脏滤过
4. 阻塞性黄疸的特点是（　　）。
A. 血中未结合胆红素升高　B. 血中结合胆红素升高
C. 尿胆红素阳性　D. 粪便颜色加深
E. 粪便颜色变浅

二、判断题

（　）1. 生物转化作用即是解毒作用。
（　）2. 肝脏是体内进行生物转化的主要器官。
（　）3. 凡是不能氧化供能的外源性物质都属于非营养物质。
（　）4. 非营养物质的生物转化一般只经过一步反应即可完成。
（　）5. 肝功能严重障碍时，易发生饭后高血糖、空腹时低血糖。
（　）6. 临床上将尿胆红素、尿胆素原、尿胆素合称尿三胆。
（　）7. 激素的灭活属于生物转化的范畴。
（　）8. 脂溶性维生素的缺乏，与胆汁酸生成减少有关。
（　）9. 胆汁酸的肠肝循环，可使有限的胆汁酸反复利用。
（　）10. 肝胆红素分子量大，不易通过细胞膜，故对细胞无毒害作用。

三、填空题

1. 非营养物质按其来源分为____________和____________。

2. 生物转化第一相反应包括________________、________________和________________。第二相反应是指____________。

3. 生物转化的特点是____________、____________和____________。

4. 肝脏在糖代谢中的作用是____________，这一作用是通过调节____________、____________来实现的。

5. 血中胆红素包括____________和____________两种，其中____________不易被肾脏滤过。

6. 阻塞性黄疸患者，血中____________胆红素增多，尿胆红素________性，尿胆素原____________，粪便颜色____________。

7. 溶血性黄疸患者，血中____________胆红素增多，尿胆红素________性，尿胆素原____________，粪便颜色____________。

模块三

8. 结合反应的常见的结合剂有__________、__________、__________、__________、__________、__________。

四、名词解释

1. 生物转化：

2. 胆汁酸的肠肝循环：

3. 黄疸：

4. 胆色素：

5. 结合胆红素：

6. 未结合胆红素：

五、简答题

1. 为什么肝硬化患者易发生腹水？

2. 简述胆汁酸的生理功能。

3. 简述肝在胆色素代谢中的作用。

4. 比较结合胆红素和未结合胆红素的区别。

5. 简述溶血性、肝细胞性、阻塞性三种黄疸的发病机制及血、尿、粪便的生化改变。

第十章　水和无机盐代谢

知识目标

1. 掌握钙的代谢、功能及钙缺乏。
2. 熟悉磷的代谢及功能。
3. 了解氟的代谢、功能及相关疾病。

习　题

一、选择题

A1 型题

1. 正常人血浆中 [Ca]*[P] 乘积是（　　）。
   A. 35 ～ 40　B. 25 ～ 30　C. 45 ～ 50　D. 50 ～ 55　E. 55 ～ 60
2. 骨盐的最主要成分是（　　）。
   A. 羟磷灰石　B. 磷酸氢钙　C. 碳酸氢钙　D. 柠檬酸钙　E. 氢氧化钙
3. 25- 羟维生素 D_3 的生成部位是（　　）。
   A. 心脏　B. 脾脏　C. 肝脏　D. 肺脏　E. 肾脏
4. 1,25- 二羟基维生 D_3 的生成部位是（　　）。
   A. 肾脏　B. 肝脏　C. 肺脏　D. 大脑　E. 心脏
5. 1,25- 二羟基维生 D_3 的功能是（　　）。
   A. 提高血钙和血磷　B. 降低血钙和血磷
   C. 提高血钙，降低血磷　D. 降低血钙，提高血磷
   E. 以上都不是
6. 甲状旁腺素的功能是（　　）。
   A. 提高血钙，降低血磷　B. 降低血钙，提高血磷
   C. 降低血钙和血磷　D. 提高血钙和血磷
   E. 以上都不是
7. PTH 对细胞内钙代谢的机理是（　　）。
   A. 活化腺苷酸环化酶　B. 活化磷脂酶
   C. 活化胆碱酯酶　D. 活化 1- 羟化酶
   E. 活化柠檬酸酶
8. 降钙素的功能是（　　）。
   A. 提高血钙和血磷　B. 降低血钙，提高血磷
   C. 降低血钙和血磷　D. 提高血钙，降低血磷
   E. 促进骨骼钙化
9. 1,25-（OH）$_2$- 维生 D_3 对骨盐的作用是（　　）。
   A. 促进骨质钙化，抑制骨钙游离　B. 抑制骨质钙化，促进骨钙游离
   C. 促进骨质钙化，促进骨钙游离　D. 抑制骨质钙化，抑制骨钙游离
   E. 仅促进骨质钙化
10. 正常人血浆碱性磷酸酶的活性单位（布氏单位）是（　　）。
   A. 3 ～ 15　B. 5 ～ 15　C. 5 ～ 11　D. 5 ～ 13　E. 4 ～ 15
11. 下面说法不正确的是（　　）。
   A. 氟在骨骼及牙齿的形成中有重要的作用（生成氟磷灰石），可以防止龋齿及老年性骨质疏松症的发生
   B. 氟可直接刺激 G 蛋白，从而激活腺苷酸环化酶或磷脂酶 C，启动相关信息系统，引起广泛的生物学效应

C. 氟是烯醇化酶的高效抑制剂，使酵解被阻断
D. 成人每天需供给 1 ～ 2 mg
E. 90%积存于骨骼及牙齿中

12. 正常成人每天最低需水量约为（ ）。
A. 100 mL B. 2 000 mL C. 1 500 mL D. 2 500 mL E. 500 mL

X 型题

1. 影响钙吸收的因素主要有（ ）。
A. 维生素 D B. 维生素 B
C. 年龄 D. 肠道 pH 值
E. 食物中钙和磷的比例

2. 血钙包括（ ）。
A. 蛋白结合钙 B. 羟磷灰石 C. 氢氧化钙 D. 柠檬酸钙 E. 离子钙

3. 碱性磷酸酶活性增高见于（ ）。
A. 佝偻病 B. 骨软化症
C. 甲状旁腺功能低下 D. 甲状旁腺功能亢进
E. 骨折

4. 引起骨质疾病的因素包括（ ）。
A. 长期日光照射不足 B. 食物中钙磷比例不当
C. 肾功能障碍 D. 维生素 D 摄入不足
E. 肝功能障碍

5. 母乳喂养婴儿患佝偻病少的原因是乳中（ ）。
A. 磷的含量高 B. 钙的含量高
C. 钙磷的比例合适 D. 维生素 D 的含量高
E. 甲状旁腺素含量高

6. PTH 对靶细胞内钙调节机理是（ ）。
A. 激活靶细胞上腺苷酸环化酶 B. 激活靶细胞膜上的“钙泵”
C. 增加胞浆内 cAMP 的浓度 D. 降低焦磷酸盐浓度
E. 促进线粒体内钙转移至胞浆中

7. 体液中电解质的分布特点和含量是（以 mEq/L 计）是（ ）。
A. 各部分体液中正负离子总量相等
B. 细胞内液中电解质总量较细胞外液多
C. 各种体液中电解质的组成有差别
D. 血浆中蛋白质含量较细胞内高
E. 组织间隙电解质的含量差异较大

二、判断题

（ ）1. 水是细胞中最多的化合物，无机盐在细胞中主要以离子形式存在。
（ ）2. Mn 是细胞中的微量元素，Mg 是细胞中的大量元素。
（ ）3. 婴幼儿较成年人更容易发生水和无机盐代谢失调。
（ ）4. 输入葡萄糖和胰岛素不需要同时补钾。
（ ）5. 肝病或肾病患者往往合并佝偻病。
（ ）6. 静脉补钾需要遵守“四不宜”原则。

三、填空题

1. 血钙有____________和____________两种形式存在。
2. 钙的吸收主要在____________进行，影响钙吸收的最主要因素是____________。
3. 体内钙主要经过____________排泄，磷主要经过____________排泄。
4. 血钙浓度升高，甲状旁腺素分泌____________，降钙素分泌____________。
5. 氟缺乏易得____________、____________；过多牙釉质受损伤而呈现斑纹为____________，使成骨

作用失常为____________。

6. 体内水的来源有____________、____________、____________；水的去路有__________、__________、____________、____________。

四、名词解释

1. 血钙：

2. 微量元素：

3. 电解质：

五、简答题

1. 简述血钙的存在形式。

2. 简述磷的生理功能。

3. 简述水的生理功能。

模块四

病理学习题

序号	主要内容
1	第一章　细胞和组织的适应、损伤与修复
2	第二章　局部血液循环障碍
3	第三章　炎症
4	第四章　肿瘤
5	第五章　心血管系统疾病
6	第六章　呼吸系统疾病
7	第七章　消化系统疾病
8	第八章　泌尿系统疾病
9	第九章　生殖系统与乳腺疾病
10	第十章　内分泌系统疾病
11	第十一章　传染病与地方病
12	第十二章　疾病概论
13	第十三章　发热
14	第十四章　水电解质平衡紊乱
15	第十五章　酸碱平衡紊乱
16	第十六章　缺氧
17	第十七章　休克
18	第十八章　弥散性血管内凝血
19	第十九章　心功能不全
20	第二十章　呼吸功能不全
21	第二十一章　肝性脑病
22	第二十二章　肾功能不全

（闵静、陈军芳、严菊华、王兰、田齐凯）

第一章 细胞和组织的适应、损伤与修复

知识目标

1. 掌握细胞水肿、脂肪变性、玻璃样变性的形态特点。
2. 掌握坏死的基本病变及各型坏死的形态特点。
3. 掌握肉芽组织的形态特点。
4. 熟悉各种组织再生能力。
5. 熟悉皮肤软组织愈合过程、骨折愈合过程。
6. 熟悉萎缩、肥大、增生、化生的特点。

习 题

一、选择题

A1 型题

1. 尿路梗阻时，因肾盂积水，肾实质长期受压引起的萎缩称（　　）。
   A. 营养不良性萎缩　B. 压迫性萎缩　C. 失用性萎缩　D. 去神经性萎缩　E. 内分泌性萎缩
2. 脊髓灰质炎所致的下肢肌肉萎缩属于（　　）。
   A. 生理性萎缩　B. 压迫性萎缩　C. 失用性萎缩　D. 去神经性萎缩　E. 内分泌性萎缩
3. 骨折后，久卧不动的肢体肌肉发生的萎缩属于（　　）。
   A. 生理性萎缩　B. 压迫性萎缩　C. 失用性萎缩　D. 去神经性萎缩　E. 营养不良性萎缩
4. 全身营养不良性萎缩首先发生的组织是（　　）。
   A. 脂肪组织　B. 神经组织　C. 心肌　D. 肝实质　E. 脑组织
5. 脑脊液循环障碍引起脑积水所致脑萎缩属于（　　）。
   A. 营养不良性萎缩　B. 压迫性萎缩　C. 失用性萎缩　D. 去神经性萎缩　E. 内分泌性萎缩
6. 脑动脉粥样硬化引起的脑萎缩属于（　　）。
   A. 营养不良性萎缩　B. 压迫性萎缩　C. 失用性萎缩　D. 去神经性萎缩　E. 内分泌性萎缩
7. 妊娠期的子宫肥大、哺乳期的乳腺肥大属于（　　）。
   A. 生理性肥大　B. 病理性肥大　C. 代偿性肥大　D. 替代性肥大　E. 内分泌性肥大
8. 高血压病时引起的左心室壁肥厚、心肌细胞肥大属于（　　）。
   A. 生理性肥大　B. 再生性肥大　C. 代偿性肥大　D. 替代性肥大　E. 内分泌性肥大
9. 老年男性的前列腺增生是（　　）。
   A. 生理性增生　B. 代偿性增生　C. 内分泌性增生　D. 再生性增生　E. 非典型性增生
10. 久居高原者红细胞数量显著增多属于（　　）。
   A. 生理性增生　B. 病理性增生　C. 内分泌性增生　D. 再生性增生　E. 非典型性增生
11. 子宫内膜增生症属于（　　）。
   A. 代偿性增生　B. 代偿性肥大　C. 内分泌性增生　D. 再生性增生　E. 内分泌性肥大
12. 支气管假复层纤毛柱状上皮变为鳞状上皮的过程是（　　）。
   A. 变性　B. 机化　C. 增生　D. 再生　E. 化生
13. 慢性萎缩性胃炎时，部分胃黏膜上皮可化生为（　　）。
   A. 鳞状上皮　B. 移行上皮　C. 骨　D. 肠上皮　E. 软骨
14. 慢性支气管炎时，部分支气管黏膜上皮可化生为（　　）。
   A. 鳞状上皮　B. 移行上皮　C. 骨　D. 肠上皮　E. 软骨
15. 骨化性肌炎时，肌肉组织转化为骨组织的过程称（　　）。
   A. 变性　B. 机化　C. 增生　D. 再生　E. 化生
16. 下列病变不属于细胞、组织的适应性变化的是（　　）。
   A. 萎缩　B. 肥大　C. 再生　D. 增生　E. 化生

17. 一种成熟组织转化成另一种成熟组织的过程称（　　）。
A. 机化　B. 钙化　C. 分化　D. 化生　E. 适应
18.【临床执业助理医师资格考试真题】长期肠外营养引起肝脂肪变性的主要原因是（　　）。
A. 过高的能量供给　B. 输注白蛋白过量
C. 胆汁淤积　D. 糖、氨基酸配比不合理
E. 维生素配比不合理
19. 缺碘引起的甲状腺肿大属于（　　）。
A. 代偿性肥大　B. 代偿性增生　C. 内分泌性肥大　D. 病理性增生　E. 生理性增生
20. 属于组织适应性改变的是（　　）。
A. 萎缩　B. 细胞内脂肪沉积　C. 玻璃样变性　D. 坏死　E. 细胞水肿
21. 一般来说，下列哪种变性的病变程度最轻？（　　）
A. 肝细胞脂肪变性　B. 肝细胞水肿
C. 细动脉壁玻璃样变性　D. 瘢痕组织的玻璃样变性
E. 心肌细胞脂肪变性
22. 细胞水肿属下列哪种性质的变化？（　　）
A. 肥大　B. 坏死　C. 变性　D. 适应性改变　E. 凋亡
23. 气球样变是指（　　）。
A. 玻璃样变性　B. 脂肪变性　C. 严重的细胞水肿　D. 液化性坏死　E. 凝固性坏死
24. 脂肪变性易发生在哪些器官的实质细胞？（　　）
A. 心、脑、肺　B. 肝、肾、心　C. 肠、肝、脾　D. 脾、心、肝　E. 肠、脾、脑
25. 虎斑心是指心肌发生了（　　）。
A. 萎缩　B. 细胞水肿　C. 脂肪变性　D. 化生　E. 肥大
26. 血管壁玻璃样变性时，形成玻璃样物质的主要成分是（　　）。
A. 胶原纤维　B. 浸润的炎性细胞　C. 血浆蛋白　D. 增生的内皮细胞　E. 弹力纤维
27. 细胞内或间质中出现异常物质或正常物质堆积称（　　）。
A. 代偿　B. 适应　C. 变性　D. 坏死　E. 化生
28. 判断细胞坏死的主要标志是（　　）。
A. 细胞膜的改变　B. 细胞质的改变　C. 细胞核的改变　D. 细胞器的改变　E. 细胞间质的改变
29. 坏死组织的形态特点，不正确的是（　　）。
A. 无光泽　B. 无弹性　C. 无血液供应　D. 无感觉及运动功能　E. 刺激后回缩良好
30. 下列哪个器官的坏死不属于凝固性坏死？（　　）
A. 心　B. 肺　C. 脾　D. 肾　E. 脑
31. 下列哪项不符合凝固性坏死的特点？（　　）
A. 坏死灶的质地较实　B. 坏死灶的体积可明显肿胀
C. 坏死灶的色泽灰白或灰黄　D. 坏死灶的水分含量较少
E. 坏死灶的组织轮廓可保留一段时间
32. 干酪样坏死是下列哪种疾病的特征性病变？（　　）
A. 结核病　B. 乙脑　C. 梅毒　D. 病毒性肝炎　E. 阿米巴病
33. 液化性坏死可发生于（　　）。
A. 心　B. 肺　C. 脾　D. 肾　E. 脑
34. 坏疽与其他类型坏死最根本的区别点是（　　）。
A. 动脉阻塞情况　B. 发生部位　C. 病变较大　D. 腐败菌感染　E. 静脉回流情况
35. 干性坏疽，不正确的是（　　）。
A. 常见于四肢末端　B. 常呈黑褐色
C. 病变处皮肤皱缩　D. 与周围组织分界清楚
E. 全身中毒症状明显
36. 符合湿性坏疽特点的是（　　）。
A. 四肢末端最为常见　B. 腐败菌的感染一般较轻
C. 常发生于肺、子宫、阑尾等内脏　D. 坏死组织内产生大量气体

E. 坏死组织与健康组织的分界明显

37. 不符合气性坏疽特点的是（　　）。
A. 是坏死的一种特殊类型
B. 合并有产气荚膜杆菌等厌气菌的感染
C. 病变发展较缓慢
D. 机体中毒现象严重
E. 多见于开放性创伤情况下

38. 一般来说，当坏死灶较大不能溶解吸收或完全机化时，下列哪项论述比较合适？（　　）
A. 一定形成空洞　B. 最易分离排出　C. 不会形成溃疡　D. 大多产生包裹　E. 长期不发生变化

39. 肺结核干酪样坏死物液化，经支气管咯出后可形成（　　）。
A. 瘘管　B. 空洞　C. 窦道　D. 糜烂　E. 溃疡

40. 下列各项中，错误的是（　　）。
A. 机化乃是用肉芽组织来取代坏死组织或异物的过程
B. 包裹从本质上说，也是一种机化过程
C. 机化对机体是有利的，但有时也可能带来不良后果
D. 机体对外界侵入体内的异物，总是以机化的方式加以处理
E. 巨噬细胞的溶酶体如果功能发生异常，则不能很好地将异物溶解

41. 完全再生指的是（　　）。
A. 损伤周围邻近细胞完成修复
B. 损伤周围的同种细胞完成修复
C. 由纤维结缔组织完成修复
D. 由肉芽组织填补缺损完成修复
E. 手术缝合之后完成修复

42. 按人体细胞再生能力分类，下列哪种属于不稳定细胞？（　　）
A. 平滑肌细胞　B. 肝细胞　C. 表皮细胞　D. 神经细胞　E. 血管内皮细胞

43. 下述哪种再生能力最弱？（　　）
A. 淋巴细胞　B. 间皮细胞　C. 成纤维细胞　D. 心肌细胞　E. 骨细胞

44. 属于稳定细胞的是（　　）。
A. 造血细胞　B. 肝细胞　C. 表皮细胞　D. 呼吸道上皮细胞　E. 骨骼肌细胞

45. 组织的再生过程，不正确的是（　　）。
A. 被覆上皮的再生，由创缘的基底层细胞完成
B. 毛细血管多以生芽方式再生
C. 心肌细胞坏死后不能完全再生
D. 成纤维细胞再生能力较强
E. 外周神经纤维受损断裂后不能再生

46. 肉芽组织的成分，不包括（　　）。
A. 毛细血管　B. 巨噬细胞　C. 成纤维细胞　D. 神经细胞　E. 中性粒细胞

47. 肉芽组织的肉眼特征，不正确的是（　　）。
A. 鲜红色　B. 颗粒状　C. 柔软湿润　D. 触之易出血　E. 触之明显疼痛

48. 肉芽组织，不正确的是（　　）。
A. 有大量增生的毛细血管
B. 毛细血管垂直于创面生长
C. 有大量增生的成纤维细胞
D. 神经纤维每日生长 0.1 ～ 0.6 mm
E. 毛细血管形成袢状弯曲的毛细血管网

49. 以下改变通过瘢痕修复的是（　　）。
A. 肝细胞点状坏死
B. 心肌梗死
C. 胃黏膜糜烂
D. 表皮擦伤
E. 月经周期子宫内膜周期性脱落

50. 不属于肉芽组织演变过程的是（　　）。
A. 毛细血管逐渐减少
B. 间质水分逐渐减少
C. 炎症细胞逐渐减少
D. 成纤维细胞逐渐增多
E. 胶原纤维逐渐增多

51. 肉芽组织成熟之后会转化为（　　）。
A. 上皮组织　B. 脂肪组织　C. 瘢痕组织　D. 皮下组织　E. 肌肉组织

52. 瘢痕组织的特点是富有（ ）。
A. 毛细血管 B. 炎症细胞 C. 成纤维细胞 D. 胶原纤维 E. 水分
53. 瘢痕组织可能会对机体产生的有利影响是（ ）。
A. 瘢痕收缩 B. 瘢痕粘连
C. 器官硬化 D. 瘢痕疙瘩
E. 牢固连接组织缺损
54. 下列哪项条件符合一期愈合？（ ）
A. 组织损伤较大 B. 伤口愈合时间短
C. 往往伴有感染 D. 形成的瘢痕较大
E. 创缘不整、哆开、无法整齐对合
55. 下列哪项条件符合二期愈合？（ ）
A. 组织损伤较小 B. 创缘整齐、对合严密
C. 无感染、无异物 D. 往往形成线状瘢痕
E. 需要多量的肉芽组织将伤口填平
56. 下列哪项因素可以促进伤口的愈合？（ ）
A. 局部血液循环状态良好 B. 伤口局部细菌感染
C. 自主神经损伤 D. 长期接受电离辐射刺激
E. 大量使用肾上腺皮质激素
57.【临床执业助理医师资格考试真题】肉芽组织的作用不包括（ ）。
A. 抗感染创面 B. 填补创口和组织缺损
C. 机化渗出物 D. 包裹渗出物
E. 连接组织缺损，保持器官完整性

A2 型题

男，50 岁，30 年吸烟史。支气管镜活检可见鳞状上皮和支气管腺体，此种病变属于（ ）。
A. 支气管黏膜化生 B. 支气管黏膜肥大
C. 支气管黏膜萎缩 D. 支气管鳞状细胞癌
E. 支气管腺癌

B1 型题

（1～3 题共用备选答案）
A. 机化 B. 变性 C. 坏死 D. 肥大 E. 萎缩
1. 发育正常的组织器官体积缩小为（ ）。
2. 发育正常的组织器官体积增大为（ ）。
3. 活体局部组织细胞死亡为（ ）。

（4～5 题共用备选答案）
A. 细胞水肿 B. 脂肪变性 C. 玻璃样变性 D. 纤维素样变性 E. 淀粉变性
4. 显微镜下可见细胞浆内出现粉红色微细颗粒属于（ ）。
5. 显微镜下可见空泡属于（ ）。

二、判断题

（ ）1. 细胞和组织的损伤在形态学的变化包括变性和坏死。
（ ）2. 一般地说，变性是可复性，而坏死则是不可复性。
（ ）3. 细胞凋亡就是细胞自溶。
（ ）4. 坏疽是一种特殊类型的坏死。
（ ）5. 因为心、脑是人生命重要器官，故其实质细胞再生能力强。
（ ）6. 心肌梗死后，基本上是由心肌细胞再生修复。
（ ）7. 由肉芽组织增生，修复填补缺损的过程称纤维性修复。
（ ）8. 骨折愈合过程中，是由间叶细胞分化成软骨母细胞和骨母细胞而实现的。

三、填空题

1. 细胞水肿又称____________，玻璃样变性又称____________。
2. 纤维素样坏死主要发生于____________和____________。
3. 光镜下细胞死亡的形态学标志是核浓缩、____________及____________。
4. 湿性坏疽的条件是动脉____________，而静脉____________。
5. 按再生能力的强弱，将人体细胞分为稳定细胞、____________和____________。
6. 肉芽组织的成分是新生毛细血管增生、____________和____________。
7. 皮肤软组织创伤愈合的类型有____________、____________和____________。

四、名词解释

1. 溃疡：

2. 空洞：

3. 机化：

4. 化生：

5. 变性：

6. 坏死：

7. 坏疽：

8. 凋亡：

9. 再生：

10. 肉芽组织：

五、简答题

1. 什么是萎缩？病理性萎缩分哪几类？

2. 坏死的结局及依据是什么？

3. 三种基本变性类型是什么？显微镜下形态特征是什么？

4. 简述肉芽组织的形成过程和主要功能、结局。

第二章　局部血液循环障碍

知识目标

1. 掌握静脉性充血所引起的病理变化、后果，以及肝、肺淤血的病变特征。
2. 掌握血栓的形态特点及血栓形成可能引起的后果和结局。
3. 熟悉栓子运行途径，栓塞对人体的影响。
4. 掌握梗死的类型及形态特征。
5. 熟悉血栓形成、栓塞和梗死的发生机制、发展规律及其相互间的关系。

习　题

一、选择题

A1 型题

1. 下列哪项不是动脉性充血的病理变化？（　　）
A. 器官体积增大　　B. 细动脉扩张
C. 器官颜色鲜红　　D. 局部温度升高
E. 小静脉和毛细血管扩张
2. 脑动脉充血对高血压患者可能带来下列哪项最严重的后果？（　　）
A. 脑血栓形成　B. 脑软化　C. 脑血管破裂出血　D. 脑缺血　E. 脑淤血
3. 淤血时扩张充盈的血管主要是（　　）。
A. 动脉　　B. 静脉
C. 毛细血管　　D. 小静脉和毛细血管
E. 小动脉、毛细血管和小静脉
4. 下列哪项不符合静脉性充血？（　　）
A. 颜色暗红　　B. 血流加速
C. 局部温度降低　　D. 组织或器官体积增大
E. 间质水肿
5. 下列淤血引起的后果中，哪项是错误的？（　　）
A. 水肿　B. 出血　C. 变性、坏死　D. 栓塞　E. 硬化
6. 肺淤血常见于（　　）。
A. 右心衰竭　B. 左心衰竭　C. 多种肺疾患　D. 肺心病　E. 肺动脉栓塞
7. 肺淤血时，痰中可出现细胞浆内含有棕褐色颗粒的巨噬细胞称（　　）。
A. 脂褐素细胞　B. 含铁血黄素细胞　C. 心力衰竭细胞　D. 异物巨细胞　E. 尘细胞
8. 肝淤血镜下的主要改变是（　　）。
A. 肝小叶失去正常结构　　B. 小叶间及小叶下静脉扩张淤血
C. 中央静脉及周围肝窦扩张淤血　　D. 肝细胞萎缩、变性
E. 小叶间静脉及肝窦充血
9. “槟榔肝”的形成是由于（　　）。
A. 出血和结缔组织增生　　B. 肝淤血和肝细胞坏死
C. 肝淤血和肝细胞水肿　　D. 肝淤血和肝脂肪变性
E. 肝脂肪变和结缔组织增生
10. 肺淤血，不正确的是（　　）。
A. 肺体积增大，暗红色　　B. 肺泡壁毛细血管扩张
C. 肺泡腔内有水肿液及出血　　D. 肺泡内中性粒细胞和纤维素渗出
E. 可见心衰细胞
11. 肝淤血，不正确的是（　　）。

A. 肝细胞萎缩、坏死　B. 小叶间动脉扩张
C. 肝窦扩张　D. 小叶中央静脉扩张
E. 肝细胞脂肪变性

12. 门静脉血液回流受阻时，可引起下列哪个脏器淤血？(　　)
A. 肺　B. 心　C. 肝　D. 脑　E. 脾

13. 肺淤血见于下列哪种疾病？(　　)
A. 肺动脉狭窄　B. 肺结核　C. 肺尘埃沉着病　D. 三尖瓣狭窄　E. 二尖瓣狭窄

14. 肝硬化腹水的患者，大量抽水后引起内脏充血，是因为(　　)。
A. 引起感染　B. 血管破裂　C. 血容量增多　D. 减压后充血　E. 以上都不对

15. 肺淤血时，心衰细胞来源于下列哪种细胞？(　　)
A. 淋巴细胞　B. 红细胞　C. 肺泡上皮细胞　D. 巨噬细胞　E. 中性粒细胞

16. 透明血栓的主要成分是(　　)。
A. 纤维蛋白　B. 血小板
C. 血小板和纤维素　D. 血小板小梁和黏附在上的白细胞
E. 血小板小梁和黏附在上的白细胞、纤维素及血细胞

17. 血栓形成，错误的是(　　)。
A. 静脉血栓多于动脉血栓　B. 下肢血栓多于上肢血栓
C. 静脉内血栓多为白色血栓　D. 动脉瘤内的附壁血栓多为混合血栓
E. 毛细血管内血栓多为透明血栓

18. 混合血栓可见于(　　)。
A. 室壁瘤内附壁血栓　B. 静脉内血栓的头部
C. 肾毛细血管内的微血栓　D. 心瓣膜上的疣状赘生物
E. 静脉内血栓的尾部

19. 血栓结局，错误的是(　　)。
A. 溶解吸收　B. 脱落　C. 排出　D. 机化、再通　E. 钙化

20. 来自右心及静脉系统的栓子随血流运行常引起(　　)。
A. 脑栓塞　B. 脾栓塞　C. 肾栓塞　D. 肠栓塞　E. 肺栓塞

21. 栓塞最常见的类型是(　　)。
A. 血栓栓塞　B. 空气栓塞　C. 脂肪栓塞　D. 细菌栓塞　E. 羊水栓塞

22. 门静脉的栓子运行，首先栓塞于(　　)。
A. 肺　B. 脑　C. 肝　D. 肾　E. 肠

23. 引起肺动脉栓塞的血栓栓子多来自(　　)。
A. 左心室　B. 左心房　C. 右心房　D. 下肢深静脉　E. 盆腔静脉

24. 股骨粉碎性骨折时可发生(　　)。
A. 血栓栓塞　B. 氮气栓塞　C. 空气栓塞　D. 脂肪栓塞　E. 羊水栓塞

25. 白色血栓常发生于下列哪种情况？(　　)
A. 血流停滞的部位　B. 血流不变时
C. 血流较慢的部位　D. 血流较快的心瓣膜、心腔和动脉部位
E. 组织出血时

26. 股静脉血栓形成时，下述哪种结局不易发生？(　　)
A. 钙化　B. 阻塞血流　C. 脱落　D. 机化　E. 广泛性出血

27. 血栓内的纤维蛋白被溶解称(　　)。
A. 血栓钙化　B. 血栓机化　C. 血栓再通　D. 血栓软化溶解　E. 血栓包裹

28. 静脉石是指(　　)。
A. 肝静脉内胆盐沉积　B. 静脉内血栓
C. 静脉血栓钙盐沉积　D. 肾内尿结石
E. 静脉内钙盐沉积

29. 术后卧床者易发生血栓的部位是(　　)。
A. 肺动脉　B. 门静脉　C. 肾静脉　D. 颈部静脉　E. 下肢静脉

30. 下列哪项在触发凝血过程中起核心作用？(　　)
A. 凝血因子Ⅶ　B. 血小板的活化　C. 凝血因子Ⅻ　D. 血栓素 A_2　E. 凝血酶敏感蛋白
31. 由微循环的毛细血管和毛细血管后静脉通透性增高引起的出血是(　　)。
A. 破裂性出血　B. 外出血　C. 体腔积血　D. 漏出性出血　E. 渗出性出血
32. 下列哪项是内出血？(　　)
A. 鼻衄　B. 血便　C. 呕血　D. 颅内血肿　E. 咳血
33. 下列哪种出血不属于破裂性出血？(　　)
A. 慢性空洞型肺结核时的大咯血　B. 肝硬化，食管静脉曲张时的大呕血
C. 十二指肠溃疡时的柏油样大便　D. 肾小球肾炎时的血尿
E. 直肠癌时的便血
34. 下列哪种疾病引起的出血属于漏出性出血？(　　)
A. 子宫颈癌　B. 主动脉瘤　C. 肺结核　D. 胃溃疡　E. 白血病
35. 下述疾病均可引起出血，哪个不属于漏出性出血？(　　)
A. 肺结核　B. 维生素 C 缺乏症
C. 血小板减少性紫癜　D. 肺淤血
E. 流行性出血热
36. 栓子运行一般(　　)。
A. 顺压力运行　B. 逆压力运行　C. 顺血流运行　D. 逆血流运行　E. 交叉运行
37. 来源于胃肠静脉的栓子栓塞于(　　)。
A. 肺　B. 肝　C. 肾　D. 脑　E. 脾
38. 栓子是指(　　)。
A. 循环血液中的细菌　B. 人体死亡后血液凝固的过程
C. 活体心血管内血液凝固的过程　D. 循环血液中的肿瘤细胞
E. 循环血液中不溶于血液、随血流运行并阻塞血管的物质
39. 栓塞肺动脉及其分支的栓子一般来源于(　　)。
A. 门静脉血栓　B. 二尖瓣疣状血栓
C. 左心房附壁血栓　D. 体静脉或右心房血栓
E. 动脉及左心房血栓
40. 脑动脉发生栓塞，其栓子最可能来自(　　)。
A. 门静脉血栓　B. 下肢深静脉血栓　C. 下肢浅静脉血栓　D. 盆腔静脉血栓　E. 左心室附壁血栓
41.【临床执业助理医师资格考试真题】基底节脑出血最常见的病因是(　　)。
A. 糖尿病　B. 原发性高血压　C. 出血性疾病　D. 动脉粥样硬化　E. 脑动脉瘤
42. 栓塞最常见的类型为(　　)。
A. 空气栓塞　B. 脂肪栓塞　C. 羊水栓塞　D. 血栓栓塞　E. 瘤细胞栓塞
43. 栓塞，正确的是(　　)。
A. 减压病是氧气栓塞　B. 脂肪栓塞均由创伤引起
C. 羊水栓塞不会引起死亡　D. 肺动脉血栓栓塞的栓子多来自下肢深静脉
E. 进入血液的癌细胞均可形成栓塞
44. 肺动脉栓塞引起病人猝死的原因，不包括(　　)。
A. 支气管痉挛　B. 支气管动脉痉挛
C. 肺动脉痉挛　D. 支气管及肺泡管痉挛
E. 冠状动脉痉挛
45. 下列栓塞哪项能导致弥漫性血管内凝血？(　　)
A. 血栓栓塞　B. 羊水栓塞　C. 空气栓塞　D. 减压病　E. 脂肪栓塞
46. 脂肪栓塞，正确的是(　　)。
A. 脂肪栓子常来源于长骨骨折、脂肪组织严重损伤和烧伤
B. 脂肪肝时，上腹部受到挤压也可发生脂肪栓塞
C. 直径大于 20 μm 的脂滴栓子可引起肺动脉、小动脉栓塞
D. 直径小于 20 μm 的脂滴栓子可通过肺毛细血管至左心达体循环分支

E. 以上都是

47. 大量空气迅速进入血液循环引起死亡的原因是（　　）。
A. 肺梗死
B. 心肌梗死
C. 心脏破裂
D. 脑栓塞
E. 急性心功能衰竭和呼吸衰竭

48. 减压病患者血液中形成的气泡是由下述哪种气体构成的？（　　）
A. 氧气　B. 二氧化碳　C. 氮气　D. 氦气　E. 氖气

49. 健康孕妇在分娩时突然出现发绀、呼吸困难、休克、抽搐等，应考虑（　　）。
A. 肺水肿
B. 羊水栓塞
C. 心力衰竭
D. 过敏性休克
E. 血型不合引起急性溶血

50. 羊水栓塞的主要病理诊断依据是（　　）。
A. 肺内透明膜形成
B. 微循环内透明血栓
C. 肺广泛出血
D. 肺泡腔内有角化上皮、胎便小体
E. 肺小血管和毛细血管内有羊水成分

51. 容易发生出血性梗死的器官是（　　）。
A. 心脏　B. 肾脏　C. 脑　D. 肺　E. 脾脏

52. 贫血性梗死发生于（　　）。
A. 严重淤血的器官
B. 有双重血供的器官
C. 组织结构致密的器官
D. 组织疏松的器官
E. 以上都不是

53. 肠套叠或肠扭转致肠出血性梗死的原因是（　　）。
A. 肠壁组织疏松
B. 动脉供血减少
C. 静脉血流缓慢
D. 静脉受压闭塞而后动脉受压闭塞
E. 以上都不是

54.【护士执业资格考试真题】风湿性心脏病二尖瓣狭窄发生栓塞时最常累及的部位是（　　）。
A. 脑　B. 肾　C. 肠　D. 肺　E. 肝

55. 容易发生贫血性梗死的器官是（　　）。
A. 肠、脾、肾　B. 肠、心、肾　C. 肺、脾、肠　D. 脑、脾、肾　E. 肠、肺、肾

56. 梗死，错误的是（　　）。
A. 梗死多由动脉阻塞引起
B. 动脉痉挛促进梗死的形成
C. 全身血液循环状态对梗死的形成无影响
D. 有效侧支循环的建立可防止梗死的发生
E. 双重血液循环的器官不易发生梗死

57. 梗死最常见的原因是（　　）。
A. 静脉石　B. 动脉腔狭窄　C. 血管受压闭塞　D. 动脉痉挛　E. 血栓形成

58. 梗死灶的形状取决于（　　）。
A. 坏死的类型
B. 坏死灶的大小
C. 梗死灶内的含血量
D. 该器官的血管分布
E. 侧支循环的建立

59. 肾梗死灶大体形态的主要特点为（　　）。
A. 多呈楔形，暗红色，界限不清
B. 多呈楔形，灰白色，界限清楚
C. 多呈地图形，灰白色，界限清楚
D. 多呈地图形，暗红色，界限不清
E. 多呈不规则形，暗红色，界限不清

60. 脑梗死区的坏死多为（　　）。
A. 坏疽　B. 凝固性坏死　C. 液化性坏死　D. 干酪样坏死　E. 脂肪坏死

A2 型题

1. 女，36 岁，因胆囊结石住院手术，术后 3 天，患者出现右侧胸痛，伴有咳嗽、气喘。查体：右侧胸膜可闻及摩擦音，左小腿肿胀，凹陷性水肿，腓肠肌压痛。X 线检查：右下肺有阴影。临床应诊断为（　　）。

A. 右肺小叶性肺炎　　B. 左下肢深静脉炎
C. 肺淤血　　D. 右肺动脉血栓栓塞
E. 左下肢深静脉血栓形成，肺动脉血栓栓塞伴肺梗死

2. 男，50 岁，近 1 年来经常出现间歇性胸痛，劳累后出现症状，并且疼痛向左肩、左臂放射。患者有近 20 年的吸烟史。此次发作持续时间超过 4 小时，伴有恶心、呕吐，并出现心律失常。心电图示 T 波倒置。临床诊断为心肌梗死。心肌梗死属于（　　）。

A. 坏疽　　B. 出血性梗死　　C. 贫血性梗死　　D. 败血性梗死　　E. 液化性坏死

3. 某患者，急性感染性心内膜炎，其二尖瓣瓣膜上出现一黄豆大的赘生物。此赘生物脱落后将不会引起以下哪种栓塞？（　　）

A. 肾动脉栓塞　　B. 脑动脉栓塞　　C. 脾动脉栓塞　　D. 肺动脉栓塞　　E. 肠系膜动脉栓塞

4.【临床执业助理医师资格考试真题】初产妇，29 岁，妊娠 40 周，自然临产。宫缩强，胎膜破裂后产妇突然出现咳嗽、烦躁不安，继而出现呼吸困难、昏迷。该患者最可能的诊断是（　　）。

A. 羊水栓塞　　B. 胎盘早剥　　C. 子痫　　D. 子痫前期　　E. 子宫破裂

5.【护士执业资格考试真题】女，25 岁，患风湿性心脏瓣膜病。不明原因持续发热 1 月余，体温波动在 37.5 ～ 38.5 ℃，应用多种抗生素治疗无效，今晨以“感染性心内膜炎”收入院。入院后心脏彩超检查示二尖瓣有大小约为 10 mm × 10 mm 的赘生物。护士最应预防和关注的是（　　）。

A. 心力衰竭　　B. 肺部感染　　C. 动脉栓塞　　D. 出血　　E. 深静脉血栓

B1 型题

（1 ～ 3 题共用备选答案）

A. 充血　　B. 梗死　　C. 血液凝固　　D. 血栓形成　　E. 栓塞

1. 血管内的血量增多为（　　）。
2. 活体心血管内血液成分析出黏集，形成固体质块的过程为（　　）。
3. 由于组织器官血液供应不能满足组织需要，引起组织坏死为（　　）。

二、判断题

（　　）1. 充血分为动脉性充血和静脉性充血两类，一般将动脉性充血简称淤血。
（　　）2. 实质性器官的严重淤血可导致组织和细胞变性、坏死。
（　　）3. 血流缓慢或呈漩涡状流动有利于血栓形成。
（　　）4. 混合血栓构成血栓的尾部。
（　　）5. 由肉芽组织逐渐取代血栓的过程称化生。
（　　）6. 最常见的栓塞类型是血栓栓塞。
（　　）7. 减压病是在高气压环境急速转到低气压环境的减压过程中所发生的气体栓塞。

三、填空题

1. 充血分为__________和__________两类。
2. 引起淤血的原因有__________、__________和心力衰竭。
3. 肝和肺的慢性淤血可引起组织内网状纤维胶原化和纤维组织增生，从而导致__________。
4. 心血管内膜损伤、血流状态的改变及血液凝固性增高是__________的三个条件。
5. 透明血栓主要由__________构成。
6. 引起肺动脉栓塞的血栓主要来自____________。

四、名词解释

1. 血栓形成：

2. 栓塞：

3. 梗死：

4. 槟榔肝：

5. 心力衰竭细胞：

五、简答题

1. 简述慢性肺淤血的镜下病变特点。

2. 简述血栓形成的条件。

3. 简述血栓的类型及构成。

4. 简述栓子的运行途径。

5. 简述血栓的结局。

6. 简述血栓对机体的影响。

7. 试述梗死的类型及病变特点。

第三章　炎症

知识目标

1. 掌握炎症的基本病变特征。
2. 掌握炎症的类型。
3. 掌握炎症的临床表现。
4. 熟悉炎症的病因、结局、临床意义。
5. 熟悉炎症介质在炎症中的作用。

习　题

一、选择题

A1 型题

1. 最常见的致炎因子为（　　）。
   A. 机械性因子　B. 遗传因子　C. 生物性因子　D. 物理性因子　E. 化学性因子
2. 炎症局部基本病理变化是（　　）。
   A. 变质、渗出、增生　B. 坏死、渗出、增生
   C. 变性、渗出、增生　D. 变质、水肿、增生
   E. 变性、坏死、增生
3. 炎症时，变质是指（　　）。
   A. 变性　B. 坏死　C. 坏疽　D. 变性和坏死　E. 凋亡
4. 炎症的本质主要是（　　）。
   A. 以损伤为主的反应　B. 局部组织发生坏死
   C. 局部组织的血管反应　D. 局部出现红、肿、热、痛和功能障碍
   E. 以防御为主的病理过程
5. 炎症早期出现炎性充血时，最先累及的血管为（　　）。
   A. 大动脉　B. 细动脉　C. 细静脉　D. 小静脉　E. 毛细血管
6. 炎症时，血流动力学改变不包括（　　）。
   A. 细动脉短暂收缩　B. 细动脉、毛细血管扩张
   C. 细静脉扩张　D. 血流速度减慢，甚至停滞
   E. 血管壁损伤
7. 炎症细胞进入炎症区局部组织间隙内聚集称（　　）。
   A. 炎症细胞浸润　B. 炎症细胞游走　C. 阿米巴样运动　D. 白细胞渗出　E. 脓细胞
8. 以嗜酸性粒细胞渗出为主的病变是（　　）。
   A. 化脓性炎　B. 慢性炎症　C. 浆液性炎　D. 变态反应性炎　E. 肾小球肾炎
9. 以中性粒细胞渗出为主的病变是（　　）。
   A. 化脓性炎　B. 慢性炎症　C. 浆液性炎　D. 变态反应性炎　E. 病毒感染
10. 以淋巴细胞、单核细胞渗出为主的病变是（　　）。
    A. 化脓性炎　B. 慢性炎症　C. 浆液性炎　D. 变态反应性炎　E. 寄生虫感染
11. 下列哪种炎症介质不引起血管扩张？（　　）
    A. 组胺　B. 白细胞三烯　C. 前列腺素　D. 补体　E. 缓激肽
12. 下列哪种成分具有趋化作用？（　　）
    A. 补体成分　B. 白细胞　C. 红细胞　D. 浆细胞　E. T 淋巴细胞
13. 炎性渗出液成分，下列哪项是错误的？（　　）
    A. 蛋白质含量每升大于 30 g　B. 比重大于 1.018
    C. 能自凝　D. 外观澄清

E. 黏蛋白试验阳性

14. 腹腔内抽出的液体能自凝、混浊、比重高、细胞数多，符合下列哪种液体？（　　）
A. 肝性腹水　B. 心性腹水　C. 出血　D. 结核性腹水　E. 淤血

15. 炎性液体渗出的主要机制是（　　）。
A. 血管壁通透性增加　B. 炎症细胞趋化作用
C. 白细胞阿米巴样运动　D. 轴流消失
E. 血流加快

16. 以下均为渗出液对机体的有利因素，哪项除外？（　　）
A. 纤维蛋白的形成有利于机化　B. 纤维蛋白的形成限制细菌蔓延
C. 带来各种抗体、补体及杀菌物质　D. 稀释毒素或有害刺激物
E. 纤维蛋白的形成有利于修复和白细胞发挥吞噬作用

17. 下述炎症改变中最具有防御意义的是（　　）。
A. 局部酸中毒　B. 白细胞渗出　C. 氧自由基释放　D. 血液停滞　E. 炎症介质形成

18. 白细胞向炎症灶所在部位作定向游走的现象称（　　）。
A. 炎性漏出　B. 趋化作用　C. 阿米巴样运动　D. 吞噬作用　E. 免疫反应

19. 吞噬过程不包括下列哪种？（　　）
A. 识别　B. 包围吞入　C. 杀伤或降解　D. 机化　E. 附着

20.【口腔执业助理医师资格考试真题】慢性牙龈炎的病理变化主要是（　　）。
A. 牙跟上皮出血　B. 牙限上皮增生
C. 牙腺上皮脓肿　D. 跟沟壁处有炎症细胞浸润
E. 沟内上皮向根方增殖

21. 下列哪种炎症细胞能吞噬较大的病原体和组织碎片？（　　）
A. 嗜中性粒细胞　B. 巨噬细胞　C. 嗜酸性粒细胞　D. 淋巴细胞　E. 浆细胞

22. 下列哪种炎症细胞只能吞噬抗原抗体复合物？（　　）
A. 中性粒细胞　B. 巨噬细胞　C. 嗜酸性粒细胞　D. 淋巴细胞　E. 浆细胞

23. 病毒感染的炎症灶中主要出现哪种炎症细胞？（　　）
A. 浆细胞　B. 淋巴细胞　C. 巨噬细胞　D. 中性粒细胞　E. 嗜酸性粒细胞

24. 参与化脓性炎症的主要细胞为（　　）。
A. 淋巴细胞　B. 浆细胞　C. 单核细胞　D. 中性粒细胞　E. 嗜酸性粒细胞

25. 炎症性增生不包括（　　）。
A. 实质细胞增生　B. 成纤维细胞增生
C. 巨噬细胞增生　D. 血管内皮细胞增生
E. 肿瘤细胞增生

26. 炎症初期，局部组织呈鲜红色的主要原因是（　　）。
A. 动脉性充血　B. 毛细血管扩张　C. 静脉性充血　D. 血流缓慢　E. 炎症细胞浸润

27. 炎症引起局部疼痛的主要原因是（　　）。
A. 组织增生压迫　B. 组织分解增强
C. 组织变性坏死　D. 渗出物肿胀压迫和炎症介质刺激神经末梢
E. 局部充血

28. 下列哪种炎症其红、肿、热、痛、功能障碍都表现得比较明显？（　　）
A. 各种类型的炎症　B. 体表的急性炎症
C. 体表的慢性炎症　D. 内脏的急性炎症
E. 黏膜的急性炎症

29. 下列哪种不是炎症的全身反应？（　　）
A. 发热　B. 白细胞增多
C. 单核巨噬细胞系统增生　D. 血管扩张
E. 实质器官病变

30. 炎症，错误的是（　　）。
A. 急性炎症渗出大量淋巴细胞　B. 急性炎症的局部病变以变质、渗出为主

C. 慢性炎症的局部病变以增生为主　D. 慢性炎症常渗出淋巴细胞、浆细胞
E. 任何炎症局部都具有变质、渗出和增生的病变

31. 下列不属于纤维素性炎的是（　　）。
A. 绒毛心　B. 假膜性结肠炎　C. 小叶性肺炎　D. 大叶性肺炎　E. 白喉

32. 下列炎症中不形成肉芽肿的是（　　）。
A. 伤寒　B. 结核　C. 梅毒　D. 淋病　E. 麻风

33.【临床执业助理医师资格考试真题】流行性乙型脑炎的炎症性质是（　　）。
A. 纤维素性炎　B. 变质性炎　C. 化脓性炎　D. 肉芽肿性炎　E. 出血性炎

34.【临床执业助理医师资格考试真题】下列疾病的患者中，最易合并疖病的是（　　）。
A. 消化性溃疡　B. 门静脉高压症　C. 肝炎　D. 胃癌　E. 糖尿病

35. 流行性乙型脑炎引起患者智力低下，主要是由于（　　）。
A. 脑内胶质细胞增生　B. 脑内血管扩张
C. 脑水肿　D. 脑组织内炎症细胞浸润
E. 神经细胞变性坏死

36. 脓细胞是（　　）。
A. 变性坏死的中性粒细胞　B. 含 Russel 小体的浆细胞
C. 吞噬脂质的巨噬细胞　D. 转化的淋巴细胞
E. 变性坏死的嗜酸性粒细胞

37. 下列疾病中属于出血性炎症的是（　　）。
A. 脓肿　B. 阿米巴病　C. 细菌性痢疾　D. 血吸虫病　E. 鼠疫

38. 肉芽肿性炎中主要的炎症细胞是（　　）。
A. 中性粒细胞　B. 巨噬细胞　C. 淋巴细胞　D. 嗜酸性粒细胞　E. 浆细胞

39.【临床执业助理医师资格考试真题】不属于肉芽肿性炎的疾病是（　　）。
A. 淋病　B. 梅毒　C. 结核病　D. 血吸虫病　E. 伤寒

40. 蜂窝织炎是指（　　）。
A. 发生于皮下组织和阑尾的炎症　B. 一种弥漫性的化脓性炎症
C. 以淋巴细胞渗出为主的炎症　D. 由链球菌感染引起的局限性化脓性炎症
E. 没有明显坏死的渗出性炎症

41. 假膜性炎是指（　　）。
A. 发生于皮肤的纤维素性炎　B. 发生于浆膜的纤维素性炎
C. 发生于浆膜的化脓性炎　D. 发生丁黏膜的纤维素性炎
E. 发生于皮肤的化脓性炎

42. 慢性炎症，错误的是（　　）。
A. 起病缓慢　B. 病变以渗出为主
C. 致炎因子持续存在　D. 可由急性炎症迁延而来
E. 病程一般较长，可持续数月甚至更久

43. 下列哪种疾病的病变是以增生为主？（　　）
A. 浸润型肺结核　B. 急性肾盂肾炎
C. 伤寒　D. 风湿性心外膜炎
E. 流行性脑脊髓膜炎

44. 蜂窝织炎性阑尾炎最主要的病变特点是（　　）。
A. 中性粒细胞弥漫浸润阑尾壁各层　B. 中性粒细胞向黏膜表面渗出
C. 阑尾壁充血、水肿　D. 阑尾腔内可见粪石
E. 阑尾壁内脂肪组织增生

45. 不是一般慢性增生性炎中增生的成分是（　　）。
A. 巨噬细胞　B. 嗜酸性粒细胞　C. 淋巴细胞　D. 浆细胞　E. 成纤维细胞

46. 在化脓性炎中，坏死组织的液化分解是由于下列哪类细胞的存在所致？（　　）
A. 巨噬细胞　B. 嗜酸性粒细胞　C. 淋巴细胞　D. 浆细胞　E. 中性粒细胞

47. 下列哪项因素不利于炎症痊愈？（　　）

A. 病原数量少　B. 病原毒力弱
C. 机体免疫力强　D. 治疗及时
E. 发生剧烈的变态反应

48. 急性重型肝炎患者出现肝功能衰竭，主要是由于（　　）。
A. 肝细胞大片坏死　B. 肝出血
C. 肝内炎症细胞浸润　D. 肝内小胆管增生
E. 肝细胞嗜酸性变

49. 下列哪项不属于渗出性炎症？（　　）
A. 假膜性炎　B. 卡他性炎　C. 病毒性心肌炎　D. 钩端螺旋体病　E. 化脓性胆管炎

50. 脓肿是指（　　）。
A. 局灶性大量中性粒细胞浸润及组织坏死液化
B. 疏松组织的弥漫性化脓性炎
C. 体腔大量脓液蓄积
D. 黏膜的浆液渗出
E. 疏松结缔组织的弥漫性化脓性炎

51. 溶血性链球菌最常引起（　　）。
A. 蜂窝织炎　B. 假膜性炎　C. 出血性炎　D. 脓肿　E. 变质性炎

52. 不符合毒血症的描述是（　　）。
A. 可出现高热、寒战　B. 可出现脾脏及淋巴结肿大
C. 可出现中毒性休克综合征　D. 伴有实质细胞坏死
E. 血中可培养出致病菌

53. 脓肿最常见的致病菌是（　　）。
A. 溶血性链球菌　B. 金黄色葡萄球菌　C. 绿脓杆菌　D. 草绿色链球菌　E. 大肠杆菌

54.【临床执业助理医师资格考试真题】类风湿关节炎关节受累，正确的是（　　）。
A. 常下肢不对称性大关节受累　B. 常游走性关节受累
C. 常双手远端指间关节受累　D. 常上肢对称性小关节受累
E. 常单关节受累

55. 肛门周围深部脓肿可发生（　　）。
A. 溃疡　B. 空洞　C. 炎性息肉　D. 瘘管　E. 糜烂

56. 下列哪种炎症的病变以渗出为主？（　　）
A. 支气管肺炎　B. 病毒性肝炎
C. 结核瘤　D. 急性弥漫性增生性肾小球肾炎
E. 炎性假瘤

57. 浆液性炎，不正确的是（　　）。
A. 以浆液渗出为主要特征　B. 常发生在浆膜、黏膜、滑膜、皮肤和疏松结缔组织
C. 一般较轻，易消退　D. 浆液内含有 3% ～ 5% 的蛋白质，主要为球蛋白
E. 若浆液渗出过多，可能导致严重后果

58. 白喉杆菌感染引起（　　）。
A. 纤维素性炎　B. 化脓性炎　C. 出血性炎　D. 卡他性炎　E. 肉芽肿性炎

59.【护士执业资格考试真题】挤压面部“危险三角区”内的疖，容易导致（　　）。
A. 全身性感染　B. 颅内感染　C. 局部脓肿形成　D. 面瘫　E. 破伤风

A2 型题

1. 男，34 岁，颈部红肿 6 天，检查发现颈部皮肤红肿区约 6 cm × 5 cm，表面可见多个脓头，压痛明显。病变符合（　　）。
A. 疖　B. 痈　C. 淋巴管炎　D. 皮肤结核病　E. 蜂窝织炎

2. 男，28 岁，胫骨慢性骨髓炎伴有皮肤破溃、流脓。病变符合（　　）。
A. 瘘管　B. 溃疡　C. 窦道　D. 糜烂　E. 机化

3. 女，23 岁，阑尾切除术后残留在体内的缝线周围的病理改变是（　　）。

模块四

A. 机化　B. 化脓性炎　C. 肉芽肿性炎　D. 蜂窝织炎　E. 炎性假瘤

4.【临床执业助理医师资格考试真题】女，50 岁，掌指和腕关节反复肿痛 2 年余，近 1 个月病情加重，晨起时出现关节僵硬，活动后可缓解。首先考虑的诊断是（　　）。

A. 风湿性关节炎　B. 痛风　C. 强直性脊柱炎　D. 骨关节炎　E. 类风湿关节炎

5.【护士执业资格考试真题】女，17 岁，面部“危险三角区”长了一个疖，因怕影响形象而自行挤破清除。护士告诉患者这样做的主要危险是可能导致（　　）。

A. 面部蜂窝织炎　B. 眼球内感染　C. 上颌骨骨髓炎　D. 海绵状静脉窦炎　E. 脑脓肿

B1 型题

（1～2 题共用备选答案）【临床执业助理医师资格考试真题】

A. 溶血性链球菌　B. 金黄色葡萄球菌

C. 甲型草绿色链球菌　D. 大肠埃希菌

E. 肺炎双球菌

1. 急性蜂窝织炎最主要的致病菌是（　　）。
2. 疖常见的致病菌是（　　）。
3. 大叶性肺炎常见的致病菌是（　　）。

二、判断题

（　）1. 肉芽肿的主要成分为毛细血管和成纤维细胞。

（　）2. 炎症时由于血管损伤，红细胞也可渗出。

（　）3. 病毒感染时炎症灶内以嗜酸性粒细胞浸润为主。

（　）4. 凡是能引起组织和细胞损伤的因子都能引起炎症。

（　）5. 脓肿是局限性化脓性炎，主要由溶血性链球菌引起。

（　）6. 毒血症患者的血液中有细菌繁殖，并产生毒素。

（　）7. 渗出性炎症中也可出现变质改变。

（　）8. 浆膜的浆液性炎又称浆液性卡他性炎。

（　）9. 痈是单个毛囊、皮脂腺及其周围组织的脓肿。

（　）10. 纤维素性炎形成的假膜中可含有较多的中性粒细胞。

三、填空题

1. 炎症局部组织的变质性改变包括＿＿＿＿＿＿和＿＿＿＿＿＿。
2. 急性炎症 48 小时后组织内浸润的炎症细胞以＿＿＿＿＿＿为主。
3. 急性炎症局部病变以＿＿＿＿＿＿和＿＿＿＿＿＿为主。
4. 激肽系统激活的最终产物是＿＿＿＿＿＿，其主要作用是＿＿＿＿＿＿。
5. 补体是炎症过程的重要介质，其中以＿＿＿＿＿＿和＿＿＿＿＿＿最为重要。
6. 慢性炎症的病理变化特点常以＿＿＿＿＿＿为主。
7. 慢性炎症灶内浸润的细胞主要为浆细胞、单核细胞和＿＿＿＿＿＿。
8. 炎症局部基本病理变化是＿＿＿＿＿＿、＿＿＿＿＿＿、＿＿＿＿＿＿。
9. 炎症局部临床表现是＿＿＿＿＿＿、＿＿＿＿＿＿、＿＿＿＿＿＿、＿＿＿＿＿＿、＿＿＿＿＿＿。

四、名词解释

1. 炎症：

2. 变质：

3. 渗出：

4. 假膜性炎：

5. 绒毛心：

6. 炎症介质：

7. 脓肿：

8. 蜂窝织炎：

9. 疖：

10. 痈：

11. 肉芽肿性炎：

12. 窦道：

13. 瘘管：

五、简答题

1. 渗出液和漏出液有何区别?

2. 炎症有哪些基本病变？各有何主要特点?

3. 简述脓肿和蜂窝织炎的区别。

4. 简述渗出液在炎症中的意义。

5. 化脓性炎有哪些主要类型？各有何病变特征?

6. 常见炎症细胞有哪些？描述其临床意义。

第四章　肿瘤

知识目标

1. 掌握肿瘤的异型性。
2. 掌握肿瘤的生物学特征。
3. 掌握良性肿瘤与恶性肿瘤的区别。
4. 掌握肿瘤对机体的影响。
5. 掌握肉瘤与癌的区别。
6. 熟悉常见肿瘤的分类、命名原则，癌前病变、非典型性增生、原位癌。
7. 了解肿瘤举例，肿瘤的病因和发病机制。

习　题

一、选择题

A1 型题

1. 下列描述中，哪项是正确的？（　　）
  A. 直接蔓延是指恶性肿瘤在生长过程中变得越来越富有侵袭性的现象
  B. 肿瘤组织与其起源组织在组织结构和细胞形态上的差异称异质性
  C. 肿瘤的间质成分不具有特异性
  D. 膨胀性生长的肿瘤均有包膜形成
  E. 副肿瘤综合征是由肿瘤转移造成的
2. 下列描述中，不属于肿瘤性增生特点的是（　　）。
  A. 增生的细胞具有异常的形态、代谢和功能
  B. 增生的细胞失去了分化成熟的能力
  C. 去除病因后细胞可以停止增生
  D. 细胞生长旺盛具有一定的自主性
  E. 常在增生的局部形成肿块
3. 炎症和损伤修复性增生与肿瘤性增生的区别，错误的是（　　）。
  A. 炎症和损伤修复性的细胞是机体生存所需
  B. 炎症和损伤修复性的细胞增生有一定限度
  C. 炎症和损伤修复性增生在一定程度上可以恢复原正常组织的结构和功能
  D. 炎症和损伤修复性增生在病因消除后增生可不再继续
  E. 炎症和损伤修复性增生的细胞能达到完全成熟的程度
4. 最常转移到局部淋巴结的肿瘤是（　　）。
  A. 原位癌　B. 淋巴管瘤　C. 鳞状细胞癌　D. 基底细胞癌　E. 骨肉瘤
5. 下列哪种肿瘤常呈浸润性生长？（　　）
  A. 平滑肌瘤　B. 纤维腺瘤　C. 血管瘤　D. 脂肪瘤　E. 乳头状瘤
6. 良性肿瘤的异型性主要表现在（　　）。
  A. 瘤细胞排列异常　B. 瘤细胞大
  C. 瘤细胞核大　D. 核深染
  E. 出现病理性核分裂象
7. 肿瘤性增生与炎症性增生的根本区别是（　　）。
  A. 局部可形成包块　B. 有多量增生活跃的细胞
  C. 可见核分裂象　D. 细胞有异型性
  E. 细胞生长较快
8. 下述肿瘤形状中，最可能是恶性的是（　　）。

A. 结节状　B. 火山口状　C. 分叶状　D. 囊状　E. 乳头状

9. 转移瘤的特征是（　　）。
A. 与原发瘤性质相似　B. 与原发瘤形状不同
C. 与原发瘤形状相同　D. 与原发瘤大小相同
E. 与原发瘤同样类型肿瘤

10. 易经血道转移的肿瘤是（　　）。
A. 胃癌　B. 绒毛膜癌　C. 皮肤鳞状细胞癌　D. 乳腺癌　E. 食管癌

11. 胃癌的晚期经血道易转移到（　　）。
A. 脑　B. 脾　C. 骨　D. 肺　E. 肝

12. 血道转移的确切依据是（　　）。
A. 在远隔器官形成了与原发瘤同样类型的肿瘤
B. 血液中发现了瘤细胞
C. 瘤细胞栓塞于远隔器官
D. 瘤细胞进入了静脉
E. 瘤细胞进入了动脉

13.【临床执业助理医师资格考试真题】膀胱癌最常见的组织类型是（　　）。
A. 非上皮性肿瘤　B. 鳞状细胞癌　C. 腺癌　D. 绒毛膜上皮癌　E. 移行细胞癌

14. 淋巴结转移性肿瘤首先出现于（　　）。
A. 中央窦　B. 淋巴滤泡的生发中心
C. 淋巴结门部　D. 边缘窦
E. 被膜

15. 肿瘤的概念，不正确的是（　　）。
A. 肿瘤细胞的生长依赖于致瘤因素的持续存在
B. 肿瘤的最大特点不是形成局部肿块
C. 肿瘤细胞的遗传物质改变可不断地传给子代细胞
D. 肿瘤会无休止地生长
E. 肿瘤组织与其起源的组织相比，有形态及结构的异常

16. 恶性肿瘤的浸润与转移与下列哪项无关？（　　）
A. 失去了细胞增生的接触性抑制　B. 失去了细胞的运动能力
C. 瘤细胞产生肿瘤血管形成因子　D. 瘤细胞的黏着力降低
E. 瘤细胞分泌水解酶溶解破坏周围组织

17. 有关肿瘤转移，哪项是不正确的？（　　）
A. 瘤细胞多从小静脉入血，少数也可经淋巴管入血
B. 良性肿瘤不转移
C. 转移瘤最早、最多见于局部淋巴结
D. 肿瘤血道转移后果最严重
E. 血管内出现瘤细胞即意味着已有转移

18. 下列哪项与肿瘤的分期无关？（　　）
A. 原发肿瘤的部位　B. 浸润深度
C. 邻近器官受累情况　D. 局部和远处淋巴结转移情况
E. 远处转移

19. 下列哪项决定肿瘤的分级？（　　）
A. 分化程度　B. 大小　C. 形状　D. 组织结构　E. 浸润深度

20. 肿瘤，哪项是错误的？（　　）
A. 肿瘤组织起源于正常组织　B. 体内出现肿块不一定是肿瘤
C. 肿瘤细胞的增生是相对无限制的　D. 肿瘤组织的代谢比正常组织弱
E. 肿瘤细胞不同程度地失去了分化成熟的能力

21. 胃癌癌细胞穿透浆膜脱落，在腹腔器官上形成转移瘤的扩散方式属于（　　）。
A. 直接蔓延　B. 血道转移　C. 淋巴道转移　D. 种植性转移　E. 以上都不是

22. 确定肿瘤的组织来源取决于（　　）。
A. 肿瘤的生长方式 B. 肿瘤的异型性 C. 肿瘤的实质 D. 肿瘤的间质 E. 肿瘤的颜色
23. 肿瘤的异型性是指（　　）。
A. 肿瘤外观形态的差异 B. 肿瘤间质的多样性
C. 肿瘤实质的多样性 D. 肿瘤实质与其起源组织的差异性
E. 肿瘤实质与间质比例的差异性
24. 临床检查肿瘤病人的局部淋巴结，其主要目的是（　　）。
A. 确定肿瘤良恶性 B. 鉴别肿瘤或炎症
C. 了解是否存在淋巴瘤 D. 明确有无多发性肿瘤
E. 了解肿瘤有无淋巴道转移
25. 肿瘤的分化程度越高，则（　　）。
A. 恶性程度越高 B. 恶性程度越低 C. 预后越差 D. 转移早 E. 术后越易复发
26. 良性与恶性肿瘤判定中，最有诊断意义的是（　　）。
A. 生长方式 B. 生长速度 C. 肿瘤的异型性 D. 对机体的影响 E. 出血与坏死
27. 下列不是真性肿瘤的疾病是（　　）。
A. 霍奇金病 B. 脂肪瘤 C. 动脉瘤 D. 畸胎瘤 E. 白血病
28. 区别癌与肉瘤的主要依据是（　　）。
A. 浸润性生长、无包膜 B. 异型性明显，有核分裂象
C. 通过血道转移 D. 组织来源
E. 肿瘤体积巨大
29. 下述哪种肿瘤是良性肿瘤？（　　）
A. 淋巴瘤 B. 黑色素瘤 C. 尤文氏瘤 D. 平滑肌肉瘤 E. 毛细血管瘤
30. 交界性肿瘤是（　　）。
A. 既有癌又有肉瘤成分的肿瘤 B. 侵犯表皮和真皮交界部位的肿瘤
C. 介于良性和恶性肿瘤之间的肿瘤 D. 侵犯黏膜和黏膜肌层交界部位的肿瘤
E. 既有腺癌成分又有鳞癌成分的肿瘤
31. 下列哪项属于真性肿瘤？（　　）
A. 畸胎瘤 B. 动脉瘤 C. 室壁瘤 D. 炎性假瘤 E. 结核瘤
32. 下列属于恶性肿瘤的是（　　）。
A. 血管瘤 B. 软骨母细胞瘤 C. 纤维腺瘤 D. 多形性腺瘤 E. 无性细胞瘤
33. 下列各项中，哪项不属于区别良恶性肿瘤的要点？（　　）
A. 肿瘤的组织结构 B. 生长方式 C. 复发与转移 D. 压迫与阻塞 E. 生长速度
34. 非间叶组织来源的肿瘤是（　　）。
A. 腺瘤 B. 血管瘤 C. 脂肪瘤 D. 淋巴管瘤 E. 平滑肌瘤
35. 下列哪项不是癌的特征？（　　）
A. 多见于中老年人 B. 瘤细胞弥散分布
C. 多经淋巴道转移 D. 切面灰白色
E. 瘤细胞间无网状纤维
36. 诊断恶性肿瘤的主要依据是（　　）。
A. 肿瘤的肉眼形态 B. 肿瘤对机体的影响
C. 肿瘤的大小 D. 肿瘤的异型性
E. 肿瘤的继发改变
37. 下列哪种是来源于上皮组织的肿瘤？（　　）
A. 毛细血管瘤 B. 淋巴管瘤 C. 乳头状瘤 D. 平滑肌瘤 E. 神经鞘瘤
38. 肉瘤是指（　　）。
A. 间叶组织来源的良性肿瘤 B. 上皮组织来源的良性肿瘤
C. 间叶组织来源的恶性肿瘤 D. 上皮组织来源的恶性肿瘤
E. 所有的恶性肿瘤
39. 良性肿瘤对机体的影响主要取决于肿瘤的（　　）。

A. 生长方式　B. 生长部位　C. 生长速度　D. 有无复发　E. 有无转移

40. 良、恶性肿瘤的区别，错误的是（　　）。

A. 良性肿瘤分化好，恶性肿瘤分化差

B. 良性肿瘤很少有核分裂象，恶性肿瘤多见核分裂象

C. 良、恶性肿瘤均可呈外生性生长，手术治疗后都可以出现复发

D. 良性肿瘤不发生出血、坏死，恶性肿瘤常并发出血、坏死、感染

E. 良性肿瘤不转移，恶性肿瘤常有转移

41. 以下哪项不是癌与肉瘤的区别点？（　　）

A. 发病年龄　B. 大体特点　C. 异型性　D. 镜下特点　E. 转移途径

42. 肉瘤与上皮组织来源的恶性肿瘤，区别有（　　）。

A. 异型性明显，核分裂象多见　B. 瘤细胞弥漫分布，与间质界限不清

C. 无包膜　D. 生长速度快

E. 手术切除后易复发

43. 下列哪项不是良性肿瘤的一般特征？（　　）

A. 生长速度慢　B. 不转移

C. 膨胀性生长　D. 异型性小

E. 手术不易切除干净

44. 下列描述正确的是（　　）。

A. 来源于上皮组织的恶性肿瘤称癌　B. 所有恶性肿瘤统称癌

C. 癌肉瘤是所有恶性肿瘤的总称　D. 来源于上皮组织的恶性肿瘤称癌

E. 间叶组织发生的恶性肿瘤称癌

45. 病理诊断肉瘤的主要依据是（　　）。

A. 间质稀少　B. 血液供应丰富

C. 有肺转移　D. 瘤细胞呈弥散分布，与间质分界不清

E. 浸润性生长

46. 下列哪种肿瘤的恶性型归入癌？（　　）

A. 腺瘤　B. 纤维瘤　C. 脂肪瘤　D. 平滑肌瘤　E. 血管瘤

47. 下列哪项不是肉瘤的特征？（　　）

A. 多见于青少年　B. 瘤细胞呈巢状

C. 多经血道转移　D. 切面呈鱼肉状

E. 瘤细胞间有网状纤维

48. 肉瘤不发生于下列哪个组织？（　　）

A. 纤维组织　B. 肌肉组织　C. 移行细胞　D. 脂肪　E. 软骨组织

49. 肿瘤，不正确的是（　　）。

A. 通常生长缓慢、生长时间较长的多为良性

B. 恶性肿瘤多呈浸润性生长

C. 良性肿瘤不转移

D. 良性肿瘤不复发

E. 恶性肿瘤常复发

50. 下列哪项表述是不正确的？（　　）

A. 局部压迫和阻塞是良性肿瘤对机体的主要影响

B. 恶性肿瘤也可引起局部压迫和阻塞的症状

C. 良性肿瘤由于分化较成熟、生长缓慢、无浸润转移，不会引起严重后果

D. 恶性肿瘤由于分化不成熟、生长速度快、易浸润转移，常引起严重后果

E. 肿瘤因其良恶性、大小及发生部位不同，对机体的影响也不同

51. 高分化鳞状细胞癌镜下特点有（　　）。

A. 细胞核大小不一　B. 细胞质嗜碱性

C. 血管丰富　D. 角化珠形成

E. 核分裂象少见

52. 癌巢中出现角化珠的是（　　）。
A. 未分化癌　B. 腺癌　C. 鳞状细胞癌　D. 基底细胞癌　E. 移行细胞癌

53. 对一淋巴结作病理切片检查，淋巴结内见成团的异型细胞，并有病理性核分裂象和角化珠形成，应诊断为（　　）。
A. 淋巴结结核　B. 淋巴结慢性炎症
C. 淋巴结转移性腺癌　D. 恶性淋巴瘤
E. 淋巴结转移性鳞癌

54. 纤维腺瘤最常见于（　　）。
A. 消化道　B. 皮下组织　C. 乳腺　D. 卵巢　E. 胃肠道

55. 下列哪项为纤维腺瘤的特征？（　　）
A. 多呈分叶状　B. 包膜不完整，切除后易复发
C. 易恶变　D. 瘤实质由增生的腺上皮和纤维组织组成
E. 常发生于卵巢

56. 膀胱最常见的恶性肿瘤为（　　）。
A. 腺癌　B. 鳞状细胞癌　C. 移行细胞癌　D. 纤维肉瘤　E. 平滑肌肉瘤

57. 卵巢囊性肿物，切面见有毛发和皮脂样物，镜下见皮肤鳞状上皮，皮下有毛囊和皮脂腺，还见到支气管柱状上皮、纤维脂肪组织以及少量甲状腺组织。此瘤可诊断为（　　）。
A. 恶性畸胎瘤　B. 良性畸胎瘤　C. 错构瘤　D. 毛发瘤　E. 纤维脂肪瘤

58. 乳头状瘤的乳头中心（轴索）成分是（　　）。
A. 癌细胞　B. 脉管
C. 纤维结缔组织　D. 癌细胞和纤维结缔组织
E. 纤维结缔组织和脉管

59. 以下哪项属于癌前疾病？（　　）
A. 十二指肠溃疡　B. 慢性萎缩性胃炎　C. 乳腺纤维腺瘤　D. 结核瘤　E. 肝血管瘤

60. 下列哪项不属于癌前疾病？（　　）
A. 黏膜白斑　B. 乳腺纤维腺瘤
C. 结肠腺瘤性息肉病　D. 慢性萎缩性胃炎
E. 结节性肝硬化

61. 非典型增生，正确的是（　　）。
A. 它是一种特殊命名的癌　B. 黏膜、皮肤增生的异型细胞只累及下 1/3
C. 多发生于腺上皮　D. 当去除刺激因素后，上皮可恢复正常
E. 非典型增生最终皆成为浸润性癌

62.【护士执业资格考试真题】绒毛膜癌最常见转移哪个部位？（　　）
A. 脑　B. 肺　C. 阴道　D. 肝　E. 肾

63. 下列哪项是原位癌的主要特征？（　　）
A. 发生于黏膜或表皮　B. 是一种早期癌
C. 癌变波及上皮全层，但基底膜仍完整　D. 上皮内出现异型性细胞
E. 脱落细胞学检查发现癌细胞

64. 原位癌是指（　　）。
A. 早期癌　B. 原发癌
C. 癌前病变　D. 未发生转移的癌
E. 未突破基底膜的癌

65. CIN，错误的是（　　）。
A. CIN 属于癌前病变　B. CIN 依据病变范围分为 3 个等级
C. CIN Ⅲ级即原位癌　D. CIN Ⅰ级等于非典型增生Ⅰ级
E. CIN Ⅱ级等于非典型增生Ⅱ级

66.【临床执业助理医师资格考试真题】肺癌普查首选的检查方法是（　　）。
A. 支气管镜　B. 胸部 CT　C. B 超　D. 胸部 X 线　E. 肿瘤标志物检测

67.【临床执业助理医师资格考试真题】下列癌症中，最常引起血道转移的是（　　）。

A. 甲状腺乳头状癌　B. 子宫绒毛膜癌
C. 乳腺浸润性导管癌　D. 肺鳞状细胞癌
E. 直肠未分化癌

68. 癌前病变是指（　　）。
A. 早期发生的组织癌变　B. 癌的早期病变
C. 非典型增生　D. 有潜在癌变能力的良性病变
E. 原位癌

69. 原位癌与早期浸润癌的主要区别在于（　　）。
A. 肿瘤大小　B. 边界清晰程度　C. 基膜是否受侵犯　D. 淋巴管有无瘤栓　E. 有无浸润血管

70.【护士执业资格考试真题】侵蚀性葡萄胎，正确的是（　　）。
A. 多继发于人工流产术后　B. 转移灶最常见的部位是肺部
C. 肺部转移灶表现为紫蓝色结节　D. 最主要的症状是停经后阴道出血
E. 侵蚀性葡萄胎是一种良性滋养细胞疾病

71. 下述哪种病毒与鼻咽癌关系密切？（　　）
A. 乙型肝炎病毒　B. 单纯疱疹病毒
C. EB 病毒　D. 人类乳头状瘤病毒
E. 人 T 细胞淋巴瘤病毒

72. 与肝细胞性肝癌发生关系最密切的致癌物是（　　）。
A. 黄曲霉菌　B. 乙奈胺　C. 环磷酰胺　D. 联苯胺　E. 3,4- 苯并芘

73. 下列说法不正确的是（　　）。
A. 黄曲霉诱发肝癌　B. 亚硝胺类主要与胃癌有关
C. 苯胺染料厂工人膀胱癌多见　D. 单纯疱疹病毒不致癌
E. EB 病毒与鼻咽癌关系密切

74. 与 EB 病毒感染无关的疾病是（　　）。
A. 鼻咽癌　B. 淋巴组织增生性疾病
C. 宫颈癌　D. 非洲儿童恶性淋巴瘤
E. 传染性单核细胞增多症

75. 宫颈癌的发生与下列哪种病毒关系密切？（　　）
A. CMV　B. HBV　C. HSV　D. HIV　E. HPV

76.【临床执业助理医师资格考试真题】判定恶性肿瘤最重要的依据是（　　）。
A. 核分裂象多见　B. 瘤巨细胞形成　C. 膨胀性生长　D. 常发生坏死　E. 转移

77.【临床执业助理医师资格考试真题】下列叙述中，不属于肿瘤特点的是（　　）。
A. 增生细胞具有多克隆性　B. 增生细胞分化不一
C. 增生细胞基因异常　D. 增生细胞不成熟
E. 增生细胞有异型性

78.【护士执业资格考试真题】根据乳腺癌淋巴转移的主要途径，护理评估应重点关注的部位是（　　）。
A. 腹股沟　B. 颌下　C. 颈后　D. 颈前　E. 腋窝

A2 型题

1. 女，60 岁，一侧颈部淋巴结肿大，病理活体组织检查见乳头状结构的病变，异型性不大。最可能是（　　）。
A. 甲状腺癌转移　B. 鼻咽癌转移　C. 肺癌转移　D. 食管癌转移　E. 喉癌转移

2. 女，33 岁，B 超显示在左乳房外上象限发现 0.3 cm × 0.2 cm 大小的结节，局部切除送病理检查。结节内查见癌细胞，累及上皮全层，但未侵破基底膜。正确的病理诊断是（　　）。
A. 上皮内瘤变Ⅰ级　B. 上皮内瘤变Ⅱ级　C. 重度非典型增生　D. 原位癌　E. 早期浸润癌

3. 女，45 岁，宫颈活检示镜下全层上皮细胞非典型增生，基底膜完整。诊断为（　　）。
A. 宫颈黏膜上皮轻度非典型增生　B. 宫颈黏膜上皮中度非典型增生
C. 宫颈原位癌　D. 宫颈黏膜慢性炎症
E. 早期浸润癌

4.【临床执业助理医师资格考试真题】女，28 岁，G2P1，停经 2 月余，阴道少量流血 10 天。妇科检查示宫体如 4 个月妊娠大小。B 超示宫腔内充满落雪状光点，未测到胎体和胎盘回声，双附件区探及直径 5 cm 大小无回声包块。初步诊断是（　　）。

A. 双侧卵巢肿瘤　B. 稽留流产　C. 羊水过多　D. 葡萄胎　E. 绒癌

5.【临床执业助理医师资格考试真题】女，15 岁，左小腿近端持续性疼痛 3 个月，夜间加重。查体示左小腿近端局部肿胀，皮温增高。X 线片示左胫骨上段日光射线样改变。最可能的诊断是（　　）。

A. 骨结核　B. 骨囊肿　C. 骨髓炎　D. 骨肉瘤　E. 骨软骨瘤

B1 型题

（1～2 题共用题干）【临床执业助理医师资格考试真题】女，54 岁，绝经后 4 年，出现阴道不规则出血 1 个月。妇科检查：宫颈肥大，宫颈口处有菜花状赘生物，大小约 2 cm×1 cm×1 cm，接触性出血（+），子宫稍小，活动，双侧附件（-），双侧宫颈旁组织无异常。

1. 该患者的诊断首先考虑（　　）。

A. 子宫颈肌瘤　B. 卵巢肿瘤　C. 子宫颈息肉　D. 子宫内膜癌　E. 子宫颈癌

2. 首选的辅助检查是（　　）。

A. HPV 检测　B. 宫颈活检　C. 分段诊刮　D. 宫腔镜　E. 阴道镜

二、判断题

（　　）1. 只要是良性肿瘤就不会对机体造成太大的影响。

（　　）2. 癌在早期一般多经淋巴道转移，到晚期才发生血道转移。

（　　）3. 鳞状细胞癌可以发生于身体原来没有鳞状上皮覆盖的部位。

（　　）4. 癌前病变是具有癌变可能的良性病变。

（　　）5. 只有恶性肿瘤才有可能发生转移。

（　　）6. 脂肪瘤常常恶变为脂肪肉瘤。

（　　）7. 皮样囊肿是皮肤发生的囊性肿瘤。

三、填空题

1. 肿瘤的组织结构多种多样，但任何一个肿瘤的组织成分都分为__________和__________部分。

2. 血道转移虽可见于许多器官，但最常见的是__________，其次是__________。

3. 机体严重消瘦、无力、贫血和全身衰竭的状态称____________。

4. 分化好的鳞状细胞癌，癌巢中央可出现角化的层状物称__________。

5. 恶性肿瘤的主要生长方式是____________。

6. 肿瘤血道转移的运行途径与____________的运行途径相似。

7. 人体的恶性肿瘤绝大部分来源于____________组织。

8. 肿瘤血道转移，瘤细胞多由____________入血。

四、名词解释

1. 异型性：

2. 转移：

3. 原位癌：

4. 非典型性增生：

5. 交界性肿瘤：

6. 癌前病变：

7. 癌肉瘤：

8. 恶病质：

五、简答题

1. 简述肿瘤性增生的特点。

2. 何谓肿瘤异型性？肿瘤异型性在诊断肿瘤中有何意义？

3. 何谓转移？常见的转移途径有哪几种？特点是什么？

4. 描述良性肿瘤与恶性肿瘤的区别。

5. 详细描述肿瘤细胞和组织结构的异型性。

6. 简述转移瘤的形态特点。

7. 何谓癌前病变？举出三种常见的癌前病变。

8. 试述肿瘤的生长方式及临床意义。

第五章　心血管系统疾病

知识目标

1. 掌握动脉粥样硬化的病变特点，在不同脏器引起的不同后果及其与高血压病的关系。
2. 掌握高血压病的主要脏器的病理变化、结局及其与动脉粥样硬化之间的关系。
3. 掌握风湿性心脏病的基本病理变化、发生、发展及其结局。
4. 熟悉亚急性细菌性心内膜炎的病理形态特点。
5. 了解亚急性细菌性心内膜炎与风湿性心内膜炎在病理形态方面的区别及相互联系。

习　题

一、选择题

A1 型题

1. 缺血性心脏病最常见的病因是（　　）。
   A. 主动脉瓣狭窄　　B. 心脏肥厚
   C. 严重贫血　　D. 冠状动脉粥样硬化
   E. 主动脉瓣关闭不全
2. 血中哪种脂蛋白是动脉粥样硬化症的拮抗因素？（　　）
   A. 乳糜微粒　　B. 高密度脂蛋白　　C. 低密度脂蛋白　　D. 极低密度脂蛋白　　E. 胆固醇
3. 脑动脉粥样硬化时，下列说法错误的是（　　）。
   A. 好发于大脑表面的动脉　　B. 导致脑萎缩，脑回变窄，脑沟变深
   C. 记忆力减退，精神失常　　D. 常导致脑梗死
   E. 可引起脑出血
4. 动脉粥样硬化早期病变中心的泡沫细胞，最主要的来源是（　　）。
   A. 内皮细胞　　B. 肥大细胞
   C. 局部组织细胞　　D. 血液中的单核细胞
   E. 中膜平滑肌细胞
5. 高脂血症是以下哪种疾病发生的首要危险因素？（　　）
   A. 胰岛素抵抗　　B. 血管痉挛　　C. 血栓形成　　D. 肥胖　　E. 动脉粥样硬化
6. 动脉粥样硬化症发病的危险因素，不包括（　　）。
   A. 高血压　　B. 吸烟　　C. 环境污染　　D. 高胆固醇血症　　E. 糖尿病
7. 与动脉粥样硬化发病关系最为密切的血浆脂蛋白是（　　）。
   A. HDL　　B. CM　　C. LDL　　D. HDL-C　　E. VLDL
8. 动脉粥样硬化症病灶主要发生于（　　）。
   A. 细、小动脉壁　　B. 大、中动脉内膜层
   C. 大、中动脉中膜层　　D. 冠状动脉内膜层
   E. 冠状动脉中膜层
9. 下列哪项不是动脉粥样硬化症的继发变化？（　　）
   A. 斑块内出血　　B. 血栓形成　　C. 钙化　　D. 动脉瘤形成　　E. 平滑肌瘤样增生
10. 动脉瘤是指（　　）。
    A. 发生于动脉的良性肿瘤　　B. 血管壁的局限性异常扩张
    C. 动脉血管破裂形成的血肿　　D. 动脉发生的恶性肿瘤
    E. 动脉内血栓形成并机化
11. 心绞痛，错误的是（　　）。
    A. 疼痛多位于胸骨后或心前区　　B. 疼痛呈发作性压榨感
    C. 疼痛放射至右肩、右臂　　D. 疼痛持续时间短暂

E. 疼痛常因诱因而激发

12.【临床执业助理医师资格考试真题】目前，慢性心力衰竭的最常见病因是（　　）。

A. 心房颤动　　B. 甲状腺功能亢进致心肌损害

C. 冠心病　　D. 扩张型心肌病

E. 风湿性心脏瓣膜病

13. 冠状动脉粥样硬化最好发的部位是（　　）。

A. 左冠状动脉前降支　　B. 右冠状动脉主干

C. 左冠状动脉主干　　D. 左冠状动脉旋支

E. 冠状动脉后降支

14.【临床执业助理医师资格考试真题】不属于冠心病发病主要危险因素的是（　　）。

A. 低密度脂蛋白增高　　B. 收缩压升高

C. 高密度脂蛋白降低　　D. 吸烟

E. 饮酒

15. 心肌梗死多发生在（　　）。

A. 左心室前壁、心尖部及室间隔前 2/3 及前内乳头肌

B. 右心室前壁

C. 左心房

D. 右心房

E. 室间隔后 1/3

16. 心内膜下心肌梗死病变特点，不包括（　　）。

A. 主要累及心室壁内侧 1/3 的心肌　　B. 表现为小灶性、多发性坏死

C. 不规则地分布于心室壁四周　　D. 病变分布常局限于某冠状动脉的供血范围

E. 多由严重弥漫性冠状动脉狭窄引起

17. 高血压易于并发动脉粥样硬化症的原因，错误的是（　　）。

A. 动脉内膜受损，脂蛋白易于浸入

B. 内膜损伤，易致平滑肌细胞移入并增生

C. 移入的平滑肌细胞能吞噬和分解脂蛋白

D. 移入的平滑肌细胞能产生胶原及弹力纤维

E. 动脉壁的玻璃样变性加重粥样斑块形成

18. 主动脉粥样硬化，错误的是（　　）。

A. 斑块多见于主动脉分支开口处　　B. 胸主动脉最常见

C. 可致夹层动脉瘤　　D. 可继发血栓形成

E. 可继发斑块破裂出血

19. 脑动脉粥样硬化最常发生于（　　）。

A. 大脑后动脉　　B. 大脑前动脉　　C. 大脑中动脉　　D. 脑膜动脉　　E. 颈内动脉

20. 下列哪个不是动脉粥样硬化病变易累及部位？（　　）

A. 腹主动脉　　B. 肾小叶间动脉　　C. 冠状动脉　　D. 大动脉分支处　　E. 颈内动脉起始处

21. 冠状动脉粥样硬化是冠心病主要原因，最严重影响是（　　）。

A. 心肌硬化　　B. 心肌梗死　　C. 心肌肥大　　D. 心肌萎缩　　E. 心绞痛

22. 风湿小体，错误的是（　　）。

A. 是风湿病增生期的特征性病变　　B. 是一种肉芽肿性病变

C. 其中央为干酪样坏死　　D. 多见于心肌间质小血管周围

E. 有聚集成团的风湿细胞

23. 动脉粥样硬化，错误的是（　　）。

A. 吸烟是引起动脉粥样硬化的因素之一

B. 动脉粥样硬化病变易发生于动脉分支开口处

C. 动脉粥样硬化病变好发于主动脉后壁

D. 动脉内膜的损伤有利于动脉粥样硬化病变的发生

E. 女性在绝经前，动脉粥样硬化的发病率高于同龄组男性

24. 动脉粥样硬化的危险因素，错误的是（　　）。

A. 血浆低密度脂蛋白（LDL）水平持续升高

B. 血浆高密度脂蛋白（HDL）水平持续升高

C. 大量吸烟

D. 高血压

E. 糖尿病

25. 在高血压病的发病因素中，起重要作用的是（　　）。

A. 高钠饮食　　B. 遗传因素

C. 肥胖、吸烟等因素　　D. 神经内分泌因素

E. 社会心理因素

26. 高血压病早期心脏的特征性改变是（　　）。

A. 左心室紧张性扩张　　B. 左心室向心性肥大

C. 左心室离心性肥大　　D. 左心室肌源性扩张

E. 弥漫性心肌纤维化

27. 高血压病时，细动脉硬化的病理改变是（　　）。

A. 动脉壁纤维化　　B. 动脉壁水肿

C. 动脉壁玻璃样变性　　D. 动脉壁纤维素样坏死

E. 动脉壁脂质沉着

28. 高血压病最常见的死亡原因是（　　）。

A. 心力衰竭　　B. 肾功能衰竭　　C. 脑萎缩　　D. 脑出血　　E. 高血压脑病

29. 高血压病脑出血最常见的部位是（　　）。

A. 内囊、基底节　　B. 小脑及脑干　　C. 侧脑室　　D. 大脑　　E. 小脑

30. 风湿性心内膜炎，错误的是（　　）。

A. 病变主要侵犯心瓣膜，以三尖瓣最常见

B. 在瓣膜闭锁缘形成疣状赘生物

C. 赘生物与瓣膜紧密粘连，不易脱落

D. 赘生物主要由血小板和纤维素构成

E. 赘生物后期机化使瓣膜变硬、卷曲

31. 病人右侧内囊出血常表现为（　　）。

A. 右侧偏瘫　　B. 左侧偏瘫　　C. 双侧瘫痪　　D. 肢体麻木　　E. 意识障碍

32. 高血压引起左心衰竭的主要机制是（　　）。

A. 心肌损害　　B. 外周阻力增加　　C. 肺动脉高压　　D. 血容量增加　　E. 外周需血量增加

33. 良性高血压病晚期会引起肾的改变为（　　）。

A. 原发性颗粒性固缩肾　　B. 肾盂积水

C. 继发性固缩肾　　D. 动脉硬化性固缩肾

E. 缺血性固缩肾

34. 急进型高血压，以下哪项描述是错误的？（　　）

A. 占高血压病的 5% 左右　　B. 多数发病即为急进型

C. 起病急，进展快　　D. 血压常超过 230/130 mmHg

E. 多见于中老年人

35. 最易发生高血压病脑出血的血管是（　　）。

A. 大脑后动脉　　B. 基底动脉　　C. 大脑前动脉　　D. 大脑中动脉　　E. 豆纹动脉

36. 恶性高血压病的病变特点是（　　）。

A. 小动脉玻璃样变性　　B. 细动脉玻璃样变性

C. 小动脉纤维化　　D. 细动脉纤维化

E. 细动脉壁纤维素样坏死

37. 良性高血压病代偿期心脏的主要改变是（　　）。

A. 心肌间质有肉芽肿形成　　B. 心肌有梗死灶

C. 左心室壁有疤痕形成　　D. 左心室心肌肥大，重量增加

E. 四个房室均扩张、肥大

38. 原发性高血压，哪项是错误的？(　　)
A. 高血压病常引起左心室肥大
B. 在我国，脑出血是高血压病的主要致死原因
C. 高血压病晚期的肾脏常为颗粒性固缩肾
D. 高血压病可继发糖尿病
E. 高血压病常易合并瓣膜病

39. 高血压患者心脏呈(　　)。
A. 球形心　B. 靴形心　C. 梨形心　D. 绒毛心　E. 虎斑心

40. 风湿病，错误的是(　　)。
A. 属于变态反应性疾病　B. 常反复发作
C. 心脏病变的后果最为严重　D. 可累及全身结缔组织
E. 风湿性关节炎常导致关节畸形

41. 风湿性心肌炎病变主要累及(　　)。
A. 心肌细胞　B. 心肌间质结缔组织
C. 心肌间质小血管　D. 心肌间质神经组织
E. 心肌间质嗜银纤维

42. 下列哪项是风湿病的特征性病变？(　　)
A. 风湿小体　B. 假小叶　C. 干酪样坏死　D. 细小动脉硬化　E. 新月体

43. 风湿性心内膜炎最常侵犯(　　)。
A. 二尖瓣　B. 三尖瓣　C. 主动脉瓣　D. 肺动脉瓣　E. 静脉瓣

44. 急性感染性心内膜炎最常见的致病菌是(　　)。
A. 金黄色葡萄球菌　B. 肠球菌　C. 结核杆菌　D. 草绿色链球菌　E. 大肠杆菌

45. 风湿性心内膜炎的病变是(　　)。
A. 瓣膜狭窄血管周围肉芽肿形成　B. 内膜大片坏死
C. 瓣膜闭锁缘赘生物形成　D. 心内膜穿孔
E. 内膜溃疡

46. 亚急性细菌性心内膜炎最常见的致病菌是(　　)。
A. 金黄色葡萄球菌　B. 肠球菌　C. 溶血性链球菌　D. 草绿色链球菌　E. 大肠杆菌

47. 风湿性心外膜炎，错误的是(　　)。
A. 病变累及心包壁层
B. 可出现大量浆液渗出，造成心包腔积液
C. 可出现纤维素的渗出，发生绒毛心
D. 渗出的浆液可完全吸收
E. 渗出的纤维素可机化造成缩窄性心包炎

48. 风湿性关节炎的典型表现是(　　)。
A. 局部红肿　B. 局部发热　C. 游走性关节疼痛　D. 功能障碍　E. 关节畸形

49. 风湿病的发病年龄多见于(　　)。
A. 5～15岁　B. 3～18岁　C. 4～16岁　D. 1～15岁　E. 2～14岁

50. 下列哪项不是风湿性关节炎的特点？(　　)
A. 主要累及小关节　B. 以游走性关节炎表现为主
C. 关节痛比关节肿更多见　D. 治愈后不会出现畸形
E. 关节局部可出现红、肿、热、痛、活动受限

51. 风湿病是发生于(　　)的变态反应性疾病。
A. 结缔组织　B. 肉芽组织　C. 肌肉组织　D. 上皮组织　E. 神经组织

52. 风湿性心脏病时，Aschoff小体常见部位是(　　)。
A. 心内膜下　B. 心外膜内　C. 心瓣膜内　D. 心肌间质　E. 心肌传导系统

53.【**临床执业助理医师资格考试真题**】风湿热的主要表现不包括(　　)。
A. 多关节炎　B. 心脏炎　C. 关节痛　D. 舞蹈病　E. 环形红斑

模块四

54. 二尖瓣狭窄时心脏的改变为（　　）。
A. 绒毛心　B. 梨形心　C. 虎斑心　D. 靴形心　E. 球形心

A2 型题

1. 男，60 岁，身高 160 cm，较肥胖，嗜咸食，近 2 年常感到头晕头痛，血压 170/110 mmHg。尸解心脏重 500 g。切片检查示全身细小动脉管壁增厚，管腔狭窄。HE 染色示管壁呈嗜伊红半透明均匀样改变。该患者生前患何种疾病？（　　）
A. 动脉粥样硬化　B. 心肌梗死　C. 高血压病　D. 脑出血　E. 糖尿病

2. 女，33 岁，活动后有心悸、气促，近日病情加重，并有四肢水肿、呼吸困难、咳粉红色泡沫痰。查体：心尖区闻及舒张期隆隆样杂音。既往史：12 岁时咽喉肿痛后出现膝、踝、腕等大关节肿痛，此后多次反复发作。患者最可能的诊断是（　　）。
A. 风湿性关节炎　B. 感染性心内膜炎
C. 心瓣膜病　D. 风湿性二尖瓣狭窄
E. 风湿性二尖瓣关闭不全

3. 女，12 岁，主诉发热、四肢大关节疼痛、心悸等（半月前曾患咽炎）。查体：咽部充血，心率 110 次 / 分，律齐，四肢关节红肿。实验室检查：红细胞增加，抗“O”效价增高，血沉加快。最可能的诊断是（　　）。
A. 咽炎　B. 类风湿性关节炎　C. 风湿病　D. 系统性红斑狼疮　E. 皮肌炎

4.【护士执业资格考试真题】男，42 岁，诊断为高血压 3 年，性情温和，体态匀称，平素以面食为主，饮食清淡，喜食咸菜等腌制食品。目前对其最主要的饮食护理指导是（　　）。
A. 低脂饮食　B. 低磷饮食　C. 低钠饮食　D. 低蛋白饮食　E. 低纤维素饮食

B1 型题

（1～3 题共用备选答案）【临床执业助理医师资格考试真题】
A. 收缩压升高，舒张压降低　B. 主要为收缩压升高
C. 收缩压降低，舒张压升高　D. 收缩压与舒张压均升高
E. 主要为舒张压升高

1. 严重甲状腺功能亢进的患者，动脉血压变化特点是（　　）。
2. 正常老年人，动脉血压的生理性变化特点是（　　）。
3. 以小动脉硬化为主的患者，动脉血压变化特点是（　　）。

二、判断题

（　）1. 心肌梗死最常见的原因是冠状动脉粥样硬化伴血栓形成。
（　）2. 主动脉粥样硬化时，病变最严重的部位是升主动脉。
（　）3. 动脉粥样硬化脂纹期，病灶中主要的细胞成分是泡沫细胞。
（　）4. 良性高血压代偿期心脏的主要变化是右心室向心性肥大。
（　）5. 良性高血压最具特征性的动脉病变是细动脉的玻璃样变性。
（　）6. 恶性高血压最常见的死亡原因是脑溢血。
（　）7. 风湿病最具特征性的改变是 Aschoff 小体形成。
（　）8. 最能反映急性风湿性心内膜炎的病变特点是瓣膜闭锁缘出现灰白色、单行排列、粟粒大小的疣赘物。

三、填空题

1. 主动脉粥样硬化的病变以____________动脉最严重。
2. 冠状动脉粥样硬化最常见的好发部位是____________，其次为__________。
3. 脑动脉粥样硬化可导致____________和____________。
4. 心肌梗死多发生在左心室，其中以__________、____________及室间隔前 2/3 常见。
5. 动脉粥样硬化的病变主要发生在__________动脉，而原发性高血压的病变主要发生在____________动脉。
6. 良性高血压后期，常可导致心脏____________、肾____________及脑出血。

7. 风湿病以___________的病变最为严重。
8. 风湿性关节炎常累及___________关节，病变主要为___________。
9. 心瓣膜病后期的主要形态表现为___________和（或）___________。

四、名词解释

1. 粥样斑块：

2. 向心性肥大：

3. 原发性颗粒性固缩肾：

4. 风湿小体：

5. 动脉瘤：

6. 心绞痛：

五、简答题

1. 试述动脉粥样硬化的继发改变。

2. 试述重要器官的动脉粥样硬化对机体的影响。

3. 试述良性高血压的心脏病变特点及相应的临床表现。

4. 试述风湿性心内膜炎的病变特点及其结局。

5. 试述心肌梗死的病因及病理变化。

6. 试述良性高血压肾脏的病理变化及相应的临床表现。

第六章　呼吸系统疾病

知识目标

1. 掌握慢性阻塞性肺疾病、肺炎、肺结核、慢性肺源性心脏病、肺癌的病理变化及临床病理联系。
2. 熟悉慢性阻塞性肺疾病、肺炎、慢性肺源性心脏病、肺癌的病理类型。
3. 了解肺硅沉着病的病因、发病机制、病理变化，肺癌扩散途径。

习　题

一、选择题

A1 型题

1. 慢性支气管炎以咳嗽、咳痰为主要症状，诊断时排除其他心肺疾病后在病程方面规定是（　　）。
   A. 每年发病累计 2 个月，并连续 5 年或以上
   B. 每年发病累计 3 个月，并连续 2 年或以上
   C. 每年发病累计 2 个月，并连续 3 年或以上
   D. 每年发病累计 6 个月，并连续 3 年或以上
   E. 每年发病累计 3 个月，并连续 5 年或以上
2. 镜下见肺泡扩张、间隔变窄，相邻肺泡融合成较大的囊腔，这是（　　）。
   A. 支气管扩张症　B. 肺气肿　C. 肺不张　D. 慢性支气管炎　E. 支原体肺炎
3. 支气管扩张症的主要发病因素是（　　）。
   A. 先天性发育缺损　B. 有害气体的吸入（大气污染）
   C. 长期大量吸烟　D. 支气管肺组织的感染和支气管阻塞
   E. 遗传因素
4.【临床执业助理医师资格考试真题】支气管哮喘最主要的病理基础是（　　）。
   A. 支气管黏膜杯状细胞增生　B. 支气管痉挛
   C. 支气管壁纤维化　D. 支气管狭窄
   E. 慢性气道炎症
5. 某长期吸烟的患者，经常咳嗽，现以肺部感染入院，做痰涂片检查，发现脱落的气管黏膜上皮中有鳞状上皮，单细胞无异型性。此为（　　）。
   A. 痰中混有红细胞　B. 痰中混有心力衰竭细胞
   C. 气管黏膜上皮鳞状化生　D. 气管黏膜上皮非典型性增生
   E. 气管黏膜上皮肠上皮化生
6. 不符合支气管扩张症特点的是（　　）。
   A. 发生于叶及段等大支气管　B. 支气管壁的炎症损伤是主要发病基础
   C. 肺脓肿为其常见合并症　D. 可导致肺心病
   E. 临床表现咳大量脓痰及反复咯血
7. 肺气肿的发生机制，错误的是（　　）。
   A. 阻塞性通气障碍
   B. 弹性蛋白酶活性受抑制
   C. 中性粒细胞和单核细胞释放多量弹性蛋白酶
   D. 血清 α_1- 抗胰蛋白酶活性下降
   E. α_1- 抗胰蛋白酶缺乏
8. 肺体积增大，边缘钝圆，色灰白，质软而缺乏弹性，指压后遗留压痕。多考虑为（　　）。
   A. 肺癌　B. 肺结核　C. 肺气肿　D. 硅沉着病　E. 以上都不对
9.【临床执业助理医师资格考试真题】最易出现早期远处转移的肺癌类型是（　　）。
   A. 腺癌　B. 鳞癌　C. 小细胞癌　D. 大细胞癌　E. 类癌

10. 下列不符合慢性支气管炎病理的描述是（　　）。
A. 支气管黏膜上皮变性、坏死
B. 支气管黏膜上皮杯状细胞增多
C. 支气管黏液腺增生
D. 支气管黏液腺肥大
E. 支气管管壁大量嗜酸性粒细胞浸润

11. 慢性支气管炎患者咳痰的病变基础是（　　）。
A. 黏膜上皮纤毛粘连、脱落
B. 支气管管壁充血、水肿
C. 黏液腺增生肥大、分泌亢进
D. 支气管软骨萎缩
E. 支气管平滑肌束断裂

12. 气管炎引起支气管扩张症，其病变基础主要是（　　）。
A. 肺泡壁肥厚
B. 肺不张
C. 支气管痉挛
D. 肺组织纤维化
E. 支气管壁结构破坏

13. 因慢性支气管炎所致的肺气肿通常是（　　）。
A. 代偿性肺气肿
B. 老年性肺气肿
C. 间质性肺气肿
D. 肺泡中央型肺气肿
E. 全腺泡型肺气肿

14. 肺泡中央型肺气肿病变主要累及（　　）。
A. 细支气管
B. 呼吸性细支气管
C. 终末细支气管
D. 肺泡管、肺泡囊
E. 管径 <2 mm 的支气管

15. 肺气肿的病变中，下列哪项是错误的？（　　）
A. 肺泡高度扩张
B. 肺泡间隔断裂
C. 肺泡间隔胶原纤维增生
D. 肺大泡形成
E. 肺小动脉内膜增厚

16. 慢性阻塞性肺气肿最主要的并发症是（　　）。
A. 肺源性心脏病　B. 肺肉质变　C. 肺脓肿　D. 纤维素性肺炎　E. 肺萎陷

17. 诊断支气管哮喘的最主要依据是（　　）。
A. 发作性呼气性呼吸困难伴哮鸣音
B. 动脉血氧分压降低二氧化碳分压升高
C. 血与痰中嗜酸性粒细胞增多
D. 胸透示两肺透亮度增加
E. 出现三凹征

18. 慢性阻塞性肺气肿的发生，主要是由于（　　）。
A. 支气管腺体肥大增生、上皮杯状细胞增多
B. 支气管壁因炎症而遭破坏
C. 肺组织高度纤维化
D. 细支气管壁纤维化、增厚，肺泡间隔破坏，弹性减弱
E. 急、慢性支气管炎

19. 慢性支气管炎通气功能障碍的病变基础是（　　）。
A. 支气管黏膜上皮坏死、增生和鳞状化生
B. 管壁慢性炎症细胞浸润和纤维化
C. 细支气管炎和细支气管周围炎
D. 支气管软骨萎缩、变性、钙化和骨化
E. 管壁平滑肌束断裂、萎缩

20. 慢性肺源性心脏病，下列哪项是错误的？（　　）
A. 凡是能够导致肺循环阻力增加的疾病都可引慢性起肺心病
B. 慢性支气管炎是最常见的原发疾病
C. 间质性肺炎引起肺间质纤维化可并发慢性肺心病
D. 慢性肺心病发生的关键环节是肺动脉高压
E. 右心肥大、扩张是其病变特点

21. 下列哪项符合慢性肺源性心脏病的演进？（　　）

模块四

A. 支气管肺炎→代偿性肺气肿→慢性肺心病
B. 慢性支气管炎→阻塞性肺气肿→慢性肺心病
C. 间质性肺炎→间质性肺气肿→慢性肺心病
D. 大叶性肺炎→肺肉质变→慢性肺心病
E. 肺癌阻塞、压迫支气管→肺气肿→慢性肺心病

22. 在我国引起肺源性心脏病最常见的疾病是（　　）。
A. 肺结核
B. 硅沉着病
C. 支气管哮喘
D. 支气管扩张症
E. 慢性支气管炎伴肺气肿

23. 慢性肺源性心脏病的主要发病因素，不包括（　　）。
A. 肺循环阻力增加　B. 体循环阻力增加　C. 肺动脉高压　D. 肺气肿　E. 气道阻塞

24.【临床执业助理医师资格考试真题】中央型肺癌最常见的病理类型是（　　）。
A. 类癌　B. 腺癌　C. 鳞癌　D. 大细胞癌　E. 小细胞癌

25. 肺源性心脏病，哪项是错误的？（　　）
A. 多由慢性阻塞性肺气肿引起
B. 持续性肺动脉高压是发病基础
C. 体循环淤血
D. 肺淤血
E. 肺肌型小动脉壁增厚

26. 慢性肺源性心脏病肺动脉高压形成的最主要原因是（　　）。
A. 缺氧引起肺小动脉痉挛
B. 肺小动脉炎
C. 血容量增加
D. 血液黏稠度增加
E. 肺气肿压迫及肺泡壁破坏，使肺毛细血管床减少

27. 慢性肺心病肺动脉高压形成的最主要原因，也是临床治疗能减轻肺动脉高压的病理生理主要基础是（　　）。
A. 血液黏稠度增加
B. 慢性支气管炎反复发作引起肺气肿，导致肺动脉痉挛
C. 肺小动脉炎
D. 血容量增加
E. 肺气肿压迫及肺泡壁破坏，使毛细血管床减少

28. 慢性肺心病出现右心衰竭时，哪项可能不是心衰的表现？（　　）
A. 双肺底湿啰音
B. 肝肿大和压痛
C. 双下肢水肿
D. 胸腔积液
E. 肝颈静脉回流征阳性

29. 铁锈色痰常见于大叶性肺炎的（　　）。
A. 充血水肿期　B. 红色肝样变期　C. 灰色肝样变期　D. 肺肉质变期　E. 溶解消散期

30. 大叶性肺炎红色肝样变期肺泡内主要渗出（　　）。
A. 大量中性粒细胞
B. 大量浆液
C. 大量巨噬细胞
D. 大量纤维蛋白和中性粒细胞
E. 大量纤维蛋白和红细胞

31. 下列哪种病变能反映大叶性肺炎的本质？（　　）
A. 肺泡的纤维素性炎症
B. 扩展到整个肺大叶的炎症
C. 肺的化脓性炎症
D. 肺肉质变
E. 肺的出血性炎症

32. 大叶性肺炎灰色肝样变期的形态特点是（　　）。
A. 病变肺叶肿胀
B. 肺泡壁毛细血管扩张充血
C. 肉眼切面呈颗粒状
D. 肺泡腔内充满中性粒细胞和纤维蛋白
E. 胸膜面可有纤维蛋白性渗出

33. 患者突起畏寒、高热、胸痛、咳嗽、咳铁锈色痰时，最有可能是（　　）。
A. 慢性支气管炎　B. 肺阿米巴病　C. 大叶性肺炎　D. 肺脓肿　E. 肺源性心脏病

34. 与肺肉质变发生关系最密切的因素可能是（　　）。

A. 含铁血黄素沉积　B. 中性粒细胞渗出过少
C. 细菌毒力过强　D. 单核细胞浸润过多
E. 病程太长

35. 肺肉质变是由于（　　）。
A. 肺内大片渗出物未能及时清除，而肉芽组织长入
B. 肺内肉瘤细胞弥漫浸润
C. 肺内癌浸润实变呈肉质样
D. 肺内慢性长期淤血，纤维增生
E. 硅肺时，肺部弥漫性纤维化所致

36. 下列哪项不符合大叶性肺炎？（　　）
A. 病变常累及一个大叶　B. 纤维素性炎症
C. 可发生肺肉质变　D. 多由肺炎链球菌引起
E. 常并发肺脓肿

37. 大叶性肺炎的基本病变属于（　　）。
A. 纤维素性炎　B. 特殊性炎　C. 化脓性炎　D. 卡他性炎　E. 变质性炎

38. 大叶性肺炎时不会发生（　　）。
A. 肺肉质变　B. 肺褐色硬变　C. 肺脓肿　D. 脓胸　E. 败血症

39.【临床执业助理医师资格考试真题】慢性阻塞性肺疾病最主要的发病危险因素是（　　）。
A. 吸烟　B. 寒冷气候　C. 呼吸道感染　D. 空气污染　E. 过敏

40. 小叶性肺炎的基本病变属于（　　）。
A. 肉芽肿性炎　B. 化脓性炎　C. 实质性炎　D. 纤维素性炎　E. 变质性炎

41. 下列哪项不属于小叶性肺炎？（　　）
A. 巨细胞肺炎　B. 麻疹后肺炎　C. 手术后肺炎　D. 吸入性肺炎　E. 坠积性肺炎

42. 下列哪种疾病属于化脓性炎症？（　　）
A. 皮肤Ⅱ度烧伤　B. 小叶性肺炎　C. 大叶性肺炎　D. 细菌性痢疾　E. 病毒性肝炎

43. 小叶性肺炎的病变主要表现为（　　）。
A. 由慢性支气管炎引起　B. 肺泡的纤维素性炎
C. 支气管和肺泡的化脓性炎症　D. 肺泡的出血性炎
E. 支气管的急性卡他性炎

44.【临床执业助理医师资格考试真题】慢性支气管炎的病变不包括（　　）。
A. 黏膜上皮鳞化　B. 支气管腺体和杯状细胞增生
C. 支气管内有大量泡沫细胞　D. 支气管壁有大量慢性炎症细胞浸润
E. 支气管软骨变性萎缩

45.【护士执业资格考试真题】最易并发阻塞性肺气肿的疾病是（　　）。
A. 慢性支气管炎　B. 支气管哮喘　C. 慢性肺脓肿　D. 支气管扩张　E. 肺结核

46. 下列哪项不符合小叶性肺炎？（　　）
A. 多由致病力弱的肺炎球菌引起　B. 以细支气管为中心的纤维素性炎症
C. 好发于老人、儿童、久病卧床者　D. 常作为其他疾病的并发症出现
E. 病灶可互相融合

47. 下列哪项符合小叶性肺炎？（　　）
A. 以细支气管为中心的化脓性炎症　B. 肺的纤维蛋白性炎症
C. 病毒包涵体　D. 可引起空洞形成
E. 支气管平滑肌痉挛

48. 最容易引起皮肤潮红、水泻、心动过速、支气管哮喘等症状的肺癌类型是（　　）。
A. 大细胞癌　B. 黏液癌
C. 类癌　D. 未分化腺癌
E. 低分化鳞状细胞癌

49. 肺癌所致阻塞性肺炎有以下临床征象，除了（　　）。
A. 患者一般不发热或仅有低热　B. 血白细胞计数常不增高

C. 抗生素治疗后炎症很快吸收消散　D. 经抗生素治疗后炎症吸收后出现肿块阴影
E. 短期内同一部位可反复出现炎症

50. 预后最差的肺癌是（　　）。
A. 鳞状细胞癌　B. 小细胞癌　C. 腺癌　D. 大细胞癌　E. 细支气管肺泡癌

51. 肺腺癌的发生部位，正确的是（　　）。
A. 中央型多见　B. 周围型多见
C. 弥漫型多见　D. 发生于Ⅰ型肺泡上皮
E. 发生于胸膜

52. 肺癌的副肿瘤综合征不包括（　　）。
A. 类癌综合征　B. 低血糖
C. 肺性骨关节病　D. 类库欣综合征
E. 肌无力综合征

53. 痰涂片阳性检出率最高的肺癌是（　　）。
A. 小细胞癌　B. 腺癌　C. 大细胞癌　D. 鳞状细胞癌　E. 瘢痕癌

54. 肺小细胞癌，错误的是（　　）。
A. 中央型多见　B. 起源于支气管黏膜内的 Kulchitsky 细胞
C. 可引起类癌综合征　D. 可形成假菊形团结构
E. 常累及胸膜

55. 对肺癌早期诊断最有价值的检查是（　　）。
A. 血液学检查　B. X 线检查
C. 纤维支气管镜活体组织检查　D. CT 检查
E. 临床早期症状的发现

56. 肺癌，错误的是（　　）。
A. 肺鳞状细胞癌的发生与吸烟有密切关系
B. 多起源于支气管黏膜上皮的嗜银细胞
C. 以鳞癌最多见
D. 早期可形成淋巴道及血道转移
E. 肺腺癌以周围型多见

57. 下列哪项不符合肺鳞状细胞癌的特点？（　　）
A. 绝大多数发生于支气管黏膜鳞状上皮化生
B. 常发生于吸烟者
C. 多为中央型
D. 肿瘤常转移较早
E. 可发生血道转移

58. 下列哪项不符合肺小细胞癌？（　　）
A. 手术切除效果好，对放疗不敏感　B. 细胞小，排列密集
C. 恶性度最高　D. 胞浆少，似裸核
E. 有时围绕小血管形成假菊形团或管状结构

A2 型题

1. 女，50 岁，慢性咳嗽，咳白色泡沫黏痰，每年秋冬发作，持续约 3 个月。以下哪项最少发生？（　　）
A. 可发生肺气肿　B. 可发生支气管肺炎
C. 可发生肺源性心脏病　D. 可发生支气管扩张
E. 可发生鳞状上皮化生

2. 女，40 岁，10 多年来经常咳嗽，有时咳黄痰，3 天前突然咯血约 150 mL。查体：心肺无明显阳性体征。胸片：双肺下野纹理略增强。考虑诊断可能是（　　）。
A. 慢性支气管炎　B. 支气管扩张症
C. 支气管结核　D. 支气管肺癌
E. 支气管囊肿继发感染

3. 男，55 岁，30 年吸烟史，刺激性干咳 6 个月。X 线片示右肺门处不规则分叶状巨大阴影，边界不清。最有可能的诊断是（　　）。

A. 肺鳞状细胞癌　　B. 大叶性肺炎
C. 小叶性肺炎　　D. 原发性肺结核
E. 慢性纤维空洞型肺结核

4.【临床执业助理医师资格考试真题】男，65 岁，慢性气管炎史 20 余年，门诊诊断为肺源性心脏病。体检发现的以下体征中，可能提示存在右心衰竭的是（　　）。

A. 双肺湿啰音和少量哮鸣音　　B. 右肋下可触及肝脏 1.0 cm
C. 双下肢水肿　　D. 肺气肿体征
E. 剑突下搏动

5.【护士执业资格考试真题】男，20 岁，淋雨后感冒，出现寒战、高热，体温 39.5 ℃。咳出痰液为铁锈色。该患者最可能的诊断是（　　）。

A. 肺结核　　B. 肺脓肿　　C. 支气管扩张　　D. 急性支气管炎　　E. 肺炎链球菌肺炎

B1 型题

（1～2 题共用备选答案）【临床执业助理医师资格考试真题】

A. 腺鳞癌　　B. 大细胞肺癌　　C. 小细胞肺癌　　D. 鳞癌　　E. 腺癌

1. 早期出现纵隔淋巴结广泛转移的肺癌类型是（　　）。
2. 最常出现癌性空洞的肺癌类型是（　　）。

二、判断题

（　）1. 大叶性肺炎的病变主要是肺泡的纤维素性炎，因而常合并肺间质纤维化。
（　）2. 大叶性肺炎充血水肿期和红色肝样变期，在肺泡内渗出液中能检出多量肺炎链球菌。
（　）3. 在大叶性肺炎灰色肝样变期肺实变程度最重，故病人缺氧的症状也最明显。
（　）4. 小叶性肺炎是以细支气管为中心、肺小叶为单位的急性化脓性炎症。
（　）5. 严重的小叶性肺炎，病灶可相互融合，形成融合性小叶性肺炎，若不抓紧治疗，有可能发展为大叶性肺炎。
（　）6. 小叶性肺炎好发于儿童和年老体弱者，且常常是某些疾病的并发症。
（　）7. 病毒性肺炎和支原体肺炎的病变常表现为间质性肺炎，镜下见肺泡间隔增宽，以淋巴细胞和单核细胞浸润为主。
（　）8. 肺腺癌的特殊类型包括细支气管肺泡癌、瘢痕癌、黏液癌和小细胞癌。
（　）9. 早期肺癌无淋巴结转移，可分为管内型、管壁浸润型和管壁周围型三型。

三、填空题

1. 大叶性肺炎的实变期是指__________和__________。
2. 大叶性肺炎的并发症有__________、__________败血症和感染性休克。
3. 小叶性肺炎好发于__________者，常是某些疾病如麻疹、手术后__________等。
4. 支原体肺炎是由肺炎支原体引起的一种主要累及__________的炎症。
5. 支原体肺炎好发于__________，病变部位多累及肺的__________。
6. 硅肺的基本病变是__________和__________。
7. SARS 以__________和__________系统的病变最为突出。

四、名词解释

1. 肺肉质变：

2. 肺神经内分泌癌：

3. 早期肺癌：

4. 隐性肺癌：

模块四

5. 类癌综合征：

6. 咳铁锈色痰：

五、简答题

1. 试述大叶性肺炎的病理变化。

2. 试述大叶性肺炎与小叶性肺炎的区别。

3. 试述病毒性肺炎的病因及病理变化。

4. 试述肺癌的肉眼观类型。

第七章 消化系统疾病

知识目标

1. 掌握慢性萎缩性胃炎的病变特点。
2. 掌握溃疡病的形态特点及并发症。
3. 掌握病毒性肝炎和肝硬化的基本病理变化及临床病理联系。
4. 掌握食管癌、胃癌、肠癌和肝癌的病变特点及转移规律。
5. 熟悉慢性浅表性胃炎与慢性肥厚性胃炎的病变特点。

习 题

一、选择题

A1 型题

1. 不符合 B 型慢性萎缩性胃炎的描述是（　　）。
   A. 可发生肠上皮化生　　B. 可引起胃酸减少
   C. 可引起假幽门腺化生　　D. 常由幽门螺杆菌引起
   E. 可引起恶性贫血
2. 不符合 A 型慢性萎缩性胃炎的描述是（　　）。
   A. 可发生肠上皮化生　　B. 可引起胃酸增高
   C. 可引起壁细胞减少　　D. 可引起 G 细胞增多
   E. 可引起恶性贫血
3. 下列哪种病变最有可能发展为胃癌?（　　）
   A. 肠上皮化生　B. 上皮异型增生　C. 淋巴滤泡形成　D. 黏膜上皮再生　E. 假幽门腺化生
4. 慢性萎缩性胃炎的特征性病变是（　　）。
   A. 黏膜腺体萎缩　　B. 黏膜炎症
   C. 血清自身抗体阳性　　D. 肠上皮化生
   E. 假幽门腺化生
5. 慢性浅表性胃炎的主要病变特点是（　　）。
   A. 胃黏膜变薄　　B. 胃黏膜水肿
   C. 可见黏膜下血管　　D. 淋巴细胞、浆细胞浸润胃黏膜浅层
   E. 胃黏膜糜烂
6. 胃溃疡病的病变部位最常见于（　　）。
   A. 胃小弯近幽门处　B. 胃小弯近贲门处　C. 胃前壁　D. 胃大弯　E. 胃后壁
7. 十二指肠溃疡最好发的部位是（　　）。
   A. 胃贲门部　B. 胃体部　C. 十二指肠球部　D. 胃幽门小弯侧　E. 十二指肠下段
8. 胃溃疡病的肉眼病变特点，错误的是（　　）。
   A. 溃疡通常只有 1 个　　B. 圆形或椭圆形
   C. 直径一般大于 2.5 cm　　D. 深达肌层或浆膜层
   E. 溃疡边缘整齐，底部干净光滑
9. 消化性溃疡最常见的并发症是（　　）。
   A. 粘连　B. 出血　C. 癌变　D. 穿孔　E. 幽门梗阻
10. 十二指肠溃疡，错误的是（　　）。
   A. 比胃溃疡浅　B. 比胃溃疡小　C. 比胃溃疡易穿孔　D. 易发生癌变　E. 易引起腹膜炎
11. 下列细菌与胃溃疡的发病有关的是（　　）。
   A. 青霉菌　B. 幽门螺杆菌　C. 大肠杆菌　D. 链球菌　E. 葡萄球菌
12. 胃溃疡出现周期性上腹部疼痛是在（　　）。

A. 餐后半小时 B. 夜间疼痛 C. 胃排空时 D. 餐后 3～4 小时 E. 以上答案都不对

13. 胃溃疡临床上最主要的症状是（ ）。
A. 反酸 B. 嗳气
C. 周期性上腹部疼痛 D. 恶心、呕吐
E. 食欲不振

14. 消化性溃疡患者出现柏油样大便，是因为（ ）。
A. 溃疡出血 B. 溃疡穿孔
C. 幽门梗阻 D. 癌变
E. 食管下段静脉丛曲张破裂

15. 胃溃疡镜下变化，由内向外分别是（ ）。
A. 渗出层、坏死层、肉芽组织层、瘢痕层
B. 坏死层、渗出层、肉芽组织层、瘢痕层
C. 瘢痕层、肉芽组织层、渗出层、坏死层
D. 瘢痕层、肉芽组织层、坏死层、渗出层
E. 坏死层、肉芽组织层、渗出层、瘢痕层

16. 急性病毒性肝炎的病变性质为（ ）。
A. 急性增生性炎 B. 急性出血性炎 C. 急性浆液性炎 D. 急性变质性炎 E. 急性纤维素性炎

17. 下列哪种肝炎最易发展成肝硬化？（ ）
A. 急性甲型肝炎 B. 急性乙型肝炎 C. 轻度慢性肝炎 D. 重度慢性肝炎 E. 急性重型肝炎

18. 病毒性肝炎时，下列哪项罕见？（ ）
A. 溶解坏死 B. 脂肪变性
C. 嗜酸性变 D. 胞质疏松化和气球样变
E. 肝细胞再生

19. 急性病毒性肝炎时，汇管区或小叶内浸润的炎症细胞主要是（ ）。
A. 中性粒细胞 B. 淋巴细胞 C. 单核巨噬细胞 D. 嗜酸性粒细胞 E. 浆细胞

20. 急性普通型肝炎的病变特点是（ ）。
A. 肝细胞广泛变性，坏死严重 B. 肝细胞广泛变性，炎症细胞浸润明显
C. 肝细胞广泛变性，坏死轻微 D. 肝细胞广泛变性，淤胆明显
E. 肝细胞广泛变性，Kupffer 细胞增生活跃

21. 肝细胞呈重度碎片状坏死及大范围桥接坏死见于（ ）。
A. 急性重型肝炎 B. 亚急性重型肝炎
C. 慢性轻度普通型肝炎 D. 慢性重度普通型肝炎
E. 急性普通型肝炎

22. 急性重型肝炎的病变性质是（ ）。
A. 以肝细胞变性为主的炎症 B. 以肝细胞坏死为主的炎症
C. 以肝细胞增生为主的炎症 D. 以汇管区渗出为主的炎症
E. 以汇管区增生为主的炎症

23. 下列各型肝炎中，肝脏重量减轻最明显的是（ ）。
A. 急性普通型肝炎 B. 轻度慢性肝炎 C. 亚急性重型肝炎 D. 重度慢性肝炎 E. 急性重型肝炎

24. 慢性轻度肝炎细胞坏死的特点是（ ）。
A. 点状坏死 B. 灶性坏死 C. 碎片状坏死 D. 大块坏死 E. 溶解性坏死

25. 急性重型肝炎大量肝细胞溶解坏死可导致以下各项，除了（ ）。
A. 胆红素大量入血 B. 肝细胞性黄疸
C. 凝血因子合成障碍 D. 肝细胞再生
E. 肝性脑病

26. 急性普通型病毒性肝炎中，具有诊断意义的病变是（ ）。
A. 肝细胞脂肪变性 B. 肝细胞胞质疏松化和气球样变
C. 肝细胞嗜酸性坏死 D. 肝细胞水肿
E. 肝细胞玻璃样变性

27. 肝穿刺活检，镜下可见弥漫性肝细胞胞浆疏松化，气球样变，点状坏死及嗜酸性小体形成，汇管区有轻度炎症细胞浸润。应诊断为（　　）。

A. 急性普通型肝炎　B. 慢性中度肝炎　C. 肝硬化　D. 急性重型肝炎　E. 亚急性重型肝炎

28. 某患者起病急，病情进展迅速，肝体积显著缩小，色黄，质地柔软，镜下肝细胞广泛大片坏死，有多量单核细胞浸润。应诊断为（　　）。

A. 急性普通型肝炎　B. 慢性轻度肝炎　C. 慢性中度肝炎　D. 慢性重度肝炎　E. 急性重型肝炎

29. 病毒性肝炎的基本病理变化，错误的是（　　）。

A. 肝细胞变性　B. 肝细胞坏死　C. 炎症细胞浸润　D. 肝细胞再生　E. 肝细胞萎缩

30. 严重肝实质疾病引起出血的原因是（　　）。

A. 凝血因子消耗过多　B. 凝血因子合成减少

C. 红细胞破坏　D. 血小板生成减少

E. 凝血因子无功能

31. 在我国，门脉性肝硬化最常见的病因是（　　）。

A. 慢性酒精中毒　B. 四氯化碳中毒　C. 病毒性肝炎　D. 营养缺乏　E. 脂肪肝

32. 肝硬化晚期，引起腹水的有关原因是（　　）。

A. 门脉分支毛细血管内压升高　B. 血浆胶体渗透压下降

C. 淋巴回流障碍　D. 水钠潴留

E. 以上都是

33.【临床执业助理医师资格考试真题】男，55 岁，右季肋部疼痛 2 个月，逐渐加重，并伴有乏力，体重下降 6 kg。慢性乙型肝炎病史 18 年。对明确诊断最有意义的实验室检查是（　　）。

A. 碱性磷酸酶　B. 谷氨酸转肽酶

C. 丙氨酸氨基转移酶　D. 甲胎蛋白

E. 白蛋白

34.【临床执业助理医师资格考试真题】消化性溃疡最常见的并发症是（　　）。

A. 急性穿孔　B. 幽门梗阻　C. 癌变　D. 腹腔脓肿　E. 出血

35.【护士执业资格考试真题】在我国，诱发原发性肝癌最主要的疾病是（　　）。

A. 肝脓肿　B. 甲型肝炎　C. 乙型肝炎　D. 中毒性肝炎　E. 肝棘球蚴病

36.【临床执业助理医师资格考试真题】胃体部癌肿发生转移时，一般首先受累的淋巴群位于（　　）。

A. 腹主动脉旁　B. 结肠中动脉旁　C. 肝十二指肠韧带　D. 腹腔动脉旁　E. 胃大弯

37. 肝硬化时，蜘蛛痣发生的主要原因是（　　）。

A. 门脉冲压增高，侧支循环形成　B. 肝功能不全，凝血机制障碍

C. 血管内静脉压增高　D. 雌激素增多

E. 胃肠道淤血

38. 肝硬化最常见的并发症是（　　）。

A. 上消化道大出血　B. 自发性腹膜炎　C. 肝性脑病　D. 原发性肝癌　E. 肝肾综合征

39. 下列哪项为肝功能不全最严重的表现？（　　）

A. 脾肿大　B. 肝性脑病　C. 腹水　D. 胃肠道淤血　E. 侧支循环形成

40. 肝硬化假小叶形成的最主要因素是（　　）。

A. 肝细胞变性坏死　B. 肝细胞再生

C. 纤维结缔组织增生　D. 小胆管增生

E. 单核淋巴细胞浸润

41. 不符合门脉高压的临床表现是（　　）。

A. 脾肿大　B. 腹水　C. 食管静脉曲张　D. 蜘蛛痣　E. 胃肠道淤血

42. 肝硬化侧支循环形成可造成严重的上消化道出血，这是指（　　）。

A. 痔静脉丛曲张　B. 脐周静脉丛曲张

C. 食管上段静脉丛曲张　D. 胃冠状静脉丛曲张

E. 食管下段静脉丛曲张

43. 下列病变除哪项外均为假小叶的特点？（　　）

A. 中央静脉缺如　B. 可有两个以上的中央静脉
C. 可见汇管区　D. 肝细胞广泛凋亡，大量凋亡小体形成
E. 肝细胞排列紊乱，有不同程度的坏死和脂肪变

44. 最常导致肝硬化的 DNA 病毒是（　　）。
A. HAV　B. HBV　C. HCV　D. HDV　E. HEV

45. 肝硬化时，出现脾大的原因主要是（　　）。
A. 巨噬细胞增生　B. 淋巴细胞增生　C. 纤维组织增生　D. 慢性脾淤血　E. 肝功能障碍

46. 下列哪项不是肝硬化病人的临床表现？（　　）
A. 皮肤蜘蛛痣　B. 睾丸萎缩　C. 脾大　D. 桶状胸　E. 男性乳腺发育

47. 门脉性肝硬化形成过程中的基本病变为（　　）。
A. 肝细胞变性坏死、肝细胞再生、肝弥漫纤维化
B. 肝内胆管上皮增生、肝纤维化
C. 肝细胞变性坏死、肝纤维化
D. 肝细胞变性坏死、库普弗细胞增生
E. 肝细胞再生、肝纤维化

48. 肝硬化雌激素灭活作用减弱，不会引起（　　）。
A. 白蛋白减少　B. 男性乳腺发育　C. 月经失调　D. 肝掌　E. 蜘蛛痣

49. 门脉性肝硬化特征性病变为（　　）。
A. 假小叶形成　B. 中央静脉缺如　C. 肝细胞再生　D. 纤维组织再生　E. 腹水

50. 下列哪项不是假小叶的特点？（　　）
A. 肝细胞索排列规则　B. 中央静脉缺如、偏位或有两个以上
C. 可见再生的肝细胞　D. 可见新生的小胆管
E. 肝细胞水肿或脂肪变性

51. 食管癌好发于（　　）。
A. 食管上段　B. 食管中段　C. 食管下段　D. 与贲门连接处　E. 不明确

52. 胃癌最主要的转移途径是（　　）。
A. 直接蔓延　B. 淋巴道转移　C. 种植性转移　D. 血行转移　E. 消化道转移

53. 进展期胃癌最多见的肉眼类型是（　　）。
A. 胶样癌　B. 皮革胃　C. 息肉型　D. 局限浸润型　E. 溃疡型

54. 下列哪种是胃癌的癌前病变？（　　）
A. 慢性浅表性胃炎　B. 假幽门腺化生
C. 肥厚性胃炎　D. 胃黏膜上皮不典型增生
E. 腐蚀性胃炎

55. 以下胃癌，哪类恶性度最低？（　　）
A. 黏液癌　B. 硬癌　C. 高分化腺癌　D. 髓样癌　E. 腺鳞癌

56. 胃癌最好发于（　　）。
A. 胃体部　B. 胃窦部　C. 胃体部小弯侧　D. 胃体部大弯侧　E. 胃底部

57. 下列哪种不是大肠癌的癌前病变？（　　）
A. 家族性多发性结肠息肉病　B. 绒毛状腺瘤
C. 慢性溃疡性结肠炎　D. 直径大于 2 cm 的息肉样腺瘤
E. 慢性细菌性痢疾

58. 大肠癌的好发部位是（　　）。
A. 直肠和乙状结肠　B. 横结肠　C. 盲肠　D. 升结肠　E. 降结肠

59. 下列检查对大肠癌诊断有意义的是（　　）。
A. 甲胎蛋白（AFP）阳性　B. 血清酸性磷酸酶活性增加
C. 癌胚抗原（CEA）高度阳性　D. 谷丙转氨酶活性增高
E. 转肽酶活性增高

60. 下列检查结果对原发性肝癌有诊断意义的是（　　）。
A. 甲胎蛋白（AFP）阳性　B. 血清酸性磷酸酶活性增加

C. 癌胚抗原（CEA）高度阳性　　D. 谷丙转氨酶活性增高
E. 转肽酶活性增高

A2 型题

1. 男，入院后体检：神志昏迷，巩膜轻度黄染；心肺（－），BP 略低；腹膨隆，腹壁静脉曲张，有移动性浊音，脾肋下 1 指，表面光滑，肝未触及，颈及手背有多处蜘蛛痣。据此描述，首先想到的诊断是（　　）。
A. 胃溃疡合并穿孔　　B. 门脉性肝硬化晚期
C. 急性弥漫性腹膜炎　　D. 淤血性肝硬化晚期
E. 胆汁性肝硬化晚期

2. 男，54 岁，2 小时前饮酒后突然呕血 800 mL，急诊入院。既往有慢性肝炎病史。本例最可能的诊断是（　　）。
A. 胃炎出血　　B. 肺结核出血
C. 肝硬化，食管胃底静脉丛曲张破裂　　D. 胃溃疡出血
E. 十二指肠溃疡出血

3. 男，50 岁，5 年来肝炎反复发作，近 2 年来明显腹胀乏力，下肢水肿。1 周来腹胀加重，2 天前因呕血和黑便而入院，入院当日神志不清。最可能的诊断是（　　）。
A. 坏死后性肝硬化并门脉高压症　　B. 门脉性肝硬化并门脉高压症
C. 胆汁性肝硬化并门脉高压症　　D. 淤血性肝硬化并门脉高压症
E. 寄生虫性肝硬化并门脉高压

4. 某尸检资料显示：皮肤及巩膜中度黄染，腹腔内有黄色澄清液体约 4 500 mL；肝重 890 g，表面多个 1 ～ 2 cm 小结节，镜检出现假小叶；脾重 850 g；食管下端静脉丛明显曲张。据此描述，最可能的诊断是（　　）。
A. 胆汁性肝硬化　B. 淤血性肝硬化　C. 寄生虫性肝硬化　D. 门脉性肝硬化　E. 坏死后性肝硬化

5.【护士执业资格考试真题】男，48 岁，肝硬化病史 5 年。查体：腹部膨隆，腹壁皮肤紧张发亮，脐周可见静脉迂曲。患者腹壁膨隆的最可能原因是（　　）。
A. 肝大　B. 脾大　C. 大量腹水　D. 腹腔积气　E. 腹腔肿瘤

B1 型题

（1 ～ 3 题共用备选答案）
A. 餐后痛　B. 夜间痛　C. 右下腹疼痛　D. 左下腹疼痛　E. 无规律性疼痛

1. 慢性胃炎疼痛表现为（　　）。
2. 胃溃疡疼痛表现为（　　）。
3. 十二指肠溃疡疼痛表现为（　　）。

二、判断题

（　）1. 慢性萎缩性胃炎分为 A、B 两型，B 型胃炎的病变主要在胃窦部。
（　）2. 不完全性大肠上皮化生与肠型胃癌的发生关系密切。
（　）3. 十二指肠溃疡较浅且易愈合，故穿孔者较胃溃疡少见。
（　）4. 十二指肠溃疡多发生于十二指肠球部的前壁或后壁。
（　）5. 食管癌以食管中段最多见，上段次之，下段最少。
（　）6. 癌组织浸润仅限于黏膜层及黏膜下层者，均属早期胃癌。
（　）7. 血清中检出 CEA 可作为确诊结肠癌的根据。
（　）8. 碎片状坏死是肝小叶周边界板肝细胞的灶状坏死、崩解。
（　）9. 急性重症型肝炎所致的广泛出血主要是由门脉高压所引起的。
（　）10. 假小叶的形态结构不同于正常肝小叶，但功能与正常肝小叶一样。

三、填空题

1. 慢性萎缩性胃炎有 A、B 两型，我国患者大多属于____________。
2. 慢性萎缩性胃炎时，在胃体和胃底部腺体的壁细胞消失，为类似幽门腺的黏液分泌细胞所取代，称

____________化生。

3. 慢性萎缩性胃炎B型又称____________，病变主要位于____________。
4. 在消化性溃疡的病例中，胃和十二指肠同时发生溃疡，称____________。
5. 胃溃疡多位于____________，直径通常在____________cm以内。
6. 病毒性肝炎是由肝炎病毒引起的、以肝实质细胞____________为主要病变的传染病。
7. 病毒性肝炎时，肝细胞受损后，细胞内水分增多，可引起____________和____________。
8. 急性普通型肝炎的病变特点是肝细胞变性广泛，而____________轻微。
9. 中度慢性肝炎时，常出现碎片状坏死及特征性的____________坏死。
10. 亚急性重症肝炎的病变特点是既有大片状____________，又有____________。
11. 在我国，引起门脉性肝硬化的主要原因是____________。
12. 门脉性肝硬化的肉眼观为结节大小____________，纤维间隔____________。
13. 坏死后性肝硬化的肉眼观为结节大小____________，纤维间隔____________。

四、名词解释

1. 疣状胃炎：

2. 桥接坏死：

3. 假小叶：

4. 小肝癌：

5. 毛玻璃样肝细胞：

6. 碎片样坏死：

五、简答题

1. 简述慢性萎缩性胃炎的镜下病理变化。

2. 何谓早期胃癌？其肉眼形态可分为哪几种类型？

3. 试述病毒性肝炎的临床病理类型。

4. 试述肝硬化晚期腹水形成的原因。

5. 试述胃溃疡的病理变化及合并症。

6. 试述病毒性肝炎的基本病变。

7. 试述门脉性肝硬化的病理变化。

8. 试述门脉高压症时主要的侧支循环。

第八章　泌尿系统疾病

知识目标

1. 掌握弥漫性毛细血管内增生性肾小球肾炎基本病变。
2. 掌握弥漫性新月体性肾小球肾炎基本病变。
3. 掌握弥漫性硬化性肾小球肾炎的基本病变。
4. 掌握急性肾盂肾炎的病变特点；掌握慢性肾盂肾炎的病变特点。

习　题

一、选择题

A1 型题

1. 与急性肾小球肾炎最相关的细菌感染为（　　）。
   A. 甲型肝炎病毒感染　B. 乙型肝炎病毒感染
   C. 葡萄球菌感染　D. A 组乙型溶血性链球菌感染
   E. 乙族甲组溶血性链球菌感染
2. 弥漫性硬化性肾小球肾炎的肾脏表现为（　　）。
   A. 大红肾　B. 颗粒性固缩肾　C. 大白肾　D. 蚤咬肾　E. 大瘢痕性固缩肾
3. 弥漫性新月体性肾小球肾炎中新月体的细胞是（　　）。
   A. 肾小球球囊壁层上皮细胞　B. 肾小球球囊壁层上皮细胞和单核细胞
   C. 肾小球球囊脏层上皮细胞和单核细胞　D. 肾小球系膜细胞和内皮细胞
   E. 肾小球系膜细胞
4. 弥漫性毛细血管内增生性肾小球肾炎最主要的病变是（　　）。
   A. 肾小球毛细血管扩张充血及血栓形成
   B. 毛细血管内血栓形成及基底膜增厚
   C. 嗜中性粒细胞浸润及肾球囊上皮细胞增生
   D. 毛细血管壁纤维素样坏死
   E. 毛细血管内皮细胞及系膜细胞增生
5. 急性肾小球肾炎是一种（　　）。
   A. 化脓性炎　B. 出血性炎　C. 变质性炎　D. 浆液性炎　E. 增生性炎
6. 急性弥漫性增生性肾小球肾炎引起高血压的可能原因是（　　）。
   A. 肾小管重吸收增加　B. 全身小动脉痉挛
   C. 肾小球滤过率减少　D. 肾小管坏死
   E. 肾小动脉透明变性
7. 以新月体形成为特征的肾脏疾病是（　　）。
   A. 急性弥漫性增生性肾小球肾炎　B. 轻微病变性肾小球肾炎
   C. 快速进行性肾小球肾炎　D. 弥漫性膜性肾小球肾炎
   E. 弥漫性膜性增生性肾小球肾炎
8. 急性肾炎综合征是指哪类临床表现？（　　）
   A. 血尿、水肿、肾功能减退　B. 血尿、轻至中度蛋白尿、水肿、高血压
   C. 少尿、高血压、管型尿　D. 蛋白尿、低蛋白血症、水肿、高脂血症
   E. 血尿、高尿酸血症、水肿、肾功能减退
9. 肾体积缩小，颜色苍白，表面呈弥漫性细颗粒状，见于下列哪种疾病？（　　）
   A. 脂性肾病　B. 毛细血管外增生性肾小球肾炎
   C. 肾盂积水　D. 急性弥漫性增生性肾小球肾炎
   E. 慢性硬化性肾小球肾炎

10. 大红肾见于（　　）。
A. 轻微病变性肾小球肾炎　B. 弥漫性系膜增生性肾小球肾炎
C. 弥漫性新月体性肾小球肾炎　D. 弥漫性膜性增生性肾小球肾炎
E. 弥漫性毛细血管内增生性肾小球肾炎

11. 急性链球菌感染后肾小球肾炎又称（　　）。
A. 弥漫性毛细血管外增生性肾小球肾炎　B. 轻微病变性肾小球肾炎
C. 膜性肾小球肾炎　D. 膜性增生性肾小球肾炎
E. 急性弥漫性增生性肾小球肾炎

12. 成年男尸，双肾明显缩小，表面呈细颗粒状，质硬，切面皮质明显变薄。病理诊断最大可能是（　　）。
A. 慢性肾盂肾炎　B. 膜性肾病　C. 膜性增生性肾炎　D. 慢性硬化性肾炎　E. 肾癌

13. 肾病综合征，下列哪项除外？（　　）
A. 高血压　B. 高度水肿　C. 高脂血症　D. 大量蛋白尿　E. 低蛋白血症

14. 快速进行性肾小球肾炎的主要临床表现为（　　）。
A. 肾病综合征　B. 急性肾炎综合征
C. 无症状血尿、蛋白尿　D. 快速进行性肾炎综合征
E. 慢性肾炎综合征

15. 临床最常见的肾小球肾炎类型是（　　）。
A. 快速进行性肾小球肾炎　B. 急性弥漫性增生性肾小球肾炎
C. 膜性肾小球肾炎　D. 慢性硬化性肾小球肾炎
E. IgA 肾病

16. 膜性肾小球肾炎电镜下病变特征为（　　）。
A. 基底膜增厚，并有“虫蚀样”改变　B. 脏层上皮细胞增生
C. 基底膜外侧有驼峰状电子致密物　D. 基底膜内侧电子致密物散在沉积
E. 基底膜呈“双轨状”

17. 脂性肾病的病理学特点是（　　）。
A. 噬银染色示基底膜上形成钉状突起　B. 肾小囊脏层上皮细胞足突融合
C. 系膜细胞增生　D. 系膜基质增生
E. 内皮细胞增生

18. 引起儿童期肾病综合征最常见的肾炎类型是（　　）。
A. 急性弥漫性增生性肾小球肾炎　B. 新月体性肾小球肾炎
C. 膜性肾小球肾炎　D. 膜性增生性肾小球肾炎
E. 轻微病变性肾小球肾炎

19. 慢性硬化性肾小球肾炎的肾小球主要病变是（　　）。
A. 肾小球周围纤维化，肾小囊壁增厚　B. 肾小球纤维化、玻璃样变
C. 入球小动脉玻璃样变，肾小球萎缩　D. 肾小囊脏层上皮细胞明显增生
E. 肾小球毛细血管内皮增生，肾小球缺血

20. 肾小球肾炎属于（　　）。
A. 变态反应性炎　B. 化脓性炎　C. 纤维素性炎　D. 肉芽肿性炎　E. 浆液性炎

21. 肾小球肾炎中最常见且预后最佳的是（　　）。
A. 急性弥漫性增生性肾小球肾炎　B. 新月体性肾小球肾炎
C. 膜性肾小球肾炎　D. 硬化性肾小球肾炎
E. 以上都不是

22. 决定快速进行性肾小球肾炎预后最重要的因素是（　　）。
A. 年龄　B. 病程　C. 新月体形成数量　D. 水肿程度　E. 高血压程度

23. 急性肾盂肾炎的基本病变属于（　　）。
A. 纤维蛋白性炎　B. 卡他性炎　C. 急性增生性炎　D. 急性化脓性炎　E. 肉芽肿性炎

24. 肾盂肾炎最常见的感染途径是（　　）。
A. 单发性肾脓肿　B. 上行性感染　C. 外伤性感染　D. 医源性感染　E. 多途径感染

25. 慢性肾盂肾炎与慢性硬化性肾小球肾炎的肉眼区别主要是（　　）。
A. 体积缩小
B. 质地变硬
C. 肾内小动脉硬化
D. 颜色苍白
E. 表面有不规则的凹陷性瘢痕

26. 不符合慢性肾盂肾炎病理变化的是（　　）。
A. 肾间质纤维化
B. 肾小球球囊周围纤维化
C. 肾间质内慢性炎症细胞浸润
D. 两侧肾脏病变对称
E. 肾乳头萎缩

27. 下述哪项不是急性肾盂肾炎的特点？（　　）
A. 女性多于男性
B. 肾盂急性化脓性炎症
C. 肾脏体积肿大
D. 病原菌多为大肠杆菌
E. 多由血源性感染引起

28. 血源感染性肾盂肾炎最常见的细菌是（　　）。
A. 链球菌　B. 肠球菌　C. 大肠杆菌　D. 葡萄球菌　E. 霉菌

29. 肾盂肾炎时主要的致病菌是（　　）。
A. 链球菌　B. 肠球菌　C. 大肠杆菌　D. 葡萄球菌　E. 霉菌

30.【临床执业助理医师资格考试真题】尿路感染最常见的感染途径是（　　）。
A. 血液感染　B. 淋巴道感染　C. 下行感染　D. 上行感染　E. 直接感染

31.【临床执业助理医师资格考试真题】老年人出现无痛性全程肉眼血尿，应首先考虑的疾病是（　　）。
A. 肾囊肿　B. 肾结核　C. 膀胱肿瘤　D. 肾盂肾炎　E. 肾结石

32. 血源性感染引起急性肾盂肾炎首先累及的部位是（　　）。
A. 肾皮质　B. 肾盂　C. 肾间质　D. 肾小管　E. 肾小球旁器

33. 慢性肾盂肾炎为什么可出现多尿？（　　）
A. 部分肾单位代偿肥大
B. 肾血流量增加，滤过增多
C. 肾小球萎缩
D. 肾小球损伤，通透性增加
E. 肾小管损害较重，浓缩功能降低

34. 急性肾盂肾炎患者尿液的主要变化是（　　）。
A. 血尿和蛋白尿　B. 菌尿和脓尿　C. 蛋白尿和管型尿　D. 血尿和菌尿　E. 血尿和管型尿

35. 肾细胞癌最常见的转移部位是（　　）。
A. 脑　B. 局部淋巴结　C. 肝脏　D. 肾上腺　E. 肺脏

36. 肾细胞癌的主要症状是（　　）。
A. 无痛性血尿　B. 尿急　C. 尿痛　D. 尿频　E. 管型尿

37. 肾细胞癌最常见的病理类型是（　　）。
A. 管状腺癌　B. 肾透明细胞癌　C. 嫌色性肾细胞癌　D. 乳头状肾细胞癌　E. 鳞状细胞癌

38. 儿童期肾脏最常见的恶性肿瘤是（　　）。
A. 肾细胞癌
B. 肾母细胞瘤
C. 嫌色性肾细胞癌
D. 乳头状肾细胞癌
E. 前尿道移行细胞癌

39. 膀胱癌最常见的病理类型是（　　）。
A. 移行细胞癌　B. 鳞状细胞癌　C. 腺癌　D. 乳头状癌　E. 透明细胞癌

40. 膀胱癌发生最重要的影响因素是（　　）。
A. 电离辐射
B. 血吸虫感染
C. 吸烟
D. 接触芳香胺
E. 膀胱黏膜的慢性刺激

A2 型题

1. 某女性患者，出现发热、腰痛、膀胱刺激症状，尿液检查：白细胞（++），细菌（+）。最可能的诊断是（　　）。

A. 急性肾小球肾炎 B. 慢性肾盂肾炎 C. 急性肾盂肾炎 D. 尿路感染 E. 尿路结石

2. 女，45 岁，B 超显示右肾体积缩小，表面高低不平，有不规则的凹陷性瘢痕，经常有膀胱刺激征。最可能的诊断是（ ）。

A. 慢性肾盂肾炎 B. 急性肾盂肾炎 C. 急性肾小球肾炎 D. 慢性肾小球肾炎 E. 肾盂积水

3.【临床执业助理医师资格考试真题】男，60 岁，充血性心衰加重，出现少尿，血尿素氮（BUN）测定示 Cr>20，尿比重 1.025。最可能的诊断是（ ）。

A. 肾后性急性肾衰竭
B. 肾前性氮质血症
C. 急性肾小管坏死
D. 急进性肾炎
E. 急性间质性肾炎

B1 型题

（1～2 题共用备选答案）

A. 肾小球内皮细胞和系膜细胞增生
B. 肾小囊壁层上皮细胞增生
C. 肾小球基底膜增厚
D. 肾小球纤维化、玻璃样变
E. 肾小管上皮细胞脂质沉积

1. 急性肾炎基本病理变化是（ ）。
2. 急进性肾炎基本病理变化是（ ）。

二、判断题

（ ）1. 肾小球肾炎是感染链球菌后直接损伤肾小球基底膜而引起的。
（ ）2. 肾小球肾炎在尿常规中可检出链球菌。
（ ）3. 肾小球肾炎的所有类型中，仅急性弥漫性增生性肾小球肾炎上皮下有驼峰状沉积物。
（ ）4. 不是所有类型的肾小球肾炎都有肾病综合征。
（ ）5. 肾盂肾炎是肾间质的一种化脓性炎症。
（ ）6. 急性肾盂肾炎病人出现脓尿和菌尿。
（ ）7. 肾细胞癌与肾母细胞瘤均起源于肾小管上皮。

三、填空题

1. 肾病综合征包括大量蛋白尿、全身水肿、________和________。
2. 急性弥漫性增生性肾炎肉眼观为________肾，而快速进行性肾炎肉眼观呈________。
3. 膜性肾小球肾炎又称________，肉眼观呈________。
4. 肾小球肾炎的病变在________，而肾盂肾炎的病变主要在________。
5. 肾盂肾炎的主要两种感染途径是________和________。
6. 急性肾盂肾炎的合并症是肾乳头坏死、________和________。
7. 肾细胞癌根据形态学特征，一般分为________和________两种类型。

四、名词解释

1. 肾病综合征：

2. 透明管型：

3. 大红肾：

4. 新月体或环状体：

5. 蚤咬肾：

6. 颗粒性固缩肾：

五、简答题

1. 用所学病理知识解释急性弥漫增生性肾小球肾炎的临床症状。

2. 慢性肾小球肾炎晚期为什么出现多尿、夜尿和低比重尿？

3. 免疫荧光检查肾小球系膜区有 IgG 和 C3 沉积，考虑可能是哪些肾小球肾炎？

4. 肾小球肾炎的基本病变是什么？

第九章　生殖系统与乳腺疾病

知识目标

1. 掌握子宫肿瘤和乳腺癌的大体形态学特征和临床病理联系。
2. 掌握滋养层细胞疾病的形态学特征和临床病理联系。
3. 熟悉卵巢肿瘤的常见类型和大体形态。
4. 掌握乳腺癌的类型及病理变化。
5. 熟悉乳腺纤维囊性变、乳腺纤维腺瘤的病变特点。

习　题

一、选择题

A1 型题

1. 宫颈鳞状上皮脱落，被柱状上皮所覆盖见于（　　）。
A. 宫颈糜烂　B. 宫颈息肉　C. 宫颈肥大　D. 宫颈腺体囊肿　E. 宫颈原位癌
2. 慢性宫颈炎最常见的类型是（　　）。
A. 宫颈糜烂　B. 宫颈息肉　C. 宫颈肥大　D. 宫颈腺体囊肿　E. 宫颈原位癌
3. 生育期妇女最常见的女性疾病是（　　）。
A. 卵巢癌　B. 宫颈癌　C. 子宫平滑肌瘤　D. 乳腺癌　E. 慢性宫颈炎
4. 子宫颈癌最常见的组织学类型是（　　）。
A. 腺癌　B. 腺鳞癌　C. 腺棘皮癌　D. 鳞癌　E. 乳头状腺癌
5. 确认早期宫颈癌最可靠的依据是（　　）。
A. 白带多，有接触性出血　B. 阴道镜检查
C. 盆腔检查　D. 宫颈刮片细胞学检查
E. 宫颈活检病理切片诊断
6. 子宫颈原位癌与非典型增生的鉴别，主要在于原位癌（　　）。
A. 细胞排列极向消失　B. 细胞具有异型性
C. 累及上皮全层　D. 细胞增生活跃、层数增多
E. 增生细胞表层为不全角化层
7. 子宫颈癌，错误的是（　　）。
A. 是女性生殖系统最常见的恶性肿瘤　B. 发病与 HPV 感染有关
C. 鳞癌最多见　D. 主要转移途径是淋巴道转移
E. 早期即可侵犯膀胱和直肠
8. 子宫颈癌多开始发生于（　　）。
A. 子宫颈内口　B. 子宫颈外口上皮移行区
C. 子宫颈管　D. 子宫颈前唇近阴道部
E. 子宫颈后唇分泌物浸渍处
9. 宫颈早期浸润癌是指（　　）。
A. 癌浸润深度超过基底膜下 5 mm　B. 癌浸润深度不超过基底膜下 5 mm
C. 癌细胞未穿过基底膜　D. 癌浸润深度在基底膜下 0.5 ～ 1 cm
D. 癌浸润深度未超过基底膜下 1 mm
10. 子宫内膜异位症最常见于（　　）。
A. 子宫韧带　B. 子宫直肠窝　C. 卵巢　D. 子宫肌壁　E. 外阴
11. 子宫平滑肌瘤，错误的是（　　）。
A. 女性生殖系统中最常见的肿瘤　B. 肿瘤境界清楚，但常无包膜
C. 可发生黏液变性　D. 瘤组织呈编织状排列

模块四

E. 常发生恶变

12. 子宫腺肌病的病变，正确的是（　　）。

A. 子宫深肌层见子宫内膜腺体和间质　B. 子宫深肌层见纵横交错的平滑肌细胞
C. 子宫深肌层见核有异型性的腺体　D. 子宫深肌层见退行性变的绒毛
E. 子宫深肌层见异型滋养层细胞

13. 子宫内膜癌的病变，正确的是（　　）。

A. 子宫肌层见子宫内膜腺体和间质　B. 子宫肌层见纵横交错的平滑肌细胞
C. 子宫肌层见核有异型性的腺体　D. 子宫肌层见退行性变的绒毛
E. 子宫肌层见异型滋养层细胞

14. 绒毛膜癌最常转移到（　　）。

A. 阴道　B. 肺　C. 肝　D. 肠　E. 脑

15. 下列哪项不是绒毛膜癌的特征？（　　）

A. 子宫肌层可见侵蚀的绒毛　B. 呈暗红色、出血、坏死的肿块
C. 可浸润至浆膜层　D. 可有阴道结节出现
E. 主要为血道转移

16. 葡萄胎，错误的是（　　）。

A. 肉眼呈葡萄状物　B. 绒毛间质血管丰富，且明显扩张
C. 滋养层细胞不同程度增生　D. 不易转移
E. 分为部分及完全性葡萄胎

17. 下列哪种肿瘤最易经血道转移？（　　）

A. 子宫绒毛膜癌　B. 子宫平滑肌肉瘤　C. 子宫内膜癌　D. 子宫颈癌　E. 乳腺癌

18. 葡萄胎与侵袭性葡萄胎的相同点是（　　）。

A. 发生阴道的蓝紫色结节　B. 有明显的出血、坏死
C. 侵犯肌层　D. 可见胎盘绒毛
E. 发生远隔脏器转移

19. 在原发癌手术切除后，转移癌可以发生自发性消退的癌为（　　）。

A. 子宫内膜癌　B. 卵巢囊腺癌　C. 绒毛膜癌　D. 乳腺癌　E. 子宫颈癌

20. 乳腺癌的主要转移途径是（　　）。

A. 直接蔓延　B. 淋巴道转移
C. 血道转移　D. 直接蔓延和种植
E. 直接蔓延和淋巴转移

21. 乳腺癌最常见的类型为（　　）。

A. 导管内癌　B. 小叶原位癌　C. 浸润性导管癌　D. 浸润性小叶癌　E. 髓样癌

22. 乳腺癌最常发生于乳房的（　　）。

A. 外上象限　B. 外下象限　C. 内上象限　D. 内下象限　E. 中央部

23. 下面哪种是乳腺原位癌？（　　）

A. 硬癌　B. 髓样癌　C. 黏液癌　D. 导管内癌　E. 单纯癌

24. 乳腺最常见的良性肿瘤是（　　）。

A. 脂肪瘤　B. 腺瘤　C. 导管内乳头状瘤　D. 纤维瘤　E. 纤维腺瘤

25.【临床执业助理医师资格考试真题】最常见的卵巢恶性肿瘤是（　　）。

A. 生殖细胞肿瘤　B. 性索间质肿瘤
C. 上皮性肿瘤　D. 非特异性间质肿瘤
E. 转移瘤

26.【护士执业资格考试真题】宫颈癌，正确的是（　　）。

A. 多为鳞癌和腺癌，以腺癌为主　B. 转移途径以直接蔓延和淋巴转移为主，血道转移极少见
C. 病变多发生在子宫颈外口处　D. 宫颈原位癌不属于宫颈上皮内瘤样变
E. 可表现为菜花型、浸润型、溃疡型三种类型

A2 型题

1. 女，53 岁，发现右乳房无痛性肿块 2 月余，检查发现右侧乳房外上象限可扪及 2.5 cm×2 cm 肿物，质硬，活动度小。最可能的诊断是（　　）。

A. 乳腺纤维囊性变 B. 乳腺纤维腺瘤 C. 乳腺炎 D. 乳腺癌 E. 硬化性腺病

2.【临床执业助理医师资格考试真题】女，31 岁，自诉右乳肿块 3 月余，术中切除活检，见肿瘤剖面较多乳腺导管的断端有黄白色膏样物质溢出。显微镜下可见癌细胞分布于乳腺导管内，未突破基底膜，并有坏死物质积聚于乳腺导管内。其病理诊断是（　　）。

A. 乳腺浸润性小叶癌　B. 湿疹样乳腺癌
C. 乳腺粉刺癌　D. 乳腺黏液癌
E. 乳腺浸润性导管癌

B1 型题

（1～2 题共用备选答案）【临床执业助理医师资格考试真题】女，58 岁，腹胀，食欲不振 1 月余。G2P2。查体：T 36.8 ℃，P 78 次 / 分，R 18 次 / 分，BP 120/80 mmHg。腹部膨隆，轻度压痛，无反跳痛，移动性浊音（+）。妇科检查：阴道后穹隆可触及散在结节，无触痛，子宫后位，大小正常，子宫左后方可触及质硬包块，边界及大小欠清，三合诊检查子宫后方包块活动度差，直肠黏膜光滑，血 CA125 3 865 U/mL，CEA 正常。

1. 该患者首选的辅助检查是（　　）。

A. 盆腔超声检查 B. 胃肠镜检查 C. 宫颈分泌物培养 D. 结核菌素试验 E. 宫腔镜检查

2. 最可能的诊断是（　　）。

A. 盆腔结核 B. 盆腔炎性包块 C. 卵巢上皮癌 D. 子宫内膜异位症 E. 卵巢转移性囊肿

二、判断题

（　）1. 子宫颈上皮非典型增生如不及时治疗，必然发展为子宫颈癌。
（　）2. 临床上常见的子宫颈糜烂是指子宫颈阴道部鳞状上皮坏死、脱落，形成表浅的缺损。
（　）3. 子宫颈腺癌最常见的病理类型是子宫颈管内膜腺癌。
（　）4. 子宫颈癌的主要扩散途径是淋巴道转移和血道转移。
（　）5. 妊娠滋养层细胞疾病的共同特征为滋养层异常增生。
（　）6. 并不是所有导管原位癌病例都会发展成浸润癌。
（　）7. 浸润性小叶癌如累及大导管，又伴有大量纤维组织增生时，由于纤维组织收缩，可使乳头下陷。

三、填空题

1. ____________是生育期妇女最常见的疾病。
2. 子宫颈上皮重度非典型增生时，异型细胞超过上皮层的________。
3. 子宫颈非典型增生的好发部位是________。
4. 子宫内膜增生可分为________、________和非典型增生。
5. 子宫平滑肌肿瘤良、恶性之间的区别取决于三个标准，即________、________及浸润。
6. 绒毛膜癌有两种具有诊断意义的瘤细胞，为________和________。
7. 唯一无间质成分的肿瘤是________。
8. 乳腺癌约半数发生于________，其次为________。
9. 较常累及双侧乳腺的乳腺癌为________。

四、名词解释

1. 子宫颈上皮内瘤变：

2. 畸胎瘤：

3. 葡萄胎：

五、简答题

1. 乳腺浸润性导管癌肉眼观察有何病理特征？

2. 列举女性生殖系统中的癌前病变及其相应的恶性肿瘤。

3. 子宫腺肌病肉眼观病变有何特征？

4. 试比较葡萄胎、侵袭性葡萄胎与绒毛膜癌的病理特征。

第十章 内分泌系统疾病

知识目标

1. 掌握非毒性甲状腺肿的病因及病变特点，毒性甲状腺肿的概念，甲状腺癌的病理类型。
2. 掌握糖尿病的概念、类型、病因及病变特点及临床病理联系。
3. 熟悉甲状腺炎的病理类型及病变特点。
4. 熟悉甲状腺癌的病因及病理类型。
5. 了解弥漫性毒性甲状腺肿的病因，桥本甲状腺炎的病因，糖尿病的临床病理联系。

习 题

一、选择题

A1 型题

1. 结节性甲状腺肿的病理特点为（　　）。
   A. 滤泡上皮呈柱状增生　　B. 滤泡腔内大量胶质贮积
   C. 结节包膜完整，边界清晰　　D. 结节呈单发性
   E. 小滤泡形成
2. 诊断甲状腺乳头状癌最重要的依据是（　　）。
   A. 癌细胞核明显异性　　B. 癌细胞有大量核分裂象
   C. 癌细胞核明显深染　　D. 癌细胞核有粗大核仁
   E. 癌细胞核呈毛玻璃状
3. 不属于甲状腺未分化癌病理类型的是（　　）。
   A. 隐匿性癌　B. 巨细胞癌　C. 梭形细胞癌　D. 小细胞癌　E. 混合性癌
4. 免疫标记降钙素阳性的甲状腺肿瘤是（　　）。
   A. 梭形细胞核　B. 滤泡腺癌　C. 髓样癌　D. 乳头状癌　E. 巨细胞癌
5. 甲状腺癌中，下列哪种最常见？（　　）
   A. 滤泡癌　B. 乳头状癌　C. 髓样癌　D. 梭形细胞癌　E. 巨细胞癌
6. 1 型糖尿病胰岛素的分泌特点为（　　）。
   A. 胰岛素缺乏　　B. 胰岛素缺乏与胰岛素抵抗共同存在
   C. 胰岛素抵抗　　D. 胰岛素分泌延迟
   E. 胰岛素抵抗与胰岛素分泌延迟共同存在
7. 下列哪项不是 1 型糖尿病的特点？（　　）
   A. 发病急，“三多一少”症状明显　　B. 必须用胰岛素治疗
   C. 可以用口服药治疗　　D. 发病早，好发于青少年
   E. 以上都不是
8. 糖尿病，错误的是（　　）。
   A. 以慢性高血糖为特征，并可导致心血管、眼、肾等多器官的损伤
   B. 糖尿病患者一定都有“三多一少”的临床症状
   C. 胰岛 β 细胞胰岛素分泌缺陷
   D. 外周组织胰岛素抵抗导致胰岛素利用障碍
   E. 原发性糖尿病分为胰岛素依赖型和非胰岛素依赖型两种
9. 下列哪项不属于糖尿病慢性微血管并发症？（　　）
   A. 糖尿病神经病变　　B. 糖尿病视网膜病变
   C. 糖尿病肾病　　D. 糖尿病足
   E. 冠心病
10.【临床执业助理医师资格考试真题】地方性甲状腺肿的主要原因是（　　）。

模块四

A. 遗传　　B. 海产品摄入过多　　C. 精神刺激　　D. 感染　　E. 缺碘

A2 型题

1. 男，26 岁，明显的“三多一少”症状 10 年，经胰岛素治疗，症状时轻时重，近 2 个月来眼睑及下肢浮肿，乏力，腰痛。BP 160/100 mmHg，尿蛋白（++），尿糖（++），颗粒管型少许。应诊断为（　　）。

A. 肾动脉硬化　　B. 肾盂肾炎　　C. 胰岛素副作用　　D. 糖尿病肾病　　E. 肾小球肾炎

2. 男，30 岁，颈部包块 6 个月。查体：甲状腺右叶可触及直径 2 cm 质硬结节。B 超检查：甲状腺右叶下极实性结节，2.0 cm × 1.5 cm，边界不规则，内可见细小钙化。行穿刺活检。最可能的病理类型是（　　）。

A. 鳞癌　　B. 滤泡癌　　C. 未分化癌　　D. 乳头状癌　　E. 髓样癌

二、判断题

（　　）1. 碘化食盐可以预防和治疗弥漫性非毒性甲状腺肿。

（　　）2. 弥漫性毒性甲状腺肿又称突眼性甲状腺肿，目前认为是一种自身免疫性疾病。

（　　）3. 甲状腺滤泡上皮发生的良性肿瘤称甲状腺瘤。

（　　）4. 在甲状腺癌中最常见的类型是乳头状癌。

（　　）5. 甲状腺髓样癌是由滤泡上皮细胞发生的恶性肿瘤。

三、填空题

1. 弥漫性非毒性甲状腺肿最常见的原因是____________。

2. 支持毒性甲状腺肿是一种自身免疫性疾病的主要依据是患者血中有多种抗体____________。

3. APUD 细胞形成的肿瘤称 APUD 瘤。甲状腺的____________属 APUD 瘤。

四、名词解释

1. 单纯性甲状腺肿：

2. 弥漫性毒性甲状腺肿：

五、简答题

1. 试比较结节性甲状腺肿与甲状腺瘤的诊断及鉴别病变特点。

2. 试述甲状腺腺瘤的常见组织学类型。

3. 何谓毒性甲状腺肿？试述其主要临床表现和光镜下的病理变化。

4. 试述甲状腺癌的病理组织学类型及各型镜下病变特点和预后。

第十一章　传染病与地方病

知识目标

1. 掌握原发性肺结核病的病变特点与转归，继发性肺结核病常见病理类型及病变特点。

2. 掌握伤寒的病理变化及肠伤寒的病变特点，血吸虫病病理变化，肠阿米巴病理变化。

3. 熟悉菌痢、流行性脑脊髓膜炎、流行性乙型脑炎的病变特点及临床病理联系，血吸虫生活史；阿米巴肝脓肿特点。

4. 了解结核病、伤寒、菌痢、流行性脑脊髓膜炎、流行性乙型脑炎的病因及发病机制，淋病、尖锐湿疣、梅毒、艾滋病的病因、发病机制和病变特点。

习　题

一、选择题

A1 型题

1. 原发性肺结核病，正确的是（　　）。
A. 仅限于儿童　B. 是再次感染结核杆菌致病
C. 原发病灶多在肺尖部　D. 可形成原发综合征
E. 常常通过支气管播散

2. 肺结核原发综合征，错误的是（　　）。
A. 多发生在儿童　B. 原发灶多在肺尖部
C. 肺的淋巴结干酪样坏死　D. 一般无明显临床表现
E. 可发展成为全身粟粒性结核

3. 结核结节中最特征性的坏死类型是（　　）。
A. 纤维素样坏死　B. 液化性坏死　C. 干酪样坏死　D. 缺血性坏死　E. 凝固性坏死

4. 结核结节中最具有诊断意义的细胞成分是（　　）。
A. 浆细胞　B. 淋巴细胞
C. 纤维母细胞　D. 巨噬细胞
E. 类上皮细胞和朗汉斯巨细胞

5. 不属于原发综合征的是（　　）。
A. 肺部原发灶　B. 结核性淋巴管炎　C. 肺门淋巴结结核　D. 粟粒性肺结核　E. 哑铃状病灶

6. 原发综合征的 X 线表现为（　　）。
A. 云絮状阴影　B. 大片致密阴影　C. 哑铃状阴影　D. 粟粒状致密阴影　E. 灶状阴影

7. 下列哪项不符合结核病治愈转归？（　　）
A. 吸收消散　B. 纤维化　C. 纤维包裹　D. 钙化　E. 病灶周围炎

8. 下面哪项不是继发性肺结核中的类型？（　　）
A. 浸润型肺结核　B. 结核球
C. 结核性胸膜炎　D. 干酪样肺炎
E. 全身粟粒性结核病

9. 溃疡性肠结核病变特点是（　　）。
A. 常引起肠腔狭窄　B. 溃疡边缘呈火山口状
C. 好发乙状结肠和直肠　D. 常引起出血穿孔
E. 溃疡呈带状与肠轴平行

10. 肾结核病变首先发生在（　　）。
A. 肾皮质被膜下　B. 皮髓质交界处　C. 常由肾盂开始　D. 首先发生在肾盏　E. 肾髓质

11. 结核病的主要传播途径是（　　）。
A. 呼吸道　B. 消化道　C. 输血　D. 皮肤伤口感染　E. 虫媒传播

12. 下面哪项不是继发性肺结核病的特征？（　　）
A. 多发生于成人
B. 病变常开始于肺尖部
C. 再次感染结核杆菌致病
D. 病灶位于肺上叶下部或下叶上部
E. 以支气管播散为主
13. 成人肺结核临床最常见的类型是（　　）。
A. 局灶型肺结核
B. 浸润型肺结核
C. 慢性纤维空洞型肺结核
D. 干酪样肺炎
E. 结核球
14. 结核瘤，错误的是（　　）。
A. 球内有干酪样坏死
B. 处于相对静止状态
C. 是一种肿瘤
D. 多考虑手术切除
E. 常位于肺上叶
15. 肠结核的溃疡特点是（　　）。
A. 溃疡长径与肠长轴平行
B. 溃疡长径与肠长轴垂直
C. 溃疡呈烧瓶状
D. 溃疡呈地图状
E. 溃疡呈火山口状
16. 下列哪项不符合浸润型肺结核的病变或表现？（　　）
A. X 线胸片见云雾状阴影
B. 病灶中央常有较小的干酪样坏死
C. 可形成急性空洞
D. 患者痰中难查出结核杆菌
E. 患者出现较典型的低热、盗汗、咳嗽、咯血症状
17. 骨与关节结核，错误的是（　　）。
A. 形成有红热痛的脓肿
B. 多血道播散所致
C. 常见于青少年
D. 可形成“冷脓肿”
E. 脊椎结核位于第 10 胸椎至第 2 腰椎
18. 下列哪种疾病最易引起肠管狭窄？（　　）
A. 肠阿米巴病　B. 肠伤寒　C. 肠结核　D. 细菌性痢疾　E. 肠血吸虫病
19. 骨结核最常发生的部位是（　　）。
A. 肱骨上端　B. 胫骨上端　C. 股骨下端　D. 脊椎骨　E. 指骨
20. 人体内吞噬灭活结核杆菌主要依靠（　　）。
A. T 淋巴细胞　B. 浆细胞　C. 巨噬细胞　D. 中性粒细胞　E. 嗜酸性粒细胞
21. 结核结节的基本病变属于（　　）。
A. 渗出性炎症　B. 纤维素性炎症　C. 化脓性炎症　D. 变质性炎症　E. 肉芽肿性炎症
22. 女性生殖系统结核病最常见的是（　　）。
A. 子宫颈结核　B. 子宫内膜结核　C. 阴道结核　D. 输卵管结核　E. 卵巢结核
23. 伤寒溃疡最常位于（　　）。
A. 回肠下段　B. 空肠　C. 降结肠　D. 直肠　E. 横结肠
24. 伤寒小结由何种细胞组成？（　　）
A. 异物巨细胞　B. 浆细胞　C. 类上皮细胞　D. 巨噬细胞　E. 郎罕巨细胞
25. 伤寒的传染途径是（　　）。
A. 粪 - 口途径　B. 输血输液　C. 密切接触　D. 蚊虫叮咬　E. 呼吸道传播
26. 伤寒肠道病变分期，错误的是（　　）。
A. 髓样肿胀期　B. 并发症期　C. 坏死期　D. 溃疡期　E. 愈合期
27. 伤寒带菌者细菌常潴留在（　　）。
A. 十二指肠　B. 结肠　C. 胆囊　D. 肝脏　E. 脾脏
28. 伤寒最严重的并发症是（　　）。
A. 肠出血　B. 肠穿孔　C. 中毒性心肌炎　D. 支气管肺炎　E. 中毒性肝炎
29. 伤寒病的病变性质为（　　）。
A. 急性增生性炎　B. 慢性增生性炎　C. 化脓性炎　D. 浆液性炎　E. 纤维素性炎
30. 伤寒临床上不出现（　　）。

A. 持续高热
B. 肝脾肿大
C. 相对缓脉
D. 皮肤玫瑰疹
E. 外周血白细胞计数增高

31. 伤寒有病理诊断意义的病变是（　　）。
A. 皮肤玫瑰疹　B. 伤寒肉芽肿　C. 腹直肌蜡样变性　D. 脾肿大　E. 肝肿大

32. 细菌性痢疾的肠道病变多为（　　）。
A. 肉芽肿性炎　B. 假膜性炎　C. 化脓性炎　D. 浆液性炎　E. 变质性炎

33. 细菌性痢疾的病变部位多为（　　）。
A. 空肠　B. 胃　C. 回肠　D. 结肠　E. 肝

34. 中毒性菌痢，正确的是（　　）。
A. 多属于出血性炎
B. 起病缓慢
C. 多见于青壮年
D. 肠道病变严重
E. 发病几小时内可出现中毒性休克综合征或呼吸功能不全

35. 细菌性痢疾的溃疡呈（　　）。
A. 环形　B. 烧瓶状　C. 椭圆形　D. 火山口　E. 表浅地图状

36. 急性细菌性痢疾初期结肠病变呈（　　）。
A. 出血性炎　B. 浆液性炎　C. 化脓性炎　D. 卡他性炎　E. 假膜性炎

37. 细菌性痢疾（　　）。
A. 经飞沫传播　B. 经粪 - 口传播　C. 经蚊虫传播　D. 经血液传播　E. 经皮肤传播

38. 小儿中毒性细菌性痢疾全身症状重，肠道反应轻，诊断困难。确诊该病最直接的证据为（　　）。
A. 黏液脓血便
B. 有相关接触史
C. 血常规检查白细胞升高
D. 大便标本培养出痢疾杆菌
E. 大便镜检可见大量脓细胞

39. 慢性细菌性痢疾的病变正确的是（　　）。
A. 肠壁中有大量肉芽肿形成
B. 肠壁充血水肿，大量嗜酸性粒细胞浸润
C. 肠壁增厚，质软
D. 严重病例肠腔狭窄
E. 肠道病状轻微，全身中毒症状重

40. 下列哪项不是肾综合征出血热出血原因？（　　）
A. 毛细血管损伤
B. 血小板减少
C. 凝血机制障碍
D. 血液浓缩
E. 毛细血管脆性增加

41. 流行性出血热五期经过出现的顺序，正确的是（　　）。
A. 发热期，少尿期，多尿期，低血压休克期，恢复期
B. 发热期，多尿期，少尿期，低血压休克期，恢复期
C. 发热期，低血压休克期，多尿期，少尿期，恢复期
D. 发热期，低血压休克期，少尿期，多尿期，恢复期
E. 发热期，多尿期，低血压休克期，少尿期，恢复期

42. 流行性出血热病理改变最明显的脏器是（　　）。
A. 肾　B. 肺　C. 脑　D. 心　E. 肝

43. 流行性出血热的基本病理改变是（　　）。
A. 肾髓质充血水肿
B. 广泛性小血管内皮细胞变性坏死
C. 病毒直接损伤微血管及淋巴管内皮细胞
D. 内脏血管微血栓形成
E. 弥散性血管内凝血（DIC）

44. 流行性脑脊髓膜炎属于（　　）。
A. 变质性炎症　B. 增生性炎症　C. 化脓性炎症　D. 浆液性炎症　E. 肉芽肿性炎症

45. 流行性脑脊髓膜炎的主要病理变化是（　　）。
A. 软化灶形成
B. 神经细胞变性坏死
C. 淋巴细胞血管周围套状浸润
D. 蛛网膜下隙内有大量灰白色或灰黄色脓性渗出物
E. 小胶质细胞结节状增生

模块四

46. 不符合流行性脑脊髓膜炎的描述是（ ）。
A. 皮肤、黏膜有出血点和瘀斑
B. 脑软化灶形成
C. 脑疝形成
D. 高热、头痛、呕吐
E. 脑膜刺激症明显
47. 流行性脑脊髓膜炎的病原体是（ ）。
A. RNA 病毒 B. 细菌 C. 真菌 D. 支原体 E. DNA 病毒
48. 流行性乙型脑炎的主要侵犯部位是（ ）。
A. 脊髓灰质
B. 延脑
C. 小脑
D. 大脑皮质、基底节、丘脑
E. 神经节
49. 流行性乙型脑炎的传播途径是（ ）。
A. 消化道传播 B. 呼吸道传播 C. 经血液传播 D. 性传播 E. 蚊虫传播
50.【临床执业助理医师资格考试真题】确诊肺结核的主要方法是（ ）。
A. X 线检查
B. CT 检查
C. 痰结核分枝杆菌检查
D. PPD 试验
E. 结核菌素试验
51. 血吸虫病因中对机体危害最大的是（ ）。
A. 毛蚴 B. 尾蚴 C. 童虫 D. 成虫 E. 虫卵
52. 肠阿米巴病最常发生在（ ）。
A. 结肠上段 B. 回肠 C. 空肠 D. 直肠 E. 乙状结肠
53. 血吸虫虫卵引起的病变主要发生在（ ）。
A. 大肠壁和肝脏 B. 肠系膜静脉 C. 肺和肠 D. 门静脉 E. 小肠
54. 阿米巴溃疡的特点是（ ）。
A. 烧瓶状 B. 虫咬状 C. 地图状 D. 带状 E. 火山口状
55. 阿米巴病，错误的是（ ）。
A. 腹泻不伴里急后重
B. 为弥漫性假膜性炎
C. 可引起肠腔套状狭窄
D. 常有右下腹压痛
E. 有烧瓶状溃疡

A2 型题

1. 女，4 岁，确诊为细菌性痢疾，为预防传播，医生告知家长隔离时间是（ ）。
A. 临床症状好转
B. 临床症状消失
C. 连续 3 次大便培养阴性
D. 连续 2 次大便培养阴性
E. 1 次大便培养阴性
2. 男，35 岁，持续高热，相对缓脉，脾肿大，白细胞减少，皮肤出现玫瑰疹。该患者患有（ ）。
A. 流行性出血热 B. 伤寒 C. 肝硬化 D. 梅毒 E. 脑膜炎
3. 患儿，3 岁，近半月来低热、盗汗、乏力、咳嗽，双肺呼吸音增粗，胸部 X 线见右肺哑铃状阴影。本病最可能的诊断为（ ）。
A. 小叶性肺炎 B. 大叶性肺炎 C. 病毒性肺炎 D. 原发性肺结核 E. 继发性肺结核
4.【临床执业助理医师资格考试真题】女，32 岁，咳嗽，间断咯血 3 周，伴低热、乏力、纳差、进行性消瘦，胸部 X 线片示右肺上叶虫蚀样空洞。该患者最可能的诊断是（ ）。
A. 浸润性肺结 B. 肺癌 C. 肺脓肿 D. 肺囊肿合并感染 E. 支气管扩张

B1 型题

（1～5 题共用备选答案）
A. 边缘模糊的云絮状阴影
B. 1 cm 左右大小边界清楚的阴影
C. 2 cm 以上大小边界清楚的阴影
D. 透亮区
E. 肺门区毛刺状阴影
1. 肺结核病影像学表现为（ ）。

2. 局灶性肺结核胸片表现为（　　）。
3. 浸润型肺结核胸片表现为（　　）。
4. 慢性纤维空洞型肺结核胸片表现为（　　）。
5. 结核球胸片表现为（　　）。

二、判断题

（　）1. 结核病是一种与变态反应有关的疾病。
（　）2. 机体免疫力较强时才形成结核结节。
（　）3. 继发性肺结核病大多都在原发性肺结核病后短时间内发生。
（　）4. 绝大多数肠结核都继发于开放性肺结核。
（　）5. 若开放型肺结核空洞长期存在，病变就不能愈合。
（　）6. 结核性脑膜炎和结核性腹膜炎都是血道播散所致。
（　）7. 淋巴结结核患者一定有肺结核病史。
（　）8. 伤寒是肠道淋巴组织增生性疾病。
（　）9. 细菌性痢疾的病理变化主要发生在回盲部。
（　）10. 中毒型菌痢常由毒力较强的志贺杆菌感染所致。
（　）11. 尖锐湿疣是由乳头状瘤病毒引起的一种性病。
（　）12. 艾滋病病毒很难被一般的消毒剂和清洁剂所灭活。
（　）13. 阿米巴病是一种由溶组织阿米巴原虫引起的肠道寄生虫病。
（　）14. 肠阿米巴病主要位于乙状结肠和直肠。
（　）15. 烧瓶样溃疡和黏液脓血便都是肠道阿米巴病的特征。
（　）16. 阿米巴肝脓肿主要发生在肝右叶。
（　）17. 血吸虫性肝硬化主要形成假小叶。

三、填空题

1. 肺原发综合征包括____________、____________和____________三种病变。
2. 原发性肺结核可经____________、____________播散，而经____________播散少见。
3. 肠伤寒分为____________、____________、____________、____________四期。
4. 慢性纤维空洞型肺结核多由____________基础上发展而来。病变特点是________________________。
5. 继发性肺结核的类型有____________、____________、____________、____________、____________、____________。
6. 原发性肺结核多见于________，病变特点表现为__________；其中，原发病灶常位于__________；继发性肺结核多见于____________；起始病灶多为____________。
7. 结核病基本病变的转化规律是__________、____________、____________、____________。
8. 结核基本病变为____________、____________和____________。
9. 细菌性痢疾可分为____________、____________、____________三种。
10. 阿米巴肺脓肿绝大多数是____________源性，少数为____________源性。
11. 假结核结节主要由__________、____________、____________组成。
12. 血吸虫病的虫卵主要累积在人体的__________、__________。

四、名词解释

1. 结核结节：

2. 伤寒肉芽肿：

3. 结核球：

4. 冷脓肿：

5. 肺原发综合征：

6. 肠阿米巴痢疾：

五、简答题

1. 简述结核结节的主要组成及转归。

2. 如何区分原发性肺结核和继发性肺结核？

3. 肠结核、肠伤寒及结肠阿米巴病的病变部位和肠溃疡各有什么特点？

4. 试述阿米巴肝脓肿的病变特点和结局。

5. 如何区别肠阿米巴病与细菌性痢疾？

第十二章　疾病概论

知识目标

1. 掌握健康、疾病、死亡、脑死亡的概念。
2. 熟悉病因的种类、疾病的经过、传统死亡观及脑死亡的判断标准。
3. 了解疾病发生、发展过程中的一般规律。

习　题

一、选择题

A1 型题

1. 有关健康的正确说法是（　　）。
   A. 不生病　B. 体格健全
   C. 精神上的完好状态　D. 社会适应能力的完好状态
   E. 没有疾病，躯体上、精神上和社会上的完全良好状态
2. 疾病发生必不可少的因素是（　　）。
   A. 疾病的条件　B. 疾病的原因　C. 疾病的危险因素　D. 疾病的外因　E. 疾病的诱因
3. 疾病发生的基本机制，不包括（　　）。
   A. 神经机制　B. 分子机制　C. 中毒机制　D. 体液机制　E. 组织细胞机制
4. 下列哪项不作为脑死亡的判断标准？（　　）
   A. 自主呼吸停止　B. 心跳停止
   C. 颅神经反射消失　D. 瞳孔散大或固定
   E. 不可逆性昏迷和大脑无反应性
5. 临床死亡期的主要表现是（　　）。
   A. 脑电波消失　B. 呼吸停止，心跳停止
   C. 瞳孔散大　D. 反射消失
   E. 脑血液循环停止

二、判断题

（　　）1. 躯体没有疾病便是健康。
（　　）2. 诱因是引起疾病必不可少的因素。
（　　）3. 判断人死亡的金标准是脑死亡。

三、填空题

1. 亚健康状态是介于__________和__________之间的一种生理功能低下的状态。
2. 一般可将疾病发展过程分为四期，即__________、__________、__________和__________。

四、名词解释

1. 健康：

2. 病因：

五、简答题

1. 描述健康和疾病的含义。

2. 什么是脑死亡？判断脑死亡的标准和意义是什么？

第十三章　发热

知识目标

1. 掌握发热、内生致热原的概念及发热的发病机制。
2. 熟悉发热时机体的功能代谢变化。
3. 了解发热的分期、生物学意义和防治、护理原则。

习　题

一、选择题

A1 型题

1. 发热，最正确的是（　　）。
   A. 体温超过正常值 0.5 ℃　　B. 产热过程超过散热过程
   C. 是临床上常见疾病　　D. 由体温调节中枢调定点上移引起
   E. 由体温调节中枢调节功能障碍引起
2. 下述哪种情况的体温升高属于过热？（　　）
   A. 妇女月经前期　B. 妇女妊娠期　C. 剧烈运动后　D. 中暑　E. 流行性感冒
3. 不产生内生致热原的细胞是（　　）。
   A. 单核细胞　B. 巨噬细胞　C. 心肌细胞　D. 内皮细胞　E. 星状细胞
4. 体温上升期热代谢特点是（　　）。
   A. 散热减少，产热增加，体温升高　　B. 产热与散热在高水平上相对平衡，体温保持高水平
   C. 产热减少，散热增加，体温升高　　D. 产热减少，散热增加，体温下降
   E. 散热减少，产热增加，体温保持高水平
5. 高热持续期热代谢特点是（　　）。
   A. 散热减少，产热增加，体温升高　　B. 产热与散热在高水平上相对平衡，体温保持高水平
   C. 产热减少，散热增加，体温升高　　D. 产热减少，散热增加，体温下降
   E. 散热减少，产热增加，体温保持高水平

二、判断题

（　）1. 体温升高就是发热。
（　）2. 正常成人体温维持在 37 ℃，昼夜上下波动不超过 1 ℃。
（　）3. 体温升高 1 ℃，基础代谢率提高 13%。
（　）4. 一旦发热均须强行解热。
（　）5. 发热时患者可出现食欲减退、恶心、口腔黏膜干燥等症状。

三、填空题

1. 体温调节中枢的高级部分位于____________。
2. 发热的分期包括____________、____________和____________。
3. 常见发热的热型有____________、____________、____________、____________。

四、名词解释

1. 发热：

2. 发热激活物：

五、简答题

1. 体温升高是否就是发热？发热与过热的基本区别是什么？为什么？

2. 在发热的体温上升期的变化及其机制是怎样的？

第十四章　水电解质平衡紊乱

知识目标

1. 掌握各型脱水对机体的影响，各种常见水肿的临床特点，钾代谢紊乱对机体的影响。

2. 熟悉各型脱水的原因，水中毒的原因和发病机制，水肿的发病机制，钾代谢紊乱发生的原因和发病机制。

3. 了解机体正常水、电解质与调节。

习　题

一、选择题

A1 型题

1. 炎热天气长途跋涉只大量饮水会导致（　　）。

A. 水中毒　B. 水肿　C. 低渗性脱水　D. 高渗性脱水　E. 等渗性脱水

2. 水电解质代谢紊乱最容易发生循环衰竭的是（　　）。

A. 低渗性脱水　B. 高渗性脱水　C. 等渗性脱水　D. 水中毒　E. 低钾血症

3. 低渗性脱水时，体液的变化为（　　）。

A. 细胞外液移向细胞内　B. 细胞内液移向细胞外
C. 细胞外液增多　D. 细胞内液减少
E. 细胞外液无变化

4. 婴幼儿急性腹泻伴发热，若不及时处理可引发（　　）。

A. 水中毒　B. 高渗性脱水　C. 等渗性脱水　D. 低渗性脱水　E. 高钾血症

5. 男，幽门梗阻伴持续呕吐，其四肢乏力主要是因为（　　）。

A. 低渗性脱水　B. 水中毒　C. 水肿　D. 低钾血症　E. 高钾血症

A2 型题

1. 患者，严重呕吐，血浆渗透压维持在 280 ～ 310 mmol/L，并有口渴、尿少、血压下降。应考虑为（　　）。

A. 等渗性脱水　B. 低渗性脱水　C. 高渗性脱水　D. 水中毒　E. 水肿

2. 男，35 岁，禁食 1 周，入院后，在补液时只补充生理盐水溶液。该患者易发生下列哪种水电解质代谢紊乱？（　　）

A. 低磷血症　B. 低镁血症　C. 低钙血症　D. 低钾血症　E. 低钠血症

3. 女，47 岁，因风寒感冒并伴有呕吐腹泻就诊，入院后经抗感染治疗，呕吐腹泻症状稍有缓解，后出现疲乏无力、神志淡漠等表现。该患者此时可能出现哪种类型的水电解质代谢紊乱？（　　）

A. 低钠血症　B. 高渗性脱水　C. 低钾血症　D. 低渗性脱水　E. 高钾血症

二、判断题

（　　）1. 细胞内液与细胞外液间渗透压是基本相等的。

（　　）2. K^+ 浓度是决定细胞外液渗透压的主要因素。

（　　）3. 低渗性脱水时，失水多于失钠。

（　　）4. 等渗性脱水时，只补充部分水分则将转变成低渗性脱水。

（　　）5. 引起水钠潴留的基本机制是管 - 球失平衡。

三、填空题

1. 细胞外液包括__________和__________。

2. 体液总量约占体重的________%，其中：细胞内液约占________%，血浆约占________%。

3. 血浆渗透压正常值范围为__________mmol/L。

四、名词解释

1. 水肿：

2. 脱水：

五、简答题

1. 简述脱水的类型，脱水的分类及临床表现与处理原则。

2. 水肿形成的原因及常见类型有哪些？

3. 描述高钾血症形成原因和对机体的影响。

第十五章 酸碱平衡紊乱

知识目标

1. 掌握各种单纯性酸碱平衡紊乱的概念。

2. 熟悉机体对酸碱平衡的调节方式及酸碱平衡的常用指标及意义，代谢性酸中毒和呼吸性酸中毒的原因、发病机制及机体的代偿方式。

3. 了解体内酸性和碱性物质的来源，代谢性酸、碱中毒和呼吸性酸、碱中毒对机体的影响及临床防治原则。

习 题

一、选择题

A1 型题

1. 血液 pH 值的高低取决于血浆中（ ）。
A. [$NaHCO_3$] B. CO_2CP
C. $PaCO_2$ D. [HCO_3^-]/[H_2CO_3] 的比值
E. [H_2CO_3]

2. 血气分析反映酸碱平衡呼吸性因素的重要指标是（ ）。
A. BE B. $PaCO_2$ C. SB D. AB E. PaO_2

3. 血浆 [HCO_3^-] 原发性增高可见于（ ）。
A. 代谢性酸中毒 B. 呼吸性酸中毒 C. 代谢性碱中毒 D. 呼吸性碱中毒 E. 以上都不正确

4. 血气分析结果为 $PaCO_2$ 降低，同时伴有 [HCO_3^-] 升高，可诊断为（ ）。
A. 代谢性酸中毒 B. 代谢性碱中毒 C. 呼吸性酸中毒 D. 呼吸性碱中毒 E. 以上都不正确

5. 代谢性酸中毒时，细胞外液 [H^+] 升高，其最常与细胞内哪种离子进行交换？（ ）
A. Na^+ B. K^+ C. Ca^{2+} D. HCO_3^- E. Cl^-

二、判断题

（ ）1. 体内酸性物质主要来源于固定酸。

（ ）2. 蔬菜中的草酸盐是体内碱性物质的来源。

（ ）3. 挥发酸主要是通过血液来调节。

（ ）4. NH_4^+ 属于碱性物质。

（ ）5. Na^+-K^+ 交换是细胞调节机体酸碱平衡的方式之一。

三、填空题

1. 固定酸主要来源于体内____________、____________、____________的分解代谢，固定酸可通过____________调节。

2. 正常人动脉血 pH 正常值为__________。

四、名词解释

1. 酸碱平衡紊乱：

2. 缓冲碱：

五、简答题

描述代谢性酸中毒时机体的代偿调节作用。

第十六章　缺氧

知识目标

1. 掌握缺氧的概念、原因、类型及特点。
2. 熟悉缺氧时机体的功能和代谢变化。
3. 了解影响机体对缺氧耐受性的因素、氧疗与氧中毒。

习　题

一、选择题

A1 型题

1. 血氧容量正常，PaO_2 降低，SaO_2 降低见于（　　）。
   A. 呼吸衰竭　B. 心力衰竭　C. 严重贫血　D. 弥散性血管内凝血　E. 氰化物中毒
2. 下列哪项引起的缺氧不属于血液性缺氧？（　　）
   A. 高铁血红蛋白血症　B. 煤气中毒　C. 支气管痉挛　D. 严重贫血　E. 亚硝酸盐中毒
3. 哪项可使亚铁血红蛋白氧化成高铁血红蛋白，从而失去携带氧的能力？（　　）
   A. 乳酸　B. 磷酸盐　C. 肌酐　D. 亚硝酸盐　E. 一氧化碳
4. 血液性缺氧时，血氧指标最有特征性的变化是（　　）。
   A. 动脉血氧分压下降　B. 动脉血氧含量下降　C. 动脉血氧饱和度下降　D. 动 - 静脉氧差下降　E. 血氧容量下降
5. 下列哪种情况不发生低张性缺氧？（　　）
   A. 吸入大量氯气　B. 吸入大量一氧化碳　C. 支气管炎　D. 气胸　E. 服用过量安眠药
6. 对缺氧最敏感的器官是（　　）。
   A. 脑　B. 肾　C. 心　D. 肺　E. 肝
7. 组织中毒性缺氧时，血氧指标变化哪项正确？（　　）
   A. 血氧分压升高　B. 血氧饱和度升高　C. 血氧含量升高　D. 动 - 静脉血氧含量差降低　E. 血氧容量升高
8. 低张氧性缺氧时，血氧指标变化哪项正确？（　　）
   A. 血氧分压降低　B. 血氧饱和度升高　C. 血氧含量降低　D. 动 - 静脉血氧含量差降低　E. 血氧容量正常
9. 动静脉血氧含量差大于正常，见于（　　）。
   A. 休克　B. 慢性阻塞性肺气肿　C. 一氧化碳中毒　D. 氰化物中毒　E. 亚硝酸盐中毒
10. 【临床执业助理医师资格考试真题】亚硝酸盐食物中毒的机制是（　　）。
   A. 生成高铁血红蛋白　B. 溶血作用　C. 胆碱酯酶活性抑制剂　D. 毛细血管扩张

E. 巯基酶失活

A2 型题

某患者，血氧容量 12 mL/dL，动脉血氧含量 11.4 mL/dL，氧分压 100 mmHg，动 - 静脉氧差 3.5 mL/dL。患下列哪种疾病的可能性最大？（　　）

A. 慢性支气管炎
B. 慢性贫血
C. 肺尘埃沉着病
D. 严重维生素 B_2 缺乏
E. 慢性充血性心力衰竭

二、判断题

（　）1. 氧疗只对低张性缺氧有效。
（　）2. 吸氧浓度越高越好。
（　）3. 一氧化碳中毒患者，皮肤黏膜表现为樱桃红色。
（　）4. 发绀患者不一定均有缺氧。
（　）5. 氰化物中毒引起的缺氧属于血液性缺氧。

三、填空题

1. 常见的血氧指标有________、________、________、________。
2. 缺氧的类型有________、________、________、________。
3. __________增加是急性低张性缺氧最重要的代偿反应。

四、名词解释

1. 缺氧：

2. 血氧含量：

3. 血液性缺氧：

五、简答题

1. 失血性休克会发生哪种类型的缺氧？血氧指标有什么变化？

2. 描述血液性缺氧的原因。

第十七章 休克

知识目标

1. 掌握休克的概念、分类、发病的始动环节、发生发展过程及发病机制。
2. 熟悉休克时机体代谢和功能变化。
3. 了解休克的防治和护理原则。

习 题

一、选择题

A1 型题

1. 休克的概念是（ ）。
   A. 休克是急性外周动脉紧张度不足所致的周围循环衰竭
   B. 休克是剧烈的震荡或打击
   C. 休克是一种综合征，临床表现为脸色苍白、四肢发凉、出冷汗、脉搏细速、尿量减少及血压降低
   D. 休克是由于急性微循环障碍，使组织血液灌流量严重不足
   E. 休克是机体丧失对外来强烈刺激的调节能力
2. 失血性休克血压下降早期主要与（ ）。
   A. 交感神经 - 肾上腺髓质系统衰竭有关
   B. 低血容量引起回心血量不足、心输出量降低有关
   C. 血管紧张度下降、外周阻力降低有关
   D. 血液灌流不足、微循环血管大量扩张有关
   E. 细胞严重缺氧能量代谢障碍有关
3. 休克的下列临床表现，哪项是错误的？（ ）
   A. 烦躁不安或表情淡漠甚至昏迷　B. 呼吸急促，脉搏细速
   C. 血压均下降　D. 面色苍白或发绀
   E. 尿少或无
4. 休克时交感 - 肾上腺髓质系统处于（ ）。
   A. 强烈兴奋　B. 强烈抑制　C. 先兴奋后抑制　D. 先抑制后兴奋　E. 改变不明显
5. 休克时正确的补液原则是（ ）。
   A. 如血压正常，不必补液
   B. 补充丧失的部分液体，“失多少，补多少”
   C. 补充丧失的部分液体和当天继续丧失的液体
   D. “需多少，补多少”
   E. “宁多勿少”
6. 休克难治期，哪种不是 DIC 形成的直接因素？（ ）
   A. 血中儿茶酚胺浓度过高　B. 严重的酸中毒
   C. 血液高凝　D. 血液黏滞浓缩
   E. 内皮激活受损，外凝、内凝系统激活
7. 【临床执业助理医师资格考试真题】最易出现失血性休克的骨折是（ ）。
   A. 脊柱骨折　B. 股骨颈骨折　C. 肱骨外上髁骨折　D. 骨盆骨折　E. 肱骨干骨折

A2 型题

【临床执业助理医师资格考试真题】男，28 岁，车祸后急诊入院。查体：BP 70/50 mmHg，神志清楚，面色苍白，左侧肢体不敢活动，明显肿胀和压痛。X 线片示左侧肱骨、股骨和胫腓骨骨折。最可能的并发症是（ ）。

模块四

A. 休克　　B. 骨髓炎　　C. 神经损伤　　D. 坠积性肺炎　　E. 缺血性骨坏死

B1 型题

（1～3 题共用备选答案）

A. 少灌少流，灌少于流　　B. 少灌多流，灌少于流

C. 多灌少流，灌多于流　　D. 不灌不流

E. 多灌多流，灌少于流

1. 休克难治期并发 DIC 后对组织灌流的影响是（　　）。

2. 休克早期对组织灌流的影响是（　　）。

3. 休克进展期微循环特点是（　　）。

二、判断题

（　）1. 血压降低是休克的标志。

（　）2. 休克代偿期，患者的心、脑血液供应尚正常，故一般神志清楚。

（　）3. 发生休克时，肾脏是最容易受损伤的器官之一。

（　）4. 中枢镇静药过量可导致休克。

（　）5. 休克的补液原则是“失多少，补多少”。

三、填空题

1. 休克发生的始动环节是____________、____________和____________。

2. 休克的病因有____________、____________、____________、____________、____________、____________、____________等。

3. 快速失血超过总血量的______% 左右即可引起休克。

四、名词解释

1. 休克：

2. 多器官功能障碍综合征：

五、简答题

1. 为什么休克早期的微循环变化具有代偿意义？

2. 描述休克缺血性缺氧期病人的典型临床表现及其微循环变化的特点。

第十八章　弥散性血管内凝血

知识目标

1. 掌握弥散性血管内凝血的概念和主要器官的功能改变。
2. 熟悉弥散性血管内凝血的原因、发病机制和分期。
3. 了解弥散性血管内凝血的分型，影响其发生发展的因素及其防治和护理原则。

习　题

一、选择题

A1 型题

1. DIC 的最主要特征是（　　）。
   A. 广泛微血栓形成　　B. 凝血因子大量消耗
   C. 纤溶过程亢进　　D. 凝血功能紊乱
   E. 严重出血
2. 引起 DIC 的最常见疾病是（　　）。
   A. 败血症　　B. 胰腺癌　　C. 宫内死胎　　D. 器官移植　　E. 大面积烧伤
3. 下列哪项不是 DIC 的病因？（　　）
   A. 细菌感染　　B. 严重挤压伤
   C. 恶性肿瘤转移　　D. 单核巨噬细胞系统功能抑制
   E. 白血病
4. DIC 早期的常见表现是（　　）。
   A. 感染　　B. 休克　　C. 出血　　D. 发热　　E. 缺氧
5. DIC 病人晚期出血的原因是（　　）。
   A. 凝血系统被激活　　B. 纤溶系统被激活
   C. 凝血和纤溶系统同时被激活　　D. 凝血系统活性强于纤溶系统活性
   E. 纤溶系统活性强于凝血系统活性

模块四

二、判断题

（　）1. 维生素 B 缺乏可引起出血。
（　）2. 急性型 DIC 见于血型不合的输血。
（　）3. DIC 造成的贫血属于微血管病性溶血性贫血。

三、填空题

1. 引起 DIC 最常见的病因是____________，其次是____________。
2. DIC 的典型分期为____________、____________、____________。

四、名词解释

1. 弥散性血管内凝血：

2. 沃 - 弗综合征：

五、简答题

1. 描述急性 DIC 时产生休克的机制。

2. 女，26 岁，73 kg。因腹痛 1 天，突发加重 20 分钟，并阴道大量流血，急诊入院。诊断“G1P0 孕 36 周，胎盘早剥，胎儿死亡”。实验室检查：HB 3.5×10^{12}/L，PLT 36×10^{9}/L。TT、PT、ATPP 均明显延长。

（1）患者处于何种病理状态？

（2）写出相应的诊断依据。

第十九章　心功能不全

知识目标

1. 掌握心力衰竭的概念、常见原因和诱因。
2. 熟悉心力衰竭的分类，心力衰竭时机体的代偿方式、意义和主要功能代谢变化。
3. 了解心力衰竭的发病机制、防治和护理原则。

习　题

一、选择题

A1 型题

1. 心力衰竭最常见的诱因是（　　）。
A. 妊娠与分娩　B. 劳累　C. 心律失常　D. 肺部感染　E. 输液过多过快
2. 引起左心衰竭临床症状的主要原因是（　　）。
A. 体循环静脉压力升高　B. 左心室扩大
C. 肺动脉压力增高　D. 心肌收缩力降低
E. 肺淤血，肺水肿
3. 左心功能不全最早出现的症状是（　　）。
A. 咳嗽、咳痰　B. 劳力性呼吸困难　C. 心源性哮喘　D. 端坐呼吸　E. 乏力
4. 引起心脏压力负荷过重的因素是（　　）。
A. 高血压　B. 动静脉瘘　C. 室间隔缺损　D. 慢性贫血　E. 甲亢
5. 引起心脏容量负荷过重的因素是（　　）。
A. 动脉瓣膜狭窄　B. 肺源性心脏病
C. 肺动脉高压　D. 动脉瓣膜关闭不全
E. 肺栓塞

A2 型题

1. 女，55 岁，冠心病 10 年，间断胸闷 1 周，1 天前夜间突然被迫坐起，频繁咳嗽，严重气急，咳大量粉红色泡沫痰。首先考虑的诊断是（　　）。
A. 急性右心衰　B. 急性左心衰　C. 急性全心衰　D. 急性肺炎　E. 急性呼吸衰竭
2.【临床执业助理医师资格考试真题】慢性心力衰竭患者长期使用呋塞米需监测（　　）。
A. 血电解质　B. 糖化血红蛋白　C. 血脂　D. 肝功能　E. 尿渗透压

二、判断题

（　）1. 心率加快是心衰最早的快速代偿反应。
（　）2. 大部分心力衰竭的发病都有诱因存在。
（　）3. 肺水肿是急性左心衰竭最严重的表现。
（　）4. 精神紧张可诱发心力衰竭。
（　）5. 呼吸道感染是引起心功能不全最常见的诱因。

三、填空题

1. 心力衰竭的类型，按照心衰发生的部位分类为____________、____________和____________。
2. 心衰最具特征性的血流动力学变化是____________________________。
3. 肺淤血、水肿的共同表现是____________________________。

四、名词解释

1. 心力衰竭：

2. 前负荷：

3. 后负荷：

五、简答题

1. 描述心力衰竭患者夜间阵发性呼吸困难的发生机制。

2. 描述心功能不全时机体的代偿反应。

第二十章　呼吸功能不全

知识目标

1. 掌握呼吸衰竭、限制性通气不足、阻塞性通气不足、弥散障碍、通气血流比例失调、静脉血掺杂的概念。

2. 熟悉呼吸衰竭的病因及分类。

3. 了解呼吸衰竭的防治原则及给氧治疗的病理生理学基础。

习　题

一、选择题

A1 型题

1. 阻塞性通气不足，主要是由于（　　）。
   A. 肺顺应性降低　　B. 肺泡通气血流比例失调
   C. 非弹性阻力增加　　D. 肺泡扩张受限制
   E. 呼吸肌活动障碍

2. 限制性通气不足，主要是由于（　　）。
   A. 中央气道阻塞　　B. 外周气道阻塞
   C. 肺泡膜面积减小，膜厚度增加　　D. 肺泡扩张受限
   E. 中央气道阻塞

3. 下列哪项属于阻塞性通气功能障碍？（　　）
   A. 呼吸中枢受损　B. 呼吸肌功能障碍　C. 多发性肋骨骨折　D. 气道萎陷　E. 以上都是

4. 肺的弹性阻力增大时（　　）。
   A. 肺的顺应性增大　　B. 肺的顺应性不变
   C. 肺的顺应性降低　　D. 肺的顺应性可增大、可变小
   E. 以上都正确

5. 慢性阻塞性肺疾病患者发生呼吸衰竭的中心环节是（　　）。
   A. 肺顺应性下降　　B. 支气管黏膜水肿
   C. 有效肺泡通气量减少　　D. 小气道阻塞
   E. 以上都正确

二、判断题

（　）1. 呼吸衰竭最常见的病因是慢性阻塞性肺疾病。

（　）2. Ⅰ型呼吸衰竭只有缺 O_2 而无 CO_2 潴留，可吸入较高浓度的 O_2（一般不超过 50%）。

（　）3. Ⅱ型呼吸衰竭因有 CO_2 潴留，适宜吸入较低浓度的 O_2（鼻导管吸氧一般不超过 30%）。

三、填空题

1. 外呼吸包括____________和____________两个基本环节。

2. ____________系统对缺氧最敏感。

3. 肺通气功能障碍包括____________和____________。

四、名词解释

1. 呼吸衰竭：

2. 阻塞性通气不足：

五、简答题

呼吸功能不全时，肺换气功能障碍包括哪些情形？

模块四

第二十一章　肝性脑病

知识目标

1. 掌握肝性脑病的概念和发病机制。
2. 熟悉肝性脑病的诱发因素。
3. 了解肝性脑病的原因、分类、防治和护理原则。

习　题

一、选择题

A1 型题

1. 肝性脑病患者血氨升高的最主要原因是（　　）。
   A. 肠道产氨增多　　B. 氨的清除不足
   C. 肌肉产氨增多　　D. 肾小管向血液弥散的氨增多
   E. 摄入蛋白质过多
2. 肝硬化病人血氨增高的诱因有（　　）。
   A. 蛋白质食物摄入增多　　B. 胃肠道出血
   C. 碱中毒　　D. 便秘
   E. 以上均是
3. 慢性肝病患者，血氨升高导致肝性脑病发生的机制主要是干扰了大脑的（　　）。
   A. 蛋白质代谢　B. 脂肪代谢　C. 水盐代谢　D. 能量代谢　E. 糖代谢
4.【临床执业助理医师资格考试真题】可诱发肝性脑病的最常见现象是（　　）。
   A. 上消化道出血　B. 低血糖　C. 便秘　D. 低血钾　E. 感染
5.【临床执业助理医师资格考试真题】肝性脑病时，患者血液生化指标升高的是（　　）。
   A. 支链氨基酸　B. 血钠　C. 尿素　D. 血氨　E. 血钾

A2 型题

1. 男，58 岁，进食高蛋白食物后出现神志不清 1 天。大量饮酒 25 年，否认肝炎病史及家族史。查体：T 36.5 ℃，P 80 次 / 分，R 18 次 / 分，BP 120/80 mmHg。面色晦暗，双肺呼吸音清，未闻及干湿性啰音，心律齐，腹软，无压痛，扑翼样震颤。该患者意识障碍最可能的原因是（　　）。
   A. 肝性脑病　B. 慢性酒精中毒　C. 酒精戒断反应　D. 电解质紊乱　E. 脑水肿
2. 女，53 岁，腹痛、腹胀、低热 4 周，表情淡漠、嗜睡 1 天。腹部 B 超示肝实质弥漫性病变、脾大及腹水。对该患者诊断最有意义的阳性体征是（　　）。
   A. 肌张力增高　　B. Babinski 阳性
   C. 扑翼样震颤阳性　　D. 腹壁反射消失
   E. 肌张力下降

二、判断题

（　）1. 肝硬化时因肝氧化解毒障碍导致大量假性神经递质生成。
（　）2. 肝性脑病患者血氨均升高。
（　）3. 血氨升高干扰了脑细胞的能量代谢。
（　）4. 急性肝性脑病起病急骤，无明显诱因，患者可迅速发生昏迷，预后差。
（　）5. 苯乙胺属于假性神经递质。

三、填空题

1. 根据患者病情的演进过程，一般将肝性脑病分为四期，分别为________、________、________、________。

2. 肝性脑病患者血氨升高的根本原因是____。
3. ______________和______________称假性神经递质。

四、名词解释

1. 肝性脑病：

2. 假性神经递质：

五、简答题

1. 什么是肝性脑病？主要临床表现是什么？

2. 叙述血氨增多对中枢神经系统的损害。

3. 常见肝性脑病诱因有哪些？

第二十二章　肾功能不全

知识目标

1. 掌握急性肾衰竭的发病机制，机体的功能和代谢变化。
2. 熟悉急性肾衰竭的类型，慢性肾衰竭的原因、发展过程、发病机制及机体的功能和代谢变化。
3. 了解急、慢性肾衰竭的防治和护理原则，尿毒症的发病机制及机体的功能和代谢变化。

习　题

一、选择题

A1 型题

1. 下列哪项不是引起肾前性急性肾功能衰竭的原因？（　　）
   A. 脱水　B. 失血　C. 前列腺肥大　D. 休克　E. 急性心力衰竭
2. 下列哪项不是急性肾功能衰竭少尿期的机能代谢改变？（　　）
   A. 尿量 <400 mL/d　B. 血中 NPN 升高　C. 高钠血症　D. 代谢性酸中毒　E. 高钾血症
3. 急性肾功能衰竭少尿期后，尿量增加到多少表示进入多尿期？（　　）
   A. 尿量 >100 mL/d　B. 尿量 >400 mL/d
   C. 尿量 >1 000 mL/d　D. 尿量 >1 500 mL/d
   E. 尿量 >2 000 mL/d
4. 急性肾功能衰竭少尿期，对病人威胁最大的并发症是（　　）。
   A. 水中毒　B. 代谢性酸中毒　C. 氮质血症　D. 高钾血症　E. 尿的改变
5. 下列哪项不是急性肾功能衰竭的发病机制？（　　）
   A. 肾血液灌流减少使肾小球滤过率下降　B. 肾小球病变使肾小球滤过率降低
   C. 水中毒　D. 肾小管坏死引起原尿回漏
   E. 肾小管坏死引起肾小管阻塞

A2 型题

【临床执业助理医师资格考试真题】男，28 岁，少尿、水肿、呕吐 1 月余，7 岁时曾发现尿蛋白阳性。血压 180/120 mmHg，尿蛋白（+++），红细胞 5～10/HP，白细胞 3～5/HP，血 BUN 30 mmol/L，血肌酐 860 μmol/L，血红蛋白 65 g/L。初步诊断为（　　）。

A. 急性肾小球肾炎　B. 慢性肾小球肾炎，肾功能不全
C. 肾病综合征　D. 慢性肾盂肾炎，肾功能不全
E. 高血压病 3 级

二、判断题

（　）1. 肾脏只有排尿功能，没有分泌功能。
（　）2. 抗利尿激素由肾脏分泌。
（　）3. 少尿期是急性肾衰竭患者病情最危重的阶段。
（　）4. 急性肾衰竭患者最危险的变化是高钾血症。
（　）5. 尿毒症时的酸中毒使呼吸加深、加快，严重时可出现潮式呼吸。

三、填空题

1. 多尿是指每天尿量超过________mL，少尿是指每天尿量少于________mL，无尿是指每天尿量少于________mL。
2. 急性肾衰竭根据发病原因，可分为____________、____________、____________三类。
3. 尿毒症患者最早和最突出的症状是____。

四、名词解释

1. 急性肾衰竭：

2. 慢性肾衰竭：

3. 健存肾单位：

五、简答题

急性肾衰竭，按发病原因可分为哪几类？各种类型的特点是什么？

模块五

病原生物与免疫学习题

序号	主要内容	序号	主要内容
1	第一章　免疫学概述	15	第十五章　厌氧性细菌
2	第二章　免疫系统	16	第十六章　结核分枝杆菌
3	第三章　抗原	17	第十七章　其他病原性细菌
4	第四章　免疫球蛋白	18	第十八章　病毒学概述
5	第五章　补体系统	19	第十九章　呼吸道病毒
6	第六章　免疫应答	20	第二十章　肠道病毒
7	第七章　抗感染免疫	21	第二十一章　肝炎病毒
8	第八章　超敏反应	22	第二十二章　其他病毒
9	第九章　临床相关免疫	23	第二十三章　真菌及其他微生物
10	第十章　免疫学应用	24	第二十四章　人体寄生虫学概述
11	第十一章　微生物学概述	25	第二十五章　医学原虫
12	第十二章　细菌学总论	26	第二十六章　医学蠕虫
13	第十三章　化脓性细菌	27	第二十七章　医学节肢动物
14	第十四章　消化道感染细菌		

（李文敏、文雪、孙小华、胡逸晨）

第一章　免疫学概述

知识目标

1. 掌握免疫的概念和功能。
2. 熟悉免疫学的发展简史。
3. 熟悉免疫学在临床实践中的应用。

习　题

一、选择题

A1 型题

1. 免疫的概念是（　　）。
   A. 排除病原微生物的功能
   B. 清除自身衰老、死亡细胞的功能
   C. 抗感染的防御功能
   D. 免疫系统识别和排除抗原性异物的功能
   E. 清除自身突变细胞的功能
2. 首先使用人痘预防天花的是（　　）。
   A. 法国人　B. 中国人　C. 英国人　D. 希腊人　E. 印度人
3. 免疫对机体是（　　）。
   A. 有害的　B. 有利的
   C. 有害无利　D. 有利无害
   E. 正常条件下有利，异常条件下有害
4. 免疫监视功能低下的机体易发生（　　）。
   A. 肿瘤　B. 超敏反应　C. 移植排斥反应　D. 免疫耐受　E. 自身免疫病
5. 免疫防御功能低下的机体易发生（　　）。
   A. 肿瘤　B. 超敏反应　C. 移植排斥反应　D. 反复感染　E. 免疫增生病
6. 机体抵抗病原微生物感染的功能称（　　）。
   A. 免疫监视　B. 免疫自稳　C. 免疫耐受　D. 免疫防御　E. 免疫识别
7. 机体免疫系统识别和清除突变的细胞的功能称（　　）。
   A. 免疫监视　B. 免疫自稳　C. 免疫耐受　D. 免疫防御　E. 免疫识别
8. 免疫稳定功能异常时表现为（　　）。
   A. 超敏反应　B. 免疫缺陷　C. 自身免疫病　D. 肿瘤　E. 反复感染

B1 型题

（1～5 题共用备选答案）

A. 生理性免疫防御　B. 生理性免疫自稳
C. 免疫监视功能失调　D. 免疫自稳功能失调
E. 免疫防御作用紊乱，产生不适合生理需要的应答

1. 超敏反应为（　　）。
2. 清除病原微生物为（　　）。
3. 病毒持续感染为（　　）。

4. 自身免疫病为（　　）。

5. 清除自身损伤衰老细胞为（　　）。

二、填空题

免疫的三大功能包括____________、____________、____________。

三、名词解释

免疫：

第二章　免疫系统

知识目标

1. 掌握免疫系统的组成。
2. 熟悉 T 细胞、B 细胞的主要表面标志。
3. 熟悉抗原呈递细胞的作用。
4. 了解 MHC 分子的主要功能。

习　题

一、选择题

A1 型题

1. 人类的中枢免疫器官是（　　）。
   A. 淋巴结和脾脏　B. 胸腺和骨髓　C. 淋巴结和胸腺　D. 骨髓和黏膜相关淋巴组织　E. 淋巴结和骨髓
2. T 淋巴细胞分化成熟的场所是（　　）。
   A. 骨髓　B. 法氏囊　C. 脾脏　D. 胸腺　E. 淋巴结
3. 人类 B 淋巴细胞分化成熟的场所是（　　）。
   A. 骨髓　B. 腔上囊　C. 脾脏　D. 胸腺　E. 淋巴结
4. 免疫系统的组成是（　　）。
   A. 中枢免疫器官和外周免疫器官　B. 中枢免疫器官、免疫细胞和黏膜免疫系统　C. T 淋巴细胞和 B 淋巴细胞　D. 免疫器官、免疫细胞和免疫分子　E. 胸腺和骨髓
5. 下列哪类细胞不能分泌细胞因子？（　　）
   A. T 淋巴细胞　B. B 淋巴细胞　C. 浆细胞　D. 单核细胞　E. 成纤维细胞
6. 细胞因子不包括（　　）。
   A. 淋巴毒素　B. 过敏毒素　C. IL-2　D. 集落刺激因子　E. 干扰素
7. T 细胞抗原识别受体是（　　）。
   A. TCR　B. CD3　C. FcR　D. CR2　E. BCR
8. B 细胞抗原识别受体是（　　）。
   A. TCR　B. CD3　C. FcR　D. CR2　E. BCR
9. 受到抗原刺激后可分化增殖的细胞是（　　）。
   A. APC　B. NK 细胞　C. DC　D. 嗜碱性粒细胞　E. B 细胞和 T 细胞
10. 与引起移植排斥反应直接相关的是（　　）。
   A. ABO 血型不符　B. 抗原 - 抗体复合物　C. RF 因子　D. 抗核抗体　E. HLA 抗原
11. 人的主要组织相容性抗原是（　　）。
   A. H-2　B. HLA　C. SLA　D. DLA
12. 细胞因子，正确的是（　　）。
   A. 细胞因子是由细胞产生的
   B. 单一细胞因子可具有多种生物学活性
   C. 细胞因子可以自分泌和旁分泌两种方式发挥作用
   D. 细胞因子的作用不是孤立存在的
   E. 以上均正确

13. 免疫应答发生的场所主要在（　　）。
A. 外周血　B. 中枢免疫器官　C. 外周免疫器官　D. 黏膜组织　E. 细胞表面

14.【临床执业助理医师资格考试真题】在免疫应答过程中，巨噬细胞（　　）。
A. 产生抗体　B. 表达 TCR　C. 产生细胞因子　D. 表达 CD3 分子　E. 发生基因重排

15.【临床执业助理医师资格考试真题】机体受外源抗原刺激后，发生免疫应答的部位是（　　）。
A. 骨髓　B. 淋巴结　C. 胸腺　D. 腔上囊　E. 外周血

16.【临床执业助理医师资格考试真题】免疫细胞和膜分子，错误的组合是（　　）。
A. 辅助性 T 细胞 -CD4 抗原阳性　B. 单核吞噬细胞 -MHC- Ⅱ 类抗原阳性
C. 细胞毒性 T 细胞 -CD8 抗原阳性　D. NK 细胞 -CD4 抗原阳性
E. 人红细胞 -MHC- Ⅰ 类抗原阴性

17.【临床执业助理医师资格考试真题】HLA 复合体基因不编码（　　）。
A. HLA- Ⅰ 类分子的重链（α 链）　B. HLA- Ⅰ 类分子的轻链（β_{2m}）
C. HLA- Ⅱ 类分子的 α 链　D. HLA- Ⅱ 类分子的 β 链
E. B 因子

18.【口腔执业助理医师资格考试真题】B 细胞的表面标志是（　　）。
A. CD20　B. CD3　C. CD4　D. CD8　E. CD28

B1 型题

（1～3 题共用备选答案）【临床执业助理医师资格考试真题】
A. NK 细胞　B. B 细胞　C. 肥大细胞　D. 细胞毒性 T 淋巴细胞　E. 浆细胞

1. 特异性细胞毒是（　　）。
2. 提呈抗原是（　　）。
3. 分泌抗体是（　　）。

二、填空题

1. 免疫系统由____________、____________和____________组成。
2. 人类 MHC 称____________，其编码产物称____________。

三、名词解释

1. 细胞因子：

2. MHC：

第三章 抗原

知识目标

1. 掌握抗原的概念、性能。
2. 掌握构成抗原的条件。
3. 掌握抗原的特异性。
4. 熟悉医学上重要的抗原物质。

习 题

一、选择题

A1 型题

1. 下列哪种物质没有免疫原性？(　　)
A. 异嗜性抗原　B. 抗体　C. 补体　D. 半抗原　E. 细菌多糖
2. 同一种属不同个体所具有的抗原称(　　)。
A. 异种抗原　B. 同种异型抗原　C. 独特型抗原　D. 异嗜性抗原　E. 合成抗原
3. 引起同胞兄弟之间移植排斥反应的抗原属于(　　)。
A. 异种抗原　B. 同种异型抗原
C. 自身抗原　D. 异嗜性抗原
E. 感染的微生物抗原
4. 决定抗原特异性的分子基础是(　　)。
A. 抗原决定基　B. 抗原的大小　C. 抗原的电荷性质　D. 载体的性质　E. 抗原的物理性状
5. 免疫原性最强的物质是(　　)。
A. 蛋白质　B. 类脂　C. 多糖　D. 核酸　E. 脂肪
6. 与蛋白质载体结合后才具有免疫原性的物质是(　　)。
A. 完全抗原　B. TD 抗原　C. TI 抗原　D. 半抗原　E. 超抗原
7. 动物来源的破伤风抗毒素对人而言是(　　)。
A. 半抗原　B. 抗体
C. 抗原　D. 既是抗原又是抗体
E. 超抗原
8. 仅有反应原性而无免疫原性的物质是(　　)。
A. 超抗原　B. 半抗原　C. 完全抗原　D. 异嗜性抗原　E. 类属抗原
9. ABO 血型抗原属于(　　)。
A. 异种抗原　B. 同种异型抗原　C. 异嗜性抗原　D. 自身抗原　E. 肿瘤相关抗原
10. 免疫原性是指(　　)。
A. 抗原分子能与应答产物发生特异性反应的特性
B. 抗原分子不能与应答产物发生特异性反应的特性
C. 抗原分子能诱导免疫应答的特性
D. 抗原分子不能诱导免疫应答的特性
E. 抗原与载体结合后诱导免疫应答的特性
11. 抗原的免疫反应性是指(　　)。
A. 抗原与载体发生特异性反应的特性
B. 抗原与表位发生特异性反应的特性
C. 抗原与相应的应答产物发生特异性反应的特性
D. 抗原对机体的反应性
E. 抗原引起自身反应淋巴细胞活化的特性

12. 抗原与抗体结合发生交叉反应是因为（　　）。
A. 抗原和抗体性状相似　　B. 不同抗原具有相同或相似的抗原决定簇
C. 抗原的分子量较大　　D. 抗原和抗体的大小相近
E. 抗体为多聚体

13. 异物是指（　　）。
A. 异种物质　　B. 同种异体物质
C. 结构发生改变的自身物质　　D. 胚胎期未曾与机体免疫细胞接触过的物质
E. 以上均是

14. 对人体没有免疫原性的物质是（　　）。
A. 自身移植的皮肤　　B. 异体移植的皮肤
C. 自身释放的晶体蛋白　　D. 动物的免疫血清
E. 异种血型的红细胞

15. 兄弟姐妹间进行器官移植引起排斥反应的物质是（　　）。
A. 异种抗原　B. 同种异型抗原　C. 自身抗原　D. 异嗜性抗原　E. 超抗原

16. 决定免疫原性因素不应包括（　　）。
A. 特异性　　B. 异物性
C. 高分子量　　D. 一定的化学组成和结构
E. 宿主遗传性

17. 抗体对具有相同或相似决定基的不同抗原的反应称（　　）。
A. 特异性反应　B. 交叉反应　C. 非特异性反应　D. 过敏反应　E. 以上都不是

18. 马血清抗毒素对人而言属于（　　）。
A. 异种抗原　B. 同种异型抗原　C. 独特型抗原　D. 共同抗原　E. 合成抗原

A2 型题

女，41 岁，因左脚底刺伤 8 天、张口困难 1 天入院。8 天前因自家建房不慎踩到废弃铁钉，当时直接穿透鞋底。铁钉拔出后出血较多，立即到卫生室用碘伏消毒，并予口服消炎药和输液治疗，未予注射破伤风抗毒素，1 天前无明显诱因出现张口困难，伴牙关紧闭。以下说法错误的是（　　）。
A. 伤口及时清理　　B. 及时注射破伤风抗毒素
C. 注射破伤风抗毒素前需皮试　　D. 及时注射破伤风类毒素
E. 此患者患有破伤风

B1 型题

（1～2 题共用备选答案）
A. 半抗原　B. 变应原　C. 耐受原　D. 超抗原　E. 丝裂原

1. 能诱导超敏反应的抗原称（　　）。
2. 可诱导机体产生免疫耐受的抗原称（　　）。

二、判断题

（　）1. 异物性是构成抗原的首要条件。
（　）2. 动物免疫血清对人而言既是抗原也是抗体。

三、填空题

1. 抗原有两个基本性质：________________；________________。
2. 人类重要的同种异型抗原是__________、__________。

四、名词解释

1. 抗原：

2. 抗原决定簇（抗原表位）：

五、简答题

1. 为什么说免疫马血清既是抗原又是抗体?

2. 试述影响抗原分子免疫原性的因素。

第四章　免疫球蛋白

知识目标

1. 掌握抗体、免疫球蛋白的概念。
2. 掌握免疫球蛋白的基本结构、功能区。
3. 掌握免疫球蛋白的生物学功能。
4. 熟悉各类免疫球蛋白的主要功能。

习　题

一、选择题

A1 型题

1. 血清中含量最低的 Ig 是（　　）。
A. IgA　　B. IgM　　C. IgG　　D. IgD　　E. IgE
2. 新生儿从母乳中获得的 Ig 是（　　）。
A. IgA 类抗体　　B. IgM 类抗体　　C. IgG 类抗体　　D. IgD 类抗体　　E. IgE 类抗体
3. Ig 分子的基本结构是（　　）。
A. 由 2 条重链和 2 条轻链组成的四肽链结构
B. 由 1 条重链和 1 条轻链组成的二肽链结构
C. 由 2 条相同的重链和 2 条相同的轻链组成的四肽链结构
D. 由 1 条重链和 2 条轻链组成的三肽链结构
E. 由 4 条相同的肽链组成的四肽链结构
4. 结合肥大细胞和嗜碱性粒细胞的 Ig 是（　　）。
A. IgM　　B. IgG　　C. IgE　　D. IgA　　E. IgD
5. 胎儿在宫腔内感染，脐带血或新生儿外周血中何种 Ig 水平升高？（　　）
A. IgM　　B. IgE　　C. IgG　　D. IgA　　E. IgD
6. 免疫球蛋白的超变区位于（　　）。
A. VH 和 CH　　B. VL 和 VH　　C. FC 段　　D. VH 和 CL　　E. CL 和 CH
7. 在局部黏膜抗感染中发挥重要作用的 Ig 是（　　）。
A. IgM　　B. IgG　　C. IgE　　D. SIgA　　E. IgD
8. 新生儿通过自然被动免疫从母体获得的主要 Ig 是（　　）。
A. IgG 和 IgM　　B. IgD 和 SIgA　　C. SIgA 和 IgG　　D. IgM 和 IgE　　E. IgE 和 IgD
9. 3 ～ 6 个月婴儿易患呼吸道感染，主要是因为哪类 Ig 不足？（　　）
A. IgM　　B. IgG　　C. IgE　　D. SIgA　　E. IgD
10. 免疫接种后首先产生的抗体是（　　）。
A. IgM　　B. IgG　　C. IgE　　D. IgA　　E. IgD
11. 抗体，错误的是（　　）。
A. 抗体是指具有免疫功能的球蛋白
B. 抗体都是体内产生的
C. 抗体是能和相应抗原特异性结合的球蛋白
D. 抗体都是免疫球蛋白
E. 抗体主要存在于血液、体液、黏膜表面及其分泌液中
12. 抗体与抗原结合的部位是（　　）。
A. VH　　B. VL　　C. CH　　D. CL　　E. VH 和 VL
13.【口腔执业助理医师资格考试真题】具有亲细胞作用的抗体是（　　）。
A. IgM　　B. IgD　　C. IgE　　D. IgG　　E. IgA

14.【口腔执业助理医师资格考试真题】能结合分泌片的抗体是（　　）。
A. IgG　B. IgA　C. IgM　D. IgE　E. IgD

15. 分子量最大，对感染性疾病早期诊断有意义的免疫球蛋白是（　　）。
A. IgG　B. IgM　C. IgA　D. IgE　E. IgD

B1 型题

（1～7 题共用备选答案）
A. IgA　B. IgM　C. IgG　D. IgD　E. IgE

1. 巨球蛋白是（　　）。
2. 血清含量最高的是（　　）。
3. 激活补体能力最强的是（　　）。
4. 初次免疫应答早期产生的抗体类别主要是（　　）。
5. 再次免疫应答的抗体类别主要是（　　）。
6. 具有早期诊断意义的 Ig 是（　　）。
7. 防止病原体从黏膜侵入的 Ig 是（　　）。
8. 与抗寄生虫感染有关的是（　　）。

二、判断题

（　　）1. 抗体只存在于血清中。
（　　）2. 抗体都是免疫球蛋白，免疫球蛋白也都是抗体。
（　　）3. 抗体分子也可以是抗原。

三、填空题

1. 血清中含量最高的 Ig 是__________，在局部免疫中发挥主要作用的 Ig 是__________。

2. 免疫球蛋白分子是由 2 条相同的__________和 2 条相同的__________通过__________连接而成的四肽链结构。

3. 唯一通过胎盘的免疫球蛋白是__________，与 I 型超敏反应有关的免疫球蛋白是__________。

四、名词解释

1. 抗体：

2. 免疫球蛋白：

五、简答题

1. 试述免疫球蛋白的生物学活性。

2. 简述免疫球蛋白的功能区及其功能。

第五章 补体系统

知识目标

1. 掌握补体的概念。
2. 掌握补体的经典激活。
3. 掌握补体的生物学作用。

习 题

一、选择题

A1 型题

1. 补体系统三种激活途径均必须有哪种成分参加？（ ）
   A. C1q　B. C4 和 C2　C. C3　D. B 因子　E. D 因子
2. 在经典激活途径中，补体的识别单位是（ ）。
   A. C1　B. C2　C. C3　D. C5　E. C9
3. 下列哪项不是补体的生物学作用？（ ）
   A. 溶解细胞作用　B. 免疫黏附作用　C. 调理吞噬作用　D. 中和毒素作用　E. 炎症介质作用
4. 下列补体固有成分中含量最高的是（ ）。
   A. C3　B. C4　C. C1q　D. C2　E. C5
5 具有激肽样作用的补体裂解片段是（ ）。
   A. C2a　B. C3a　C. C4a　D. C3b　E. C5a
6. 具免疫黏附作用又有调理作用的补体裂解片段是（ ）。
   A. C2b　B. C3b　C. C4b　D. C5b　E. C567
7. 补体（ ）。
   A. 是一组具有酶活性的脂类物质　B. 对热稳定
   C. 具有溶菌作用，但无炎症介质作用　D. 参与免疫病理作用
   E. C1 在血清含量最高
8. 通过经典途径激活补体的 Ig 是（ ）。
   A. IgA、IgG　B. IgE、gM　C. SigA、IgD　D. IgA、IgM　E. IgM、IgG
9. 具有过敏毒素作用的补体组分是（ ）。
   A. C3a、C5a　B. C3a、C4a　C. C3a、C4a、C5a　D. C3a、C5b67　E. C3b、C4b

B1 型题

（1～3 题共用备选答案）
A. $C\overline{4b2b3b}$　B. $C\overline{3bnBb}$
C. $C\overline{3bBb3b}$　D. $C\overline{4b2b}$
E. $C\overline{5b6789n}$
1.【临床执业助理医师资格考试真题】经典途径的 C3 转化酶是（ ）。
2.【临床执业助理医师资格考试真题】经典途径的 C5 转化酶是（ ）。
3.【临床执业助理医师资格考试真题】旁路途径 C3 转化酶是（ ）。
（4～7 题共用备选答案）
A. 细胞毒及溶菌、杀菌作用　B. 调理作用
C. 免疫黏附作用　D. 中和及溶解病毒作用
E. 炎症介质
4. 补体促进吞噬细胞的吞噬作用称（ ）。
5. C3a、C5a 具有（ ）。

6. 补体清除免疫复合物称（　　）。
7. 补体攻膜复合体的膜攻击作用是（　　）。

二、判断题

（　）补体经典激活途径的激活物是某些细菌、真菌等。

三、填空题

1. 补体的经典激活途径的激活物是____________。
2. 补体的激活过程有____________、____________和____________三条途径。
3. 补体的激活过程分为____________、____________和____________三个阶段。

四、名词解释

补体：

五、简答题

试述补体的生物学功能。

第六章　免疫应答

知识目标

1. 掌握免疫应答的概念及类型。
2. 掌握特异性免疫应答的过程。
3. 掌握体液免疫、细胞免疫的生物学效应。
4. 熟悉体液免疫应答的一般规律。
5. 了解免疫耐受的概念。

习　题

一、选择题

A1 型题

1. 免疫应答过程不包括（　　）。
A. B 细胞在骨髓内的分化成熟　B. B 细胞对抗原的特异性识别
C. 巨噬细胞对抗原的处理和提呈　D. T 细胞和 B 细胞的活化、增殖、分化
E. 效应细胞产生效应分子

2. 具有免疫记忆的细胞是（　　）。
A. 巨噬细胞　B. 中性粒细胞　C. 淋巴细胞　D. 肥大细胞　E. NK 细胞

3. 与细胞免疫无关的免疫反应是（　　）。
A. 外毒素中和作用　B. 抗肿瘤免疫作用　C. 移植排斥反应　D. 接触性皮炎　E. 结核结节形成

4. 下列哪项不是体液免疫的生物学作用？（　　）
A. 中和毒素作用　B. 免疫调理作用　C. 激活补体　D. ADCC　E. 抗细胞内感染

5. 受到抗原刺激后可分化增殖的细胞是（　　）。
A. APC 细胞　B. NK 细胞　C. DC　D. 嗜碱性粒细胞　E. B 细胞和 T 细胞

6. 抗体初次应答的特点是（　　）。
A. 抗体以 IgG 类为主体　B. 抗体亲和力较高
C. 抗体浓度上升较快　D. 抗体浓度上升较慢
E. 抗体浓度潜伏期较短

7. 参与细胞免疫应答的免疫活性细胞是（　　）。
A. 巨噬细胞　B. B 细胞　C. T 细胞　D. NK 细胞　E. 中性粒细胞

8. 再次免疫应答抗体产生的规律，不符合的是（　　）。
A. 抗体的产生潜伏期短　B. 产生的抗体以 IgM 为主
C. 产生的抗体为高亲和力抗体　D. 抗体含量高
E. 抗体维持时间长

9.【口腔执业助理医师资格考试真题】免疫应答的基本过程包括（　　）三个阶段。
A. 识别、活化、效应　B. 识别、活化、排斥
C. 识别、活化、反应　D. 识别、活化、增殖
E. 识别、活化、应答

10.【口腔执业助理医师资格考试真题】参与 TD-Ag 刺激机体产生抗体的细胞是（　　）。
A. B 细胞　B. T 细胞和 B 细胞
C. 巨噬细胞、B 细胞和 T 细胞　D. 巨噬细胞和 B 细胞
E. 巨噬细胞和 T 细胞

11.【口腔执业助理医师资格考试真题】T 细胞的生物学功能不包括（　　）。
A. 产生细胞因子　B. 直接杀伤靶细胞
C. 参与对病毒的免疫应答　D. 诱导抗体的类别转换
E. 介导 ADCC 效应

B1 型题

（1～2 题共用备选答案）

A. IgA　B. IgM　C. IgD　D. IgG　E. IgE

1. 初次应答产生的抗体主要是（　　）。
2. 再次应答产生的抗体主要是（　　）。

（3～6 题共用备选答案）

A. 巨噬细胞、B 淋巴细胞　B. B 淋巴细胞、T 淋巴细胞

C. NK 细胞、巨噬细胞　D. NK 细胞

E. T 淋巴细胞

3. 在免疫应答中可形成记忆细胞的是（　　）。
4. 可介导 ADCC 的是（　　）。
5. 能非特异性杀伤靶细胞的是（　　）。
6. 参与迟发型超敏反应的是（　　）。

二、判断题

（　）1. 体液免疫的生物学效应包括抗胞内感染。

（　）2. 特异性免疫应答包括 B 细胞介导的体液免疫应答和 T 细胞介导的细胞免疫应答两种类型。

（　）3. 细胞免疫可以介导免疫损伤。

三、填空题

1. 在抗体产生的一般规律中，初次免疫应答的潜伏期__________，效价__________，持续时间__________，抗体以__________为主。
2. 在抗体产生的一般规律中，再次免疫应答的潜伏期__________，效价__________，持续时间__________，抗体以__________为主。
3. 免疫应答的三个阶段是__________阶段、__________阶段和__________阶段。
4. 特异性免疫应答可分为 B 细胞介导的__________和 T 细胞介导的__________两种类型。
5. 免疫应答发生的主要场所是__________、__________等外周免疫器官。
6. 广义而言，免疫应答可分为__________和__________免疫应答两类。

四、名词解释

免疫应答：

五、简答题

1. 试述特异性免疫应答的基本过程。

2. 试述体液免疫应答的生物学效应。

3. 试述细胞免疫应答的生物学效应。

4. 试述体液免疫应答的一般规律。

第七章　抗感染免疫

知识目标

掌握非特异性免疫的概念及组成。

习　题

一、选择题

A1 型题

1. 不完全吞噬的后果，不包括（　　）。
   A. 吞噬细胞死亡
   B. 细菌在吞噬细胞内繁殖
   C. 细菌在体内扩散
   D. 造成邻近组织损伤
   E. 杀死被吞噬的病原菌
2. 抗感染免疫，错误的是（　　）。
   A. 细胞免疫主要针对胞内感染
   B. 抗毒素的中和作用主要针对外毒素感染
   C. SIgA 主要抗局部感染
   D. 抗体与细菌结合直接杀死胞外菌
   E. 血脑屏障可保护中枢神经系统
3. 机体对哪种感染的免疫应答主要表现为抗外毒素感染的免疫？（　　）
   A. 葡萄球菌　B. 痢疾杆菌　C. 脑膜炎奈瑟菌　D. 结核杆菌　E. 霍乱弧菌

二、填空题

非特异性免疫由____________、____________、____________构成。

三、名词解释

固有免疫：

第八章　超敏反应

知识目标

1. 掌握超敏反应的概念及主要型别。
2. 掌握Ⅰ型超敏反应的发生机制、防治原则。
3. 熟悉各型超敏反应的临床常见疾病。

习　题

一、选择题

A1 型题

1. 介导Ⅰ型超敏反应的生物活性物质，主要是由下列哪种细胞释放？（　　）
   A. 巨噬细胞　B. 单核细胞　C. 肥大细胞　D. B 细胞　E. 中性粒细胞
2. 哪些细胞表达高亲活力的 FcεRⅠ？（　　）
   A. 单核细胞、巨噬细胞　B. 中心粒细胞、肥大细胞
   C. 中心粒细胞、嗜碱性粒细胞　D. 肥大细胞、嗜碱性粒细胞
   E. 嗜酸性粒细胞、嗜碱性粒细胞
3. 参与Ⅰ型超敏反应的抗体是（　　）。
   A. IgE　B. IgD　C. IgM　D. IgA　E. IgG
4. 下列哪种属于Ⅳ型超敏反应的机制？（　　）
   A. 青霉素皮试阳性　B. 血清病
   C. 类风湿关节炎　D. 结核菌素皮肤试验阳性
   E. 毒性弥漫性甲状腺肿
5. 属于Ⅰ型超敏反应的疾病是（　　）。
   A. 新生儿溶血病　B. 系统性红斑狼疮性肾炎
   C. 接触性皮炎　D. 花粉过敏症
   E. 药物过敏性血细胞减少症
6. 属于Ⅱ型超敏反应的疾病是（　　）。
   A. 重症肌无力　B. 系统性红斑狼疮
   C. 血清病　D. 抗病毒引起的免疫损伤
   E. 青霉素过敏性休克
7. 属于Ⅲ型超敏反应的疾病是（　　）。
   A. 吃芒果过敏　B. 输血反应
   C. 阿蒂斯反应　D. 器官移植排斥反应
   E. 消化道过敏反应
8. 属于Ⅳ型超敏反应的疾病是（　　）。
   A. 新生儿溶血病　B. 支气管哮喘
   C. 血清病　D. 传染性超敏反应
   E. 免疫动物血清引起的过敏性休克
9. 抗体介导的超敏反应有（　　）。
   A. Ⅰ、Ⅱ、Ⅳ型超敏反应　B. Ⅰ、Ⅱ、Ⅲ型超敏反应
   C. Ⅰ、Ⅲ、Ⅳ型超敏反应　D. Ⅱ、Ⅲ、Ⅳ型超敏反应
   E. Ⅱ、Ⅳ型超敏反应
10. 下列哪种物质与Ⅰ型超敏反应无关？（　　）
   A. 组胺　B. 备解素　C. 激肽　D. 白三烯　E. 前列腺素
11. 与Ⅰ型超敏反应特点不符合的是（　　）。

A. 补体参与　B. IgE 介导
C. 有明显个体差异　D. 发生快，消退快
E. 主要表现为生理功能的紊乱

12. 初次注射大量抗毒素所致的血清病属哪型超敏反应？(　　)
A. Ⅰ型　B. Ⅱ型　C. Ⅲ型　D. Ⅳ型　E. 抗体刺激型

13.【护士执业资格考试真题】类风湿关节炎引起自身免疫反应的因子是(　　)。
A. 自身抗体 IgM　B. 外源性抗体　C. 自身抗体 IgA　D. 胶原蛋白　E. Ⅱ型胶原抗体

14.【口腔执业助理医师资格考试真题】可释放组胺引起哮喘反应的白细胞是(　　)。
A. 单核细胞　B. 嗜酸性细胞　C. 中性粒细胞　D. 淋巴细胞　E. 嗜碱性细胞

15.【口腔执业助理医师资格考试真题】参与Ⅱ型超敏反应的免疫球蛋白是(　　)。
A. IgM/IgD　B. IgM/IgG　C. IgA/IgE　D. IgM/IgA　E. IgE/IgD

A2 型题

1.【护士执业资格考试真题】女，28 岁，因外出春游去植物园，出现咳嗽、咳痰，伴喘息 1 天入院。查体：体温 36.5 ℃，脉搏 90 次 / 分，呼吸 28 次 / 分，血压 110/80 mmHg，喘息貌，口唇发绀，在肺部可闻及广泛哮鸣音。该患者最可能的诱因是(　　)。
A. 花粉　B. 尘螨　C. 动物毛屑　D. 病毒感染　E. 精神因素

2.【护士执业资格考试真题】男，36 岁，因咳嗽、发热前来就诊。医嘱给予青霉素 80 万 U 肌内注射，每天 2 次。皮试 3 分钟后，患者出现胸闷、气急，伴濒死感，面色苍白，出冷汗，皮肤瘙痒。该患者出现了(　　)。
A. 青霉素过敏性休克　B. 血清病型反应
C. 青霉素毒性反应　D. 呼吸道过敏反应
E. 皮肤过敏反应

3.【护士执业资格考试真题】男，45 岁，因足底被生锈的铁钉刺伤就诊，医嘱注射破伤风抗毒素，患者 1 周内使用过破伤风抗毒素。引起该患者过敏特异性抗体是(　　)。
A. IgA　B. IgC　C. IgG　D. IgE　E. IgM

4.【护士执业资格考试真题】女，36 岁，急性淋巴细胞白血病。医嘱浓缩红细胞和血小板输注。在首先输注浓缩红细胞过程中，患者出现全身皮肤瘙痒，伴颈部、前胸出现荨麻疹。首先考虑该患者发生了(　　)。
A. 发热反应　B. 溶血反应　C. 过敏反应　D. 超敏反应　E. 急性肺水肿

5. 男，7 岁，肺炎，经青霉素过敏试验阴性后静脉滴注青霉素，15 分钟后患儿诉腹部稍痛，10 分钟后加剧，哭闹不止，面色变黄，呈痛苦状，诊断为青霉素过敏。立即改用 10% 葡萄糖 250 mL 加 10% 葡萄糖酸钙 10 mL 静脉滴注，并肌注肾上腺素 0.25 mg、地塞米松 5 mg、异丙嗪 12.5 mg。30 分钟后患儿症状消失。该患儿发生的超敏反应类型为(　　)。
A. Ⅰ型　B. Ⅱ型　C. Ⅲ型　D. Ⅳ型　E. 不确定

B1 型题

(1～2 题共用备选答案)【口腔执业助理医师资格考试真题】
A. 出生时，1 个月，3 个月　B. 出生时，1 个月，6 个月
C. 2 个月，3 个月，4 个月　D. 3 个月，4 个月，5 个月
E. 4 个月，5 个月，6 个月

1. 1 岁内婴儿乙肝疫苗接种时间为(　　)。
2. 1 岁内婴儿百白破三联针疫苗接种时间为(　　)。

二、判断题

(　)1. Ⅳ型超敏反应又称迟发型超敏反应或传染性超敏反应。
(　)2. Ⅳ型超敏反应可以针对胞内寄生菌、病毒和某些真菌感染。
(　)3. 抗体可参与各种类型的超敏反应。

三、填空题

1. Ⅰ型超敏反应又称__________，Ⅱ型超敏反应又称__________，Ⅲ型超敏反又称__________，Ⅳ型超敏反应又称__________。

2. 介导Ⅰ型超敏反应的抗体是__________。

四、名词解释

超敏反应：

五、简答题

男，15岁，和同学到油菜花地春游，回学校后出现不停打喷嚏、流鼻涕、流眼泪，且鼻、眼及外耳道奇痒等症状，经诊断为花粉过敏症。

请解释以上症状发生的原理。

第九章　临床相关免疫

知识目标

1. 熟悉常见的自身免疫性疾病。
2. 了解肿瘤免疫和移植免疫。

习　题

一、选择题

A1 型题

1. 下列属于同种同基因移植的是（　　）。
A. 孪生兄妹之间　B. 猪和人之间
C. 同卵双生兄弟之间　D. 兄妹之间
E. 无亲缘关系两个人之间
2. 与免疫缺陷的临床特点无关的是（　　）。
A. 感染　B. 肿瘤　C. 自身免疫病　D. 遗传倾向　E. 性别特征
3. 上肢烧伤后，取自本人下肢完好的皮肤移植是（　　）。
A. 同种异体移植　B. 同基因型移植　C. 自身移植　D. 同系移植　E. 异种移植
4. 下列疾病中不属于自身免疫性疾病的是（　　）。
A. 系统性红斑狼疮　B. 类风湿性关节炎　C. 输血反应　D. 甲状腺功能亢进　E. 重症肌无力
5. 临床移植最常见的类型是（　　）。
A. 自身移植　B. 同系移植　C. 同种异体移植　D. 异种移植　E. 以上均是
6. 下列不属于免疫治疗的制剂是（　　）。
A. 抗毒素　B. 卡介苗　C. 抗代谢药　D. 细胞因子制剂　E. 类毒素
7. 自身免疫的发生是由于体内产生了（　　）。
A. 自身抗体　B. 自身反应性淋巴细胞
C. 自身抗原　D. 自身抗体或自身反应性 T 细胞
E. 突变细胞
8. 与原发性肝癌相关的病毒性抗原是（　　）。
A. EB 病毒衣壳抗原　B. 乙肝病毒表面抗原
C. 乙肝病毒核心抗原　D. 有乳头瘤病毒 E6 抗原
E. 丁肝病毒抗原
9. 免疫缺陷病，不正确的是（　　）。
A. AIDS 是目前最严重的继发性免疫缺陷病
B. 免疫缺陷病是由先天性免疫系统发育不良引起
C. 免疫缺陷病患者常易反复发生感染
D. 免疫缺陷病患者肿瘤发生率高于正常人
E. 免疫缺陷病患者常伴发自身免疫性疾病
10. 与自身免疫性疾病特点无关的是（　　）。
A. 患者体内可检测自身抗体或自身反应 T 细胞
B. 对自身细胞或组织成分的获得性免疫应答造成损伤或功能障碍
C. 病情转归与自身免疫反应强度密切相关
D. 反复发作、慢性迁延
E. 发病无器官特异性

11. 下列属于自身免疫性疾病的是（　　）。
A. 过敏性休克　B. 新生儿溶血病　C. 血清病　D. 系统性红斑狼疮　E. 接触性皮炎

12. AIDS 是何种疾病？（　　）
A. 细胞免疫缺陷病　B. 体液免疫缺陷病
C. 联合免疫缺陷病　D. 获得性免疫缺陷综合征
E. 吞噬细胞和补体缺陷病

13. 人类中起主要作用，针对同种异体移植物排斥反应的抗原是（　　）。
A. 组织相容性抗原　B. 移植抗原
C. 白细胞抗原　D. 主要组织相容性抗原
E. 主要组织相容性复合体

14.【临床执业助理医师资格考试真题】不属器官特异性自身免疫病的是（　　）。
A. 慢性甲状腺炎　B. 恶性贫血
C. 重症肌无力　D. 特发性血小板减少性紫癜
E. 类风湿性关节炎

15.【临床执业助理医师资格考试真题】与急性同种异基因移植物排斥关系最密切的细胞是（　　）。
A. NK 细胞　B. B 细胞　C. $CD8^{+}T$ 细胞　D. 肥大细胞　E. 嗜酸性粒细胞

16.【护士执业资格考试真题】HIV 感染后对免疫系统造成损害，主要的机理是损害哪类细胞？（　　）
A. 中性粒细胞　B. B 淋巴细胞
C. $CD4^{+}T$ 淋巴细胞　D. $CD8^{+}T$ 淋巴细胞
E. 自然杀伤（NK）细胞

17.【护士执业资格考试真题】系统性红斑狼疮最有特异性的标志物是（　　）。
A. 抗 Sm 抗体　B. 抗双链 DNA 抗体
C. 抗核抗体　D. 抗体
E. 补体

18.【护士执业资格考试真题】类风湿关节炎引起自身免疫反应的因子是（　　）。
A. 自身抗体 IgM　B. 外源性抗体　C. 自身抗体 IgA　D. 胶原蛋白　E. Ⅱ型胶原抗体

19.【口腔执业助理医师资格考试真题】器官移植后首先考虑的分子是（　　）。
A. 补体　B. T 淋巴细胞　C. B 淋巴细胞　D. 免疫蛋白　E. 球蛋白

A2 型题

1. 女，18 岁，发热 1 个月，近 1 周来两面颊出现对称性红斑，手指关节红肿，血红蛋白 90 g/L，白细胞 3.0×10^{9}g/L，尿蛋白（+++），抗 ds-DNA 抗体阳性。应首先考虑诊断为（　　）。
A. 缺铁性贫血　B. 慢性肾炎　C. 类风湿关节炎　D. 系统性红斑狼疮　E. 风湿热

2. 女，40 岁，关节僵硬疼痛半年，关节肿胀。最近全身乏力，低热，RF 206/mL，ASO 10.6，ANA 1∶320，CCP 135 IU/mL。根据临床症状和实验室结果，最可能的诊断为（　　）。
A. 风湿性关节炎　B. 类风湿关节炎　C. 多发性肌炎　D. 骨性关节炎　E. 硬化症

3.【临床执业助理医师资格考试真题】慢性肉芽肿病的发生原因是（　　）。
A. 先天性胸腺发育不全　B. 吞噬细胞功能缺陷
C. 细胞发育和域功能异常　D. 补体某些组分缺陷
E. T 细胞、B 细胞混合缺陷

4. 女，32 岁，不规则发热伴大小关节疼痛月余。查体面部未见红斑，口腔、鼻腔有溃疡，右膝及左踝关节轻度红肿，有压痛，但无畸形。实验室检查：尿蛋白（+），颗粒管型（+），外周血白细胞计数 3.5×10^{9}/L，网织红细胞 2.1%，抗核抗体 1∶1 000（+），LE 细胞（−）。可诊断为（　　）。
A. SLE　B. 类风湿关节炎　C. 肾小球肾炎　D. 上呼吸道感染　E. 风湿性关节炎

5. 某肾移植患者，检测 T 细胞亚群，NK 细胞增加，CD4 细胞增加，CD8 细胞正常，CD4/CD8 > 1.2。表明该患者可能有（　　）。
A. 急性排斥反应　B. 术后正常反应　C. 慢性排斥反应　D. 病毒感染　E. 细菌感染

B1 型题

（1～4 题共用备选答案）

A. 精子　B. 大肠杆菌 O14　C. 类风湿因子　D. EB 病毒　E. 溶血性链球菌

1. 属于隐蔽抗原的是（　　）。
2. 与肾小球基底膜成分有交叉反应的抗原是（　　）。
3. 与溃疡性结肠炎有关的抗原是（　　）。
4. 与类风湿性关节炎有关的抗体是（　　）。

第十章 免疫学应用

知识目标

1. 掌握人工主动免疫和人工被动免疫的概念及区别。
2. 熟悉酶联免疫吸附试验的原理。
3. 了解常用的免疫诊断方法。

习 题

一、选择题

A1 型题

1. 下列哪项属于人工主动免疫？（　　）
   A. 接种乙肝疫苗预防乙肝　B. 注射免疫核糖核酸治疗恶性肿瘤
   C. 静脉注射 LAK 细胞治疗肿瘤　D. 注射丙种球蛋白预防麻疹
   E. 骨髓移植治疗白血病
2. 隐性感染后获得的免疫属于（　　）。
   A. 人工被动免疫　B. 人工自动免疫　C. 自然自动免疫　D. 自然被动免疫　E. 过继免疫
3. 胎儿从母体获得 IgG 属于（　　）。
   A. 人工被动免疫　B. 人工自动免疫　C. 自然自动免疫　D. 自然被动免疫　E. 过继免疫
4. 下列属于自然被动免疫的是（　　）。
   A. 天然血型抗体的产生　B. 通过注射类毒素获得的免疫
   C. 通过注射抗毒素获得的免疫　D. 通过隐性感染获得的免疫
   E. 通过胎盘、初乳获得的免疫
5. 下列哪项不是人工被动免疫的生物制品？（　　）
   A. 抗毒素　B. 丙种球蛋白　C. 转移因子　D. 胸腺素　E. 类毒素
6. 下列何种方式属于人工被动免疫？（　　）
   A. 患伤寒病　B. 预防接种类毒素
   C. 从母乳中得到 SIgA　D. 注射丙种球蛋白
   E. 接种卡介苗
7. 接种类毒素可产生（　　）。
   A. 人工自动免疫　B. 人工被动免疫　C. 自然自身免疫　D. 自然被动免疫　E. 过继免疫
8. 下列不属于免疫治疗的制剂是（　　）。
   A. 抗生素　B. 分子疫苗　C. 抗体　D. 细胞因子　E. 微生物抗原疫苗
9. 下列属于人工自动免疫的生物制剂是（　　）。
   A. TAT　B. 白喉抗毒素　C. 细胞因子　D. 卡介苗　E. TFN
10. 不能应用抗体制剂进行免疫治疗的疾病是（　　）。
    A. 破伤风　B. 毒蛇咬伤　C. 白喉　D. 结核病　E. 肉毒毒素中毒
11. 下列哪项不符合人工主动免疫的特点？（　　）
    A. 输入的生物制品本质为抗原　B. 产生免疫力的时间慢
    C. 免疫力维持时间长　D. 主要用于预防
    E. 主要用于治疗或紧急预防
12. 免疫治疗可分为（　　）。
    A. 免疫增强疗法　B. 免疫抑制疗法
    C. 主动和被动免疫治疗　D. 特异或非特异免疫治疗
    E. 以上都是
13. 人工被动免疫常用的制剂是（　　）。

A. 破伤风类毒素　B. 人血丙种球蛋白　C. 卡介苗　D. 转移因子　E. 麻疹疫苗

14. 患传染病后获得的免疫力属于（　　）。

A. 人工主动免疫　B. 人工被动免疫　C. 自然被动免疫　D. 自然主动免疫　E. 过继免疫

15. 属于人工主动免疫制剂的是（　　）。

A. 胎盘球蛋白　B. 抗病毒血清　C. 内毒素　D. 类毒素

16. 肥达反应属于（　　）。

A. 沉淀反应　B. 间接凝集反应
C. 间接凝集抑制试验　D. 直接凝集反应
E. 补体结合试验

17.【**护士执业资格考试真题**】脊髓灰质炎疫苗属于（　　）。

A. 灭活疫苗　B. 减毒活疫苗　C. 类毒素疫苗　D. 组分疫苗　E. 基因工程疫苗

18.【**口腔执业助理医师资格考试真题**】某 7 月龄婴儿，医院出生，根据其免疫特点和传染病发生的情况，完成计划免疫和预防接种应不包括（　　）。

A. 卡介苗　B. 乙型肝炎疫苗　C. 百白破三联针　D. 脊髓灰质炎疫苗　E. 麻疹减毒活疫苗

19. 要从混合的 T 细胞、B 细胞中分离 T 细胞，最佳的方法是（　　）。

A. 流式细胞术　B. 放射免疫分析法
C. ELISA　D. 双向琼脂扩散试验
E. 免疫电泳

20.【**护士执业资格考试真题**】女，46 岁，4 小时前不慎足被刺伤，伤口较深，给予患者注射破伤风抗毒素的原理是（　　）。

A. 控制可解除痉挛　B. 防止感染　C. 中和游离毒素　D. 防止窒息　E. 被动免疫

21.【**护士执业资格考试真题**】某 6 月龄婴儿，父母带其到儿童保健门诊进行预防接种，此时应该给该婴儿注射的疫苗是（　　）。

A. 百白破疫苗　B. 乙肝疫苗　C. 卡介苗　D. 腮麻风疫苗　E. 脊髓灰质炎疫苗

22.【**护士执业资格考试真题**】满 8 个月的小儿应接种的疫苗是（　　）。

A. 卡介苗　B. 乙肝疫苗
C. 百白破三联混合制剂　D. 脊髓灰质炎减毒活疫苗糖丸
E. 麻疹减毒活疫苗

23.【**护士执业资格考试真题**】1 岁以后儿童完成计划免疫复种的第一个疫苗是（　　）。

A. 乙脑疫苗　B. 百白破疫苗　C. 乙肝疫苗　D. 麻疹疫苗　E. 卡介苗

24.【**护士执业资格考试真题**】可使人体产生对结核获得性免疫力的预防措施是（　　）。

A. 进行卡介苗接种　B. 普及结核病防治知识
C. 及早发现并治疗病人　D. 消毒衣物，隔离病人
E. 加强锻炼，增强体质

二、判断题

（　）1. 人工主动免疫是给机体输入含有特异性抗体的免疫血清，使机体获得现成特异性免疫力的方法。

（　）2. 计划免疫是人工主动免疫。

三、名词解释

1. 人工主动免疫：

2. 人工被动免疫：

四、简答题

比较人工主动免疫和人工被动免疫。

第十一章　微生物学概述

知识目标

1. 掌握微生物与病原微生物的概念及三类微生物的主要特点。
2. 熟悉病原生物学的发展过程。
3. 了解病原生物学发展历史和所取得的重大成就。

习　题

一、选择题

A1 型题

1. 微生物的共同特征，不正确的是（　　）。
   A. 个体微小　B. 分布广泛　C. 种类繁多　D. 只能在活细胞内生长繁殖　E. 可无致病性
2. 首先观察到微生物的是（　　）。
   A. 琴纳　B. 伊凡诺夫斯基　C. 列文虎克　D. 李斯特　E. 巴斯德
3. 有完整细胞核的微生物是（　　）。
   A. 真菌　B. 支原体　C. 衣原体　D. 立克次氏体　E. 细菌
4. 原核细胞型微生物结构，正确的是（　　）。
   A. 有细胞壁但不含肽聚糖
   B. 有细胞膜且含有固醇
   C. 含有线粒体、内质网、溶酶体等细胞器
   D. 细胞核内含染色体遗传物质
   E. 核质为裸露环状 DNA，无核膜
5. 属于原核细胞型微生物的是（　　）。
   A. 肺炎球菌　B. 肺炎杆菌　C. 肺炎支原体　D. 肺炎衣原体　E. 以上都是
6. 属于非细胞型微生物的是（　　）。
   A. 支原体　B. 放线菌　C. 衣原体　D. 细菌　E. 以上都不是
7. 最先创用固体培养基将细菌进行培养的科学家是（　　）。
   A. 法国巴斯德　B. 德国柯霍　C. 俄国伊凡诺夫斯基　D. 英国李斯特　E. 荷兰列文虎克
8. 在微生物学发展史上作出重要贡献的科学家及其所作出的贡献，错误的是（　　）。
   A. 伊凡诺夫斯基发现烟草花叶病毒　B. 巴斯德首次研制出狂犬病疫苗
   C. 琴纳分离出天花病毒　D. 柯霍先后分离出炭疽杆菌、结核杆菌和霍乱弧菌
   E. 弗莱明发现青霉菌产物能抑制金黄色葡萄球菌的生长
9. 用自制的显微镜第一次观察到微生物的是（　　）。
   A. Edward Jenner　B. Louis Paseur　C. Robert Kock　D. Walter Reed
   E. Antony van Leeuwenhoek
10. 由微生物引起有机物发酵和腐败的证明人是（　　）。
    A. 巴斯德　B. 柯霍　C. 列文虎克　D. 李斯特　E. 琴纳
11. 首先创用了无菌操作技术的是（　　）。
    A. 柯霍　B. 琴纳　C. 巴斯德　D. 列文虎克　E. 李斯特
12. 用固体培养基成功分离出大多数传染病病原菌的是（　　）。

模块五

A. 琴纳　B. 柯霍　C. 巴斯德　D. 李斯特　E. 列文虎克

13. 首先分离培养出结核分枝杆菌的是（　　）。

A. 伊凡诺夫斯基　B. 列文虎克　C. 柯霍　D. 李斯特　E. 巴斯德

14. 首先使用牛痘苗预防天花的是（　　）。

A. 琴纳　B. 列文虎克　C. 巴斯德　D. 李斯特　E. 柯霍

15. 细菌在生物学分类上属于（　　）。

A. 真核生物类　B. 原核生物类　C. 单核生物类　D. 多核生物类　E. 无核生物类

16. 有完整细胞核的微生物是（　　）。

A. 立克次氏体　B. 放线菌　C. 细菌　D. 真菌　E. 衣原体

17. 不属于原核细胞型微生物的是（　　）。

A. 细菌　B. 病毒　C. 支原体　D. 立克次氏体　E. 衣原体

18. 属于非细胞型微生物的是（　　）。

A. 钩端螺旋体　B. 人类免疫缺陷病毒

C. 沙眼衣原体　D. 霍乱弧菌

E. 白假丝酵母菌

19. 坏疽性口炎的发病原因可能是（　　）。

A. 口腔卫生不良　B. 维生素缺乏　C. 局部创伤　D. 病毒感染　E. 细菌感染

20. 口腔结核的病原微生物是（　　）。

A. 细菌　B. 病毒　C. 支原体　D. 真菌　E. 原虫

21. 哪类人群易患口腔念珠菌病？（　　）

A. 患有胃肠道疾病　B. 有烟酒嗜好

C. 更年期妇女　D. 长期应用抗生素者

E. 青壮年

二、判断题

（　）1. 乙肝病毒是原核细胞型微生物。

（　）2. 真菌个体最大，病毒最小。

（　）3. 细菌无核膜和核仁，细胞器不完善。

三、填空题

1. 微生物按组成和结构的不同，可分为________、________、________。

2. 非细胞型微生物，包括________________________。

3. 原核细胞型微生物包括______、______、______、______、______、______六种。

4. 真核细胞型微生物包括____________。

四、名词解释

微生物：

五、简答题

比较非细胞型微生物、原核细胞型微生物、非细胞型微生物的特点。

第十二章　细菌学总论

知识目标

1. 熟悉细菌基本结构的组成，革兰氏阳性菌与革兰氏阴性菌细胞壁结构的差异。
2. 掌握细菌特殊结构的组成及其功能，革兰氏染色法在医学实践中的意义。
3. 掌握细菌生长繁殖条件与方式，细菌的分布及消毒灭菌方法。
4. 掌握内、外毒素的比较，细菌感染类型。

习　题

第一节　细菌的形态与结构

一、选择题

A1 型题

1. 细菌的测量单位是（　　）。
A. 纳米　B. 微米　C. 毫微米　D. 厘米　E. 毫米
2. 细菌细胞壁的主要功能是（　　）。
A. 维持细菌的外形　B. 呼吸作用　C. 参与物质交换　D. 生物合成与分泌　E. 物质转运
3. 细菌细胞结构，错误的是（　　）。
A. 革兰氏阴性菌细胞壁厚，有外膜　B. 质粒是染色体外的遗传物质
C. 核结构是由核膜构成　D. 细胞壁中都有肽聚糖
E. 核糖体是细菌蛋白质合成的场所
4. 大肠埃希菌细胞壁的组成成分，错误的是（　　）。
A. 肽聚糖　B. 脂蛋白　C. 外膜　D. 磷壁酸　E. 脂多糖
5. 革兰氏阳性菌细胞壁的特点是（　　）。
A. 较疏松　B. 肽聚糖含量多　C. 无磷壁酸　D. 有脂多糖　E. 脂类含量多
6. 革兰氏阳性菌的结构，错误的是（　　）。
A. 细胞壁的基本成分是肽聚糖　B. 有大量的磷壁酸
C. 有外膜层　D. 对青霉素敏感
E. 肽聚糖构成的是三维立体网状结构
7. 细菌细胞浆内含物，错误的是（　　）。
A. 核蛋白体　B. 中介体　C. 线粒体　D. 质粒　E. 胞质颗粒
8. 为所有细菌都有的结构成分是（　　）。
A. 鞭毛　B. 荚膜　C. 核膜　D. 细胞壁　E. 中介体
9. 不属于细菌特殊结构的是（　　）。
A. 鞭毛　B. 荚膜　C. 菌毛　D. 芽孢　E. 质粒
10. 普通菌毛是细菌的（　　）。
A. 黏附结构　B. 运输结构　C. 融合结构　D. 接合结构　E. 运动器官
11. 细菌结构中，最耐热的是（　　）。
A. 芽孢　B. 鞭毛　C. 荚膜　D. 繁殖体　E. 中介体
12. 在细菌特殊结构中，具有抗吞噬作用的是（　　）。
A. 芽孢　B. 性菌毛　C. 普通菌毛　D. 荚膜　E. 鞭毛
13. 在细菌特殊结构中，作为灭菌指标的是（　　）。
A. 芽孢　B. 性菌毛　C. 普通菌毛　D. 荚膜　E. 鞭毛
14. 为革兰氏阳性菌的是（　　）。

A. 脑膜炎奈瑟菌　B. 淋病奈瑟菌　C. 肺炎链球菌　D. 大肠埃希菌　E. 变形杆菌

15. 为革兰氏阴性菌的是（　　）。

A. 葡萄球菌　B. 链球菌　C. 肺炎链球菌　D. 淋病奈瑟菌　E. 破伤风梭菌

16. 革兰氏染色，错误的是（　　）。

A. 可用于细菌分类　B. 选择药物用于治疗

C. 鉴定细菌的依据　D. 阳性菌染成紫色

E. 寻找细菌的特殊结构

17. 青霉素抑制革兰氏阳性菌的机理是（　　）。

A. 抑制细菌合成脂多糖　B. 抑制细菌合成肽聚糖

C. 干扰细菌 DNA 的复制　D. 干扰细菌核糖体合成蛋白质

E. 影响细菌细胞膜的功能

18. 细菌细胞结构，错误的是（　　）。

A. 细胞壁均有肽聚糖　B. 有 70S 核糖体

C. 核有完整的核膜和核仁　D. L 型细菌无细胞壁

E. 中介体多见于革兰氏阳性菌

19. 与细菌耐药性有关的结构是（　　）。

A. 性菌毛　B. 荚膜　C. 质粒　D. 鞭毛　E. 异染颗粒

20. 青霉素抗菌作用的机制是（　　）。

A. 干扰细菌细胞壁的合成　B. 干扰细菌细胞蛋白质的合成

C. 破坏细菌细胞膜通透性　D. 破坏细菌细胞核酸的代谢

E. 干扰细菌胞浆颗粒的形成

21. L 型细菌缺失哪种结构？（　　）

A. 细胞质　B. 细胞膜　C. 细胞核质　D. 细胞壁　E. 核糖体

22. 革兰氏阴性菌的细胞壁肽聚糖缺少的成分是（　　）。

A. 聚糖骨架　B. β-1,4 糖苷键

C. 四肽侧链　D. 五肽交联桥

E. N- 乙酰葡糖胺和 N- 乙酰胞壁酸

23. 革兰氏染色，错误的是（　　）。

A. 革兰氏阳性菌染成深紫色　B. 染色顺序为结晶紫→95%乙醇→碘液→稀释复红

C. 革兰氏阴性菌染成红色　D. 具有鉴别细菌意义

E. 具有指导选择抗菌药物的意义

24. 溶菌酶溶菌作用的机制是（　　）。

A. 裂解细胞壁聚糖骨架上的 β-1,4 糖苷键

B. 抑制细胞壁肽聚糖上四肽侧链与五肽桥的交联

C. 抑制细菌 mRNA 的表达

D. 抑制细菌 DNA 的转录

E. 破坏细胞壁上的磷壁酸

25. 细菌细胞壁特有的成分是（　　）。

A. 肽聚糖　B. 外膜　C. 脂蛋白　D. 脂多糖　E. 类脂 A

26. H 抗原指细菌的（　　）。

A. 荚膜抗原　B. 鞭毛抗原　C. 菌毛抗原　D. 芽孢抗原　E. 外膜抗原

27. O 抗原指细菌的（　　）。

A. 菌体抗原　B. 核糖体抗原　C. 核酸抗原　D. 荚膜抗原　E. 毒素抗原

28. 微生物的分类原则是（　　）。

A. 按细胞大小　B. 按核酸序列　C. 按进化程度　D. 按代谢方式　E. 以上都不是

29. 下列哪种结构属于细菌的基本结构？（　　）

A. 荚膜　B. 线粒体　C. 核糖体　D. 芽孢　E. 鞭毛

二、判断题

(　　) 1. 细菌的基本形状为球、杆、螺旋（及弧状）三种类型，分别称球菌、杆菌、螺形菌。
(　　) 2. 普通菌毛可传递遗传物质。
(　　) 3. 芽孢抵抗力强，与其特殊的结构和组成有关。

三、填空题

1. 根据细菌形态特征，将细菌分为______、______、______。
2. 革兰氏阳性菌细胞壁的肽聚糖由______、______、______组成，革兰氏阴性菌细胞壁的肽聚糖由______、______组成。
3. 革兰氏阴性菌细胞壁中的______是革兰氏阴性菌的内毒素。
4. ______是细菌染色体以外的遗传物质。
5. 细菌的基本结构包括______、______、______、______。
6. 细菌的特殊结构包括______、______、______、______。
7. 菌毛包括______、______。
8. 细菌的测量单位为______。

四、简答题

1. 简要说明革兰氏阳性菌和革兰氏阴性菌细胞壁结构的不同。

2. 简要说明革兰氏阳性菌和革兰氏阴性菌细胞壁结构不同的意义。

第二节　细菌的生理

一、选择题

A1 型题

1. 不是细菌合成的代谢产物是（　　）。
   A. 色素　B. 细菌素　C. 干扰素　D. 维生素　E. 抗生素
2. 细菌的生长方式是（　　）。
   A. 有丝分裂　B. 二分裂　C. 孢子生殖　D. 复制　E. 出芽
3. 单个细菌在固体培基上的生长现象是（　　）。
   A. 菌落　B. 菌膜　C. 菌丝　D. 菌团　E. 菌苔
4. 在细菌生长中，生物学性状最典型的时期是（　　）。
   A. 迟缓期　B. 对数期　C. 减数期　D. 稳定期　E. 衰退期
5. 下述与致病无关的物质是（　　）。
   A. 热原质　B. 外毒素　C. 内毒素　D. 侵袭性酶　E. 细菌素
6. 下述能抑制或杀死细菌，用于治疗的物质是（　　）。
   A. 杆菌肽　B. 细菌素　C. 毒素　D. 胸腺素　E. 干扰素
7. 热原质，错误的是（　　）。
   A. 大多由革兰氏阴性菌产生
   B. 为革兰氏阴性菌细胞壁中的脂多糖
   C. 注入人体或动物体内能引起发热反应

模块五

D. 高压蒸汽灭菌可被破坏
E. 吸附剂及特殊石棉滤板内可除去液体中大部分热原质

8. 细菌的人工培养不能应用于（　　）。
A. 病原学诊断　B. 做药物敏感试验
C. 培养纯种细菌　D. 制备菌苗用于预防
E. 制备干扰素

9. 大多数细菌生长繁殖所需的 pH 值是（　　）。
A. 7 ～ 8　B. 7.2 ～ 7.6　C. 6.5 ～ 6.8　D. 8.8 ～ 9.2　E. 5 ～ 9

10. 下列除哪项外，均为细菌生长繁殖的条件？（　　）
A. 营养物质　B. 酸碱度　C. 温度　D. 气体环境　E. 溶解度

11. 下列哪种是耐盐细菌？（　　）
A. 痢疾志贺菌　B. 破伤风梭菌　C. 副溶血性弧菌　D. 白喉棒状杆菌　E. 结核分枝杆菌

12. 大肠埃希菌分裂一代需要的时间大约是（　　）。
A. 18 小时　B. 20 分钟　C. 72 小时　D. 60 分钟　E. 20 秒

13. 半固体培养基便于观察细菌有无下列哪种结构？（　　）
A. 菌毛　B. 鞭毛　C. 荚膜　D. 芽孢　E. 磷壁酸

14. 破伤风梭菌属于（　　）。
A. 专性需氧菌　B. 专性厌氧菌　C. 兼性厌氧菌　D. 微需氧菌　E. 微需二氧化碳菌

15. 吲哚试验阳性的细菌，是因为该菌能分解（　　）。
A. 葡萄糖产酸　B. 色氨酸产生靛基质
C. 胱氨酸生成硫化氢　D. 枸橼酸盐生成碳酸盐
E. 丙酮酸产生乙酰甲基甲醇

16. 不是细菌合成代谢产物的是（　　）。
A. 内毒素　B. 外毒素　C. 类毒素　D. 色素　E. 侵袭性酶类

17. 下列哪类物质不是细菌的代谢产物？（　　）
A. 热原质　B. 毒素　C. 色素　D. 维生素　E. 纤维素

18. 半固体培养基中琼脂浓度为（　　）。
A. 10%～ 20%　B. 1%～ 5%　C. 0.3%～ 0.5%　D. 0.1%～ 0.01%　E. 以上都不对

19. 液体培养基的主要用途是（　　）。
A. 增菌　B. 分离单个菌落
C. 鉴别菌种　D. 检测细菌毒素
E. 观察细菌的运动能力

20. 在鉴别肠道致病菌和非致病菌的单糖发酵试验中，具有鉴别意义的单糖是（　　）。
A. 葡萄糖　B. 麦芽糖　C. 蔗糖　D. 菊糖　E. 乳糖

二、判断题

（　）1. 少数细菌在生长时，还需要特殊的生长因子，如流感嗜血杆菌还需要 V、X 因子。
（　）2. 所有细菌生长所需要的 pH 值均为 7.2 ～ 7.6。
（　）3. 大多数病原菌是兼性厌氧菌，破伤风杆菌属此类菌。
（　）4. 细菌的菌落一般分为光滑型、粗糙型、黏液型三型。

三、填空题

1. 细菌生长繁殖的条件有________、________、________、________。
2. 细菌在培养基中生长，生长曲线包括________、________、________、________。
3. 细菌在固体培养基中的生长现象有________、________。
4. 细菌在液体培养基中的生长现象有________、________、________。
5. 细菌在半固体培养基中的生长现象有________、________。
6. 细菌的代谢产物中，与致病性有关的代谢产物有________、________、________；与治疗有关的代谢产物有________、________；与鉴别细菌有关的代谢产物有________、________、________。

四、名词解释

菌落：

五、简答题

1. 简述细菌生长繁殖的条件。

2. 简述细菌的生长曲线。

3. 简述细菌在不同培养基中的生长现象。

第三节 细菌的分布

一、选择题

A1 型题

1. 水中不可能含有以下哪种病原菌？（ ）
   A. 伤寒沙门菌 B. 痢疾杆菌 C. 霍乱弧菌 D. 流感杆菌 E. 大肠杆菌
2. 空气中的微生物，不正确的是（ ）。
   A. 可引起呼吸道感染 B. 可引起消化道感染
   C. 可造成医疗器械污染 D. 可引起伤口感染
   E. 口腔中的微生物可随唾液、飞沫播散到空气中
3. 以下哪个不是条件致病菌引起的？（ ）
   A. 大面积烧伤引起感染 B. 留置导尿管引起尿道炎症
   C. 阑尾穿孔致急性腹膜炎 D. 长期使用广谱抗生素致菌群失调
   E. 食入不洁食物引起肠炎
4. 下列各部位中，没有正常菌群寄居的是（ ）。
   A. 呼吸道 B. 消化道 C. 血液 D. 泌尿生殖道 E. 口腔
5. 二重感染，错误的是（ ）。
   A. 是免疫功能缺陷的严重后果 B. 是微生态平衡失调的一种严重后果
   C. 是菌群失调症的一种类型 D. 是抗生素治疗原感染性疾病过程中的一种新感染
   E. 临床上可表现为肠炎、鹅口疮、肺炎等
6. 条件致病菌来源于何种菌群？（ ）
   A. 致病菌 B. 致病菌或非致病菌
   C. 正常菌群 D. 潜在致病菌
   E. 非致病菌
7. 机会致病菌，正确的是（ ）。
   A. 机体免疫功能低下时才被感染
   B. 由正常菌群在特定条件下转化而成
   C. 引起感染的原因是细菌发生了耐药性变异

D. 引起感染的条件是细菌的毒力增强
E. 引起感染的诱因是滥用抗生素

8. 有正常微生物群存在的部位是（　　）。
A. 胃、肠道、腹腔　B. 鼻咽腔、眼结膜、脑脊液
C. 胆囊、肝脏、十二指肠　D. 尿道、口腔、外耳道
E. 皮肤、眼结膜、淋巴液

9. 下列哪项不是国家卫健委规定的卫生标准？（　　）
A. 每 1 mL 饮用水细菌总数不得超过 100 个
B. 每 100 mL 汽水大肠菌群不得超过 5 个
C. 每 1 000 mL 饮用水大肠菌群不得超过 3 个
D. 每 1 mL 饮料细菌总数不得超过 100 个
E. 每 100 mL 果汁大肠菌群不得超过 100 个

10. 饮用水清洁标准中的细菌数指何种细菌？（　　）
A. 沙门菌　B. 志贺菌　C. 葡萄球菌　D. 大肠杆菌　E. 链球菌

二、判断题

（　）1. 微生物在自然界的分布极为广泛，同时也分布在人体的体表及与外界相同的腔道中。
（　）2. 当伤口被泥土污染时应及时清创，因为土壤中可能会有破伤风梭菌等有芽孢的细菌通过创伤感染。
（　）3. 正常菌群不会引起人体疾病。
（　）4. 引起二重感染的细菌以金黄色葡萄球菌、革兰氏阴性杆菌和白假丝酵母菌为多见。

三、填空题

1. 人体正常菌群的生理作用包括________、________、________、________、________。
2. 正常菌群成为条件致病菌的特定条件有________、________、________。

四、名词解释

1. 正常菌群：

2. 菌群失调：

3. 二重感染：

第四节　消毒与灭菌

一、选择题

A1 型题

1. 下列哪种可用于局部皮肤的消毒？（　　）
A. 乙醇　B. 漂白粉　C. 醋酸　D. 过氧乙酸　E. 甲醛

2. 手术器械、敷料的灭菌常用（　　）。
A. 高压蒸汽灭菌法　B. 煮沸法　C. 流通蒸汽灭菌法　D. 间歇灭菌法　E. 巴氏消毒法

3. 乙醇消毒剂常用的浓度是（　　）。
A. 100%　B. 95%　C. 75%　D. 50%　E. 30%

4. 下列哪种细菌可经巴氏消毒法灭活？（　　）
A. 金黄色葡萄球菌　B. 结核杆菌　C. 炭疽杆菌　D. 产气荚膜梭菌　E. 肉毒梭菌

5. 高压蒸汽灭菌法的温度和时间是（　　）。
A. 100 ℃，10～20 分钟　B. 121.3 ℃，15～20 分钟
C. 80 ℃，5～10 分钟　D. 62 ℃，30 分钟

E. 71.7 ℃，15 ～ 30 分钟

6. 适用于物体表面和空气灭菌的方法是（　　）。

A. 干热灭菌法　B. 湿热灭菌法　C. 紫外线灭菌法　D. 电离辐射灭菌法　E. 超声波杀菌法

7. 下列哪种方法不能杀死细菌芽孢？（　　）

A. 高压蒸汽灭菌法　B. 间歇蒸汽灭菌法　C. 流动蒸汽消毒　D. 干烤法　E. 焚烧法

8. 紫外线杀菌的机制是（　　）。

A. 破坏细菌细胞壁　B. 损害细胞膜

C. 损伤细菌的核酸物质　D. 破坏细菌核糖体

E. 破坏细菌中介体

9. 玻璃器皿、瓷器干烤 2 小时灭菌的最佳温度是（　　）。

A. 100 ～ 150 ℃　B. 160 ～ 170 ℃　C. 170 ～ 250 ℃　D. 250 ～ 300 ℃　E. 300 ～ 400 ℃

10. 间歇灭菌法可用于（　　）。

A. 不耐高热的含糖或牛乳的培养基　B. 食具

C. 手术器械　D. 牛乳

E. 手术敷料

11. 手术器械、敷料的灭菌常用（　　）。

A. 高压蒸汽灭菌法　B. 煮沸法　C. 流通蒸汽灭菌法　D. 间歇灭菌法　E. 巴氏消毒法

12. 保存菌种最好的方法是（　　）。

A. 4 ℃冰箱　B. 半固体培养基　C. 甘油盐水保存液　D. -20 ℃冰箱　E. 冷冻真空干燥法

13. 滤过除菌法能除去下列哪种微生物？（　　）

A. 结核杆菌 L 型　B. 肺炎支原体　C. 沙眼衣原体　D. 大肠杆菌噬菌体　E. 霍乱弧菌

14. 超声波杀菌主要用于（　　）。

A. 空气消毒　B. 物理表面消毒　C. 玻璃器皿消毒　D. 提取菌体成分　E. 病人排泄物消毒

15. 70%～ 75%乙醇的消毒灭菌机制是（　　）。

A. 蛋白质变性和凝固　B. 损伤细胞膜

C. 灭活酶类　D. 氧化作用

E. 烷化作用

16. 去掉液体中的热原质，用下列哪种方法？（　　）

A. 高压蒸汽灭菌法　B. 煮沸法　C. 蒸馏法　D. 滤过法　E. 巴氏消毒法

17. 外科手术时防止微生物进入伤口，此方法称（　　）。

A. 灭菌　B. 消毒　C. 无菌操作　D. 防腐　E. 感染

18. 消毒灭菌法，错误的是（　　）。

A. 金属器械——漂白粉　B. 排泄物——漂白粉

C. 饮水——氯气　D. 含糖培养基——间歇灭菌法

E. 动物血清——滤过除菌

19. 新生儿预防淋球菌所致脓漏眼的消毒剂是（　　）。

A. 2%～ 4%龙胆紫　B. 0.1%高锰酸钾　C. 2%红汞　D. 1%硝酸银　E. 2%碘伏

20. 以下说法正确的是（　　）。

A. 消毒剂的浓度越高，消毒效果越好

B. 两种消毒剂同时使用，可增强消毒效果

C. 环境中有机物的存在，能明显影响消毒剂的效果

D. 同一消毒剂对不同种类的细菌作用效果相同

E. 温度对消毒剂的作用无影响

21. 实验室能用干烤法灭菌的物品是（　　）。

A. 玻璃器皿　B. 滤菌器　C. 手术刀　D. 移液器头　E. 胶皮手套

22.【护士执业资格考试真题】男，39 岁，因大面积Ⅲ度烧伤入院，对其所住的病室进行空气消毒的最佳方法是（　　）。

A. 臭氧灭菌灯消毒　B. 消毒液喷雾　C. 开窗通风　D. 食醋熏蒸　E. 过滤除菌

23.【护士执业资格考试真题】接种活疫苗时，可用作皮肤消毒的是（　　）。

A. 75% 乙醇　B. 90% 乙醇　C. 0.5% 碘伏　D. 2% 碘酊　E. 生理盐水

二、判断题

(　) 1. 干热法比湿热法效果好。
(　) 2. 高压蒸汽灭菌法可用于一般培养基、生理盐水、手术敷料、手术器械等耐高温高压和耐湿的物品。
(　) 3. 紫外线穿透能力强，可用于空气的消毒和物品的内部。
(　) 4. 微波杀菌可适用于金属器械。

三、填空题

____________是目前临床上最常用的灭菌方法。

四、名词解释

1. 消毒：

2. 灭菌：

3. 无菌：

4. 无菌操作：

5. 防腐：

五、简答题

1. 简述常用物理消毒灭菌法的应用。

2. 简述影响消毒剂消毒灭菌效果的因素。

第五节　细菌的遗传变异与耐药性

一、选择题

A1 型题

1. 与细菌耐药性有关的遗传物质是（　　）。
A. 性菌毛　B. F 质粒　C. R 质粒　D. 毒性噬菌体　E. 异染颗粒
2. 基因转移与重组中，与噬菌体无关的方式是（　　）。
A. 转化　B. 普遍性转导　C. 局限性转导　D. 溶原性转换　E. 流产转导
3. 基因转移中，具有跳跃作用的是（　　）。
A. 转移因子　B. 转座因子　C. 质粒　D. 耐药因子　E. 生长因子
4. 必须通过性菌毛为通道进行基因转移的方式是（　　）。
A. 转导　B. 溶原性转换　C. 转化　D. 接合　E. 原生质体融合
5. 以下哪项不是 Hfr 菌株的特点？（　　）

A. 杂交后使 F^- 菌转变为 F^+ 菌
B. 携带 F 质粒
C. 高频转移细菌染色体的基因
D. 表达性菌毛
E. 可通过中断杂交实验帮助细菌基因定位

6. 细菌转导和溶原性转换的共同特点是（　　）。
A. 需质粒参与
B. 需性菌毛介导
C. 需毒性噬菌体介导
D. 需温和噬菌体参与
E. 供体菌与受体菌直接接触

7. 转座因子，错误的是（　　）。
A. 是细菌基因组中能改变自身位置的 DNA 序列
B. 可从染色体的一个位置转移到另一个位置
C. Tn 是最典型的一类转座因子
D. 往往通过性菌毛介导转移
E. 可在染色体与质粒、质粒与质粒之间转移

8. 下列细胞中，不受噬菌体侵袭的是（　　）。
A. 淋巴细胞　B. 真菌细胞　C. 细菌细胞　D. 螺旋体细胞　E. 放线菌细胞

9. 下列哪项不是噬菌体的特性？（　　）
A. 个体微小
B. 具备细胞基本功能
C. 由衣壳和核酸组成
D. 专性细胞内寄生
E. 以复制方式增殖

10. 前噬菌体是指（　　）。
A. 已整合到宿主细胞染色体上的噬菌体基因组
B. 进入宿主菌体内的噬菌体
C. 尚未感染细菌的游离噬菌体
D. 尚未成熟的子代噬菌体
E. 成熟的子代噬菌体

B1 型题

（1～4 题共用备选答案）
A. 转化　B. 转导　C. 接合　D. 溶原性转换　E. 转染
1. 常以噬菌体为载体、细菌为宿主的是（　　）。
2. 常以性菌毛为通道、细菌为受体的是（　　）。
3. 细菌直接摄取外源 DNA 的是（　　）。
4. 噬菌体 DNA 直接转移给宿主菌的是（　　）。

（5～8 题共用备选答案）
A. F 质粒　B. Vi 质粒　C. Col 质粒　D. R 质粒　E. 接合性质粒
5. 产生大肠菌素的质粒是（　　）。
6. 编码细菌性菌毛的质粒是（　　）。
7. 带有耐药基因的质粒是（　　）。
8. 编码细菌毒力的质粒是（　　）。

二、名词解释

1. 转化：

2. 转导：

3. Hfr 菌株：

4. 条件致死突变株：

5. 突变：

6. 溶原性转换：

7. 传染性抗药因子：

三、简答题

1. 细菌染色体外有哪些遗传因子？各有何重要的生物学特点？

2. 试述细菌遗传性变异的可能机制。

3. 噬菌体在医学上有何重要用途？

第六节 细菌的致病性与感染

习 题

一、选择题

A1 型题

1. 细菌致病性强弱主要取决于细菌的（　　）。
   A. 基本结构　B. 特殊结构　C. 侵入机体的途径　D. 侵袭力和毒素　E. 侵入数量
2. 细菌内毒素成分是（　　）。
   A. 脂蛋白　B. 肽聚糖　C. 脂多糖　D. DNA　E. 磷壁酸
3. 外素素，正确的是（　　）。
   A. 只由革兰氏阳性菌产生　B. 性质稳定
   C. 毒性作用强，抗原性弱　D. 是细菌的代谢产物
   E. 不同细菌引起的毒性作用大致相同
4. 毒素，错误的是（　　）。
   A. 内毒素的主要成分是脂多糖　B. 内毒素只由革兰氏阴性菌产生
   C. 类毒素是由内毒素经甲醛脱毒而成　D. 外毒素可刺激机体产生抗毒素
   E. 类毒素无毒，外毒素有毒
5. 破伤风可引起（　　）。
   A. 毒血症　B. 菌血症　C. 脓毒血症　D. 败血症　E. 内毒素血症
6. 外毒素，不正确的是（　　）。
   A. 多数外毒素由 A、B 两个亚单位组成
   B. A 亚单位是毒性部位，B 亚单位是与宿主细胞结合的部位
   C. B 亚单位是毒性部位，A 亚单位是与宿主细胞结合的部位
   D. 其作用大多对组织细胞有选择性

E. 可经人工处理制成类毒素

7. 病原菌致病性的构成因素，最全面的是（　　）。
A. 毒力 + 侵入部位 + 细菌数量
B. 毒素 + 侵袭力 + 侵入部位
C. 侵袭力 + 侵入部位 + 细菌数量
D. 侵袭性酶类 + 毒素 + 细菌数量
E. 侵入部位 + 毒素 + 细菌表面结构

8. 细菌内毒素的特征是（　　）。
A. 只有革兰氏阴性菌产生
B. 少数革兰氏阳性菌产生
C. 细菌在生活状态下释放
D. 抗原性强
E. 不耐热

9. 内毒素的主要成分是（　　）。
A. 肽聚糖　B. 蛋白质　C. 脂蛋白　D. 核酸　E. 脂多糖

10. 细菌内毒素，不正确的是（　　）。
A. 由革兰氏阴性菌裂解产生
B. 化学成分为脂多糖
C. 毒性较弱且无特异性
D. 耐热，160 ℃，2 ～ 4 小时才被破坏
E. 抗原性强，经甲醛处理可制成类毒素

11. 下列细菌中哪种最常引起医院感染？（　　）
A. 伤寒沙门菌
B. 结核分枝杆菌
C. 耐药性金黄色葡萄球菌
D. 乙型溶血性链球菌
E. 变形杆菌

12. 在感染过程的五种结局中，最不常见的表现是（　　）。
A. 病原体被清除　B. 隐性感染　C. 显性感染　D. 病原携带状态　E. 不感染

13. 不能产生肠毒素的细菌是（　　）。
A. 白喉棒状杆菌
B. 霍乱弧菌
C. 肠产毒性大肠埃希菌
D. 产气荚膜梭菌
E. 金黄色葡萄球菌

14. 化脓性细菌侵入血流引起的症状称（　　）。
A. 败血症　B. 毒血症　C. 菌血症　D. 脓毒血症　E. 病毒血症

15. 不是细菌侵袭性酶的是（　　）。
A. 血浆凝固酶　B. 透明质酸酶　C. 链激酶（SK）　D. 链道酶（SD）　E. 溶菌酶

16. 致病菌致病因素，错误的是（　　）。
A. 黏附因子与致病有关
B. 荚膜、微荚膜与致病有关
C. 细菌的胞外酶可致病
D. 内、外毒素与致病有关
E. 都正确

17. 引起菌群失调症的原因是（　　）。
A. 正常菌群的遗传特性明显改变
B. 正常菌群的耐药性明显改变
C. 正常菌群的增殖方式明显改变
D. 正常菌群的组成和数量明显改变
E. 大量使用生态制剂

18. 以下常呈隐性感染的病原菌是（　　）。
A. 伤寒杆菌　B. 痢疾杆菌　C. 破伤风杆菌　D. 葡萄球菌　E. 霍乱弧菌

19. 病原菌在局部生长繁殖进入血流，不在血中繁殖，属于（　　）。
A. 毒血症　B. 菌血症　C. 脓毒血症　D. 败血症　E. 坏血症

20. 内毒素血症，正确的是（　　）。
A. 革兰氏阳性菌侵入血流
B. 没有在血流内生长繁殖
C. 可引起败血症
D. 细菌崩解后释放大量内毒素引起全身感染
E. 可引起脓毒血症

21. 细菌大量入血并繁殖称（　　）。
A. 败血症　B. 毒血症　C. 内毒素血症　D. 脓毒血症　E. 菌血症

22. 化脓菌入血大量繁殖并引起严重症状称（　　）。
A. 败血症　B. 毒血症　C. 内毒素血症　D. 脓毒血症　E. 菌血症

二、判断题

(　　) 1. 带菌者分为健康带菌者和恢复期带菌者，他们不是传染源。
(　　) 2. 肉毒毒素是肉毒杆菌产生的外毒素，毒性最强。
(　　) 3. 肉毒梭菌和破伤风梭菌都可产生神经毒，引起相似的临床表现。

三、填空题

1. 细菌的侵袭力主要包括____________、____________。
2. 据病原体的来源不同，感染可分为____________、____________。
3. 感染可分为____________、____________、____________等不同临床类型。
4. 显性感染按感染部位及性质不同，可分为____________和____________。

四、名词解释

1. 毒血症：

2. 内毒素血症：

3. 菌血症：

4. 败血症：

5. 脓毒血症：

五、简答题

1. 构成细菌毒力的物质基础有哪些？

2. 列表比较细菌内毒素和外毒素的区别。

第十三章 化脓性细菌

知识目标

1. 掌握葡萄球菌、链球菌、奈瑟菌的致病性和所致疾病。
2. 熟悉葡萄球菌、链球菌、奈瑟菌引起感染的疾病特征。
3. 了解凝固酶阴性葡萄球菌、甲型链球菌的致病性。

习 题

一、选择题

A1 型题

1. 葡萄球菌属细菌，正确的是（　　）。
   A. 形态学上与链球菌及肺炎球菌无鉴别意义
   B. 大多数葡萄球菌都具有鞭毛结构，有动力
   C. 凝固酶阴性葡萄球菌多为人体的正常菌群
   D. 只有致病性葡萄球菌能够产生脂溶性色素
   E. 培养营养要求高
2. 对金黄色葡萄球菌的致病性具有鉴定意义的重要指标是（　　）。
   A. 测定血浆凝固酶 B. 革兰氏染色镜检 C. 菌落特点 D. 检测 SPA E. 发酵葡萄糖
3. 葡萄球菌 A 蛋白（SPA）存在于（　　）。
   A. 所有的葡萄球菌表面 B. 90% 以上的金黄色葡萄球菌表面
   C. 致病性球菌表面 D. 产生肠毒素的葡萄球菌表面
   E. 表皮葡萄球菌表面
4. 葡萄球菌产生的毒素是（　　）。
   A. 杀白细胞素 B. 凝固酶 C. 透明质酸酶 D. 荚膜 E. 耐热核酸酶
5. 化脓性炎症，其脓汁黏稠、病灶局限，这是由于病原菌产生（　　）。
   A. 透明质酸酶 B. 血浆凝固酶 C. 耐热核酸酶 D. 链道酶 E. 葡激酶
6. 下列无芽孢的细菌中，抵抗力最强的细菌是（　　）。
   A. 金黄色葡萄球菌 B. 乙型溶血性链球菌
   C. 百日咳杆菌 D. 大肠杆菌
   E. 肺炎链球菌
7. 对青霉素产生耐药性的最常见细菌是（　　）。
   A. 金黄色葡萄球菌 B. 乙型溶血性链球菌
   C. 脑膜炎奈瑟菌 D. 淋病奈瑟菌
   E. 肺炎链球菌
8. 能产生脂溶性色素的细菌是（　　）。
   A. 淋病奈瑟菌 B. 乙型溶血性链球菌
   C. 绿脓杆菌 D. 金黄色葡萄球菌
   E. 肺炎链球菌
9. 以下疾病中由甲型溶血性链球菌引起的是（　　）。
   A. 大叶性肺炎 B. 烫伤样皮肤综合
   C. 感染性心内膜炎 D. 化脓性扁桃体炎
   E. 流行性脑脊髓膜炎
10. 能够产生透明质酸酶的细菌是（　　）。
    A. A 群链球菌 B. 霍乱弧菌 C. 鼠伤寒沙门菌 D. 淋病奈瑟菌 E. 鼠疫耶氏菌
11. 风湿热的辅助诊断方法是（　　）。

A. 胆汁溶菌试验　B. OT 试验　C. 外斐反应　D. 抗 O 试验　E. 肥达反应

12. 引起新生儿败血症的主要病原菌是（　　）。
A. 金黄色葡萄球菌　B. B 群链球菌
C. 白喉棒状杆菌　D. 甲型溶血性链球菌
E. 流感嗜血杆菌

13. 常见的革兰氏阳性致病性球菌有（　　）。
A. 淋球菌　B. 表皮葡萄球菌　C. 丙型链球菌　D. 四联球菌　E. 金黄色葡萄球菌

14. 风湿热与下列哪种细菌有关？（　　）
A. 链球菌　B. 金黄色葡萄球菌　C. 脑膜炎球菌　D. 淋球菌　E. 白喉杆菌

15. 各型链球菌中，致病力最强的是（　　）。
A. 甲型溶血性链球菌　B. 乙型溶血性链球菌
C. D 群链球菌　D. 丙型链球菌
E. B 群链球菌

16. 测定 SLO 抗体，可协助下列哪种疾病的诊断？（　　）
A. 风湿热　B. 肠热症　C. 类风湿关节炎　D. 猩红热　E. 红斑性狼疮

17. 引起心内膜炎常见的细菌是（　　）。
A. 肺炎链球菌　B. 粪链球菌
C. 甲型溶血性链球菌　D. B 群链球菌
E. A 群链球菌

18. 引起人类疾病的链球菌中 90% 属于（　　）。
A. 甲型溶血性链球菌　B. A 群链球菌
C. B 群链球菌　D. 肺炎链球菌
E. D 群链球菌

19. 金黄色葡萄球菌一般不引起（　　）。
A. 败血症　B. 心内膜炎　C. 食物中毒　D. 假膜性肠炎　E. 风湿热

20. 脑膜炎球菌的主要致病物质是（　　）。
A. 外毒素　B. 内毒素　C. 自溶酶　D. 溶血毒素　E. 微荚膜

21. 病原菌与其传播途径组合，错误的是（　　）。
A. 淋球菌——性传播　B. 伤寒杆菌——消化道传播
C. 肺炎球菌——呼吸道传播　D. 脑膜炎球菌——呼吸道传播
E. 引起猩红热的乙型链球菌——血行传播

22. 某新生儿，出生 3 日被确诊为细菌性脑膜炎。下述哪种是常见的致病菌？（　　）
A. 脑膜炎球菌　B. 流感杆菌　C. 肺炎球菌　D. 金黄色葡萄球菌　E. B 群链球菌

23. 某男青年，发热休克，3 日前开始头痛入院，当日意识不清，昏迷，体温 41 ℃，血压 70/30 mmHg，躯干皮肤出现红色斑点。用药后血压仍继续下降，第 3 天死亡。血培养发现革兰氏阴性茅尖状双球菌生长。导致感染的病原菌可能是（　　）。
A. 溶血性链球菌　B. 脑膜炎球菌
C. 肠侵袭性大肠杆菌　D. 肺炎球菌
E. 金黄色葡萄球菌

24. 某新生儿室暴发脓毒血症，脓汁标本经涂片革兰氏染色镜检发现葡萄球菌。为确定该菌是否有致病力，应检查哪种酶？（　　）
A. 血浆凝固酶　B. 触酶　C. DNA 酶　D. 尿素酶　E. 卵磷脂酶

25. 男，24 岁，有不洁性接触史，因近 2 日尿急、尿频、排尿刺痛而来院就诊。查体示尿道口有白色脓性分泌物。分泌物涂片染色，镜下见到革兰氏阴性成双排列的球菌。该患者感染可能是由下述哪种细菌引起？（　　）
A. 肺炎球菌　B. 淋球菌　C. 葡萄球菌　D. 链球菌　E. 脑膜炎球菌

26.【护士执业资格考试真题】细菌性肺炎最常见的病原菌是（　　）。
A. 克雷伯氏菌　B. 铜绿假单胞菌　C. 大肠杆菌　D. 肺炎链球菌　E. 葡萄球菌

27.【护士执业资格考试真题】蜂窝织炎的主要致病菌为（　　）。

A. 溶血性链球菌 B. 大肠埃希菌 C. 厌氧菌 D. 铜绿假单胞菌 E. 金黄色葡萄球菌

28.【护士执业资格考试真题】预防风湿性心瓣膜病的根本措施是（ ）。

A. 长期服用抗风湿药物 B. 积极预防链球菌感染
C. 防止复发，卧床休息 D. 增加营养，避免过劳
E. 居室要防寒避湿

29. SPA 存在于下列哪种细菌？（ ）

A. 表皮葡萄球菌 B. 腐生葡萄球菌
C. 金黄色葡萄球菌 D. 乙型溶血性链球菌
E. 甲型链球菌

30. 淋病奈瑟菌（淋球菌），正确的是（ ）。

A. 主要经呼吸道传播 B. 为革兰氏阳性球菌
C. 人是淋球菌的唯一宿主 D. 淋球菌可产生自溶酶
E. 大多无荚膜和菌毛

31. 淋病奈瑟菌，错误的是（ ）。

A. 为革兰氏阴性双球菌 B. 菌毛为主要致病物质
C. 分离培养用巧克力血琼脂平板 D. 可引起淋病和新生儿脓漏眼
E. 抵抗力强

32. 某新生儿，出生 7 天，被确诊为化脓性脑膜炎。下述哪种是常见的致病菌？（ ）

A. 脑膜炎奈瑟菌 B. 流感杆菌 C. 肺炎球菌 D. 金黄色葡萄球菌 E. B 群链球菌

33.【护士执业资格考试真题】引起细菌性扁桃体炎最多见的病原体是（ ）。

A. 溶血性链球菌 B. 流感嗜血杆菌 C. 肺炎链球菌 D. 葡萄球菌 E. 克雷伯氏菌

A2 型题

1.【护士执业资格考试真题】女，10 岁，发热 4 天，伴有咳嗽，全腹疼痛。查体：体温 38 ～ 39 ℃，右下肺有湿啰音，全腹轻度腹胀，腹肌紧张，压痛，反跳痛，肠鸣音减弱。腹腔穿刺抽出无臭味脓汁。诊断为腹部感染合并原发性腹膜炎。该患儿腹腔脓液涂片镜检最有可能检出的致病菌是（ ）。

A. 溶血性链球菌 B. 金黄色葡萄球菌 C. 大肠杆菌 D. 变形杆菌 E. 厌氧类杆菌

2.【护士执业资格考试真题】男，60 岁，因 COPD 并发自发性气胸入院。住院期间出现体温 38.5 ℃，考虑合并细菌感染。最常见的致病菌是（ ）。

A. 葡萄球菌 B. 结核杆菌 C. 卡他莫拉菌 D. 肺炎链球菌 E. 流感嗜血杆菌

3.【护士执业资格考试真题】男，34 岁，以“发热待查”入院。主诉寒战、咳嗽、胸痛，持续数日体温不退。体温单显示早上 8 时体温 39.0 ℃，下午 4 时 39.9 ℃。该热型常见于（ ）。

A. 疟疾 B. 败血症 C. 风湿热 D. 流行性感冒 E. 肺炎球菌肺炎

4.【护士执业资格考试真题】引起猩红热的病原体是（ ）。

A. 金黄色葡萄球菌 B. A 族 β 型链球菌
C. B 族链球菌 D. C 族链球菌
E. 肺炎链球菌

5.【护士执业资格考试真题】肺炎患者咳大量黄色脓痰，最有可能提示感染的是（ ）。

A. 肺炎链球菌 B. 金黄色葡萄球菌 C. 冠状病毒 D. 白色念珠菌 E. 肺炎支原体

6.【护士执业资格考试真题】男，49 岁，因风湿性心瓣膜病入院。给予抗感染和抗心衰治疗后好转，拟于今日出院。护士在指导中应强调，预防链球菌感染最重要的措施是（ ）。

A. 坚持锻炼，防止呼吸道感染 B. 减少运动，多休息
C. 坚持限制钠盐饮食 D. 减轻心理压力，增强康复信心
E. 定期复查，必要时作细菌培养

7.【护士执业资格考试真题】男，3 岁，因化脓性脑膜炎入院，脑脊液细菌培养显示为脑膜炎双球菌感染。进行抗菌治疗首选的抗菌素是（ ）。

A. 青霉素 B. 阿奇霉素 C. 庆大霉素 D. 氯霉素 E. 链霉素

8. 某青年，近 3 日咳嗽，高热 39 ℃，铁锈色痰，WBC 18.5×10^9/L，X 线胸片示右肺中叶有大片阴影，临床诊断为大叶性肺炎。致病菌是哪种？（ ）

A. 嗜肺军团菌　　B. 肺炎球菌　　C. 肺炎克雷伯菌　　D. 肺炎支原体　　E. 肺炎衣原体

二、判断题

(　　) 1. 葡萄球菌有鞭毛，运动能力强。

(　　) 2. 葡萄球菌的抵抗力强于其他无芽孢菌。

(　　) 3. 葡萄球菌既可引起局部感染，也可引起全身感染。

(　　) 4. 链球菌引起的化脓性感染浓汁黏稠，不易扩散；葡萄球菌引起的化脓性感染则浓汁稀薄，易向周围组织扩散。

(　　) 5. 用 1% 硝酸银溶液滴眼，可预防新生儿淋球菌性结膜炎。

三、填空题

1. 金黄色葡萄球菌的致病物质包括____________、____________。
2. 致链球菌易向周围组织扩散的酶有____________、____________、____________。
3. 脑膜炎球菌引起的疾病是____________，简称____________。
4. 淋球菌引起的疾病是____________，传播途径是____________。

四、简答题

简述葡萄球菌的致病物质和所致疾病。

第十四章　消化道感染细菌

知识目标

1. 掌握大肠埃希菌、志贺菌属、沙门菌属的生化反应特点和致病性，肥达反应的原理及临床应用。
2. 熟悉肠道杆菌科共同生物学特征，大肠埃希菌与水、食品等卫生细菌学检查的关系。
3. 了解埃希菌属、志贺菌属、沙门菌属的抗原构造及其与分型、分类的关系。

习　题

一、选择题

A1 型题

1. 既能产生内毒素，又能产生外毒素的细菌是（　　）。
   A. 结核杆菌　B. 白喉杆菌　C. 霍乱弧菌　D. 脑膜炎球菌　E. 痢疾志贺菌
2. 志贺菌引起中毒性菌痢的主要致病物质是（　　）。
   A. 痉挛毒素　B. 肠毒素　C. 溶血毒素　D. 内毒素　E. 侵袭性酶
3. 无动力的肠道杆菌是（　　）。
   A. 伤寒沙门菌　B. 志贺菌　C. 大肠埃希菌　D. 变形杆菌　E. 肠炎沙门菌
4. 感染过程中不通过血流播散的细菌是（　　）。
   A. 结核杆菌　B. 普氏立克次氏体　C. 伤寒沙门菌　D. 志贺菌　E. 梅毒螺旋体
5. 沙门菌属的 O 抗原刺激机体产生的抗体是（　　）。
   A. IgG　B. IgA　C. IgM　D. IgD　E. IgE
6. 患肠热症第 1 周进行细菌分离培养应取的标本是（　　）。
   A. 血液　B. 粪便　C. 尿液　D. 胆汁　E. 呕吐物
7. 疑为肠热症的病人常需抽血做细菌学检查，最好的采血样时期是（　　）。
   A. 发病第 1 周　B. 发病第 2 周　C. 发病第 4 周　D. 疾病全程　E. 恢复期
8. 伤寒病后带菌者的细菌存留部位通常是（　　）。
   A. 肠系膜淋巴结　B. 肾脏　C. 胆囊　D. 咽喉部　E. 结肠壁
9. 伤寒病的恢复主要依赖的免疫机制是（　　）。
   A. 体液免疫　B. 细胞免疫
   C. 补体杀伤作用　D. 中性粒细胞的吞噬作用
   E. 抗体中和作用
10. 肠热症第 2～3 周肠壁淋巴结坏死，形成溃疡的原因是（　　）。
    A. 外毒素的作用　B. 内毒素的作用　C. 细菌的侵袭力　D. 肠毒素的作用　E. 超敏反应
11. 辅助诊断伤寒病的试验是（　　）。
    A. Widal 试验　B. 汹涌发酵试验
    C. 抗溶血素“0”试验　D. Weil-Felix 试验
    E. 锡克试验
12. 在悬滴标本中呈穿梭样运动的细菌是（　　）。
    A. 大肠埃希菌　B. 伤寒沙门菌　C. 幽门螺杆菌　D. 霍乱弧菌　E. 变形杆菌
13. 感染后粪便呈米泔水样的细菌是（　　）。
    A. 大肠埃希菌　B. 志贺菌　C. 变形杆菌　D. 副溶血性弧菌　E. 霍乱弧菌
14. 同时具有鞭毛和菌毛的细菌是（　　）。
    A. 脑膜炎球菌　B. 志贺菌　C. 破伤风梭菌　D. 霍乱弧菌　E. 结核杆菌
15. 培养霍乱弧菌，为抑制其他菌生长时的 pH 值通常为（　　）。
    A. 7.6～8.0　B. 6.0～7.6　C. 4.0～6.0　D. 8.0～9.0　E. 7.2～7.6
16. 幽门螺杆菌，错误的是（　　）。

A. 具有鞭毛　B. 微需氧
C. 尿素酶丰富　D. 呈弧形、S 形或海鸥形
E. 革兰氏阴性

17. 可引起食物中毒的病原体是（　　）。
A. 伤寒沙门菌　B. 霍乱弧菌
C. 幽门螺杆菌　D. 甲型副伤寒沙门菌
E. 志贺菌

18. 与海产品密切相关的食物中毒病原菌是（　　）。
A. 葡萄球菌　B. 产气荚膜梭菌　C. 副溶血性弧菌　D. 沙门菌　E. 肉毒梭菌

19. 与胃黏膜相关 B 细胞淋巴瘤关系密切的病原体是（　　）。
A. EB 病毒　B. 大肠埃希菌　C. 副溶血性弧菌　D. 幽门螺杆菌　E. 空肠弯曲菌

20. 空肠弯曲菌广泛分布于（　　）。
A. 土壤中　B. 水中
C. 人肠道中　D. 家禽和鸟类肠道中
E. 家畜和鼠类肠道中

21. 典型霍乱患者，发病后最先出现的常见症状是（　　）。
A. 畏寒、发热　B. 声音嘶哑
C. 剧烈腹泻、继之呕吐　D. 腹部绞痛
E. 腓肠肌痉挛

22. 肠道杆菌的共同特性，错误的是（　　）。
A. 均为革兰氏阴性杆菌　B. 均为条件致病菌
C. 鉴别依据生化反应　D. 鉴别依据抗原构造
E. 均含有菌体（O）抗原

23. 下列哪项不是国家卫健委规定的卫生标准？（　　）
A. 每 1 mL 饮用水细菌总数不得超过 100 个
B. 每 100 mL 汽水大肠菌群不得超过 5 个
C. 每 1 000 mL 饮用水大肠菌群不得超过 3 个
D. 每 1 mL 饮料细菌总数不得超过 100 个
E. 每 100 mL 果汁大肠菌群不得超过 100 个

24. 伤寒发病第 2 周起，微生物学检查分离培养时常采用的标本是（　　）。
A. 骨髓　B. 血液　C. 胆汁　D. 粪便、尿液　E. 十二指肠液

25. 某患者因近 3 日腹泻腹痛前来就诊，自述有里急后重感，便内有脓血。如进一步确诊进行微生物学检查时，应如何取材？（　　）
A. 血液　B. 尿　C. 脓血便　D. 血清　E. 胃液

26. 某单位发生了以呕吐、腹泻呈水样便为主要症状的食物中毒，防疫站调查后认定为与吃新鲜海米拌凉菜有关。致病菌可能是（　　）。
A. 副溶血弧菌　B. 肠炎杆菌　C. 鼠伤寒杆菌　D. 产气荚膜杆菌　E. 空肠弯曲菌

27. 在初步鉴别肠道致病菌和非致病菌上具有重要意义的试验是（　　）。
A. 葡萄糖发酵试验　B. 乳糖发酵试验　C. 菊糖发酵试验　D. 甘露醇发酵试验　E. 吲哚试验

28. 引起婴儿和旅游者腹泻的大肠埃希菌是（　　）。
A. 肠产毒性大肠埃希菌　B. 肠致病性大肠埃希菌
C. 肠侵袭性大肠埃希菌　D. 肠出血性大肠埃希菌
E. 肠集聚性大肠埃希菌

29.【**护士执业资格考试真题**】男，25 岁，因食用大排档小吃后出现高热、腹痛，诊断为细菌性痢疾。此患者可与下列哪种患者安置在同一病室？（　　）
A. 流脑　B. 百日咳　C. 破伤风　D. 伤寒　E. 肺结核、白喉

30.【**护士执业资格考试真题**】与消化性溃疡发生关系密切的细菌是（　　）。
A. 链球菌　B. 霍乱弧菌　C. 幽门螺杆菌　D. 痢疾杆菌　E. 大肠杆菌

31.【**护士执业资格考试真题**】中毒型细菌性痢疾的常见致病菌是（　　）。

A. 宋内氏痢疾杆菌 B. 福氏痢疾杆菌 C. 鲍氏痢疾杆菌 D. 志贺氏痢疾杆菌 E. 大肠痢疾杆菌

32.【护士执业资格考试真题】男，27 岁，因上腹部不适、食欲减退等就诊，诊断为慢性胃炎。护士在对其进行宣教时，应告知其与慢性胃炎发病相关的细菌是（　　）。

A. 大肠杆（埃希）菌　B. 沙门菌
C. 幽门螺杆菌　D. 空肠弯曲菌
E. 嗜盐杆菌

33. 引起急性出血性结肠炎的病原体是（　　）。

A. 志贺菌　B. 伤寒沙门菌
C. 新型肠道病毒 70 型　D. 大肠埃希菌 O157：H7 型
E. 轮状病毒 A 组

34. 能引起食物中毒的细菌是（　　）。

A. 霍乱弧菌 B. 大肠埃希菌 C. 铜绿假单胞菌 D. 副溶血弧菌 E. 志贺菌

二、判断题

（　）1. 乳糖发酵实验中，肠道病原菌一般不分解乳糖，而非病原菌多数能分解乳糖。
（　）2. 大肠杆菌是人体的正常菌群，可成为条件病原菌，但某些血清型大肠杆菌具有致病性，可导致人类胃肠炎。
（　）3. 志贺菌属产生的外毒素，导致腹痛、里急后重等症状。
（　）4. 伤寒的恢复主要依靠细胞免疫。
（　）5. 霍乱肠毒素是目前已知最强烈的致泻毒素。

三、填空题

1. 引起细菌性痢疾的病原是____________。
2. 菌痢的传染源是____________和____________，主要通过____________传播。
3. 沙门菌的致病物质主要有____________、____________、____________。
4. 根据霍乱的发病机制，治疗霍乱的关键是____________，同时给予____________进行抗菌治疗。

四、简答题

简述肥达反应 O 和 H 抗体在诊断上的意义。

第十五章 厌氧性细菌

知识目标

1. 掌握破伤风杆菌的致病条件、致病性与免疫性。
2. 熟悉肉毒杆菌、产气荚膜杆菌的致病性与免疫性。
3. 了解艰难梭菌的致病性，无芽孢厌氧菌的致病条件和所致疾病种类。

习 题

一、选择题

A1 型题

1. 不是肉毒梭菌特点的是（　　）。
   A. 芽孢位于菌体次极端，菌体呈网球拍状
   B. 严格厌氧
   C. 致病物质主要是肉毒毒素
   D. 引起疾病主要是细菌性食物中毒
   E. 肉毒毒素作用机制是阻止神经组织释放乙酰胆碱
2. 无芽孢厌氧菌感染的特征，错误的是（　　）。
   A. 感染类型属潜伏感染
   B. 常引起口腔、鼻窦、胸腔、腹腔和盆腔等炎症，脓肿及其他深部脓肿
   C. 炎症分泌物直接涂片可见细菌，但常规培养无菌生长
   D. 可引起败血症，感染性心内膜炎等，但常规细菌培养阴性
   E. 炎性分泌物为血性，黑色或乳白混浊，有恶臭，有时有气泡
3. 可引起气性坏疽的厌氧菌是（　　）。
   A. 艰难梭菌　B. 破伤风梭菌　C. 产气荚膜梭菌　D. 脆弱类杆菌　E. 肉毒梭菌
4. 目前已知的生物毒素中毒性最强的是（　　）。
   A. 霍乱肠毒素　B. 白喉外毒素　C. 破伤风痉挛毒素　D. 肉毒毒素　E. 猩红热毒素
5. 紧急预防和治疗破伤风应选择（　　）。
   A. 注射破伤风类毒素　B. 注射破伤风抗毒素
   C. 注射破伤风杆菌疫苗　D. 注射抗生素
   E. 注射破伤风类毒素 + 抗生素
6. 能引起食物中毒的厌氧菌是（　　）。
   A. 艰难梭菌　B. 破伤风梭菌　C. 肉毒梭菌　D. 脆弱类杆菌　E. 双歧杆菌
7. 在人体正常菌群中数量最多的优势菌是（　　）。
   A. 需氧菌　B. 兼性厌氧菌　C. 厌氧芽孢菌　D. 无芽孢厌氧菌　E. 大肠埃希菌
8. 破伤风，正确的是（　　）。
   A. 颈部肌肉强烈收缩最早出现　B. 光线不能诱发全身肌肉抽搐
   C. 严重者神志不清　D. 可出现尿潴留
   E. 不会发生骨折
9. 破伤风梭菌除致破伤风病外，还能引起何种疾病？（　　）
   A. 菌血症　B. 食物中毒　C. 组织坏死　D. 坏死性肠炎　E. 以上都不是
10. 破伤风痉挛毒素作用于（　　）。
   A. 神经细胞　B. 红细胞　C. 白细胞　D. 中性粒细胞　E. 成纤维细胞
11. 破伤风梭菌感染的重要条件为（　　）。
   A. 该菌芽孢污染伤口　B. 菌群失调
   C. 伤口的厌氧微环境　D. 该菌繁殖体污染伤口

E. 机体无免疫力

12. 气性坏疽的典型症状之一是组织气肿，其主要原因是（　　）。

A. 细菌产生多种侵袭性酶类　B. 细菌产生多种外毒素
C. 细菌分解多种糖类　D. 细菌形成“汹涌发酵”现象
E. 以上都不是

13. 能引起食物中毒但很少有胃肠炎症状的细菌是（　　）。

A. 金黄色葡萄球菌　B. 副溶血性弧菌　C. 肠炎沙门菌　D. 肉毒梭菌　E. 产气荚膜梭菌

14. 肉毒毒素的作用机制，正确的是（　　）。

A. 使脑神经和外周神经兴奋性增加　B. 使自主神经兴奋性增加
C. 使自主神经麻痹　D. 阻碍乙酰胆碱的释放
E. 释放抑制性神经递质

15. 肉毒梭菌污染的食物，目前在我国多见于（　　）。

A. 腊肉　B. 香肠　C. 罐头　D. 发酵豆制品　E. 发酵面制品

16. 肉毒毒素作用的主要部位是（　　）。

A. 胃黏膜细胞　B. 肠上皮细胞　C. 肌细胞　D. 脊髓前角细胞　E. 运动神经末梢

17. TAT 的特性，错误的是（　　）。

A. 中和破伤风痉挛毒素　B. 只对游离痉挛毒素有阻断作用
C. 为马制备的免疫球蛋白　D. 注射前必须先做皮试，防止变态反应
E. 破伤风病后可产生大量 TAT

18. 气性坏疽防治原则，错误的是（　　）。

A. 对战士、民工等人用类毒素预防
B. 伤口及时处理、清创，以消除厌氧微环境
C. 严格隔离病人，并对所用器械敷料彻底灭菌
D. 感染早期可用多价抗生素血清
E. 用青霉素杀死病原菌及其他菌

19.【**护士执业资格考试真题**】治疗破伤风病人时，注射破伤风抗毒素的作用是（　　）。

A. 控制和解除痉挛　B. 中和游离毒素　C. 保持呼吸道通畅　D. 自动免疫　E. 被动免疫

20.【**护士执业资格考试真题**】男，20 岁，铁钉扎伤 1 周后，出现张口受限、苦笑面容、角弓反张、抽搐频繁。护理措施不正确的是（　　）。

A. 注射破伤风抗毒素　B. 保持病室安静避光
C. 病情严重时少食多餐　D. 密切观察病情
E. 做好隔离

A2 型题

1. 某妇女下腹部疼痛，阴道有大量黄色、无血、无气味的分泌物，1 周前曾做过经阴道结扎术。检查时，从阴道后穹隆穿刺，得 20 mL 带血、恶臭的脓性物，厌氧培养出革兰氏阴性杆菌。该化脓感染的病原体可能是下列哪项？（　　）

A. 大肠埃希菌　B. 铜绿假单胞菌　C. 变形杆菌　D. 脆弱类杆菌　E. 肉毒梭菌

2. 王某，48 岁，建筑工人，因牙关紧闭、四肢痉挛而入院。8 天前，右脚被铁钉扎伤，伤口深，但几日后自愈。5 日后，右腿有些麻木和疼痛，咀嚼不便，吞咽困难，最后全身抽搐，四肢痉挛。入院诊断为破伤风。下述哪项是最佳治疗原则？（　　）

A. 注射青霉素　B. 注射破伤风抗毒素和青霉素
C. 注射破伤风抗毒素和百白破疫苗　D. 注射破伤风抗毒素
E. 注射百白破疫苗和青霉素

二、填空题

1. 气性坏疽的主要病原菌是________________。

2. 肉毒梭菌食物中毒患者的临床表现与其他食物中毒不同，______________________很少见，主要是____________________。

3. 无芽孢厌氧菌是一大类寄生在人和动物体内的____________，主要分布在____________、____________、____________、____________，在一定条件下可作为条件致病菌引起____________。

三、判断题

(　　) 1. 破伤风痉挛毒素是目前已知毒性最强的物质。

(　　) 2. 破伤风典型的症状是牙关紧闭、苦笑面容、角弓反张等。

(　　) 3. 预防破伤风可用破伤风抗毒素。

(　　) 4. 肉毒中毒是由于肌肉麻痹，导致复视、斜视、咀嚼和吞咽困难等症状。

四、简答题

1. 简述破伤风梭菌的致病条件。

2. 简述破伤风梭菌的防治原则。

第十六章　结核分枝杆菌

知识目标

1. 掌握结核分枝杆菌的主要生物学特性、致病物质及致病特点、防治原则。
2. 熟悉结核菌素试验的原理、方法、结果分析与临床应用。

习　题

一、选择题

A1 型题

1. 结核分枝杆菌所致疾病最常见的是（　　）。
   A. 结核性关节炎　B. 肺结核　C. 肠结核　D. 结核性胸膜炎　E. 结核性脑膜炎
2. 人体对结核分枝杆菌的免疫特点是（　　）。
   A. 以体液和细胞免疫并重　B. 以体液免疫为主
   C. 为有菌免疫　D. 不能通过人工主动免疫获得
   E. 可引起Ⅰ型超敏反应
3. 与结核分枝杆菌抗酸性有关的成分是（　　）。
   A. 分枝菌酸　B. 蜡质 D　C. 硫酸脑苷酯　D. 索状因子　E. 磷脂
4. 与结核分枝杆菌毒力密切相关的成分是（　　）。
   A. 分枝菌酸　B. 索状因子　C. 蜡质 D　D. 硫酸脑苷酯　E. PPD
5. 繁殖速度最慢的细菌是（　　）。
   A. 大肠埃希菌　B. 结核分枝杆菌　C. 肺炎链球菌　D. 白喉棒状杆菌 B　E. 脑膜炎奈瑟菌
6. 结核分枝杆菌，错误的是（　　）。
   A. 抗酸染色阳性　B. 专性需氧，生长缓慢
   C. 易形成耐药菌株　D. 胞内寄生菌
   E. 含大量蛋白质，故对外抵抗力弱
7. 女，18 岁，主诉咳嗽、痰中有血丝，疲乏无力，盗汗。对于该患者的痰标本，应选用的染色法是（　　）。
   A. 革兰氏染色法　B. 墨汁染色法　C. 鞭毛染色法　D. 抗酸染色法　E. 镀银染色法
8. 致病性与内、外毒素无关的细菌是（　　）。
   A. 金黄色葡萄球菌　B. 炭疽芽孢杆菌　C. 结核分枝杆菌　D. 志贺菌　E. 破伤风梭菌
9. 卡介苗接种对象主要是（　　）。
   A. 结核菌素试验阳性者　B. HIV 感染者
   C. 新生儿和结核菌素试验阴性的儿童　D. 肿瘤患者
   E. 免疫功能低下者
10. 卡介苗的制备是利用细菌的（　　）。
    A. 毒力变异　B. 结构变异　C. 形态变异　D. 菌落变异　E. 耐药性变异
11. 结核菌素试验阴性表明（　　）。
    A. 机体已感染过结核分枝杆菌　B. 机体接种卡介苗成功
    C. 机体对结核分枝杆菌有一定免疫力　D. 机体对结核分枝杆菌有迟发超敏反应
    E. 表明机体对结核分枝杆菌无免疫力
12. 麻风杆菌的致病性和免疫性，不正确的是（　　）。
    A. 主要经破损皮肤或黏膜进入机体　B. 抗麻风免疫主要是细胞免疫
    C. 抗酸阳性、细长略带弯曲的细菌　D. 可在体外用人工培养基培养
    E. 根据临床表现多分为瘤型和结核样型
13. 某名未接种过卡介苗的健康中年人，结核菌素试验阳性。下列哪项不正确？（　　）
    A. 需要接种卡介苗　B. 不需要接种卡介苗

C. 对结核病有免疫力　D. 细胞免疫功能正常
E. 感染过结核杆菌

14.【护士执业资格考试真题】肾脏的结核病灶来自（　　）。
A. 肺结核　B. 肠结核　C. 骨结核　D. 脑部　E. 淋巴结核

15.【护士执业资格考试真题】以下微生物中，较少引起直肠肛管周围囊肿的是（　　）。
A. 大肠杆菌　B. 类杆菌　C. 结核杆菌　D. 葡萄球菌　E. 梭状芽孢杆菌

16.【护士执业资格考试真题】肺结核患者在家休养期间，简便有效处理痰液的方法是（　　）。
A. 煮沸　B. 深埋　C. 焚烧　D. 70% 乙醇浸泡　E. 5% 苯酚消毒

17.【护士执业资格考试真题】预防肺结核流行的最重要措施是（　　）。
A. 加强营养　B. 接种卡介苗
C. 加强登记管理　D. 做好痰的处理
E. 隔离和有效治疗排痰患者

18.【护士执业资格考试真题】患儿，男，因早产住院治疗。现患儿 3 个月，需接种卡介苗，正确的做法是（　　）。
A. 立即接种　B. PPD 试验阴性再接种
C. 4 个月后再接种　D. 与百白破疫苗同时接种
E. PPD 试验阳性再接种

A2 型题

1. 某患者，男，1 个月前感到疲劳、食欲减少、发热咳嗽、咳痰带血丝，取咳痰行抗酸染色，镜下见到红色细长弯曲、分枝的杆菌。该细菌是何种细菌？（　　）
A. 白喉杆菌　B. 克雷伯肺炎杆菌　C. 炭疽杆菌　D. 结核杆菌　E. 流感杆菌

2. 某女青年，因咳嗽发热就诊。拍胸片发现右肺有片状阴影，结核菌素试验红肿直径大于 2.0 cm。该患者可能是（　　）。
A. 机体对结核无免疫能力　B. 结核病恢复期
C. 结核病活动期　D. 注射过卡介苗
E. 结核病早期

3. 男，20 岁，咳嗽数周。1 个月前开始感到疲劳，食欲减少，发热 2 周后咳痰中带血丝，体重减轻。体温 38 ℃，非急性面容，右上肺有啰音，WBC 11×10^9/L，多形核 63%。临床怀疑患肺结核。下列处置中错误的是（　　）。
A. 做结核菌素试验　B. 痰浓缩集菌涂片进行抗酸染色
C. 胸部 X 线拍片　D. 痰结核杆菌培养
E. 痰培养物接种豚鼠进行动物实验

二、填空题

1. 结核分枝杆菌对干燥、酸碱的抵抗力强，但对________、________、________较敏感。
2. 与结核分枝杆菌致病有关的脂质有________、________、________、________。
3. 结核分枝杆菌的感染途径有________、________、________等。最常见的结核病是________。
4. 新生儿初种卡介苗一般在________进行。
5. 与结核分枝杆菌的抗酸染色性有关的菌体成分是________。
6. 麻风分枝杆菌主要通过________、________和________等方式传播。

三、简答题

1. 简述结核分枝杆菌的致病物质和所致疾病。

2. 简述结核菌素试验的结果判断和意义。

第十七章　其他病原性细菌

知识目标

1. 熟悉霍乱弧菌、铜绿假单胞菌、白喉棒状杆菌的主要生物学特性、致病性及特异性防治原则。

2. 了解流感嗜血杆菌、百日咳鲍特菌、军团菌属、炭疽杆菌、布鲁菌属、鼠疫耶氏菌的主要生物学特性、致病性及特异性防治原则。

习　题

一、选择题

A1 型题

1. 白喉棒状杆菌的形态特点有（　　）。
   A. 异染颗粒　B. 硫黄颗粒　C. 内基小体　D. 原体　E. 始体
2. 白喉病后获得的免疫主要是（　　）。
   A. 细胞免疫　B. 抗毒素体液免疫
   C. 有菌免疫　D. 局部免疫
   E. 细胞免疫及体液免疫
3. 治疗白喉的原则是（　　）。
   A. 注射抗毒素及类毒素　B. 注射抗毒素及抗生素
   C. 注射抗毒素　D. 注射抗生素
   E. 注射抗生素及类毒素
4. 白喉棒状杆菌引起白喉的机制是（　　）。
   A. 白喉棒状杆菌入血引起白喉
   B. 白喉毒素入血引起白喉
   C. 细菌在感染局部大量繁殖并产生外毒素，引起局部炎症和全血中毒症状
   D. 毒素入血作用于心肌引起疾病
   E. 细菌入血繁殖产生败血症所致
5. 嗜肺军团菌最重要的传播途径是（　　）。
   A. 经与患者接触受染　B. 经消化道途径感染
   C. 经呼吸道吸入染菌的气溶胶感染　D. 经烧伤创面感染
   E. 医源性交叉感染
6. 百日咳鲍特菌的主要侵袭部位是（　　）。
   A. 口腔黏膜　B. 扁桃体
   C. 咽喉黏膜声带　D. 气管、支气管黏膜的纤毛上皮细胞
   E. 肺组织
7. 目前预防百日咳主要采用注射（　　）。
   A. 类毒素　B. 减毒活疫苗
   C. 抗毒素　D. 百白破三联疫苗
   E. 百日咳死菌苗
8. 与金黄色葡萄球菌在血平板上共同培养时，出现“卫星现象”的细菌是（　　）。
   A. 表皮葡萄球菌　B. 大肠埃希菌　C. 流感嗜血杆菌　D. 百日咳鲍特菌　E. 铜绿假单胞菌
9. 某幼儿园发现一名患白喉的小朋友，对同班小朋友应采取什么紧急预防措施？（　　）
   A. 注射白喉类毒素　B. 注射百白破三联疫苗
   C. 注射白喉抗毒素　D. 注射丙种球蛋白
   E. 注射抗生素
10. 细菌与所致疾病组合，错误的是（　　）。

A. 绿脓杆菌—烧伤感染　B. 幽门螺杆菌—B 型胃炎
C. 军团菌—军团菌病　D. 百日咳杆菌—百日咳
E. 流感杆菌—流感

11. 霍乱弧菌有几个生物群？（　　）
A. 1 个　B. 2 个　C. 3 个　D. 4 个　E. 5 个

12. 下列哪种菌属于嗜盐性细菌？（　　）
A. 霍乱弧菌　B. 副溶血弧菌　C. 空肠弯曲菌　D. 大肠杆菌　E. 绿脓杆菌

13. 未经治疗的霍乱死亡率可达（　　）。
A. 10%～20%　B. 20%～30%　C. 30%～40%　D. 40%～50%

14. 确定白喉棒状杆菌是否产生毒素的依据是（　　）。
A. 奈瑟染色有异染颗粒　B. 吕氏斜面快速长出灰白菌落
C. 亚碲酸钾平板呈黑色菌落　D. 锡克试验
E. Elek 平板试验

15. 下列哪项不是白喉棒状杆菌的特性？（　　）
A. 形态特征是有异染颗粒　B. 产生外毒素可引起心肌炎
C. 用抗毒素可以进行紧急预防　D. 常引起口腔白斑
E. 只有携带 β- 棒状杆菌噬菌体的白喉棒状杆菌才能产生外毒素

16. 放线菌素抗肿瘤作用机制是（　　）。
A. 引起 DNA 链间交联，妨碍双链拆开　B. 插入 DNA 双链，破坏模板作用
C. 抑制细胞 DNA 聚合酶活性　D. 抑制细胞 RNA 聚合酶活性
E. 抑制蛋白质生物合成

17. 下列治疗军团菌病的首选药物是（　　）。
A. 红霉素　B. 四环素　C. 头孢唑林　D. 青霉素 G　E. 氯霉素

18. 下列归属于自然疫源性传染病的是（　　）。
A. 白喉　B. 霍乱　C. 结核　D. 细菌性痢疾　E. 鼠疫

19. 鼠疫的主要传播媒介是（　　）。
A. 鼠　B. 鼠蚤　C. 鼠虱　D. 蚊　E. 蜱

20. 控制和消灭鼠疫的关键措施是（　　）。
A. 对鼠疫病人早期诊断和治疗　B. 疫区人群普遍接种活菌疫苗
C. 灭鼠灭蚤　D. 疫区的流行病学监测
E. 疫区的现场消毒和隔离

21. 布氏菌引起的疾病是（　　）。
A. 波状热　B. 肠热症　C. 猩红热　D. 炭疽　E. 流行性出血热

22. 下列病原菌中不引起人兽共患病的是（　　）。
A. 布氏菌　B. 白喉棒状杆菌　C. 鼠疫耶氏菌　D. 炭疽芽孢杆菌　E. 钩端螺旋体

23. 炭疽芽孢杆菌对人体损害多见于（　　）。
A. 肺炭疽　B. 肠炭疽　C. 炭疽性脑膜炎　D. 皮肤炭疽　E. 败血症

24. 与炭疽芽孢杆菌毒力相关的主要是（　　）。
A. 芽孢　B. 荚膜　C. 内毒素　D. 荚膜和炭疽毒素　E. 致死因子

25. 感染动物后引起母畜流产的病原菌是（　　）。
A. 布氏菌　B. 炭疽芽孢杆菌　C. 鼠疫耶氏菌　D. 钩端螺旋体　E. 空肠弯曲菌

26. 食入未经消毒的羊奶，最有可能患（　　）。
A. 肉毒中毒　B. 结核　C. 伤寒　D. 破伤风　E. 波浪热

27. 可以寄生在巨噬细胞内的细菌是（　　）。
A. 布氏菌　B. 金黄色葡萄球菌　C. 肺炎链球菌　D. 破伤风梭菌　E. 炭疽芽孢杆菌

28. 下列细菌中属需氧芽孢杆菌的是（　　）。
A. 破伤风梭菌　B. 肉毒梭菌　C. 产气荚膜梭菌　D. 炭疽芽孢杆菌　E. 白喉棒状杆菌

29. 菌体最大的致病菌是（　　）。
A. 炭疽芽孢杆菌　B. 布氏菌　C. 钩端螺旋体　D. 鼠疫耶氏菌　E. 绿脓杆菌

30. 炭疽芽孢杆菌，错误的是（　　）。

A. 竹节状排列革兰氏阳性大杆菌　　B. 无氧条件下易形成芽孢

C. 荚膜和外毒素是重要毒力因素　　D. 无鞭毛，无动力

E. 有毒株产生荚膜

A2 型题

1. 男，39 岁，神志不清，呼吸急促，肤色发绀，口角渗出大量血性泡沫状分泌物。查体：体温 39.9 ℃，血压 80/56 mmHg，心率 126 次 / 分，皮肤黏膜多处可见淤斑。右侧腹股沟淋巴结肿大并溃破，触之坚硬，与周围组织粘连。肺部闻及少量啰音。该患者最可能感染的病原微生物是（　　）。

A. 鼠疫耶氏菌　　B. 炭疽芽孢杆菌

C. 肾综合征出血热病毒　　D. 钩端螺旋体

E. 乙型溶血性链球菌

2. 男，30 岁，屠宰工，高热，寒战，右臂外侧有一 1 cm × 3 cm 的表浅溃疡，溃疡表面有黑色焦痂。溃疡初起时为丘疹，后转为水疱，周围组织水肿，继之疱疹中心区出血性坏死，周围有成群小水疱，水肿区继续扩大。局部疼痛与压痛不显著，无腺性分泌物。根据职业特点，该患者最可能患（　　）。

A. 布氏菌病　　B. 皮肤炭疽　　C. 带状疱疹　　D. 鼠疫　　E. 波浪热

二、判断题

（　）1. 对白喉患者的特异性治疗是注射白喉类毒素，要注意皮试，避免过敏反应的发生。

（　）2. 绿脓杆菌感染多发生在机体抵抗力降低时。

（　）3. 炭疽病临床上主要有三种：皮肤炭疽、肺炭疽、肠炭疽。

（　）4. 鼠疫是我国法定的甲类传染病。

三、填空题

1. 白喉棒状杆菌的易感者主要是__________，其特异性预防措施是接种__________。

2. 嗜肺军团菌主要经__________传播，所致疾病主要是__________。

3. 与金黄色葡萄球菌共同培养时，出现“卫星现象”的细菌是__________。

4. 黑死病的病原菌是__________。

5. 鼠疫是一种烈性传染病，通过____________传染给人，引起人类__________、__________、__________。

第十八章　病毒学概述

知识目标

1. 掌握病毒的基本结构。
2. 掌握病毒的增殖、复制过程。
3. 熟悉病毒的抵抗力。
4. 掌握病毒感染的方式与类型。
5. 熟悉干扰素的作用。

习　题

一、选择题

A1 型题

1. 用于测量病毒大小的单位是（　　）。
A. 纳米（nm）　B. 微米（m）　C. 毫米（mm）　D. 厘米（cm）　E. 米（m）
2. 可以称病毒体的是（　　）。
A. 核酸　B. 衣壳　C. 包膜　D. 核衣壳　E. 刺突
3. 决定病毒传染主要在于（　　）。
A. 衣壳　B. 核酸　C. 包膜　D. 神经氨酸酶　E. 蛋白
4. 人和动物，其病毒复制的步骤，错误的是（　　）。
A. 吸附　B. 穿入　C. 脱壳　D. 分裂　E. 生物合成
5. 病毒生物学性状，不正确的是（　　）。
A. 测量大小的单位为纳米（nm）　B. 含有 DNA 和 RNA 两种核酸
C. 以复制方式增殖　D. 必须寄生于活细胞内
E. 属于非细胞型微生物
6. 病毒的增殖方式是（　　）。
A. 复制　B. 裂殖　C. 二分裂　D. 芽生　E. 分泌
7. 最易破坏病毒包膜的因素是（　　）。
A. 干扰素　B. 乙醚　C. 青霉素　D. 乙醇　E. 紫外线
8. 病毒的基本结构为（　　）。
A. 核酸　B. 衣壳　C. 包膜　D. 核衣壳　E. 刺突
9. 用以判断病毒有无包膜的根据是（　　）。
A. 致病性的强弱　B. 对高温的抵抗力
C. 对脂溶剂的敏感性　D. 病毒的浮力密度
E. 对石炭酸有抵抗力
10. 干扰素诱生剂，包括（　　）。
A. 几乎所有的病毒　B. 只有 RNA 病毒
C. 除 DNA 以外的其他病毒　D. 少数具有感染性核酸的病毒
E. 除细菌、立克次氏体以外的微生物
11. 可产生 γ 干扰素的细胞是（　　）。
A. 淋巴细胞　B. 成纤维细胞　C. 中性粒细胞　D. 肥大细胞　E. 郎罕氏细胞
12. 干扰素的作用，错误的是（　　）。
A. 抗病毒　B. 抗肿瘤
C. 免疫调节　D. 抗细菌
E. 可用于治疗慢性肝炎、带状疱疹等疾病
13. 下列哪种病毒可通过垂直传播？（　　）

A. 流感病毒 B. 甲肝病毒 C. 乙肝病毒 D. 脊髓灰质炎病毒 E. 戊肝病毒

14. 病毒标本的采集和送检，错误的是（ ）。
A. 标本应在发病初期和急性期采集
B. 标本采集应严格无菌操作
C. 有些标本应加入抗生素处理
D. 标本要及时送检
E. 不能及时送检的标本，可常温保存

15. 病毒的特点，不是（ ）。
A. 体积微小，可通过滤菌器
B. 结构简单，含一种类型核酸
C. 对抗生素敏感
D. 以 nm 为测量单位
E. 专性细胞内寄生

16. 引起疯牛病和人类克雅病、库鲁病等的病原因子是（ ）。
A. 病毒 B. 类病毒 C. 拟病毒 D. 朊粒 E. 衣原体

17. 人类传染病多由哪种微生物引起？（ ）
A. 细菌 B. 病毒 C. 真菌 D. 支原体 E. 放线菌

18.【口腔执业助理医师资格考试真题】由空气传播的致病微生物有（ ）。
A. 丁肝病毒
B. 丙肝病毒
C. 乙肝病毒
D. 腺病毒
E. 人类免疫缺陷病毒

19.【护理执业资格考试真题】病毒性心肌炎患者的治疗要点，不包括（ ）。
A. 预防心力衰竭 B. 抗生素治疗 C. 抗病毒治疗 D. 急性期卧床休息 E. 防治心律失常

B1 型题

（1～3 题共用备选答案）
A. SARS-CoV-2 的 RNA
B. SARS-CoV-2 的刺突
C. 血清中的 SARS-CoV-2 抗原
D. 血清中的 SARS-CoV-2 抗体
E. SARS-CoV-2 衣壳

1. 咽拭子查核酸，查的是（ ）。
2. 鼻拭子查抗原，查的是（ ）。
3. 血液中查 IgM、IgG，查的是（ ）。

（4～7 题共用备选答案）
A. 流感病毒 B. 单纯疱疹病毒 C. HIV D. 乙肝病毒 E. 各种病毒

4. 属于急性感染的是（ ）。
5. 属于慢发病毒感染的是（ ）。
6. 属于潜伏感染的是（ ）。
7. 属于慢性感染的是（ ）。

二、判断题

（ ）1. 病毒是以二分裂的方式繁殖。
（ ）2. 病毒引起的疾病，要用抗生素治疗。
（ ）3. 水痘—带状疱疹病毒可引起潜伏感染。
（ ）4. 清除细胞内的病毒主要靠体液免疫。
（ ）5. 干扰素、抗生素都具有广谱抗病毒作用。

三、填空题

1. 病毒的基本结构是____________________。
2. 病毒复制周期包括________、________、________、________、________等步骤。
3. 实验室分离培养病毒主要有________、________、________三种方法。

四、名词解释

1. 水平传播：

2. 垂直传播：

五、简答题

1. 简述病毒复制的过程。

2. 列出病毒感染的类型，并各举 1 例。

第十九章　呼吸道病毒

知识目标

1. 熟悉常见呼吸道病毒的生物学特性、传播途径、防治原则。
2. 掌握流感病毒的抗原变异与流行的关系，SARS 病毒、新冠病毒的致病特点。
3. 熟悉麻疹病毒、腮腺炎病毒、风疹病毒的致病特点。

习　题

一、选择题

A1 型题

1. 最易发生变异的病毒是（　　）。
A. 流感病毒　B. 麻疹病毒　C. 呼吸道合胞病毒　D. 脊髓灰质炎病毒　E. 腮腺炎病毒
2. 甲型流感病毒划分亚型的依据是（　　）。
A. 核蛋白（NP）
B. 包膜上的 HA 和 NA
C. 核糖核蛋白（RNP）
D. M 蛋白（MP）
E. RNA
3. 发生流感大流行最主要的原因是（　　）。
A. 病毒抗原结构复杂
B. 抗原性漂移
C. 抗原性转变
D. 病毒型别较多
E. 抗原易发生改变
4. 下列病毒中不能引起持久免疫的病毒是（　　）。
A. 流感病毒
B. 麻疹病毒
C. 脊髓灰质炎病毒
D. 流行性乙型脑炎病毒
E. 腮腺炎病毒
5. 孕妇感染后可引起胎儿先天性畸形的病毒是（　　）。
A. 流感病毒　B. 鼻病毒　C. 麻疹病毒　D. 冠状病毒　E. 风疹病毒
6. 由麻疹病毒引起的 SSPE 是（　　）。
A. 慢性感染　B. 潜伏感染　C. 慢发病毒感染　D. 亚临床感染　E. 隐性感染病毒
7. 流感病毒的特点，错误的是（　　）。
A. 属于正粘病毒
B. 具有神经氨酸酶刺突
C. 不易发生抗原性变异
D. 具有分节段的 RNA
E. 具有植物血凝素刺突
8. 女，25 岁，妊娠 15 周，近日出现全身粟粒大小红色丘疹，伴耳后淋巴结肿大，初步诊断是风疹。该病最严重的危害是（　　）。
A. 激活潜伏感染　B. 诱发肿瘤形成　C. 造成免疫低下　D. 导致胎儿畸形　E. 形成慢性感染
9. 流感病毒及其致病性，不正确的是（　　）。
A. 甲型流感病毒易发生抗原转变，而使人群对新病毒株缺乏免疫力
B. 丙型流感病毒不发生变异，抗原性稳定
C. 流感病毒不能进行组织细胞培养，因此只能依靠血清学试验进行病原学诊断
D. 流感病毒通过空气飞沫传播，主要引起呼吸道感染
E. 甲型流感较乙型及丙型流感病情严重，且易酿成流行或大流行
10. 麻疹，错误的是（　　）。
A. 麻疹病毒包膜上有 H 和 F 刺突，但无 N 刺突（无神经氨酸酶活性）
B. 麻疹患者有两次病毒血症，第一次病毒血症时，体表不出现红色斑丘疹
C. 麻疹是急性传染病，但极少数患儿于病愈 2～17 年后可出现慢发感染患亚急性硬化性全脑炎（SSPE）

D. 儿童接种麻疹减毒活疫苗后，可获得牢固的终身免疫，不必隔 6 ～ 7 年再次接种加强免疫
E. 麻疹自然感染后，患者可获得牢固免疫，持续终生

11. 引起严重急性呼吸综合征（SARS）的病原体是（　　）。
A. 肺炎衣原体　B. 军团菌　C. 肺炎支原体　D. 副粘病毒　E. 新型冠状病毒

12. *COVID*-19 的病原体是（　　）。
A. SARS-CoV-2　B. SARS-CoV　C. SARS　D. MARS-CoV　E. CoV

13.【护士执业资格考试真题】上呼吸道感染的传播途径主要是（　　）。
A. 飞沫传播　B. 接触传播　C. 消化道传播　D. 血液传播　E. 昆虫传播

14.【护士执业资格考试真题】流行性腮腺炎，不正确的是（　　）。
A. 腮腺部位面部皮肤发热、发红　B. 腮腺以耳垂为中心，呈弥漫性肿胀
C. 病人及隐性感染者均有传染性　D. 患病后可获终生免疫
E. 由腮腺炎病毒引起

15.【护士执业资格考试真题】麻疹患者在出疹期首先出现皮疹的部位是（　　）。
A. 前额、面、颈　B. 耳后、发际　C. 胸、背　D. 胸、腹　E. 四肢

16.【护士执业资格考试真题】禽流感属于什么隔离？（　　）
A. 消化道隔离　B. 严密隔离　C. 保护隔离　D. 呼吸道隔离　E. 接触隔离

17.【护士执业资格考试真题】腮腺炎的隔离途径是（　　）。
A. 呼吸道隔离　B. 消化道隔离　C. 接触隔离　D. 严密隔离　E. 血液、体液隔离

18.【口腔助理执业医师资格考试真题】评价新冠病毒临床抢救效果，最恰当的指标是（　　）。
A. 存活率　B. 发病率　C. 患病率　D. 病死率　E. 感染率

19.【口腔助理执业医师资格考试真题】主要通过空气传播的疾病是（　　）。
A. 腺病毒　B. 艾滋病　C. 梅毒　D. 病毒性肝炎　E. 疱疹

20.【临床助理执业医师资格考试真题】小儿麻疹最常见的并发症是（　　）。
A. 结膜炎　B. 喉炎　C. 肺炎　D. 脑炎　E. 心肌炎

A2 型题

1.【护士执业资格考试真题】男，31 岁，主诉近日高热、咳嗽，伴有头痛、全身酸痛、不适、乏力等，经检查确诊为重症急性呼吸综合征非典型肺炎并收住院治疗。应对患者采取（　　）。
A. 接触隔离　B. 保护性隔离　C. 呼吸道隔离　D. 消化道隔离　E. 严密隔离

2.【护士执业资格考试真题】男，31 岁，主诉近日高热、咳嗽，伴有头痛、全身酸痛、不适、乏力等，经检查确诊为非典型肺炎并收住院治疗。在隔离过程中，错误的护理措施是（　　）。
A. 住双人房间　B. 护士进入病室穿隔离衣
C. 排泄物须严格消毒处理　D. 病室空气消毒每天 1 次
E. 拒绝家属探视

3.【临床助理执业医师资格考试真题】男，3 岁，昨天凌晨开始发热，今日发现皮疹来院。查体：T 38.2 ℃，P 110 次 / 分，R＜32 次 / 分，眼结膜略充血，耳后、颈部浅表淋巴结轻度肿大，面颈部、躯干皮肤可见浅红色斑丘疹，心、肺、腹无异常。最可能诊断的是（　　）。
A. 水痘　B. 猩红热　C. 麻疹　D. 风疹　E. 幼儿急疹

B1 型题

（1 ～ 2 题共用备选答案）
A. 流感病毒　B. SARS 病毒　C. 新冠病毒　D. 鼻病毒　E. 麻疹病毒

1. 能形成病毒血症的是（　　）。
2. 可引起普通感冒的是（　　）。

二、填空题

1. 流感病毒根据__________和__________分型，__________和__________分亚型。
2. 流感病毒变异的本质是__________的改变，表现为__________的变异。
3. SARS-CoV 引起的疾病全称是____________，SARS-CoV-2 引起的疾病全称是____________。

三、判断题

(　　) 1. 当流感病毒基因组自发点突变，变异幅度小时，称抗原转变，可引起甲型流感周期性的局部中小型流行。

(　　) 2. 流感病毒一般不形成病毒血症，病后免疫力不牢固。

(　　) 3. 新冠病毒主要通过包膜上的刺突糖蛋白（S 蛋白），识别宿主细胞受体血管紧张素转化酶 2（ACE2），并与之结合感染宿主细胞。

(　　) 4. 新冠病毒可通过气溶胶传播，不会通过接触鼻黏膜、眼黏膜而感染。

四、简答题

简述抗原漂移和抗原转变。

第二十章　肠道病毒

知识目标

1. 熟悉肠道病毒的共同特性。
2. 熟悉脊髓灰质炎病毒、柯萨奇病毒、埃可病毒、轮状病毒的致病和防治原则。

习　题

一、选择题

A1 型题

1. 肠道病毒的核酸类型是（　　）。
A. RNA　B. 单负股 RNA　C. 双股 RNA　D. 双股 DNA　E. 单股 DNA
2. 脊髓灰质炎病毒主要侵犯（　　）。
A. 三叉神经节　B. 脑神经节　C. 脊髓前角神经细胞　D. 神经肌肉接头　E. 海马回锥体细胞
3. 小儿麻痹症的病原体是（　　）。
A. 脊髓灰质炎病毒　B. 乙型脑炎病毒　C. 单纯疱疹病毒　D. 麻疹病毒　E. EB 病毒
4. 下列哪组病毒都通过粪 - 口途径传播？（　　）
A. 脊髓灰质炎病毒、甲型肝炎病毒、埃可病毒、柯萨奇病毒
B. 腺病毒、流感病毒、脊髓灰质炎病毒、埃可寿毒
C. 柯萨奇病毒、甲型肝炎病毒、麻疹病毒、EB 病毒
D. 冠状病毒、腮腺炎病毒、埃可寿毒、柯萨奇病毒
E. EB 病毒、埃可病毒、脊髓灰质炎病毒、柯萨奇病毒
5. 脊髓灰质炎病毒最主要的感染类型是（　　）。
A. 隐性感染　B. 急性感染　C. 慢性感染　D. 潜伏感染　E. 迟发感染
6. 婴幼儿急性胃肠炎的主要病原体是（　　）。
A. 腺病毒　B. 人类轮状病毒　C. 埃可病毒　D. 葡萄球菌　E. 霍乱弧菌
7. 预防脊髓灰质炎进行人工自动免疫的主要对象是（　　）。
A. 青壮年　B. 野外工作者　C. 5 岁以内儿童　D. 林区工人　E. 未患过该病者
8. 引起急性出血性结膜炎的主要病原是（　　）。
A. 柯萨奇病毒 A 组 20 型　B. 腺病毒 S 型
C. 肠道病毒 70 型　D. 肠道病毒 69 型
E. 肠道病毒 72 型
9. 柯萨奇病毒的主要传播途径是（　　）。
A. 呼吸道　B. 消化道　C. 蚊虫叮咬　D. 血液和血制品　E. 母婴传播
10. 脊髓灰质炎病毒的特点，错误的是（　　）。
A. 主要经粪 - 口途径传播　B. 分为 Ⅰ、Ⅱ、Ⅲ 三个型别
C. 各型病毒之间无共同抗原　D. 主要感染脊髓运动神经细胞
E. 口服减毒活疫苗可进行预防
11. 肠道病毒不会引起的疾病是（　　）。
A. 脊髓灰质炎　B. 急性出血性结膜炎
C. 心肌炎　D. 甲型肝炎
E. 流行性乙型脑炎
12. 口服脊髓灰质炎减毒活疫苗的优点，不包括（　　）。
A. 疫苗病毒随粪便排出，扩大了免疫范围　B. 可刺激机体产生血清中和抗体 IgG
C. 口服方便，儿童易于接受　D. 易保存不需冷藏
E. 疫苗病毒在肠道增殖，产生局部 SIgA 可以阻断野毒株的感染
13. 最易引起病毒性心肌炎的病毒是（　　）。

A. 脊髓灰质炎病毒　B. 柯萨奇病毒 A 组
C. 柯萨奇病毒 B 组　D. 埃可病毒
E. 肠道病毒 70 型

14. 手足口病的病原是（　　）。
A. 风疹病毒　B. 单纯疱疹病毒
C. 水痘 - 带状疱疹病毒　D. 肠道病毒 71 型
E. 肠道病毒 70 型

15.【护士执业资格考试真题】秋季腹泻最常见的病原体是（　　）。
A. 金黄色葡萄球菌　B. 大肠杆菌　C. 耶尔森菌　D. 轮状病毒　E. 柯萨奇病毒

16.【临床执业助理医师资格考试真题】轮状病毒引起的腹泻特点，下列哪项是错误的？（　　）
A. 多见于秋季　B. 大便腥臭味
C. 毒症状不明显　D. 伴有上呼吸道感染
E. 多见于 6 个月至 2 岁小儿

17.【临床执业助理医师资格考试真题】手足口病的描述，错误的是（　　）。
A. 发热，体温可达到 38 ℃以上　B. 口腔黏膜，手、足和臀部出现斑丘疹、疱疹
C. 疱疹处痒、痛，有结痂　D. 可伴有咳嗽、流涕、食欲不振、恶心、呕吐、头痛等症状
E. 肠道病毒 71 型可引起重症

18.【临床执业助理医师资格考试真题】疱疹性咽峡炎的致病菌是（　　）。
A. 腺病毒　B. 柯萨奇病毒
C. 溶血性链球菌　D. 肠道病毒 71 型
E. 人类疱疹病毒 6 型

19.【护士执业资格考试真题】县医院发现 1 名手足口病患者，应多长时间内上报？（　　）
A. 1 小时　B. 4 小时　C. 6 小时　D. 12 小时　E. 24 小时

A2 型题

【临床执业助理医师资格考试真题】女婴，10 月龄，腹泻伴呕吐 5 天。大便每天 10 余次，呈蛋花汤样，呕吐每天 2 ~ 3 次，尿量减少。查体：体重 8 kg，眼窝凹陷，皮肤弹性差，四肢尚暖。实验室检查：血钠 125 mmol/L；粪便镜检示 WBC 0 ~ 2/HP。该患儿可能的诊断是（　　）。
A. 轮状病毒肠炎　B. 金黄色葡萄球菌肠炎
C. 空肠弯曲菌肠炎　D. 抗生素相关性腹泻
E. 真菌性肠炎

B1 型题

（1 ~ 2 题共用备选答案）【临床执业助理医师资格考试真题】
A. 腺病毒　B. 带状疱疹病毒
C. 柯萨奇病毒　D. 呼吸道合胞病毒
E. 人类疱疹病毒 6 型

1. 幼儿急疹的病原体是（　　）。
2. 疱疹性咽峡炎的病原体是（　　）。

二、填空题

1. 脊髓灰质炎病毒在＿＿＿＿＿＿细胞中大量增殖，致小儿麻痹症。
2. 脊髓灰质炎的紧急预防可使用＿＿＿＿＿＿。
3. 能引起人和动物腹泻的轮状病毒属＿＿＿＿＿＿组。其中＿＿＿＿＿＿组轮状病毒最常见。

三、判断题

（　）1. 脊髓灰质炎主要损害脊髓前角运动神经细胞，导致肢体迟缓性麻痹，引起小儿麻痹症。
（　）2. 肠道病毒会引起肠道组织的病变，不会引起其他组织病变。

四、简答题

列举出肠道病毒可引起的疾病。

第二十一章　肝炎病毒

知识目标

1. 熟悉甲肝病毒的生物学性状、致病特点。
2. 掌握乙肝病毒的生物学性状、传播途径、致病特点，防治原则。
3. 熟悉其他肝炎病毒的传播途径。

习　题

一、选择题

A1 型题

1. 下列哪种病毒可引起病毒性肝炎易于慢性化，并占输血后肝炎第一位？（　　）
   A. 甲型肝炎病毒　B. 乙型肝炎病毒　C. 丙型肝炎病毒　D. 巨细胞病毒　E. 黄热病病毒
2. HBsAg（＋），HBeAg（＋），说明此病人是（　　）。
   A. 获得了免疫力　B. 无传染性　C. 乙型肝炎恢复期　D. 病情较稳定　E. 具有传染性
3. 血清中抗 -HBc 阴性，抗 -HBs 阳性，HBsAg 阴性，最可能是（　　）。
   A. 乙型肝炎病毒正在肝内复制　B. 乙型肝炎携带者
   C. 肝炎已变成慢性　D. 血清具有传染性
   E. 乙型肝炎已痊愈
4. HAV，错误的是（　　）。
   A. 传染源主要是病人　B. 主要通过粪 - 口途径感染
   C. 有三种抗原抗体系统　D. 与微小 RNA 病毒相似
   E. 100 ℃加热 5 分钟及甲醛或氯处理均可使其灭活
5. 在严格选择供血员，排除 HBsAg 携带者情况下，仍发生输血后肝炎，可能由下列哪种病毒引起？（　　）
   A. 柯萨奇病毒　B. 埃可病毒　C. 甲型肝炎病毒　D. HCV　E. 戊型肝炎病毒
6. 可用预防乙型肝炎的人工被动免疫制剂是（　　）。
   A. 乙型肝炎疫苗　B. 胎盘球蛋白
   C. 丙种球蛋白　D. 特异性高价免疫球蛋白
   E. 人血清蛋白
7. HAV 的主要传播途径是（　　）。
   A. 输血　B. 母婴　C. 共用注射器　D. 媒介昆虫　E. 粪 - 口
8. Dane 颗粒是（　　）。
   A. 甲型肝炎病毒体　B. 乙型肝炎病毒体
   C. 流感病毒体　D. EB 病毒体
   E. 脊髓灰质炎病毒体
9. 对乙型肝炎病毒感染具有保护作用的是（　　）。
   A. Dane 颗粒抗体　B. HBcAb　C. HBsAb　D. DNA 多聚酶　E. e 抗原
10. 下列物质大多可在血液中查到，例外的是（　　）。
    A. Dane 颗粒　B. HbcAg　C. HBeAg　D. 小球形颗粒　E. 管形颗粒
11. 乙型肝炎病毒 e 抗原，错误的是（　　）。
    A. 血清阳性是传染性高的指标　B. 其相应抗体有一定的保护作用
    C. 血清持续阳性是疾病慢性化的指标　D. 化学成分为可溶性蛋白
    E. 存在于 Dane 颗粒的最外层
12. 不必接受 HBIg 被动免疫的人群是（　　）。
    A. HBsAg 阳性母亲所生的新生儿

B. 输入了 HBsAg 阳性血液
C. 体表破损处沾染了 HBsAg 阳性血清者
D. 无症状 HBsAg 携带者
E. 接受了 HBsAg 阳性器官移植者

13. HBV 感染的主要标志是（　　）。
A. HBsAg　B. 抗 HBs　C. HBeAg　D. HBcAg　E. 抗 -HBe

14. HEV 的传播和流行主要是通过（　　）。
A. 血液和血制品　B. 性接触
C. 日常生活接触　D. 水源或食物被粪便污染
E. 垂直传播

15. 丙型肝炎病毒和丁型肝炎病毒，不正确的是（　　）。
A. 均为 RNA 病毒　B. 都需要依赖 HBV 完成其复制
C. 都主要经输血注射途径传播　D. 均可有慢性携带者
E. 均可导致慢性肝炎、肝硬化

16. 不属于甲肝病毒特点的是（　　）。
A. 属于小 DNA 病毒　B. 主要经粪 - 口传播
C. 传染源为患者　D. 病后可获体液免疫
E. 可用减毒活疫苗预防

17. HBV 抗原 - 抗体，错误的是（　　）。
A. 用于乙型肝炎的诊断　B. 用于筛选合格的献血员
C. 选择治疗用药的参考　D. 判断乙型肝炎的预后
E. 调查人群的免疫水平

18. 作为乙型肝炎病毒携带者，在血清中检出最重要的指标是（　　）。
A. HBcAg　B. HBsAg　C. HBeAg　D. 抗 HBe　E. 抗 HBs

19. 属于缺陷病毒的是（　　）。
A. HAV　B. HBV　C. HCV　D. HDV　E. HEV

20. 肝炎病毒与传播途径的组合，错误的是（　　）。
A. HAV- 消化道传播　B. HBV- 输血和注射
C. HCV- 输血和注射　D. HDV- 输血和注射
E. HEV- 输血和注射

21. 某男性静脉吸毒者，10 年前检查 HBsAg（+），近日突发重症肝炎，并于 10 日内死亡。该患者可能是合并了哪种病毒感染？（　　）
A. HAV　B. HCV　C. HDV　D. HEV　E. CMV

22.【护理执业资格考试真题】患者因食用不洁食物而导致甲型肝炎，应采取（　　）。
A. 空气隔离　B. 消化道隔离　C. 保护性隔离　D. 飞沫隔离　E. 接触隔离

23.【口腔执业助理医师资格考试真题】杀灭手术器械上的乙肝病毒用（　　）。
A. 2% 碱性戊二醛　B. 75% 乙醇溶液　C. 2 mL/mg 碘溶液　D. 10% 甲醛溶液　E. 5% 甲醛溶液

24.【临床执业助理医师资格考试真题】下列乙肝病毒标记物中反映 HBV 有活动性复制和传染性的是（　　）。
A. 表面抗原（HBsAg）　B. 表面抗体（抗 -HBs）
C. e 抗原（HBeAg）　D. e 抗体（抗 -HBe）
E. 核心抗体（抗 -HBc）

25.【临床执业助理医师资格考试真题】预防乙型肝炎最有效的措施是（　　）。
A. 严格管理血制品　B. 应用一次性医疗器械
C. 饮食饮水卫生　D. 接种疫苗
E. 注射丙种球蛋白

A2 型题

1. 男，20 岁，喜食毛蚶，1 周前突然发病，畏寒，发热，全身乏力，食欲不振，厌油腻，肝区疼痛，尿色渐加深至浓茶状。近日体温降低，巩膜和皮肤出现黄疸，最可能的印象诊断是（　　）。

A. 甲型肝炎　　B. 乙型肝炎　　C. 丙型肝炎　　D. 丁型肝炎　　E. 戊型肝炎

2. 某患者外科手术时输血 500 mL，近日出现黄疸，并伴肝区痛、食欲不振、厌油食等症状。查抗 HCV-IgM（+），最可能的印象诊断是（　　）。

A. 甲型肝炎　　B. 乙型肝炎　　C. 丙型肝炎　　D. 丁型肝炎　　E. 戊型肝炎

3.【临床执业助理医师资格考试真题】女，22 岁，乏力、纳差、尿黄 10 天。近 1 个月经常在外进餐。既往无肝炎病史，无服用损肝药物史。查体：神志清楚，巩膜轻度黄染，肝掌（-）。腹软，肝区叩痛（+），肝脾肋下未触及。实验室检查：ALT 2 300 U/L，AST 410 U/L，TBil 60 μmol/L，DBil 140 μmol/L。最可能的诊断是（　　）。

A. 自身免疫肝炎　　B. 急性病毒性肝炎

C. 脂肪肝　　D. 慢性肝炎急性发作

E. 药物性肝炎

二、填空题

1. 乙肝病毒的传播途径有__________、__________和__________。

2. __________阳性，表明机体对乙肝病毒建立了免疫力。

3. 预防乙型肝炎，主动免疫可使用__________；被动免疫可使用__________。

三、判断题

（　）1. 甲肝病毒、戊肝病毒都可通过粪 - 口途径传播。

（　）2. 甲肝病毒、乙肝病毒可通过母婴垂直传播感染胎儿。

（　）3. HBeAg（+），表明有强传染性。

（　）4. Dane 颗粒是乙肝病毒完整的病毒颗粒，具有复制的能力。

四、简答题

简述 HBV 抗原抗体系统的组成和检测的临床意义。

第二十二章　其他病毒

知识目标

1. 掌握 HIV 的生物学性状、传播途径、致病特点。
2. 熟悉乙脑病毒、汉坦病毒、狂犬病病毒、疱疹病毒的生物学性状、传播途径、致病特点。

习　题

一、选择题

A1 型题

1. 汉坦病毒通过哪种动物传播？（　　）
   A. 黑线姬鼠　B. 三节吻库蚊　C. 蜱　D. 猴　E. 犬
2. 不能经虫媒传播感染的病毒是（　　）。
   A. 乙型脑炎病毒　B. 森林脑炎病毒　C. 登革热病毒　D. 狂犬病病毒　E. 黄热病病毒
3. 登革病毒的传播媒介是（　　）。
   A. 蚊　B. 蜱　C. 虱　D. 蚤　E. 螨
4. 以节肢动物为媒介的组合，错误的是（　　）。
   A. 乙型脑炎病毒，登革病毒　B. 乙型脑炎病毒，麻疹病毒
   C. 登革病毒，斑疹伤寒立克次氏体　D. 登革病毒，恙虫病立克次氏体
   E. 乙型脑炎病毒，Q 热柯克斯体
5. 出血热病毒的特性，错误的是（　　）。
   A. 为有包膜的 DNA 病毒　B. 黑线姬鼠为主要传染源
   C. 经呼吸道和消化道传播　D. 病后可获得牢固的免疫力
   E. 可使用灭活疫苗进行预防
6. 口唇疱疹常由哪种病毒引起？（　　）
   A. 单纯疱疹病毒 1 型　B. 单纯疱疹病毒 2 型
   C. 人疱疹病毒 3 型　D. 人疱疹病毒 4 型
   E. 人疱疹病毒 5 型
7. HSV-1 的潜伏部位是（　　）。
   A. 脊髓后根神经节　B. 三叉神经节
   C. 骶神经节　D. 脑神经的感觉神经节
   E. 腰神经节
8. 水痘 - 带状疱疹病毒的潜伏部位是（　　）。
   A. 三叉神经节　B. 脊髓后根神经节
   C. 颈上神经节　D. 腰神经节
   E. 骶神经节
9. VZV，错误的是（　　）。
   A. 只有 1 个血清型　B. 儿童水痘恢复后，体内病毒不能全部被清除
   C. 密切接触和性接触为主要传播途径　D. 病毒潜伏于脊髓后根神经节
   E. 病后产生免疫力，但不能清除潜伏病毒
10. 目前认为与鼻咽癌发病有关的病毒是（　　）。
    A. 鼻病毒　B. 麻疹病毒　C. 单纯疱疹病毒　D. EB 病毒　E. 巨细胞病毒
11. 可导致先天性畸形的病毒有（　　）。
    A. 风疹病毒、CMV、HIV　B. 风疹病毒、流感病毒、腮腺炎病毒
    C. 风疹病毒、乙脑病毒、麻疹病毒　D. CMV、腺病毒、乙型肝炎病毒
    E. CMV、鼻病毒、腮腺炎病毒

12. HIV 主要感染哪类细胞？（　　）

A. $CD8^+T$ 细胞　B. 中性粒细胞　C. 血管内皮细胞　D. 上皮细胞　E. $CD4^+T$ 细胞

13. 人免疫缺陷病毒引起的感染类型是（　　）。

A. 隐性感染　B. 隐伏感染　C. 慢性感染　D. 急性感染　E. 慢发病毒感染

14. 某成年男性，体检发现血液中 HIV 抗体阳性。其最具传染性的物质是（　　）。

A. 尿液　B. 粪便　C. 唾液　D. 血液　E. 汗液

15. 某成年男性，被确诊为 HIV 感染者，在对其已妊娠 3 个月的妻子进行说明过程中，不正确的是（　　）。

A. 此病可经性接触传播　B. 应该立即终止妊娠

C. 此病具有较长潜伏期　D. 应配合患者积极治疗

E. 避免与患者共用餐具

16. 内基小体（Negrihody）是（　　）。

A. 麻疹病毒包涵体　B. 狂犬病病毒包涵体

C. 巨细胞病毒包涵体　D. 单纯疱疹病毒包涵体

E. 腺病毒包涵体

17. 人被狂犬咬伤后及早接种狂犬疫苗，预防发病是基于（　　）。

A. 狂犬病病毒毒力弱　B. 狂犬病病毒毒力强

C. 狂犬病的潜伏期短　D. 狂犬病的潜伏期长

E. 机体能迅速产生细胞免疫和中和抗体

18. 被狂犬咬伤后最正确的处理方法是（　　）。

A. 注射狂犬病毒免疫血清 + 抗病毒药物

B. 清创 + 抗生素

C. 注射大剂量丙种球蛋白 + 抗病毒药物

D. 清创 + 接种疫苗 + 注射狂犬病毒免疫血清

E. 清创 + 注射狂犬病毒免疫血清

19. 狂犬疫苗的接种对象不包括（　　）。

A. 野生动物　B. 犬、猫等宠物

C. 学龄前儿童　D. 动物园工作人员

E. 被下落不明的犬咬伤者

20.【护理执业资格考试真题】某医院护士去幼儿园宣教流行性乙型脑炎的相关知识，错误的是（　　）。

A. 多发生在夏秋季　B. 可采取除蚊灭蚊方法减少传播

C. 可在暴发前 1 个月接种乙脑疫苗　D. 通过呼吸道传播

E. 感染后可获得持久免疫力

21.【护理执业资格考试真题】狂犬病毒主要存在于病畜的（　　）。

A. 肝脏中　B. 肺脏及肝脏中　C. 肾脏及肝脏中　D. 肺脏及肾脏中　E. 脑组织及脊髓中

22.【护理执业资格考试真题】艾滋病患者肺部机会性感染最常见的病原体是（　　）。

A. 白色念珠菌　B. 结核杆菌　C. 疱疹病毒　D. 巨细胞病毒　E. 肺孢子虫

23.【护理执业资格考试真题】单纯性疱疹病毒性脑炎，首选的治疗药物是（　　）。

A. 吗啉胍　B. 干扰素　C. 利巴韦林　D. 阿糖胞苷　E. 阿昔洛韦

24.【口腔助理执业医师资格考试真题】主要通过接触传播的疾病是（　　）。

A. 疱疹　B. 结核　C. 麻疹　D. 水痘　E. 风疹

25.【临床执业助理医师资格考试真题】肾综合征出血热临床表现的三大主症是（　　）。

A. 发热、出血、肾损害　B. 发热、出血、休克

C. 发热、充血、休克　D. 发热、休克、尿蛋白

E. 发热、水肿、低血压

26.【临床执业助理医师资格考试真题】与宫颈上皮内瘤变Ⅲ级（CIN Ⅲ）发病关系最密切的是（　　）。

A. HIV　B. HSV　C. HCV　D. HBV　E. HPV

A2 型题

【临床执业助理医师资格考试真题】男，35 岁，因持续高热、头痛、腰痛、尿少 3 天入院。查体：神

志清楚，皮肤及巩膜轻度黄染，面部及前胸部明显充血，双腋下可见“鞭击样”出血点。实验室检查：血 WBC 14.2×10^9，PLT 50×10^9/L，ALT 145 μmol/L，尿蛋白（++）。最可能的诊断是（　　）。

A. 急性黄疸型肝炎 B. 肾综合征出血热 C. 钩端螺旋体病　D. 流行乙型脑炎　E. 疟疾

二、填空题

1. 虫媒病毒是指一类通过________叮咬人和动物而传播疾病的病毒。其传播媒介常见的有________、________等。

2. 汉坦病毒是由__________动物传播，侵犯的靶细胞主要是____________，导致__________的广泛病变。

3. 水痘—带状疱疹病毒经__________途径感染后，儿童主要表现为__________，成人主要表现为__________。

4. HIV 的主要传播途径有__________、__________和__________；主要侵犯____________细胞，引起__________。

5. 人被可疑动物咬伤后应及时____________，尽早____________，同时使用____________。

6. HIV 全称____________，引起的疾病简称____________，全称____________。

7. 流行性乙型脑炎病毒简称____________，是引起____________的病原体。

8. 汉坦病毒又称____________，是引起____________的病原体。

三、判断题

（　）1. HIV 仅感染表面有 $CD4^+$ 分子的细胞。

（　）2. 乙脑病毒引起流行性脑脊髓膜炎，好发于冬春季。

（　）3. 狂犬病毒是一种嗜神经病毒，可沿传出神经扩散至唾液腺和其他组织。

（　）4. VZV 是一种可引起潜伏感染的病毒。

第二十三章　真菌及其他微生物

知识目标

1. 熟悉真菌的生物学性状、致病性与免疫性。
2. 熟悉螺旋体、支原体、衣原体、立克次氏体、放线菌的生物学性状、致病性与免疫性。

习　题

一、选择题

A1 型题

1. 引起鹅口疮的病原体是（　　）。
   A. 絮状表皮癣菌　B. 石膏样小孢子菌　C. 口腔链球菌　D. 白假丝酵母菌　E. 口腔螺旋体
2. 皮肤癣菌引起的最常见的癣是（　　）。
   A. 头癣　B. 体癣　C. 足癣　D. 手癣　E. 甲癣
3. 预防癣发生的最好办法是（　　）。
   A. 接种疫苗　B. 注射抗真菌抗体
   C. 应用抗真菌淋巴细胞　D. 注射细胞因子
   E. 注意清洁卫生、避免与患者接触
4. 新生隐球菌的主要传播方式是（　　）。
   A. 病人 - 咳痰 - 飞沫传播　B. 鸽子 - 粪便 - 呼吸道传播
   C. 病人 - 粪便 - 消化道传播　D. 病人 - 粪便 - 呼吸道传播
   E. 人虱 - 粪便 - 破损皮肤传播
5. 真菌的繁殖器官是（　　）。
   A. 芽孢　B. 菌丝体　C. 芽管　D. 菌丝　E. 孢子
6. 培养真菌的最适宜 pH 值是（　　）。
   A. 1　B. 3　C. 5　D. 7　E. 9
7. 培养真菌的最适宜温度是（　　）。
   A. 4～9 ℃　B. 10～15 ℃　C. 16～21 ℃　D. 22～28 ℃　E. 29～37 ℃
8. 在肝癌高发区，哪种毒素检出率较高？（　　）
   A. 黄曲霉毒素　B. 黄褐毒素　C. 肠毒素　D. 展青霉素　E. 神经毒素
9. 某成年女性，因病长期卧床，近日于腹股沟、会阴部出现湿疹样改变，有痒感，取材镜检可见有菌丝存在。最好使用哪种药物进行治疗？（　　）
   A. 干扰素　B. 灰黄霉素　C. 氨苄青霉素　D. 两性霉素 B　E. 盐酸黄连素
10. 最常见的深部感染真菌病是（　　）。
    A. 念珠菌病　B. 隐球菌病　C. 曲霉病　D. 毛霉病　E. 手足癣
11. 白假丝酵母菌，错误的是（　　）。
    A. 可形成假菌丝　B. 37 ℃生长良好
    C. 可形成厚膜孢子　D. 抗体检查阳性诊断意义较大
    E. 常引起皮肤与黏膜感染
12. 新生隐球菌的特点，错误的是（　　）。
    A. 多数是外源性感染　B. 主要经呼吸道传播
    C. 菌体外有肥厚的荚膜　D. 鸽子可能是其自然宿主
    E. 不易侵犯中枢神经系统
13. 新生隐球菌引起的主要疾病是（　　）。
    A. 慢性脑膜炎　B. 流行性脑脊髓膜炎
    C. 流行性乙型脑炎　D. 鹅口疮

E. 原发性非典型肺炎

14. 用于治疗钩端螺旋体病的抗生素主要是（　　）。

A. 磺胺类　B. 青霉素　C. 氯霉素　D. 金霉素　E. 链霉素

15. 诊断钩端螺旋体病的血清学检查方法为（　　）。

A. 肥达试验　B. 外斐试验
C. 补体结合试验　D. 显微镜凝集溶解试验
E. 红细胞溶解试验

16. 常用于检查血液和组织中的梅毒螺旋体的染色方法是（　　）。

A. 革兰氏染色法　B. 抗酸染色法　C. 墨汁染色法　D. 镀银染色法　E. 鞭毛染色法

17. 某位耕种水稻的患者，突然出现高热、乏力，伴有腓肠肌疼痛和眼结膜出血以及淋巴结肿大。该患者可能是哪种微生物感染？（　　）

A. 霍乱弧菌　B. 钩端螺旋体　C. 梅毒螺旋体　D. 甲型肝炎病毒　E. 伯氏疏螺旋体

18. 引起莱姆病的主要病原体是（　　）。

A. 梅毒螺旋体　B. 钩端螺旋体　C. 伯氏疏螺旋体　D. 雅司螺旋体　E. 回归热疏螺旋体

19. 衣原体的致病物质是（　　）。

A. 内毒素样物质　B. 主要外膜蛋白　C. PI 蛋白　D. 磷脂酶 A　E. LPS

20. 具有特殊发育周期的微生物是（　　）。

A. 支原体　B. 衣原体　C. 立克次氏体　D. 螺旋体　E. 脲原体

21. 性病淋巴肉芽肿的病原体是（　　）。

A. 沙眼衣原体　B. 兽类衣原体　C. 肺炎衣原体　D. 鹦鹉热衣原体　E. 脲原体

22. 衣原体与细菌的不同点是（　　）。

A. 含有两种核酸　B. 含有肽聚糖和胞壁酸
C. 二分裂方式增殖　D. 专性细胞内寄生
E. 对抗生素敏感

23. 衣原体与病毒的不同点是（　　）。

A. 可用鸡胚接种进行培养　B. 可通过细菌滤器
C. 专性细胞内寄生　D. 可在感染细胞中形成包涵体
E. 对抗生素敏感

24. 衣原体细胞外的感染型是（　　）。

A. 始体　B. 原体
C. 内基小体　D. 革兰氏阳性圆形体
E. 革兰氏阴性圆形体

25. 衣原体在细胞内的繁殖型是（　　）。

A. 始体　B. 原体
C. 内基小体　D. 革兰氏阳性圆形体
E. 革兰氏阴性圆形体

26. 衣原体可引起（　　）。

A. 腹泻　B. 食物中毒　C. 肝炎　D. 沙眼　E. 百日咳

27. 支原体的特性，错误的是（　　）。

A. 呈多形性生长，形成“油煎蛋样”菌落
B. 是一种能够独立生活的最小微生物
C. 可用青霉素进行有效治疗
D. 培养支原体的 pH 值不低于 7
E. 没有细胞壁

28. 引起人类原发性非典型肺炎（PAP）的病原体是（　　）。

A. 肺炎球菌　B. 肺炎支原体　C. 嗜肺军团菌　D. 流感病毒　E. 溶脲脲原体

29. 支原体可引起（　　）。

A. 腹泻　B. 食物中毒　C. 大叶性肺炎　D. 非典型肺炎　E. 百日咳

30. Q 热的传播媒介是（　　）。

A. 人虱　B. 蚊子　C. 蜱　D. 跳蚤　E. 恙螨

31. 立克次氏体的特点，错误的是（　　）。

A. 大小介于细菌与病毒之间　B. 专性细胞内寄生
C. 以节肢动物为传播媒介　D. 可引起人畜共患疾病
E. 对抗生素不敏感

32. 普氏立克次氏体主要引起哪种疾病？（　　）

A. 肠伤寒　B. 流行性斑疹伤寒　C. Q 热　D. 地方性斑疹伤寒　E. 恙虫病

33. 地方性斑疹伤寒的传播媒介是（　　）。

A. 蜱　B. 蝇　C. 蚊　D. 蚤　E. 螨

34. 下面哪种微生物是流行性斑疹伤寒的病原体？（　　）

A. 恙虫病东方体　B. 贝纳科克斯体　C. 五日热巴通体　D. 普氏立克次氏体　E. 莫氏立克次氏体

35. 立克次氏体的特点是（　　）。

A. 不耐干燥　B. 对四环素类抗生素敏感
C. 对磺胺类抑菌剂敏感　D. 绝大部分耐热
E. 不耐寒

36. 放线菌感染的病变部位可见（　　）。

A. 异染颗粒　B. 质粒　C. 硫黄样颗粒　D. 内含颗粒　E. 营养颗粒

37. 可引起内源性感染，好发部位为颈部和颜面部的病原体是（　　）。

A. 衣原体　B. 真菌　C. 放线菌　D. 支原体　E. 立克次氏体

38.【口腔执业助理医师资格考试真题】下列物质中，可在口腔念珠菌病病损区涂片直接镜检可见的是（　　）。

A. 分枝杆菌　B. 菌丝和孢子
C. 梭状杆菌和螺旋体　D. 病毒包涵体
E. 大量细菌及白细胞浸润

39.【口腔执业助理医师资格考试真题】男，10 岁，反复低热伴头痛 3 月余，头痛加剧伴视力障碍 1 周。眼科检查发现视神经乳头水肿。脑脊液沉渣涂片墨汁染色见厚荚膜发亮圆形菌体。最可能的诊断是（　　）。

A. 结核性脑膜炎　B. 病毒性脑炎　C. 隐球菌性脑膜炎　D. 化脓性脑膜炎　E. 中毒性脑病

40.【临床执业助理医师资格考试真题】小儿腹泻病引起带泡沫豆渣样便的病原体是（　　）。

A. 白色念珠菌　B. 轮状病毒　C. 致病性大肠杆菌　D. 金黄色葡萄球菌　E. 鼠伤寒沙门菌

A2 型题

1.【临床执业助理医师资格考试真题】女，5 岁，低热干咳 1 周，加重 3 天，呈刺激性干咳。查体：T 38 ℃，双肺呼吸音粗，未闻及啰音，心腹未见异常。实验室检查：WBC 11×10^9/L，N 0.70，ESR 40 mm/h。胸片示右下肺呈云雾状薄片影。最可能的诊断是（　　）。

A. 嗜酸粒细胞肺炎　B. 支气管肺炎　C. 肺炎支原体肺炎　D. 腺病毒肺炎　E. 大叶性肺炎

2. 某成年男性，使用抗结核药物治疗肺结核数月，1 周前出现头部持续性疼痛，3 天前出现发热达 38 ℃左右，今日头痛加重，出现昏迷。检查可见颈项强直，脑脊液轻度混浊，白细胞数为 12×10^9L，以淋巴细胞为多见，总蛋白 1.5 g/L（标准值为 0.15 ～ 0.45 g/L），集菌涂片镜检见厚荚膜的菌体。除外结核性脑膜炎，最可能的诊断是（　　）。

A. 白假丝酵母菌性脑膜炎　B. 新生隐球菌性脑膜炎
C. 流行性脑脊髓膜炎　D. 金黄色葡萄球菌性脑膜炎
E. 钩端螺旋体性脑膜炎

二、填空题

1. 皮肤癣真菌的最适培养温度为____________℃。
2. 皮肤表面感染真菌可引起____________癣，俗称汗斑。
3. 皮肤癣菌分____________、____________、____________三个属。
4. 假丝酵母菌在沙保弱培养基上形成____________型菌落，在____________培养基上可产生厚膜孢子。
5. 新生隐球菌为____________细胞真菌，其形态为____________形，外周有____________，折光性强。常用____________染色后镜检，观察其形态与结构。

6. 假丝酵母菌，俗称____________，主要引起____________和____________。

7. 梅毒螺旋体的唯一传染源是____________，通过____________或____________传染，引起人类____________或____________。

8. 衣原体在其发育周期内可出现____________和____________两种形态，其中____________有传染性。

9. 肺炎支原体主要经____________传播，所致疾病主要是____________。

10. 支原体因缺乏____________，故在形态上呈____________，且可通____________器。

11. 普氏立克次氏体的储存宿主是____________，通过____________在人与人之间传播，引起____________。

12. 放线菌多存在于正常人体____________，属正常菌群，当机体抵抗力减弱时可引起____________感染。

三、判断题

(　　) 1. 芽孢是真菌的繁殖结构。

(　　) 2. 常用沙保弱培养基培养真菌。

(　　) 3. 有些真菌在粮食、食品或饲料上生长并产生毒素，误食后导致急慢性中毒或引起肿瘤。

(　　) 4. 钩体病和梅毒都是人畜共患的传染病。

(　　) 5. 衣原体可以通过不同的途径感染，如接触、呼吸道感染等引起不同的疾病。

(　　) 6. 支原体是最小的原核细胞型微生物。

四、简答题

1. 列举出主要病原性真菌及其引起的疾病。

2. 简述沙眼的预防原则。

第二十四章　人体寄生虫学概述

知识目标

1. 掌握寄生虫、中间宿主、终宿主、保虫宿主等的概念。
2. 理解人体寄生虫生活史中的感染、体外发育、体内移行、寄生部位、排离人体等阶段。
3. 掌握寄生虫与机体的相互作用。
4. 熟悉寄生虫的流行因素与防治原则。

一、选择题

A1 型题

1. 寄生虫的中间宿主是指（　　）。
   A. 寄生虫的成虫或无性生殖阶段寄生的宿主
   B. 寄生虫的幼虫或无性生殖阶段寄生的宿主
   C. 寄生虫成虫或有性生殖阶段寄生的宿主
   D. 寄生虫的幼虫或有性生殖寄生的宿主
   E. 寄生虫的储蓄宿主

2. 有些寄生虫的成虫除能寄生于人体外，还可寄生于某些脊椎动物体内，这些动物可成为人体寄生虫病传播的来源，故称（　　）。
   A. 终宿主　B. 中间宿主　C. 保虫宿主　D. 转续宿主　E. 异位寄生

3. 寄生虫的生活史是指（　　）。
   A. 寄生虫的繁殖方式
   B. 寄生虫的感染方式、途径
   C. 寄生虫生长、发育、繁殖的过程及环境
   D. 寄生虫生长繁殖的影响因素
   E. 寄生虫的生长环境

4. 寄生虫感染期的定义是（　　）。
   A. 寄生虫感染宿主的阶段　B. 寄生虫感染终宿主的阶段
   C. 寄生虫感染人体的阶段　D. 寄生虫感染中间宿主的阶段
   E. 寄生虫所有的生活史阶段

5. 寄生虫对宿主的损伤作用不包括（　　）。
   A. 非消除性免疫　B. 夺取营养　C. 机械性损伤　D. 毒性作用　E. 过敏反应

6. 医学原虫感染的宿主，免疫类型多属于（　　）。
   A. 消除性免疫　B. 寄生虫适应性免疫
   C. 带虫免疫　D. 伴随免疫
   E. 寄生虫固有免疫

7. 寄生虫病的传染源包括（　　）。
   A. 病人、带虫者、保虫宿主　B. 病人和保虫宿主
   C. 带虫者和保虫宿主或储存宿主　D. 病人和带虫者
   E. 病人、储蓄宿主

8. 人畜共患寄生虫病是指（　　）。
   A. 节肢动物与人之间传播的寄生虫疾病和感染
   B. 家畜与人之间传播的寄生虫疾病和感染
   C. 脊椎动物与人之间传播的寄生虫疾病和感染
   D. 脊椎动物与无脊椎动物之间传播的寄生虫疾病和感染
   E. 脊椎动物与节肢动物之间传播的寄生虫疾病和感染

9. 人体感染寄生虫所产生的免疫主要表现为（　　）。

A. 消除免疫　　B. 非消除免疫　　C. 带虫免疫　　D. 伴随免疫　　E. 适应性免疫

10.【护士执业资格考试真题】男，27岁，按医嘱服用驱虫药后，需留便标本检查寄生虫。护士告知患者留取粪便的正确方法是（　　）。

A. 留取全部粪便　　B. 取不同部位粪便

C. 取边缘部位粪便　　D. 取前段粪便少许

E. 取带血或黏液部分粪便

二、填空题

1. 寄生虫病防治原则有____________、____________、____________。

2. 寄生虫病的传染源包括____________、____________、____________。

三、判断题

（　　）非消除性免疫是寄生虫免疫的主要免疫方式。

四、名词解释

1. 寄生虫：

2. 中间宿主：

3. 终宿主：

4. 保虫宿主：

五、简答题

试述寄生虫对宿主的作用。

第二十五章　医学原虫

知识目标

1. 掌握疟原虫的形态、生活史与致病。
2. 熟悉阿米巴原虫、阴道毛滴虫的生活史与致病。
3. 了解其他原虫的生活史与致病。

习　题

一、选择题

A1 型题

1. 疟原虫寄生在人体的（　　）。
A. 脾细胞和红细胞　B. 肝细胞和脾细胞　C. 单核吞噬细胞　D. 红细胞和肝细胞　E. 红细胞和白细胞

2. 疟原虫在人体细胞内进行的生殖方式是（　　）。
A. 二分裂繁殖　B. 裂体增殖及配子生殖的开始
C. 幼体增殖　D. 孢子生殖
E. 出芽生殖

3. 疟疾的一次典型发作表现为（　　）。
A. 高热、出汗　B. 寒战、高热、出汗退热
C. 寒战、高热、呕吐　D. 恶心、呕吐、发热
E. 发热、头痛、呕吐

4. 诊断疟疾最常用的方法是（　　）。
A. 皮内试验　B. 骨髓穿刺
C. 生理盐水涂片法　D. 加藤厚涂片法
E. 厚薄血涂片染色法

5. 间日疟复发的机制主要是（　　）。
A. 肝细胞内休眠子被激活　B. 疟疾虫发生抗原变异
C. 机体免疫力下降　D. 再次感染疟疾原虫
E. 残存红内期疟原虫重新繁殖

6. 疟原虫的感染阶段是（　　）。
A. 裂殖体　B. 子孢子　C. 动合子　D. 雌雄配子体　E. 卵囊

7. 疟原虫红细胞内期包括（　　）。
A. 环状体、大滋养体、裂殖体　B. 环状体、大滋养体、配子体
C. 环状体、配子体、裂殖体　D. 大滋养体、裂殖体、配子体
E. 大滋养体、配子体

8. 以下不是肠阿米巴病症状的是（　　）。
A. 腹痛伴里急后重　B. 粪便呈果酱样黏液脓血便
C. 与细菌性痢疾症状难以鉴别　D. 可引起肝大、肝区疼痛
E. 可引起贫血

9.【护士执业资格考试真题】患滴虫性阴道炎，阴道分泌物的典型特征是（　　）。
A. 白色，豆渣样　B. 稀薄，泡沫状　C. 呈黄水状　D. 乳白色，黏稠状　E. 血性分泌物

10.【护士执业资格考试真题】女，35岁，已婚，主诉近日白带增多，外阴瘙痒伴灼痛1周。妇科检查：阴道内多量灰白泡沫状分泌物，阴道壁散在红斑点。有助于诊断的检查是（　　）。
A. 阴道分泌物涂片检查　B. 宫颈刮片
C. 盆腔 B 超　D. 诊断性刮宫
E. 阴道镜检查

11.【护士执业资格考试真题】女，17 岁，去公共卫浴后得了滴虫性阴道炎。其主要患病因素是（　　）。

A. 不洁性生活　　B. 经公共浴池间接传播

C. 不洁的私人衣物　　D. 不洁饮食

E. 阴道环境改变

二、填空题

1. 疟疾的周期性发作中，基本症状为____________、____________、____________三个连续阶段。
2. 疟原虫寄生在人体的____________细胞和____________细胞。

三、判断题

（　　）1. 疟疾的再燃与肝细胞内的迟发型子孢子有关。

（　　）2. 疟原虫的感染阶段是环状体。

（　　）3. 引起黑热病的病原体是杜氏利什曼原虫。

（　　）4. 冈地弓形虫的中间宿主种类多，有爬行类、鸟类、鱼类、人及其他哺乳类。

（　　）5. 冈地弓形虫不会通过垂直传播。

四、名词解释

1. 再燃：

2. 复发：

五、简答题

试述疟疾的发作、疟疾的再燃和疟疾的复发机制。

第二十六章 医学蠕虫

知识目标

1. 熟悉蛔虫、钩虫、日本血吸虫、猪带绦虫等的形态与结构。
2. 掌握蛔虫、钩虫、日本血吸虫、猪带绦虫等的生活史与致病。
3. 了解其他医学蠕虫的微生物检查与防治原则。

习 题

一、选择题

A1 型题

1. 感染阶段为尾蚴的寄生虫是（ ）。
A. 丝虫 B. 曼氏迭宫绦虫 C. 姜片吸虫 D. 华支睾吸虫 E. 日本血吸虫
2. 钩虫侵入人体的时期是（ ）。
A. 杆状蚴 B. 丝状蚴 C. 微丝蚴 D. 蜡肠期蚴 E. 裂头蚴
3. 钩虫病最主要的症状是（ ）。
A. 钩蚴性皮为 B. 钩蚴性肺炎 C. 贫血 D. 消化道症状 E. 异嗜症
4. 钩虫成虫引起的临床表现，下列哪项是错误的？（ ）
A. 贫血 B. 异嗜症 C. 皮炎 D. 腹痛 E. 腹泻
5. 绦虫的成虫均寄生于脊椎动物的（ ）。
A. 肌肉 B. 肺脏 C. 小肠 D. 脑部 E. 大肠
6. 日本血吸虫对人体危害最大的时期是（ ）。
A. 尾蚴 B. 成虫 C. 童虫 D. 胞蚴 E. 虫卵
7. 日本血吸虫卵的致病作用在于（ ）。
A. 虫卵机械性阻塞血管
B. 卵内毛蚴分泌物致炎症反应
C. 卵内毛蚴分泌可溶性抗原致超敏反应、肉芽肿形成
D. 卵内毛蚴分泌物致组织溶解
E. 以上都不是
8. 日本血吸虫病传播途径中，最重要的环节是（ ）。
A. 虫卵污染水源及阳性钉螺的存在 B. 带虫者和患者较多
C. 有多种家畜作为传染源 D. 有多种野生哺乳动物保虫宿主
E. 多种昆虫作为传播媒介
9. 人患猪带绦虫病是因为食入了（ ）。
A. 虫卵 B. 米猪肉 C. 六钩蚴 D. 孕节片
10. 蛔虫的感染阶段是（ ）。
A. 感染性虫卵 B. 幼虫 C. 成虫 D. 丝状蚴

A2 型题

1.【护士执业资格考试真题】男，10 岁，突发剑突下钻顶样剧烈疼痛而入院。自诉疼痛呈间歇性，发作时疼痛剧烈，辗转不安，大汗淋漓，可突然自行缓解，缓解期无任何症状。检查发现剑突下有轻度深压痛，WBC 11.5×10^9/L。应采取哪项处理方案？（ ）
A. 急诊手术 B. 择期手术 C. ERCP 术 D. 中药治疗 E. 非手术治疗
2.【护士执业资格考试真题】女，12 岁，急性右上腹痛 5 日入院，腹痛为钻顶样，间断发作。查体：体温 36.5 ℃，右上腹深压痛，腹肌紧张、反跳痛。应考虑（ ）。
A. 胆囊炎、胆石症 B. 胆囊结石 C. 急性胆管炎 D. 胆道蛔虫 E. 胰腺炎

二、填空题

1. 患猪带绦虫病是由于食入猪带绦虫的____________，患囊虫病食入猪带绦虫的____________。
2. 钩虫的感染阶段是____________，日本血吸虫的感染阶段是____________。

三、判断题

(　　) 1. 人患猪囊尾蚴病是因为食入了米猪肉。
(　　) 2. 血吸虫虫卵所致损害较尾蚴、成虫严重。

四、简答题

试述日本血吸虫的生活史、致病及防治原则。

第二十七章 医学节肢动物

知识目标

1. 熟悉医学节肢动物的分类。
2. 了解常见医学节肢动物的形态与习性。

习 题

一、选择题

A1 型题

1. 医学媒介节肢动物包括哪些纲？(　　)
   A. 昆虫纲、蛛形纲、甲壳纲　B. 只有昆虫纲
   C. 只有蛛形纲　D. 只有甲壳纲
   E. 多足纲
2. 以下哪种螨类主要寄生在人体皮肤表面，并可引起疥疮？(　　)
   A. 蜱螨　B. 疥螨　C. 蝎螨　D. 毛囊螨　E. 尘螨
3. 以下哪种疾病是跳蚤传播的？(　　)
   A. 黑死病　B. 黑热病　C. 伤寒　D. 丝虫病　E. 恙虫病
4. 以下哪种疾病不是蚊子传播的？(　　)
   A. 疟疾　B. 丝虫病　C. 乙脑　D. 登革热　E. 恙虫病

二、填空题

医学节肢动物对人的直接危害是__________、__________、__________、__________。

模块六

药理学习题

序号	主要内容	序号	主要内容
1	第一章　绪论	20	第二十章　抗慢性心功能不全药
2	第二章　药物效应动力学	21	第二十一章　利尿药和脱水药
3	第三章　药物代谢动力学	22	第二十二章　作用于呼吸系统的药
4	第四章　影响药物作用的因素	23	第二十三章　作用于消化系统的药
5	第五章　传出神经系统药	24	第二十四章　作用于血液及造血系统的药
6	第六章　胆碱受体激动药和抗胆碱酯酶药	25	第二十五章　子宫平滑肌兴奋药和抑制药
7	第七章　胆碱受体阻断药	26	第二十六章　抗变态反应药
8	第八章　肾上腺素受体激动药	27	第二十七章　肾上腺皮质激素类药
9	第九章　肾上腺素受体阻断药	28	第二十八章　甲状腺激素和抗甲状腺激素
10	第十章　麻醉药	29	第二十九章　胰岛素及口服降血糖药
11	第十一章　镇静催眠药和抗惊厥药	30	第三十章　抗生素
12	第十二章　抗癫痫药及抗帕金森病药	31	第三十一章　人工合成抗菌药
13	第十三章　抗精神失常药	32	第三十二章　抗真菌药和抗病毒药
14	第十四章　镇痛药	33	第三十三章　抗结核病药
15	第十五章　解热镇痛抗炎药	34	第三十四章　抗寄生虫药
16	第十六章　中枢神经系统兴奋药	35	第三十五章　抗恶性肿瘤药
17	第十七章　抗高血压药	36	第三十六章　影响免疫功能的药
18	第十八章　抗心绞痛药	37	第三十七章　解毒药
19	第十九章　抗心律失常药		

（李双庆、吴思、余佩、唐明、徐晓晴、刘昊）

第一章　绪论

知识目标

1. 掌握药物、药理学、药效学、药动学的概念。
2. 熟悉药理学的性质和任务。
3. 了解药理学的发展史及学习方法。

习　题

一、选择题

A1 型题

1. 药物的概念是（　　）。
   A. 一种化学物质
   B. 能干扰细胞代谢活动的化学物质
   C. 能影响机体生理功能的物质
   D. 用以预防、治疗、诊断疾病及某些具有特殊用途的化学物质
   E. 具有滋补营养、保健康复作用的物质
2. 药理学是研究（　　）。
   A. 药物与机体相互作用规律的学科　　B. 药物作用的学科
   C. 临床合理用药的学科　　D. 药物实际疗效的学科
   E. 药物作用和作用机制的学科
3. 药动学研究的重点是（　　）。
   A. 药物作用的产生过程
   B. 药物作用的动态规律
   C. 药物在体内的过程，特别是血药浓度随时间变化的规律
   D. 药物毒性与血药浓度的关系
   E. 药物作用强度随剂量、时间变化的规律

二、填空题

1. OTC 是指____________。
2. 医疗单位对麻醉药品的管理要做到五专，即____________、____________、____________、____________、____________。

三、名词解释

1. 药物：

2. 药理学：

3. 药效学：

4. 药动学：

5. 处方药：

6. 麻醉药：

第二章　药物效应动力学

知识目标

1. 掌握防治作用、不良反应、副反应、毒性反应、过敏反应、剂量、受体激动药、受体拮抗药等概念。

2. 熟悉药物作用的选择性、局部作用、吸收作用、后遗效应、继发反应、对因治疗、对症治疗、半数致死量、半数有效量、效能、效价强度、治疗指数、亲和力、内在活性、受体脱敏等概念。

3. 了解受体学说及其他药物作用机制。

习　题

一、选择题

A1 型题

1. 药物的半数有效量（ED_{50}）是指（　　）。
A. 达到有效浓度一半的剂量　B. 与一半受体结合的剂量
C. 一半动物出现效应的剂量　D. 引起一半动物死亡的剂量
E. 一半动物可能无效的剂量

2. 药物的治疗指数是（　　）。
A. 最小有效量与最小中毒量之间的距离　B. 最小有效量与最大有效量之间的距离
C. ED_{95} 与 LD_5 之间的距离　D. LD_{50} 与 ED_{50} 的比值
E. ED_5 与 LD_{95} 之间的距离

3. 药物作用的概念是（　　）。
A. 药物具有杀灭或抑制病原体作用　B. 药物引起机体生理生化机能或形态的变化
C. 药物对机体器官的兴奋或抑制作用　D. 药物对不同脏器组织的选择性作用
E. 药物具有的特异性或非特异性作用

4. 药物产生副作用是由于（　　）。
A. 药物安全范围小　B. 用药剂量过大
C. 药物作用的选择性低　D. 病人肝肾功能差
E. 病人对药物敏感

5. 特异质反应，不正确的是（　　）。
A. 少数病人对某些药物特别敏感　B. 其反应与药物的固有药理作用基本一致
C. 药理作用的选择性低　D. 严重程度与剂量呈正比
E. 产生的损害性反应作用性质可能与常人不同

6. 药物与受体特异性结合后，产生激动或阻滞效应取决于（　　）。
A. 药物作用的强度　B. 药物剂量的大小
C. 药物的脂溶性　D. 药物的内在活性
E. 药物与受体的亲和力

7. 受体，错误的是（　　）。
A. 是存在于细胞膜或细胞内的一种大分子物质
B. 与配体结合后产生特定生理效应
C. 是指内源性递质、激素、自体活性物质或药物
D. 具特异性、敏感性、饱和性、可逆性
E. 选择性地同相应的递质、激素、自体活性物质或药物等相结合

8. 某患者服用巴比妥类催眠药后，次晨仍有困倦、头昏、乏力等反应，这属于（　　）。
A. 药物的特异质反应　B. 药物的副作用
C. 药物的变态反应　D. 药物的急性毒性反应

E. 药物的后遗效应

9. 机体对药物敏感性低，必须加大剂量才呈现出原有的效应，称（　　）。

A. 特异性　B. 依赖性　C. 耐受性　D. 高敏性　E. 耐药性

10. 药物过敏反应与（　　）。

A. 剂量大小有关

B. 年龄有关

C. 遗存因素有关

D. 药物毒性大小有关

E. 药物作用选择性有关

11. 受体激动剂的特点是（　　）。

A. 对受体有亲和力，有明显内在活性

B. 对受体有亲和力，无内在活性

C. 对受体无亲和力，有明显内在活性

D. 对受体无亲和力，无内在活性

E. 对受体无选择性

B1 型题

（1～2 题共用备选答案）

A. 对因治疗　B. 对症治疗　C. 局部作用　D. 间接作用　E. 补充治疗

1. 吗啡用于镇痛，属于（　　）。
2. 口服地高辛后尿量增加，属于（　　）。

（3～4 题共用备选答案）

A. 副作用　B. 毒性反应　C. 变态反应　D. 后遗效应　E. 特异质反应

3. 药物剂量过大而引起的机体损害性反应称（　　）。
4. 青霉素注射可引起（　　）。

（5～6 题共用备选答案）

A. 亲和力弱，内在活性弱

B. 无亲和力，无内在活性

C. 有亲和力，无内在活性

D. 有亲和力，内在活性弱

E. 亲和力及内在活性均较强

5. 完全激动药的特点是（　　）。
6. 竞争性拮抗药的特点是（　　）。

二、判断题

（　　）1. 药物作用的选择性取决于药物分子量的大小和 pH 值，而与剂量无关。

（　　）2. 治疗量是指比阈剂量大而又小于极量之间的剂量。

（　　）3. 用剧毒药若超过极量而发生的医疗事故，医护人员对此将负法律责任。

（　　）4. 半数致死量（LD_{50}）是衡量一个药物毒性大小的重要指标，LD_{50} 越大，药物毒性越大。

（　　）5. 药物的变态反应只发生在少数过敏体质的病人，与用药剂量无关。

（　　）6. 药物的毒性作用，只有在超过极量的情况下才会发生。

（　　）7. 药物的副作用通常是可以避免的。

（　　）8. 部分激动药与激动剂合用时，可加强后者的作用。

（　　）9. 化学结构相似、分子量相同的药物可能产生不同的药理作用。

（　　）10. 药物与受体结合的结果均可使效应器官功能增强。

（　　）11. 药物激动相同受体，机体器官组织可能产生不同的生理效应。

三、填空题

1. 根据药物作用机制，可将药物的基本作用归纳为__________、__________和__________。
2. 根据用药目的，可将药物作用分为__________和__________。
3. 刚引起药理效应的剂量称__________，引起最大效应而不出现中毒的剂量称__________。
4. 后遗效应是指停药后原血药浓度已降至__________以下时而残存的药理效应。
5. 药物的毒性反应中的“三致”是指__________、__________、__________。
6. 受体激动药的最大效应取决于其__________的大小；当内在活性相同时，药物的效价强度取决于__________。

四、名词解释

1. 治疗作用：

2. 副作用：

3. 毒性反应：

4. 耐受性：

5. 治疗指数：

6. 受体：

7. 受体激动药：

8. 受体拮抗药：

9. 受体部分激动药：

10. 受体脱敏：

11. 受体增敏：

五、简答题

男，55岁，因腹部绞痛、腹泻急诊入院，诊断为急性胃炎。治疗：洛美沙星片0.3 g，每天2次，阿托品注射剂1 mg，立即肌内注射。给药后腹痛减轻，继而消失，但患者皮肤干燥，面部潮红，口干，视物模糊，排尿困难。

（1）两种治疗药物，哪种是对因治疗？哪种是对症治疗？

（2）用药后，何症状改善属于治疗作用？何症状属于不良反应？不良反应能避免吗？

第三章　药物代谢动力学

知识目标

1. 掌握首关消除、药酶诱导剂、药酶抑制剂、恒比消除、恒量消除、半衰期、生物利用度、肝肠循环等概念。

2. 熟悉吸收、分布、代谢、排泄等概念及影响因素。

3. 了解表观分布容积、时效关系、时量关系等概念。

习　题

一、选择题

A1 型题

1. 大多数药物的排泄主要通过（　　）。
A. 汗腺　B. 肠道　C. 胆道　D. 呼吸道　E. 肾脏

2. 肝肠循环是指（　　）。
A. 药物经十二指肠吸收后，经肝脏转化再入血被吸收的过程
B. 药物从胆汁排泄入十二指肠后可被重新吸收，再经肝脏转化，又进入体循环的过程
C. 药物在肝脏和小肠间往复循环的过程
D. 药物在肝脏和大肠间往复循环的过程
E. 以上说法全不对

3. 乳汁偏酸性，容易从血液扩散到乳汁中的药物是（　　）。
A. 弱酸性药物　B. 弱碱性药物
C. 中性药物　D. 药物均能扩散到乳汁中
E. 药物均不能扩散到乳汁中

4. 如何使血药浓度迅速达到稳态浓度？（　　）
A. 每隔 1 个半衰期给一次药物　B. 首剂加倍
C. 每隔 2 个半衰期给一次药物　D. 增加给药次数
E. 每隔 1.5 个半衰期给一次药物

5. 苯巴比妥钠为弱酸性药物，在碱性尿中（　　）。
A. 解离少，再吸收少，排泄快　B. 解离多，再吸收多，排泄慢
C. 解离少，再吸收多，排泄慢　D. 解离多，再吸收少，排泄快
E. 解离多，再吸收少，排泄慢

6. 体液 pH 值对药物跨膜转运的影响，是由于其改变了药物的（　　）。
A. 水溶性　B. 脂溶性　C. p*K*a　D. 解离度　E. 溶解度

7. 药物与血浆蛋合后将会发生（　　）。
A. 药物作用增强　B. 药物代谢加快
C. 暂时失去药理活性　D. 药物排泄加快
E. 药物转运加快

8. 某胆绞痛病人，用阿托品解痉后出现口干、心悸等反应，这种反应称（　　）。
A. 后遗效应　B. 继发作用　C. 毒性反应　D. 副作用　E. 过敏反应

9. 不良反应不包括（　　）。
A. 副作用　B. 变态反应　C. 戒断效应　D. 后遗效应　E. 继发反应

10. 两种与血浆蛋白竞争结合的药物合用时，可使（　　）。
A. 结合率高的药物活性增强　B. 结合率低的药物活性丧失
C. 结合率低的药物活性减弱　D. 结合率高的药物活性减弱
E. 对两药活性均无影响

11. 首次剂量加倍的原因是（　　）。
A. 为了使血药浓度迅速达到稳态血药浓度（Css）
B. 为了使血药浓度维持高水平
C. 为了增强药理作用
D. 为了延长半衰期
E. 为了提高生物利用度

12. 血脑屏障的作用有（　　）。
A. 阻止所有外来物进入脑组织
B. 使大多数药物不易穿透，保护大脑
C. 阻止所有药物进入大脑
D. 阻止所有细菌进入大脑
E. 阻止一切物质进入脑组织

13. 最常用的给药途径是（　　）。
A. 口服　B. 吸入　C. 直肠给药　D. 注射　E. 以上都是

14. 对于有效期已过的药品，正确的做法是（　　）。
A. 如果外观无变化，可以使用
B. 可以用，但须观察病人反应
C. 不得再用
D. 更换包装后再使用
E. 以上都是

15. 药物作用的基本形式是（　　）。
A. 防治作用与不良反应
B. 局部作用与吸收作用
C. 选择作用与普遍细胞作用
D. 兴奋作用与抑制作用
E. 直接作用与间接作用

B1 型题

（1～3 题共用备选答案）
A. 药物的吸收
B. 药物的消除
C. 药物的转运方式
D. 给药剂量
E. 药物的表观分布容积

1. 药物起效快慢取决于（　　）。
2. 药物作用强弱取决于（　　）。
3. 药物生物利用度取决于（　　）。

（4～6 题共用备选答案）
A. 吸收速度
B. 消除速度
C. 血浆蛋白结合率
D. 剂量
E. 零级或一级清除动力学

4. 药物作用持续的时间取决于（　　）。
5. 药物作用开始的快慢取决于（　　）。
6. 药物的半衰期取决于（　　）。

二、判断题

（　）1. 恒量消除的消除速率与原血药浓度无关。
（　）2. 药物与毒物具有化学本质的区别。
（　）3. 碱化尿液有利于弱酸性药物经肾脏排出。
（　）4. 药物的极性越强就越易透过脂质生物膜。
（　）5. 药物简单扩散达平衡时，弱酸性药物在膜碱侧的浓度高。
（　）6. 经生物转化后，药物的效应和毒性均降低。
（　）7. 具有肠肝循环的药物，其半衰期一般都较长。

三、填空题

1. 药理学根据研究对象和任务不同，可分为＿＿＿＿＿＿和＿＿＿＿＿＿两个学科。
2. 药动学主要研究药物在体内的＿＿＿＿、＿＿＿＿、＿＿＿＿和＿＿＿＿的规律。
3. 药物消除动力学包括＿＿＿＿和＿＿＿＿两种类型。

4. 药物跨膜转运的方式，可分为＿＿＿＿＿和＿＿＿＿＿两大类型。其中，大多数药物是以＿＿＿＿＿＿＿＿＿的类型进行转运的。

5. 细胞膜两侧 pH 不等时，弱酸性药物易由较＿＿＿＿＿一侧转到＿＿＿＿＿一侧。

四、名词解释

1. 吸收：

2. 首关消除：

3. 分布：

4. 代谢：

5. 肝药酶：

6. 药酶诱导剂：

7. 药酶抑制剂：

8. 排泄：

9. 肝肠循环：

10. 半衰期：

11. 生物利用度：

五、简答题

女，18 岁，近日考试结束，成绩不理想，夜间服用过量苯巴比妥，被家人发现后送医院急诊。为了加速苯巴比妥的排泄，减轻病人中毒症状，临床上可采用什么方法？为什么？

第四章　影响药物作用的因素

知识目标

1. 掌握生理、心理和病理因素对药物作用的影响。
2. 熟悉配伍禁忌、协同作用、拮抗作用、耐受性的概念及临床意义。
3. 了解其他因素对作用的影响。

习　题

一、选择题

A1 型题

1. 不同给药途径的药物药效出现时间，从快到慢的顺序为（　　）。
   A. 皮下注射 > 肌内注射 > 静脉注射 > 口服
   B. 静脉注射 > 口服 > 皮下注射 > 肌内注射
   C. 静脉注射 > 肌内注射 > 皮下注射 > 口服
   D. 肌内注射 > 静脉注射 > 皮下注射 > 口服
   E. 肌内注射 > 口服 > 皮下注射 > 静脉注射
2. 短期内应用麻黄碱数次后其效应降低，属于（　　）。
   A. 习惯性　B. 快速耐受性　C. 成瘾性　D. 交叉耐受性　E. 耐药性
3. 协同作用的意义是（　　）。
   A. 减少药物的不良反应　B. 减少药物的副作用
   C. 增加药物的转化　D. 增加药物的排泄
   E. 增加药物的疗效或毒性
4. 药物个体差异的常见原因之一是（　　）。
   A. 药物本身的效价　B. 药物本身的效能
   C. 病人的药酶活性的高低　D. 药物的化学结构
   E. 药物的分子量大小
5. 个别病人服药后出现特异质反应的原因是（　　）。
   A. 遗传缺陷　B. 年龄　C. 性别　D. 种族　E. 精神因素
6. 静注异戊巴比妥的麻醉剂量一般为 12 mg/kg，如果给予某患者 5 mg/kg 就可生效，这类病人属于（　　）。
   A. 习惯性　B. 高敏性　C. 低敏性　D. 耐药性　E. 耐受性
7. 下列哪种给药方式可避免首关效应？（　　）
   A. 口服　B. 吸入　C. 舌下含服　D. 肌内注射　E. 皮下注射

B1 型题

（1～2 题共用备选答案）
A. 黄酒冲服　B. 饭前内服　C. 睡前内服　D. 饭后内服　E. 定时内服

1. 增进食欲的药物应（　　）。
2. 催眠药应（　　）。

（3～4 题共用备选答案）
A. 对药物的灭活较快，作用弱而短暂　B. 对药物的灭活较快，作用强而持久
C. 对药物的灭活较慢，作用强而持久　D. 对药物的灭活较慢，作用弱而短暂
E. 对药物的灭活较慢，作用强而短暂

3. 快乙酰化型（　　）。
4. 慢乙酰化型（　　）。

二、判断题

(　　) 1. 同一剂型若生物利用度不同，进入体循环的药量明显不同。
(　　) 2. 不按规定间隔时间用药，血药浓度会产生很大波动，但不会发生毒性反应。
(　　) 3. 许多药物通过诱导或抑制肝药酶而影响其他药物在体内的生物转化。
(　　) 4. 联合用药种类越多，不良反应发生率也越低。
(　　) 5. 营养不良的病人对药物作用较不敏感。
(　　) 6. 肝功能不全患者，由于肝脏对药物的代谢减慢，所有药物作用均加强，持续时间延长。
(　　) 7. 长期适量饮酒或抽烟者，可使不少药物的作用减弱。

三、填空题

联合用药的结果可能是药物原有作用的增加，称______________；也可能是药物原有作用的减弱，称______________。

四、名词解释

配伍禁忌：

第五章　传出神经系统药

知识目标

1. 掌握传出神经系统的递质与分类。
2. 掌握传出神经系统的受体及激动后的效应。
3. 熟悉传出神经系统药物的作用方式。

习　题

一、选择题

A1 型题

1. 在神经末梢去甲肾上腺素消除的主要方式是（　　）。
A. 被单胺氧化酶破坏　B. 被儿茶酚氧位甲基转移酶破坏
C. 进入血管被带走　D. 被胆碱酯酶水解
E. 被突触前膜和囊泡重新摄取
2. 去甲肾上腺素生物合成的限速酶是（　　）。
A. 酪氨酸羟化酶　B. 单胺氧化酶
C. 多巴脱羧酶　D. 多巴胺 β - 羟化酶
E. 儿茶酚氧位甲基转移酶
3. 乙酰胆碱作用的消失主要依赖于（　　）。
A. 摄取 -1　B. 摄取 -2
C. 胆碱乙酰化酶的作用　D. 胆碱酯酶水解
E. 摄取 -1 与摄取 -2
4. N_2 受体阻滞产生的效应是（　　）。
A. 骨骼肌松弛　B. 血管扩张
C. 内脏平滑肌松弛　D. 支气管平滑肌松弛
E. 心肌收缩力减弱
5. β_1 受体阻滞产生的效应是（　　）。
A. 骨骼肌松弛　B. 血管扩张
C. 内脏平滑肌松弛　D. 支气管平滑肌松弛
E. 心肌收缩力减弱
6. 支气管哮喘症，是由下列哪个受体效应引起的？（　　）
A. M 受体兴奋　B. β_2 受体兴奋　C. N_2 受体兴奋　D. β_2 受体阻滞　E. α_1 受体阻滞
7. 激动 α 受体可出现（　　）。
A. 皮肤、黏膜血管收缩　B. 心脏兴奋
C. 支气管收缩　D. 骨骼肌收缩
E. 腺体分泌增加
8. β_2 受体兴奋时不产生（　　）。
A. 心脏兴奋　B. 支气管松弛　C. 骨骼肌血管扩张　D. 代谢增加　E. 冠状动脉扩张
9. M 受体兴奋时不出现（　　）。
A. 胃肠平滑肌收缩　B. 瞳孔缩小　C. 心脏抑制　D. 骨骼肌收缩　E. 腺体分泌增加
10.【临床执业助理医师资格考试真题】属于有机磷杀虫药中毒，毒蕈碱样症状的是（　　）。
A. 头晕　B. 昏迷　C. 肌纤维颤动　D. 瞳孔缩小　E. 皮肤水疱
11.【临床执业助理医师资格考试真题】有机磷农药中毒的临床表现中属于毒蕈碱样作用的是（　　）。
A. 心动过速　B. 支气管平滑肌痉挛
C. 肌肉震颤　D. 昏迷，酣睡
E. 肌无力
12.【护士职业资格考试真题】有机磷农药对人体的毒性主要在于（　　）。
A. 引起急性肾衰竭　B. 使血液凝固发生障碍

C. 抑制中枢神经系统　　D. 抑制乙酰胆碱酯酶活性
E. 增加乙酰胆碱的产生

13.【护士职业资格考试真题】下列属于有机磷农药的是（　　）。
A. 敌敌畏　B. 阿托品　C. 新斯的明　D. 高锰酸钾　E. 地尔硫䓬

A2 型题

【临床执业助理医师资格考试真题】女，22 岁，头晕、呕吐伴流涎半小时。查体：P 90 次 / 分，BP 100/70 mmHg，意识清楚，双瞳孔缩小如针尖，皮肤潮湿，下肺可闻及湿性啰音。最可能的诊断是（　　）。
A. 安眠药中毒　B. 急性有机磷中毒　C. 急性胃肠炎　D. 亚硝酸盐中毒　E. 急性细菌性痢疾

B1 型题

（1～2 题共用备选答案）
A. 瞳孔扩大　　B. 支气管平滑肌松弛
C. 腺体分泌减少　　D. 胃肠道平滑肌收缩
E. 骨骼肌收缩

1. N_2 受体兴奋可引起（　　）。
2. β_2 受体兴奋可引起（　　）。

（3～4 题共用备选答案）
A. 胃肠蠕动减慢　　B. 心肌收缩力增强
C. 腺体分泌减少　　D. 胃肠道平滑肌收缩
E. 骨骼肌收缩

3. M 受体兴奋可引起（　　）。
4. β_1 受体兴奋可引起（　　）。

二、判断题

（　）1. 极少数交感神经节后纤维释放乙酰胆碱。
（　）2. 所有交感神经节前纤维均释放去甲肾上腺素。
（　）3. 胆碱受体可分为 α 型受体和 β 型受体。

三、填空题

1. 合成乙酰胆碱的酶为__________；在神经末梢水解乙酰胆碱的酶称____________。
2. 支气管黏膜分布的肾上腺素受体为__________。
3. 肾上腺素能神经末梢破坏 NA 的酶主要是__________和__________。
4. M 受体兴奋可引起心脏__________、瞳孔__________、胃肠道平滑肌__________、腺体分泌__________。
5. 肾上腺素激动 α_1 受体，使__________收缩，激动 β_2 受体使__________舒张。
6. 传出神经兴奋时，其末梢释放的递质是__________、__________。

四、名词解释

神经递质：

五、简答题

神经递质的发现是德国科学家通过蛙心实验发现的，科学家用两个离体蛙心，当刺激甲蛙心的迷走交感神经时，其心脏受到抑制，而将其灌注液注入乙蛙心，则乙蛙心也表现出抑制。

（1）该实验说明神经是怎么发挥作用的？

（2）传出神经在解剖学上有哪些神经组成？按神经递质可分为哪几类？

第六章　胆碱受体激动药和抗胆碱酯酶药

知识目标

1. 掌握毛果芸香碱的药理作用与临床应用。
2. 掌握新斯的明的临床应用及不良反应。
3. 熟悉胆碱酯酶抑制药的分类。

习　题

一、选择题

A1 型题

1. 毛果芸香碱对眼睛的作用是（　　）。
   A. 瞳孔缩小，升高眼内压，调节痉挛
   B. 瞳孔缩小，降低眼内压，调节痉挛
   C. 瞳孔扩大，升高眼内压，调节麻痹
   D. 瞳孔扩大，降低眼内压，调节麻痹
   E. 瞳孔缩小，降低眼内压，调节麻痹
2. 直接激动 M、N 胆碱受体的药物是（　　）。
   A. 毛果芸香碱　B. 新斯的明　C. 乙酰胆碱　D. 毒扁豆碱　E. 以上都不是
3. 某患者服用过量筒箭毒碱，造成肌松药中毒。下列哪个药物可作为首选？（　　）
   A. 毒扁豆碱　B. 新斯的明　C. 加兰他敏　D. 乙酰胆碱　E. 烟碱
4. 毛果芸香碱对视力的影响是（　　）。
   A. 视近物模糊，视远物清楚　B. 视近物清楚，视远物模糊
   C. 视近物模糊，视远物清楚　D. 视近物模糊，视远物模糊
   E. 视近物清楚，视远物清楚
5. 有机磷中毒原理是（　　）。
   A. 激活 AChE　B. 抑制 AChE　C. 激活磷酸二酯酶　D. 抑制磷酸二酯酶　E. 阻断 N 受体
6.【口腔执业助理医师考试真题】新斯的明最强的药理作用是（　　）。
   A. 兴奋胃肠道平滑肌　B. 兴奋膀胱平滑肌
   C. 缩小瞳孔　D. 兴奋骨骼肌
   E. 增加腺体分泌
7.【口腔执业助理医师考试真题】治疗闭角型青光眼应选择（　　）。
   A. 新斯的明　B. 去甲肾上腺素　C. 加兰他敏　D. 阿托品　E. 毛果芸香碱

A2 型题

男，21 岁，眼睑下垂，斜视和复视，常在傍晚和运动后加重，早晨和休息后减轻，呈规律的晨轻暮重被动性变化。经检查被确诊为重症肌无力。宜选用的药物是（　　）。

A. 新斯的明　B. 去甲肾上腺素
C. 盐酸消旋山莨菪碱　D. 阿托品
E. 东莨菪碱

B1 型题

（1～2 题共用备选答案）

A. 毛果芸香碱　B. 烟碱　C. 乙酰胆碱　D. 氯贝胆碱　E. 毒蕈碱

1. 用于治疗青光眼的是（　　）。
2. 直接激动 N 胆碱受体的是（　　）。

（3～4题共用备选答案）

A. 毛果芸香碱　B. 烟碱　C. 乙酰胆碱　D. 氯贝胆碱　E. 新斯的明

3. 选择性激动M胆碱受体的是（　　）。

4. 抑制胆碱酯酶的是（　　）。

二、判断题

（　）1. 毛果芸香碱滴眼时应压迫内眦。

（　）2. 难逆性的胆碱酯酶抑制药主要为有机磷酸酯类杀虫药，具有毒理学意义。

（　）3. 新斯的明对于胃肠道平滑肌作用最强。

三、填空题

1. 毛果芸香碱对眼的作用是__________、__________、__________。

2. 毛果芸香碱可选择性激动__________受体，对__________和__________作用最明显。

3. 毛果芸香碱使睫状肌__________，悬韧带__________，晶状体__________。

四、名词解释

调节痉挛：

五、简答题

女，56岁，因左眼反复胀痛伴同侧头痛、视力下降3个月、加重1天来眼科医院就诊。经检查诊断为急性闭角型青光眼。

（1）该患者应该使用什么药物治疗？

（2）该药物对眼部的作用是什么？

第七章 胆碱受体阻断药

知识目标

1. 掌握阿托品的药理作用、临床应用、不良反应和注意事项。
2. 熟悉山莨菪碱、东莨菪碱、筒箭毒碱和琥珀胆碱的临床应用。
3. 了解 N 胆碱受体阻断药的分类。

习 题

一、选择题

A1 型题

1. 阿托品解除平滑肌痉挛效果最好的是（ ）。
   A. 支气管平滑肌 B. 胆道平滑肌 C. 胃肠道平滑肌 D. 胃幽门括约肌 E. 子宫平滑肌
2. 可用于抗晕动病和抗震颤麻痹的药物是（ ）。
   A. 山莨菪碱 B. 东莨菪碱 C. 哌仑西平 D. 溴丙胺太林 E. 阿托品
3. 具有明显镇静作用的 M 受体阻滞药是（ ）。
   A. 阿托品 B. 东莨菪碱 C. 山莨菪碱 D. 溴丙胺太林 E. 贝那替秦
4. 神经节阻滞药是阻滞了以下何种受体？（ ）
   A. N_2 受体 B. N_1 受体 C. M 受体 D. α 受体 E. β_2 体
5. 以下哪个药物可竞争性阻滞 N_2 受体？（ ）
   A. 筒箭毒碱 B. 毛果芸香碱 C. 琥珀酰胆碱 D. 东莨菪碱 E. 美加明
6. 临床常用的除极化型肌松药是（ ）。
   A. 卡巴胆碱 B. 琥珀酰胆碱 C. 筒箭毒碱 D. 阿曲库铵 E. 多库铵
7. 下列何药有低血压、尿潴留、便秘、口干、散瞳等副作用？（ ）
   A. 新斯的明 B. 毛果芸香碱 C. 阿托品 D. 毒扁豆碱 E. 筒箭毒碱
8. 阿托品抗休克主要是由于（ ）。
   A. 兴奋心脏 B. 扩张血管 C. 兴奋中枢 D. 阻断 M 受体 E. 抑制腺体
9.【临床执业助理医师资格考试真题】具有缓解胃肠痉挛作用的自主神经递质受体阻断剂是（ ）。
   A. 筒箭毒碱 B. 酚妥拉明 C. 育亨宾 D. 阿替洛尔 E. 阿托品
10.【口腔执业助理医师考试真题】阿托品用于麻醉前给药的目的是（ ）。
   A. 抑制呼吸道腺体分泌 B. 解除胃肠平滑肌痉挛
   C. 加快心率 D. 抑制汗腺分泌
   E. 松弛骨骼肌

A2 型题

【护士执业资格考试真题】女，48 岁，因胆石症出现右上腹阵发性绞痛、寒战、高热。医嘱：哌替啶 50 mg，肌内注射；阿托品 0.5 mg，肌内注射。该患者使用阿托品的主要作用（ ）。
   A. 扩散瞳孔 B. 兴奋呼吸中枢
   C. 解除迷走神经的抑制 D. 解除平滑肌痉挛
   E. 抑制腺体分泌

B1 型题

（1～2 题共用备选答案）
   A. 支气管哮喘 B. 中毒性休克综合征
   C. 青光眼 D. 心动过缓
   E. 虹膜睫状体炎

1. 阿托品有何禁忌证？（　　）
2. 山莨菪碱有何禁忌证？（　　）

（3～4题共用备选答案）

A. 神经节阻滞药　B. 除极化型肌松药　C. 竞争型肌松药　D. 胆碱酯酶复活药　E. 胆碱酯酶抑制药

3. 筒箭毒碱是（　　）。
4. 琥珀酰胆碱是（　　）。

（5～7题共用备选答案）

A. 酚妥拉明　B. 左旋多巴　C. 毛果芸香碱　D. 阿托品　E. 去甲肾上腺素

5. 能强烈收缩血管的药物是（　　）。
6. 能直接拮抗心迷走神经兴奋效应的药物是（　　）。
7. 能拮抗交感缩血管神经效应的药物是（　　）。

二、判断题

（　）1. 阿托品加快心率作用因年龄而异。

（　）2. 除极化型肌松药过量中毒可用新斯的明解毒。

三、填空题

1. 合成扩瞳药有__________等；合成解痉药有__________等。
2. 阿托品用于麻醉前给药，主要是利用其__________作用。
3. 阿托品禁用于__________和__________等。
4. 阿托品滴眼后，可出现__________、__________，并能__________。
5. 治疗胆绞痛、肾绞痛，宜以__________和__________合用。

四、名词解释

调节麻痹：

五、简答题

男，36岁，因进食不洁食物，1小时后出现腹痛、呕吐和腹泻，到医院就诊，诊断为急性胃肠炎。给予阿托品片止痛、止呕、止泻等对症治疗，同时给予抗菌药对因治疗。用药2小时后，患者上述症状明显缓解，3小时后症状消失。

（1）阿托品止痛、止呕、止泻的药理学基础是什么？

（2）试述阿托品的临床应用。

第八章　肾上腺素受体激动药

知识目标

1. 掌握肾上腺素、去甲肾上腺素、异丙肾上腺素的作用、临床应用和不良反应。
2. 熟悉多巴胺、麻黄碱、间羟胺的作用、临床应用和不良反应。

习　题

一、选择题

A1 型题

1. 对 α 受体和 β 受体均有强大的激动作用的是（　　）。
A. 去甲肾上腺素　B. 多巴胺　C. 可乐定　D. 肾上腺素　E. 多巴酚丁胺
2. 去甲肾上腺素所致的局部组织缺血坏死，可选用下列哪种药？（　　）
A. 阿托品　B. 肾上腺素　C. 酚妥拉明　D. 多巴胺　E. 普萘洛尔
3. 治疗过敏性休克首选（　　）。
A. 抗组胺药　B. 糖皮质激素药　C. 肾上腺素　D. 酚妥拉明　E. 异丙肾上腺素
4. 下列哪种药物对肾及肠系膜血管扩张作用最强？（　　）
A. 异丙肾上腺素　B. 间羟胺　C. 麻黄碱　D. 多巴胺　E. 肾上腺素
5. 麻黄碱与肾上腺素比，其作用特点是（　　）。
A. 升压作用弱、持久，易产生耐受性　B. 可口服，无耐受性及中枢兴奋作用
C. 作用较弱，维持时间短　D. 作用较强，维持时间短
E. 无耐受性，维持时间长
6. 选择性作用于 β_1 受体的药物是（　　）。
A. 多巴胺　B. 多巴酚丁胺　C. 去甲肾上腺素　D. 麻黄碱　E. 异丙肾上腺素
7. 去甲肾上腺素可引起（　　）。
A. 心脏兴奋，皮肤黏膜血管收缩　B. 收缩压升高，舒张压降低
C. 肾血管收缩，骨骼肌血管扩张　D. 支气管平滑肌松弛
E. 明显的中枢兴奋作用
8. 使用过量最易引起心律失常的药物是（　　）。
A. 多巴胺　B. 间羟胺　C. 肾上腺素　D. 去甲肾上腺素　E. 麻黄碱
9. 对尿量已减少的中毒性休克综合征最好选用（　　）。
A. 异丙肾上腺素　B. 多巴胺　C. 去甲肾上腺素　D. 肾上腺素　E. 麻黄碱
10. 拟肾上腺素药，错误的是（　　）。
A. 肾上腺素可激动 α、β 受体
B. 麻黄碱可激动 α、β 受体
C. 去甲肾上腺素主要激动 α 受体，对 β_1 受体也有一定的激动作用
D. 多巴胺可激动 α、β 受体
E. 异丙肾上腺素可激动 α、β 受体
11. 多巴胺和去甲肾上腺素，错误的是（　　）。
A. 都是儿茶酚胺类药物　B. 都有心脏兴奋作用
C. 都有升压作用　D. 都有舒张肾血管的作用
E. 都属于神经递质
12. 去甲肾上腺素、肾上腺素、异丙肾上腺素都有的作用，错误的是（　　）。
A. 扩张冠状血管　B. 收缩压升高
C. 心肌收缩力增强　D. 具有平喘作用
E. 过量可见心律失常

13.【临床执业助理医师资格考试真题】对 β 受体有选择性激动作用的平喘药是（　　）。
A. 茶碱　B. 肾上腺素　C. 沙丁胺醇　D. 色甘酸　E. 异丙肾上腺素
14.【临床执业助理医师资格考试真题】常与局麻药合用以减少出血、延长麻醉时间的药物是（　　）。
A. 丁卡因　B. 利多卡因　C. 布比卡因　D. 普鲁卡因　E. 肾上腺素
15. 下列哪种情况下，可使心排血量增加？（　　）
A. 心迷走神经兴奋时　B. 动脉窦压力升高时
C. 动脉血压升高时　D. 使用去甲肾上腺素时
E. 使用肾上腺素时
16. 肾上腺素强心作用的主要机制是（　　）。
A. 抑制减压反射　B. 兴奋 β_2 受体使血管扩张
C. 兴奋心肌 β_1 受体发生正性变力作用　D. 兴奋 α 受体使外周血管收缩
E. 增加静脉回心血量
17. 去甲肾上腺素对动脉血压的主要作用是（　　）。
A. 促进静脉回流　B. 增加心搏出量
C. 提高外周阻力　D. 增加循环血量
E. 增加大动脉顺应性
18. 去甲肾上腺素对心血管的作用主要是（　　）。
A. 舒张血管　B. 升高血压　C. 心率加快　D. 强心　E. 增大脉压
19. 静脉注射去甲肾上腺素后，出现血压升高，心率减慢，后者出现的主要原因是（　　）。
A. 去甲肾上腺素对血管的抑制作用　B. 去甲肾上腺素对心脏的抑制作用
C. 降压反射活动加强　D. 降压反射活动减弱
E. 大脑皮质心血管中枢活动减弱
20. 肾上腺素的适应证是（　　）。
A. 上消化道出血　B. 各种休克　C. 急性肾功能不全　D. 心跳骤停　E. 房室传导阻滞
21. 可用于治疗休克和急性肾功能衰竭的药物是（　　）。
A. 多巴胺　B. 去甲肾上腺素　C. 间羟胺　D. 肾上腺素　E. 阿托品
22. 在动物血压实验中，可使肾上腺素升压作用翻转的药物是（　　）。
A. 多巴胺　B. 异丙肾上腺素　C. 阿托品　D. 普萘洛尔　E. 酚妥拉明
23. 多巴胺舒张肾血管是由于（　　）。
A. 阻断 α 受体　B. 激动 β 受体
C. 激动 M 胆碱受体　D. 激动多巴胺受体
E. 使组胺释放
24. 青霉素类引起的过敏性休克首选（　　）。
A. 异丙肾上腺素　B. 去甲肾上腺素　C. 肾上腺素　D. 多巴胺　E. 麻黄碱
25. 下述哪个药物不宜做肌内注射？（　　）
A. 异丙肾上腺素　B. 去甲肾上腺素　C. 肾上腺素　D. 间羟胺　E. 麻黄碱
26. 治疗严重房室传导阻滞宜选用（　　）。
A. 去甲肾上腺素　B. 肾上腺素　C. 异丙肾上腺素　D. 阿托品　E. 氨茶碱
27. 使用过量最易引起心律失常的药物是（　　）。
A. 去甲肾上腺素　B. 间羟胺　C. 麻黄碱　D. 多巴胺　E. 肾上腺素
28. 去甲肾上腺素的主要用途有（　　）。
A. 抗休克　B. 治疗支气管哮喘
C. 治疗阵发性室上性心动过速　D. 治疗心力衰竭
E. 治疗上消化道出血

A2 型题

1. 女，15 岁，诊断为急性扁桃体炎。青霉素皮试阴性，但肌内注射青霉素后不足 1 分钟，患者即出现面色苍白、呼吸困难，血压下降。此时，应首选下列哪种药物抢救？（　　）
A. 肾上腺素　B. 去甲肾上腺素　C. 苯海拉明　D. 间羟胺　E. 地塞米松

2. 女，25岁，因心脏手术，麻醉药过量，出现呼吸、心脏停搏。此时除进行人工呼吸及心脏按压外，应采取哪项急救措施？（　　）

A. 静脉滴注去甲肾上腺素　　B. 静脉注射毛花苷C
C. 阿托品心内注射　　D. 肾上腺素心内注射
E. 异丙肾上腺素静脉注射

3. 女，44岁，8年来劳累后心慌气短，既往曾患过"风湿性关节炎"。近日因劳累病情加重，心慌，气喘，咯血，不能平卧急诊入院。查体：半卧位，慢性重病容。脉搏80次/分，血压13.3/9.33 kPa（100/70 mmHg）。心向左侧扩大，心律完全不整，心率120次/分，心尖区舒张期雷鸣样杂音，主动脉瓣区收缩期和舒张期杂音。肝肋下3 cm，下肢轻度浮肿。诊断：风湿性心脏病，二尖瓣狭窄，主动脉瓣狭窄及关闭不全，心房纤颤，心功能不全Ⅱ度。该病人在用强心药治疗的过程中，心率突然减为50次/分，此时应选用（　　）。

A. 异丙肾上腺素　B. 去甲肾上腺素　C. 肾上腺素　D. 间羟胺　E. 多巴胺

B1 型题

（1～2题共用备选答案）

A. 异丙肾上腺素　B. 多巴胺　C. 麻黄碱　D. 去甲肾上腺素　E. 酚妥拉明

1. 心肌收缩力减弱、尿量减少而血容量已补足的休克应选用（　　）。
2. 鼻黏膜充血引起的鼻塞应选用（　　）。

（3～5题共用备选答案）

A. 收缩压和舒张压均缓慢而持久升高，对肾血流影响较小
B. 收缩压升高，舒张压不变或少量下降
C. 收缩压升高，舒张压升高，脉压差变小
D. 收缩压升高，舒张压上升不多，脉压差变大
E. 收缩压升高，舒张压下降，脉压差变大

3. 明显收缩肾血管，最易引起急性肾功能衰竭的是（　　）。
4. 大剂量肾上腺素静滴，血压变化是（　　）。
5. 小剂量去甲肾上腺素静滴，血压变化是（　　）。

二、判断题

（　）1. 肾上腺素一般以皮下注射为宜。
（　）2. 大剂量或快速静滴，肾上腺素可反射性引起心率减慢。
（　）3. 肾上腺素静脉注射的典型血压变化是升压。
（　）4. 去甲肾上腺素因强烈收缩血管，从而使冠脉流量减少。
（　）5. 去甲肾上腺素有强烈的收缩血管作用，因此可用于休克早期和上消化道出血。
（　）6. 麻黄碱产生快速耐受性的机制认为与受体逐渐饱和、递质逐渐耗损有关。

三、填空题

1. 去甲肾上腺素临床主要用于__________、__________、__________。
2. 去甲肾上腺素的主要不良反应是__________________、__________________。
3. 肾上腺素的临床应用主要是__________、__________、__________、__________及__________。
4. 肾上腺素的临床禁忌证主要是__________、__________、__________、__________、__________等。
5. 麻黄碱临床主要用于__________、__________、__________及__________等过敏反应的皮肤黏膜症状等。
6. 异丙肾上腺素的临床应用是__________、__________、__________、__________。
7. 去甲肾上腺素对________受体有强大的激动作用，对心脏________受体作用较弱，对________受体几乎没有作用。
8. 去甲肾上腺素主要由__________释放。

四、名词解释

肾上腺素的升压作用翻转：

五、简答题

1. 试比较肾上腺素、异丙肾上腺素和去甲肾上腺素对心血管的作用。

2. 为什么肾上腺素可作为过敏性休克的首选药?

3. 多巴胺抗休克作用的主要特点有哪些?

4. 试述麻黄碱的药理作用特点。

第九章　肾上腺素受体阻断药

知识目标

1. 掌握酚妥拉明的作用、临床应用和不良反应。
2. 熟悉 β 受体阻断药的作用、临床应用和不良反应。

习　题

一、选择题

A1 型题

1. 外周血管痉挛性疾病可选用（　　）。
   A. 普萘洛尔　B. 酚妥拉明　C. 肾上腺素　D. 吲哚洛尔　E. 阿替洛尔
2. 口服个体差异大，给药应剂量个体化的药物是（　　）。
   A. 阿托品　B. 阿替洛尔　C. 吲哚洛尔　D. 美托洛尔　E. 普萘洛尔
3. 给予普萘洛尔后可使（　　）。
   A. 心率减慢　B. 血压先降后升
   C. 血压升高　D. 血压先升高后下降
   E. 心肌收缩力增强
4. 肾上腺素的升压作用可被下列哪类药物所翻转？（　　）
   A. M 受体阻滞剂　B. N 受体阻滞剂　C. α 受体阻滞剂　D. H 受体阻滞剂　E. β 受体阻滞剂
5. 酚妥拉明扩血管的机制是（　　）。
   A. 单纯阻滞 α 受体　B. 兴奋 β 受体
   C. 直接扩张血管，同时阻滞 α 受体　D. 兴奋 M 受体
   E. 兴奋 N 受体
6. 下列哪种药物对 α 受体有强大而持久的阻滞作用？（　　）
   A. 酚妥拉明　B. 妥拉唑林　C. 酚苄明　D. 哌唑嗪　E. 育亨宾
7. 普萘洛尔的禁忌证是（　　）。
   A. 心律失常　B. 心绞痛　C. 高血压　D. 甲状腺功能亢进　E. 支气管哮喘
8.【2010 年临床执业助理医师资格考试真题】β 受体阻断药（　　）。
   A. 可使心率加快、心排出量增加　B. 可诱发或加重哮喘发作
   C. 可促进脂肪分解　D. 可促进肾素分泌
   E. 可升高眼内压

A2 型题

女，60 岁，因肺炎感染中毒性休克综合征急诊入院，静滴去甲肾上腺素和青霉素。治疗中出现静点局部皮肤苍白、发凉，患者诉疼痛。处理措施应给予的药物是（　　）。
A. 普鲁卡因　B. 阿托品　C. 利多卡因　D. 酚妥拉明　E. 肾上腺素

B1 型题

（1～2 题共用备选答案）
A. 体位性低血压　B. 胃酸过多
C. 药疹　D. 诱发或加重支气管哮喘
E. 药热

1. 酚苄明的不良反应有（　　）。
2. 普萘洛尔的不良反应有（　　）。

（3～4题共用备选答案）

A. 抑制心肌收缩力，减慢心率，降低心肌耗氧量
B. 阻滞血管平滑肌上的 α 受体
C. 扩张外周小动脉，减轻心脏后负荷
D. 对抗肾上腺素的升压作用
E. 阻滞 α 受体

3. 酚妥拉明治疗顽固型心衰的机制是（　　）。
4. 普萘洛尔治疗心绞痛的机制是（　　）。

（5～7题共用备选答案）【临床执业助理医师资格考试真题】

A. 酚妥拉明　B. 左旋多巴　C. 毛果芸香碱　D. 阿托品　E. 去甲肾上腺素

5. 能强烈收缩血管的药物是（　　）。
6. 能直接拮抗心迷走神经兴奋效应的药物是（　　）。
7. 能拮抗交感缩血管神经效应的药物是（　　）。

（8～11题共用备选答案）

A. 普萘洛尔　B. 去甲肾上腺素　C. 异丙肾上腺素　D. 多巴胺　E. 酚妥拉明

8. 静滴去甲肾上腺素发生外漏可于局部注射（　　）。
9. 广泛用于心律失常、心绞痛和高血压的药物是（　　）。
10. 可用于难治性心衰和急性心肌梗死的药物是（　　）。
11. 阿司匹林哮喘时选用何药治疗无效？（　　）

二、判断题

（　）1. 普萘洛尔口服不易吸收，故口服利用度较低。
（　）2. 酚妥拉明因能扩张血管，故可用于抗休克。
（　）3. 普萘洛尔在临床常用剂量即有膜稳定作用。
（　）4. 普萘洛尔口服容易吸收，但生物利用度低。
（　）5. 普萘洛尔临床应用应注意剂量个体化。
（　）6. β 受体阻滞药抑制心血管系统，既是其主要的药理作用，也是其主要的不良反应。

三、填空题

1. 选择性 α_1 受体阻滞药是________。
2. 常见的 α_1、α_2 受体阻滞药有________、________、________。
3. 普萘洛尔因对________、________受体的选择性低，故没有内在拟交感活性。
4. β 受体阻滞药因阻滞__________受体，而使支气管平滑肌收缩，呼吸道阻力增加。

四、名词解释

1. 内在拟交感活性：

2. 竞争性 α 受体阻断药：

3. 反跳现象：

五、简答题

1. 以表格方式，简述拟肾上腺素药和肾上腺素能受体阻断药的分类及代表药。

2. 简述酚妥拉明的药理作用和主要不良反应。

第十章 麻醉药

知识目标

1. 掌握普鲁卡因、利多卡因、丁卡因的作用特点、临床应用和不良反应。
2. 熟悉局麻药给药方式及作用机制。
3. 熟悉全身麻醉药的特点及临床应用。
4. 了解复合麻醉药的基本组成。

习 题

一、选择题

A1 型题

1. 硫喷妥钠作用时间短是因为（　　）。
   A. 从肺呼出　B. 体内重新分布　C. 经肾从尿中排泄　D. 首过效应大　E. 以上都不是
2. 下列哪种情况适宜用氯胺酮麻醉？（　　）
   A. 麻醉前给药　B. 低温麻醉
   C. 基础麻醉　D. 短时的体表小手术
   E. 心脏病患者
3. 普鲁卡因自血浆的消除，主要是通过（　　）。
   A. 以原形自尿排泄　B. 在肝中氧化代谢
   C. 重新分布于脂肪组织　D. 被酯酶水解
   E. 自肺呼吸排出
4. 局麻药作用与下列哪种因素无关？（　　）
   A. 神经组织的解剖特点　B. 神经纤维的直径
   C. 药物的脂溶性　D. 体液 pH 值
   E. 局部血流量
5. 普鲁卡因禁止与哪种药物合用？（　　）
   A. 肾上腺素　B. 阿片类　C. 肌松药　D. 磺胺类　E. 地高辛
6. 局麻药，正确的是（　　）。
   A. 普鲁卡因属酯类，亲脂性低，有时可引起过敏反应，但其作用强而持久
   B. 布比卡因属酰胺类，作用强而持久，但可产生严重的心脏毒性
   C. 罗哌卡因对运动神经阻断作用较强，且对子宫和胎盘血流几乎无影响，可用于产科手术
   D. 依替卡因阻断痛觉的作用较强，且有明显的收缩血管作用
   E. 丁卡因可用于各种形式的局部麻醉，故有全能麻醉药之称
7. 为了延长局麻药的作用时间，减少其吸收引起中毒，常在局麻药中加入适量（　　）。
   A. 肾上腺素　B. 去甲肾上腺素　C. 异丙肾上腺素　D. 多巴胺　E. 阿托品
8. 局麻药引起局麻作用的电生理学机制是（　　）。
   A. 促进 Na^+ 内流　B. 阻止 Na^+ 内流
   C. 促进 Ca^{2+} 内流　D. 阻止 Ca^{2+} 内流
   E. 阻止 K^+ 外流
9. 毒性最大的局麻药是（　　）。
   A. 普鲁卡因　B. 利多卡因　C. 丁卡因　D. 布比卡因　E. 依替卡因
10. 局麻作用起效快作用强、维持时间长且安全范围大的药物是（　　）。
    A. 普鲁卡因　B. 利多卡因　C. 丁卡因　D. 布比卡因　E. 依替卡因
11. 局麻床药的作用机制，不正确的是（　　）。
    A. 提高产生神经冲动所需的阈电位　B. 延长动作电位的不应期

C. 抑制动作电位去极化上升的速度　　D. 提高神经细胞传导性
E. 使神经细胞丧失兴奋性

12. 局麻药对混合神经产生作用时，首先消失的是（　　）。
A. 持续性钝痛　B. 短暂性锐痛　C. 冷觉、温觉　D. 触觉、压觉　E. 运动麻痹

13.【口腔执业助理医师资格考试真题】普鲁卡因不适用于（　　）。
A. 阻滞麻醉　B. 冷冻麻醉　C. 表面麻醉　D. 雾化吸入　E. 浸润麻醉

14.【口腔执业助理医师资格考试真题】临床上主要用作阻滞麻醉的药物是（　　）。
A. 丁卡因　B. 利多卡因　C. 氯乙烷　D. 普鲁卡因　E. 麻卡因

15.【口腔执业助理医师资格考试真题】目前在口腔颌面外科中应用最多的局部麻醉药物是（　　）。
A. 利多卡因　B. 布比卡因　C. 阿替卡因　D. 普鲁卡因　E. 丁卡因

16.【口腔执业助理医师资格考试真题】用于表面麻醉的局部麻醉药物是（　　）。
A. 利多卡因　B. 布比卡因　C. 阿替卡因　D. 普鲁卡因　E. 丁卡因

17.【口腔执业助理医师资格考试真题】适合较长时间手术的局部麻醉药物是（　　）。
A. 利多卡因　B. 布比卡因　C. 阿替卡因　D. 普鲁卡因　E. 丁卡因

18.【口腔执业助理医师资格考试真题】常用于表面麻醉的是（　　）。
A. 丁卡因　B. 布比卡因　C. 利多卡因　D. 普鲁卡因　E. 阿替卡因

19.【口腔执业助理医师资格考试真题】丁卡因不用于浸润麻醉，主要是因为（　　）。
A. 穿透力强　B. 作用时间长　C. 毒性大　D. 刺激性大　E. 可引起过敏反应

20.【口腔执业助理医师资格考试真题】局部麻醉药过敏反应中延迟反应的常见表现是（　　）。
A. 荨麻疹　B. 药疹　C. 哮喘　D. 过敏性紫癜　E. 血管神经性水肿

21.【口腔执业助理医师资格考试真题】下列局麻药中属于酯类局麻药的是（　　）。
A. 利多卡因　B. 普鲁卡因　C. 布比卡因　D. 甲哌卡因　E. 罗哌卡因

22.【口腔执业助理医师资格考试真题】利多卡因，不正确的是（　　）。
A. 局麻注射应分次小量　　B. 穿透性和扩散性强
C. 作用时间短　　D. 毒性较普鲁卡因大
E. 心律失常患者首选

23.【口腔执业助理医师资格考试真题】丁卡因不宜用于（　　）。
A. 蛛网膜下腔麻醉　B. 浸润麻醉　C. 表面麻醉　D. 传导麻醉　E. 硬膜外麻醉

A2 型题

1.【口腔执业助理医师资格考试真题】女，28 岁，拟拔除右上 8 阻生牙，局麻后出现轻度过敏反应。此时应选用（　　）。
A. 10% 葡萄糖溶液　B. 卡马西平　C. 阿拉明　D. 抗生素　E. 钙剂

2.【口腔执业助理医师资格考试真题】女，66 岁，欲拔除左下第 2 磨牙残根。既往高血压病史 15 年，目前血压 140/90 mmHg。最适宜的局麻药物是（　　）。
A. 利多卡因　B. 布比卡因　C. 阿替卡因　D. 丁卡因　E. 普鲁卡因

3.【口腔执业助理医师资格考试真题】女，64 岁，高血压病史 10 年，牙科建议拔除右下颌第 1 磨牙。拔除时麻醉剂最适合选用（　　）。
A. 2% 含肾上腺素普鲁卡因　　B. 2% 利多卡因
C. 2% 丁卡因　　D. 2% 布比卡因
E. 2% 普鲁卡因

B1 型题

（1～4 题共用备选答案）
A. 胺碘酮　B. 氟烷　C. 硫喷妥钠　D. 乙醚　E. 苯巴比妥

1. 可用于麻醉前给药的是（　　）。
2. 可引起喉头或支气管痉挛的是（　　）。
3. 麻醉作用最强的是（　　）。
4. 能引起呼吸道刺激症状的是（　　）。

（5～10题共用备选答案）

A. 利多卡因　　B. 普鲁卡因　　C. 丁卡因　　D. 布比卡因　　E. 罗哌卡因

5. 表面麻醉作用最强的是（　　）。
6. 有明显扩张局部血管作用，常加用肾上腺素的是（　　）。
7. 属于酰胺类且局麻作用最强的是（　　）。
8. 相对毒性最大的是（　　）。
9. 可用于抗室性心律失常的是（　　）。
10. 可用于产科手术麻醉的是（　　）。

二、判断题

（　）1. 普鲁卡因一般不用于表面麻醉。
（　）2. 丁卡因一般不用于浸润麻醉。
（　）3. 利多卡因可用于各种局麻。

三、填空题

1. 全身麻醉药分为____________和____________。
2. 硫喷妥钠易诱发喉头和支气管痉挛，故禁用于____________。
3. 局麻药是一类以适当的浓度应用于____________或____________的药物。
4. 局麻药的作用机制主要是____________。
5. ____________一般不用于表面麻醉；____________不用于浸润麻醉。
6. 局麻药对心血管系统的作用是____________、____________、____________和血压下降。
7. 局麻药对中枢神经系统的作用是____________。

四、名词解释

1. 诱导麻醉：

2. 神经阻滞麻醉：

3. 浸润麻醉：

五、简答题

1. 简述硫喷妥钠的优缺点，并说明临床应用。

2. 简述氯胺酮的作用特点。

3. 简述局麻药的作用机制。

4. 简述局麻药的不良反应。

第十一章　镇静催眠药和抗惊厥药

知识目标

1. 掌握苯二氮䓬类药物的作用、临床应用、主要不良反应和注意事项。
2. 熟悉巴比妥类药物、硫酸镁的临床应用和主要不良反应。
3. 了解其他镇静催眠药的作用特点及临床应用。

习　题

一、选择题

A1 型题

1. 下列苯二氮䓬类药物中，作用时间最短的是（　　）。
   A. 氯氮䓬　B. 三唑仑　C. 地西泮　D. 氟西泮　E. 劳拉西泮
2. 治疗癫痫持续状态，应选用下列哪种药做静脉注射？（　　）
   A. 苯妥英钠　B. 苯巴比妥　C. 卡马西平　D. 地西泮　E. 丙戊酸钠
3. 下列可用于麻醉前给药，以缓解患者的紧张情绪，并减少麻醉药用量的是（　　）。
   A. 硫喷妥钠　B. 普鲁卡因　C. 氯胺酮　D. 阿托品　E. 地西泮
4. 苯二氮䓬类药物可促进 GABA 与其受体结合，从而促进哪种离子通道开放？（　　）
   A. Cl^-　B. K^+　C. Ca^{2+}　D. Na^+　E. Mg^{2+}
5. 苯二氮䓬类与巴比妥类共同的中毒反应是（　　）。
   A. 头昏　B. 嗜睡　C. 呼吸抑制　D. 共济失调　E. 惊厥
6. 地西泮的作用机制是（　　）。
   A. 不通过受体，直接抑制中枢
   B. 诱导生成一种新蛋白质而起作用
   C. 作用于 $GABA_A$ 受体，增强体内抑制性递质的作用
   D. 作用于苯二氮䓬受体，增加 GABA 与 $GABA_A$ 受体的亲和力
   E. 以上均不是
7. 苯二氮䓬受体的分布与何种中枢性抑制递质的分布一致？（　　）
   A. 多巴胺　B. 脑啡肽　C. 咪唑啉　D. γ-氨基丁酸　E. 乙酰胆碱
8. 地西泮，错误的是（　　）。
   A. 有镇静催眠和抗焦虑作用　B. 明显缩短快动眼睡眠时间
   C. 有中枢性肌肉松弛作用　D. 是控制癫痫持续状态的首选药
   E. 用于控制破伤风等原因引起的惊厥
9. 地西泮不具有下列哪项优点？（　　）
   A. 对快动眼睡眠时间无明显缩短　B. 对肝药酶无明显诱导作用
   C. 后遗反应轻，成瘾性小　D. 催眠作用较巴比妥类强
   E. 治疗指数较大，中毒致死的可能性较小
10. 苯巴比妥的用途，错误的是（　　）。
   A. 镇静　B. 催眠　C. 抗惊厥　D. 静脉麻醉　E. 抗癫痫
11. 下列巴比妥类药物中，显效最快的是（　　）。
   A. 苯巴比妥　B. 戊巴比妥　C. 司可巴比妥　D. 巴比妥　E. 硫喷妥钠
12. 地西泮的抗焦虑作用是由于抑制了（　　）。
   A. 大脑皮质　B. 脑干网状结构上行激活系统
   C. 大脑边缘系统　D. 延脑网状系统
   E. 以上都不对
13. 苯巴比妥过量中毒时，采用的最好措施是（　　）。

A. 静脉注射呋塞米加乙酰唑胺　B. 静脉注射乙酰唑胺
C. 静脉注射碳酸氢钠加呋塞米　D. 静脉注射葡萄糖
E. 静脉注射右旋糖酐

14. 口服对胃有刺激，溃疡患者应慎用的药物是（　　）。
A. 水合氯醛　B. 苯巴比妥　C. 硫喷妥钠　D. 司可巴比妥　E. 地西泮

15. 氟马西尼是下列哪类药物中毒的特异性解救药?（　　）
A. 苯二氮䓬类　B. 巴比妥类　C. 水合氯醛　D. 苯妥英钠　E. 硫酸镁

16. 兼有镇静催眠、抗惊厥、抗癫痫作用的药物是（　　）。
A. 苯妥英钠　B. 地西泮　C. 水合氯醛　D. 扑米酮　E. 司可巴比妥

17. 地西泮，错误的是（　　）。
A. 肌内注射吸收慢而不规则　B. 口服治疗量对呼吸和循环影响小
C. 较大剂量易引起全身麻醉　D. 可用于治疗癫痫持续状态
E. 其代谢产物也有生物活性

18. 苯二氮䓬类药物，错误的是（　　）。
A. 是最常用的镇静催眠药　B. 治疗焦虑症有效
C. 可用于小儿高热惊厥　D. 可用于心脏电复律前给药
E. 长期用药不产生耐受性和依赖性

19. 不属于苯二氮䓬类药物作用特点的是（　　）。
A. 具有抗焦虑作用　B. 具有外周性肌松作用
C. 具有镇静作用　D. 具有催眠作用
E. 具有抗癫痫持续状态作用

20. 苯二氮䓬类药物，正确的是（　　）。
A. 作用部位主要在脑干网状结构　B. 对大脑损伤引起的肌肉僵直无作用
C. 小剂量无抗焦虑作用　D. 停药后的代偿性反跳较明显
E. 对快动眼睡眠时相影响小

21. 硫酸镁的作用不包括（　　）。
A. 导泻　B. 利胆　C. 降压　D. 兴奋骨骼肌　E. 抗惊厥

22. 硫酸镁的肌松作用是因为（　　）。
A. 抑制脊髓　B. 抑制网状结构
C. 抑制大脑运动区　D. 与 Ca^{2+} 竞争，抑制神经化学传递
E. 以上都不是

23. 控制小儿惊厥，首选的止痉药物是（　　）。
A. 苯妥英钠　B. 苯巴比妥　C. 水合氯醛　D. 地西泮　E. 卡马西平

24.【护士执业资格考试真题】地西泮不具有的不良反应是（　　）。
A. 共济失调　B. 白细胞减少　C. 中枢麻醉　D. 呼吸抑制　E. 嗜睡、乏力

25.【护士执业资格考试真题】常规治疗焦虑症的药物不包括（　　）。
A. 地西泮　B. 咪达唑仑　C. 阿普唑仑　D. 劳拉西泮　E. 奋乃静

26.【口腔执业助理医师资格考试真题】治疗脊髓损伤引起肌强直的药物是（　　）。
A. 苯妥英钠　B. 地西泮　C. 异丙嗪　D. 乙琥胺　E. 氯丙嗪

27.【口腔执业助理医师资格考试真题】治疗焦虑症宜选用的药物是（　　）。
A. 地西泮　B. 氯丙嗪　C. 哌替啶　D. 布洛芬　E. 苯巴比妥

28.【临床执业助理医师资格考试真题】下列属于碳酸锂不良反应的是（　　）。
A. 瞳孔增大　B. 呼吸抑制　C. 共济失调　D. 急性呼吸衰竭　E. 周围神经炎

A2 型题

1.【护士执业资格考试真题】男，40 岁，焦虑症。患者惶恐不安、头晕、胸闷、心悸、失眠、梦魇，有自杀企图，服用地西泮治疗。指导患者用药时应提示（　　）。
A. 长期坚持服用　B. 小剂量服用
C. 易出现成瘾　D. 症状控制后可立即停药

E. 症状控制后服 6～8 周

2.【临床执业助理医师资格考试真题】女，32 岁，患者神经衰弱 3 月余，未经治疗，主要表现头痛、失眠、脑力疲乏、精神易兴奋。药物治疗应选择（　　）。

A. 地西泮　　B. 氯氮平　　C. 利培酮　　D. 喹硫平　　E. 氯丙嗪

3.【护士执业资格考试真题】女，29 岁，强迫清洗，患者明知不应该又无法控制，因此产生强烈焦虑情绪。医嘱：地西泮 5 mg po。护士应该特别注意观察该药物的不良反应是（　　）。

A. 依赖性、成瘾性　　B. 皮疹

C. 共济失调　　D. 嗜睡

E. 兴奋、多语、幻觉

4.【护士执业资格考试真题】男，3 月龄，因腹泻入院，脱水纠正后，患儿突然发生惊厥。考虑患儿发生惊厥的原因是（　　）。

A. 补液过多　　B. 低血钙　　C. 低血钾　　D. 高血钾　　E. 低血镁

5.【护士执业资格考试真题】女，80 岁，慢性阻塞性肺疾病 20 余年。今因咳嗽、咳痰加重住院，夜间因烦躁难以入眠，自服地西泮 5 mg 后入睡，晨起呼之不应，呼吸浅促。出现上述表现的最可能原因是（　　）。

A. 地西泮的镇静作用　　B. 地西泮过敏

C. 地西泮抑制呼吸中枢　　D. 地西泮中毒

E. 地西泮的镇咳作用

6.【护士执业资格考试真题】男，2 岁，发热 1 天，体温 39 ℃，伴有轻咳来诊。既往有癫痫病史。门诊就诊过程中突然发生惊厥，即刻给予输氧、镇静。此刻首选药物是（　　）。

A. 苯巴比妥肌注　　B. 地西泮静注

C. 水合氯醛灌肠　　D. 氯丙嗪肌注

E. 肾上腺皮质激素静注

B1 型题

（1～5 题共用备选答案）

A. 硫喷妥钠　　B. 地西泮　　C. 三唑仑　　D. 苯巴比妥　　E. 乙琥胺

1. 诱导麻醉可用（　　）。
2. 长效巴比妥类可用（　　）。
3. 短效苯二氮䓬类可用（　　）。
4. 静脉注射治疗癫痫持续状态可用（　　）。
5. 具有中枢性肌松作用的药物是（　　）。

二、判断题

（　　）1. 由于地西泮不良反应较少，将逐渐取代巴比妥类在临床的应用。

（　　）2. 连续应用巴比妥类药可产生耐药性。

三、填空题

1. 常用的镇静催眠药可分为________、________、________、其他镇静催眠药。
2. 地西泮属于________类药。
3. 巴比妥类是________的衍生物。
4. 静脉注射________是目前治疗癫痫持续状态的首选药物。
5. 硫酸镁注射时，血镁过高时可引起________、________、________。

四、名词解释

1. 镇静催眠药：

2. 后遗效应：

五、简答题

1. 简述苯二氮䓬类药物的药理作用和临床应用。

2. 试比较苯二氮䓬类与巴比妥类药理作用的不同点。

3. 为什么苯二氮䓬类是目前治疗失眠最常用的药物？

第十二章　抗癫痫药及抗帕金森病药

知识目标

1. 掌握苯妥英钠、左旋多巴的药理作用、临床应用、不良反应。
2. 掌握不同类型癫痫的首选用药。
3. 熟悉卡马西平、苯巴比妥、乙琥胺、丙戊酸钠、卡比多巴、苯海索等药的药理作用、临床应用、不良反应。

习　题

一、选择题

A1 型题

1. 下列药物中，治疗癫痫大发作和局限性发作的首选药是（　　）。
A. 苯巴比妥　B. 卡马西平　C. 苯妥英钠　D. 丙戊酸钠　E. 扑米酮
2. 卡马西平的临床应用，不包括（　　）。
A. 癫痫大发作　B. 失神性发作　C. 三叉神经痛　D. 尿崩症　E. 失眠
3. 乙琥胺主要用于（　　）。
A. 失神性发作　B. 癫痫大发作　C. 局限性发作　D. 肌阵挛性发作　E. 癫痫持续状态
4. 下列药物中能提高苯妥英钠、苯巴比妥血药浓度的是（　　）。
A. 乙琥胺　B. 扑米酮　C. 卡马西平　D. 丙戊酸钠　E. 氯硝西泮
5. 肌阵挛性发作应首选（　　）。
A. 氯硝西泮　B. 苯妥英钠　C. 扑米酮　D. 乙琥胺　E. 卡马西平
6. 苯妥英钠，错误的是（　　）。
A. 当其血药浓度低于 10 ug/mL 时，按一级动力学消除；高于 10 μg/mL 时，按零级动力学方式消除
B. 在治疗剂量下，不能抑制癫痫病灶的高频放电，但可阻止高频放电向周围脑组织的扩散
C. 是治疗癫痫大发作与失神性发作（小发作）的首选药物
D. 是治疗强心苷中毒所致的快速型室性心律失常的首选药物之一
E. 长期应用可致低钙血症
7. 下列药物中易致青少年齿龈增生的是（　　）。
A. 地西泮　B. 丙戊酸钠　C. 苯妥英钠　D. 乙琥胺　E. 苯巴比妥
8. 癫痫单纯性局限性发作的首选药是（　　）。
A. 乙琥胺　B. 苯巴比妥　C. 卡马西平　D. 硝西泮　E. 戊巴比妥
9. 用于癫痫持续状态的首选药是（　　）。
A. 硫喷妥钠　B. 苯妥英钠　C. 地西泮　D. 戊巴比妥钠　E. 水合氯醛
10. 下列不属于左旋多巴早期反应的是（　　）。
A. 恶心、呕吐　B. 直立性低血压　C. 心律失常　D. 运动过多症　E. 厌食
11. 针对左旋多巴所致的“开 - 关反应”，下列哪项措施不妥？（　　）
A. 加大左旋多巴的用量和给药次数　B. 加用司来吉兰
C. 改用美多巴或心宁美　D. 改用溴隐亭
E. 改用静脉滴注
12. 能同时抑制外周和中枢 COMT，适用于伴有症状波动的 PD 患者的药物是（　　）。
A. 硝替卡朋　B. 托卡朋　C. 恩他卡朋　D. 司来吉兰　E. 卡比多巴
13. 既能选择性抑制中枢 MAO-B，又能抑制黑质 - 纹状体的超氧阴离子和羟自由基的药物是（　　）。
A. 溴隐亭　B. 金刚烷胺　C. 司来吉兰　D. 卡比多巴　E. 普拉克索
14. 多巴胺受体激动剂不包括（　　）。
A. 溴隐亭　B. 司来吉兰　C. 普拉克索　D. 利舒脲　E. 罗匹尼罗

15. 下列药物对轻、中度 AD 患者的疗效较为肯定，但肝毒性严重的是（ ）。

A. 多奈哌齐 B. 加兰他敏 C. 石杉碱甲 D. 美曲膦酯 E. 他克林

16. 左旋多巴治疗帕金森病的机制是（ ）。

A. 增强脑内 DA 的含量
B. 直接激动中枢的多巴胺受体
C. 阻滞胆碱能受体
D. 增强多巴胺受体的敏感性
E. 抑制外周脱羧酶的活性

17. 治疗氯丙嗪引起的帕金森综合征应选用（ ）。

A. 左旋多巴 B. 地西泮 C. 苯海索 D. 麻黄碱 E. 多巴胺

18. 左旋多巴治疗帕金森病的特点，不正确的是（ ）。

A. 作用较慢，要 2 ～ 3 周才开始改善体征
B. 要 1 ～ 6 个月以上才获得最大疗效
C. 对肌肉震颤症状疗效好
D. 对肌肉僵直及运动困难疗效好
E. 以上说法都不对

19. 与左旋多巴合用，维生素 B_6 可以（ ）。

A. 增强左旋多巴的作用
B. 减弱左旋多巴的作用
C. 增加左旋多巴的外周副反应
D. 减少左旋多巴的外周副反应
E. 减少左旋多巴的有效剂量

20.【口腔执业助理医师资格考试真题】可引起癫痫患者牙龈肥大的药物是（ ）。

A. 苯妥英钠 B. 硝苯地平 C. 维拉帕米 D. 心痛定 E. 环孢素

21.【临床执业助理医师资格考试真题】对癫痫复杂部分性发作的首选药是（ ）。

A. 乙琥胺 B. 苯巴比妥 C. 卡马西平 D. 硝西泮 E. 戊巴比妥

22.【护士执业资格考试真题】帕金森病患者，出现面部表情呆板，活动笨拙，起床、翻身、步行及转身都迟缓，手指精细动作困难，拟给予药物治疗。对于药物治疗的叙述，正确的是（ ）。

A. 从小剂量开始，缓慢递增
B. 用足量已达到满意疗效
C. 一旦症状改善即可逐渐减量
D. 首选抗胆碱能药物
E. 在晚上加用单胺氧化酶

23.【护士执业资格考试真题】下列用药与帕金森无关的是（ ）。

A. 金刚烷胺 B. 肾上腺素 C. 苯海索 D. 多巴胺 E. 复方左旋多巴

A2 型题

1. 某男童吃饭时突然僵立不动，呼吸停止，在去医院途中颠簸苏醒，经诊断为失神小发作。治疗应首选的药物是（ ）。

A. 扑米酮 B. 卡马西平 C. 地西泮 D. 苯妥英钠 E. 乙琥胺

2. 某 9 岁女童因癫痫大发作入院，其母叙述曾服苯巴比妥 10 个月，疗效不佳，2 日前改服苯妥英钠，结果反而病情加重。发生这种情况的原因是（ ）。

A. 苯妥英钠剂量过大而中毒
B. 苯妥英钠对大发作无效
C. 苯妥英钠剂量太小
D. 苯妥英钠诱导了肝药酶，加速自身代谢
E. 苯妥英钠的血药浓度尚未达到有效血药浓度

B1 型题

（1 ～ 5 题共用备选答案）

A. 抗痫灵 B. 苯巴比妥 C. 卡马西平 D. 乙琥胺 E. 丙戊酸钠

1. 既能使 GABA 生成增多，又可使 GABA 代谢减少的药物是（ ）。
2. 可升高脑内 5-HT 含量，用于治疗大发作的药物是（ ）。
3. 可阻断 Na^+、Ca^{2+} 内流，增加 Cl^- 内流的药物是（ ）。
4. 可抑制 T 型 Ca^{2+} 通道的药物是（ ）。

5. 既能增强 GABA 在突触后的作用，又能阻断 Na^+ 内流的药物是（　　）。

（6 ～ 9 题共用备选答案）

A. 地西泮　　B. 丙戊酸钠　　C. 苯妥英钠　　D. 哌替啶　　E. 水合氯醛

6. 具有广谱抗癫痫作用的药物是（　　）。

7. 强心苷中毒所致的室性心律失常可选用的药物是（　　）。

8. 能治疗中枢疼痛综合征的药物是（　　）。

9. 溃疡病患者禁用的药物是（　　）。

（10 ～ 14 题共用备选答案）

A. 左旋多巴　　B. 溴隐亭　　C. 司来吉兰　　D. 金刚烷胺　　E. 苯海索

10. 可补充黑质 - 纹状体系统 DA 不足的是（　　）。

11. 抑制中枢神经系统的 MAO-B，从而降低脑内 DA 的代谢的是（　　）。

12. 阻断中枢胆碱受体的是（　　）。

13. 激动多巴胺受体的是（　　）。

14. 促进多巴胺释放的是（　　）。

二、判断题

（　）1. 苯妥英钠常见的不良反应为头晕。

（　）2. 苯妥英钠与左旋多巴合用会增加左旋多巴的药效。

（　）3. 糖尿病人应用卡马西平可能引起尿糖增加。

（　）4. 丙戊酸钠只具有抗癫痫作用。

（　）5. 长期使用含左旋多巴的药物治疗时，应定期检查血细胞以及肝、肾功能。

（　）6. 溴隐亭应在用餐中服用。

（　）7. 苯海索不可透过血脑屏障。

三、填空题

1. 苯妥英钠的药理作用基础是____________。

2. 对于久服苯妥英钠所致的叶酸吸收及代谢障碍，应补充____________来治疗。

3. 卡马西平最初用于____________治疗。

4. 停用抗癫痫药时，须待症状消失____________逐渐进行。

5. 经典的治疗帕金森病药主要包括____________和____________两类。

6. 对左旋多巴所引起的胃肠道反应可用____________治疗；对运动过多症可用____________治疗；对精神症状可用____________治疗。

7. 苯海索的作用机制是____________。

四、名词解释

1. 强直后增强：

2. 运动过多症：

3. 开 - 关反应：

五、简答题

1. 试比较苯巴比妥与苯妥英钠药理作用的异同。

2. 简述抗癫痫药物的作用机制。

3. 简述苯妥英钠的不良反应及其防治。

4. 简述不同类型癫痫的治疗药物。

5. 简述左旋多巴的不良反应及其治疗。

6. 简述吩噻嗪类抗精神病药所致的帕金森综合征为什么不能用左旋多巴进行治疗。

第十三章　抗精神失常药

知识目标

1. 掌握氯丙嗪的药理作用、临床应用、不良反应。
2. 熟悉抗抑郁药的分类、其他类抗精神病药的作用特点。
3. 了解其他类抗抑郁药的作用特点。

习　题

一、选择题

A1 型题

1. 氯丙嗪临床不用于（　　）。
   A. 甲状腺危象的辅助治疗　B. 精神分裂症或躁狂症　C. 晕动病引起呕吐　D. 加强镇痛药的作用　E. 人工冬眠疗法
2. 下列抗精神病药物中，易引起粒细胞减少或缺乏，需定期检查血常规的是（　　）。
   A. 氟哌啶醇　B. 奋乃静　C. 舒必利　D. 氯氮平　E. 利培酮
3. 丙咪嗪最常见的不良反应是（　　）。
   A. 过敏反应　B. 阿托品样作用　C. 中枢神经症状　D. 奎尼丁样作用　E. 造血系统损害
4. 三环类抗抑郁药的是（　　）。
   A. 曲唑酮　B. 氯丙嗪　C. 氟西汀　D. 米帕明　E. 舒必利
5. 控制抑郁症有效的药物是（　　）。
   A. 氟哌啶醇　B. 奋乃静　C. 氯丙嗪　D. 丙咪嗪　E. 氟哌利多
6. 治疗躁狂症的首选药物是（　　）。
   A. 五氟利多　B. 舒必利　C. 丙咪嗪　D. 碳酸锂　E. 氯丙嗪
7. 属于长效抗精神病药的药物是（　　）。
   A. 碳酸锂　B. 氟哌啶　C. 丙咪嗪　D. 五氟利多　E. 氯丙嗪
8. 氯丙嗪用于人工冬眠，辅助治疗严重感染等疾病的目的是（　　）。
   A. 收缩血管，升高血压　B. 使心率加快，心搏出量增加　C. 提高机体对细菌内毒素的耐受力　D. 抑制网状内皮系统的吞噬功能　E. 减弱机体对病理性刺激的反应性，增强机体对缺氧的耐受力
9. 氯丙嗪用于抗精神病时应（　　）。
   A. 能够根治　B. 长期服药　C. 短期服药　D. 至多服药 6 个月　E. 控制症状后立即停药
10. 氯丙嗪引起的锥体外系反应表现，不包括（　　）。
    A. 帕金森综合征　B. 急性肌张力障碍　C. 静坐不能　D. 迟发性运动障碍　E. 开 - 关反应
11. 氯丙嗪可增加下列哪种激素分泌？（　　）
    A. 甲状腺激素　B. 催乳素　C. 糖皮质激素　D. 促性腺激素　E. 生长激素
12. 氯丙嗪降温作用的特点是（　　）。
    A. 只能降低发热患者的体温　B. 对正常体温无影响　C. 增加散热过程而致体温下降　D. 降温作用不受环境温度影响　E. 降温作用随环境温度的改变而升降
13. 氯丙嗪的降温机制是（　　）。
    A. 抑制内热原释放　B. 增加散热过程　C. 促进前列腺素的合成　D. 抑制体温调节中枢

E. 抑制前列腺素的合成

14. 氯丙嗪抗精神病的作用机制是（　　）。

A. 阻断脑内的 DA 受体　B. 阻断脑内的胆碱受体
C. 激动脑内的 DA 受体　D. 激动脑内的胆碱受体
E. 以上说法均不对

15. 下列何药可减轻氯丙嗪引起的锥体外系症状？（　　）

A. 苯海索　B. 肾上腺素　C. 苯巴比妥　D. 麻黄碱　E. 去甲肾上腺素

16. 大剂量应用氯丙嗪出现口干、便秘、视物模糊等不良反应，是由于（　　）。

A. 阻断肾上腺素 α 受体　B. 阻断 M 胆碱受体
C. 阻断肾上腺素 β 受体　D. 阻断 N 胆碱受体
E. 阻断多巴胺受体

17. 氯丙嗪应用后出现有直立性低血压可用何药来治疗？（　　）

A. 多巴胺　B. 肾上腺素　C. 去甲肾上腺素　D. 麻黄碱　E. 异丙肾上腺素

18. 氯丙嗪临床应用不包括（　　）。

A. 精神分裂症　B. 晕车呕吐　C. 低温麻醉　D. 人工冬眠　E. 顽固性呃逆

19. 氯丙嗪的不良反应不包括（　　）。

A. 血压升高　B. 眼压升高　C. 癫痫　D. 锥体外系反应　E. 过敏反应

20. 氯丙嗪最严重的不良反应是（　　）。

A. 胃肠道反应　B. 直立性低血压　C. 肝功能损害　D. 锥体外系反应　E. 过敏反应

21.【护士执业资格考试真题】5-羟色胺再摄取抑制剂治疗抑郁症时，起效时间是开始服药后（　　）。

A. 1 周　B. 2 周　C. 3 周　D. 4 周　E. 5 周

22.【口腔执业助理医师资格考试真题】治疗顽固性呃逆的药物是（　　）。

A. 苯妥英钠　B. 地西泮　C. 异丙嗪　D. 乙琥胺　E. 氯丙嗪

A2 型题

1.【护士执业资格考试真题】男，56 岁，患类风湿性关节炎 20 年，全身关节活动受限，生活部分自理。3 天前患者企图自杀被家人发现，及时将其送往医院接受诊疗，门诊以“重度抑郁症”收治入院。在对患者实施给药护理时，正确的做法是（　　）。

A. 拒绝服药时，应以命令或强制的方式执行
B. 将药物交给家属，让其督促患者服用
C. 将药物混合在患者的食物内，一同服用
D. 护士看护患者服药，确认服下后离开
E. 将药物放在床头柜上，让患者自行服用

2. 男，30 岁，近半年来情绪低落，对事物不感兴趣，对工作学习无信心，责备自己成为家人的负担，有厌世的念头，曾自杀未遂。自感身体乏力，不愿活动，食欲差，系统检查未见异常。诊断为抑郁症。应选择的治疗药物为（　　）。

A. 奋乃静　B. 氯丙嗪　C. 氟西汀　D. 艾司唑仑　E. 硫酸镁

B1 型题

（1～3 题共用备选答案）

A. 硫利达嗪　B. 三氟拉嗪　C. 氯普噻吨　D. 氟哌啶醇　E. 氟哌利多

1. 兼有较强的抗焦虑与抗抑郁作用的是（　　）。
2. 可增强镇痛药的作用，适用于神经阻滞镇痛术的是（　　）。
3. 抗精神病作用很强，常见锥体外系症状的是（　　）。

（4～8 题共用备选答案）

A. 氯丙嗪　B. 丙米嗪　C. 碳酸锂　D. 利培酮　E. 氟西汀

4. 可抑制 NA 和 5-HT 再摄取的是（　　）。
5. 可抑制 NA 和 DA 释放的是（　　）。
6. 可阻断中枢 DA 受体的是（　　）。

7. 可阻断 5-HT 受体的是（　　）。
8. 可抑制 5-HT 再摄取的是（　　）。
（9～10 题共用备选答案）【临床执业助理医师资格考试真题】
A. 乙酰胆碱　B. 5- 羟色胺　C. 多巴胺　D. γ - 氨基丁酸　E. 肾上腺素
9. 与精神分裂症阳性症状有关的神经递质是（　　）。
10. 主要与抑郁发作有关的神经递质是（　　）。

二、判断题

（　）1. 氯丙嗪可阻滞 α 、β 受体及 N 受体。
（　）2. 肾上腺素可升高血压，因而可纠正氯丙嗪引起的血压降低。
（　）3. 氯普噻吨是兼具抗焦虑、抗抑郁作用的抗精神病药。
（　）4. 长期使用氯丙嗪治疗精神分裂症易产生耐受性。
（　）5. 碳酸锂可引起甲状腺功能低下，出现甲状腺肿大。
（　）6. 碳酸锂安全范围大，在治疗剂量下不良反应少。

三、填空题

1. 抗精神病药大多是____________受体拮抗药。
2. 抗精神病药的作用机制是阻断____________受体和阻断____________受体。
3. 冬眠合剂包括____________、____________和____________。
4. 氯丙嗪的禁忌证包括____________、____________、____________。
5. 丙米嗪临床用于____________、____________、____________和____________。

四、名词解释

1. 锥体外系反应：

2. 迟发性运动障碍：

3. 人工冬眠：

五、简答题

1. 简述氯丙嗪的临床应用。

2. 简述碳酸锂的药理学特点。

3. 简述丙米嗪的药理作用。

4. 简述氯丙嗪的不良反应。

第十四章 镇痛药

知识目标

1. 掌握吗啡、哌替啶的药理作用、作用机制、临床应用、不良反应和禁忌证。
2. 熟悉喷他佐辛的作用特点。
3. 了解纳洛酮、可待因、芬太尼、美沙酮、二氢埃托啡、罗通定的作用特点。

习 题

一、选择题

A1 型题

1. 吗啡可引起（ ）。
   A. 瞳孔扩大 B. 呼吸抑制 C. 共济失调 D. 急性心力衰竭 E. 再生障碍性贫血
2. 吗啡的适应证为（ ）。
   A. 颅脑外伤疼痛 B. 诊断未明急腹症疼痛
   C. 哺乳期妇女镇痛 D. 急性严重创伤、烧伤所致疼痛
   E. 分娩镇痛
3. 吗啡禁用于（ ）。
   A. 晚期癌症 B. 心源性哮喘
   C. 胆绞痛（合用阿托品） D. 支气管哮喘急性发作
   E. 严重烧伤引起的剧痛
4. 吗啡采用注射给药的原因是（ ）。
   A. 口服刺激性大 B. 口服不吸收
   C. 口服制剂不稳定 D. 口服易被消化道破坏
   E. 口服首过消除明显
5. 吗啡的中枢药理作用有（ ）。
   A. 镇痛、镇静、镇吐 B. 镇痛、镇静、抑制呼吸
   C. 镇痛、欣快、兴奋 D. 镇痛、欣快、散瞳
   E. 镇痛、镇静、兴奋呼吸
6. 吗啡镇痛的特点是（ ）。
   A. 高度选择性 B. 无镇静作用
   C. 不产生欣快感 D. 可引起紧张焦虑等情绪反应
   E. 对间断性锐痛较持续性钝痛效果好
7. 根据吗啡的镇痛作用特点，正确的应用是（ ）。
   A. 诊断未明的急腹症 B. 胆绞痛
   C. 神经痛 D. 分娩镇痛
   E. 其他镇痛药无效的锐痛
8. 吗啡的中枢作用不包括（ ）。
   A. 抑制呼吸 B. 镇咳 C. 缩瞳 D. 恶心、呕吐 E. 直立性低血压
9. 吗啡的药理作用不包括（ ）。
   A. 镇痛、镇静、欣快 B. 兴奋胃肠道平滑肌
   C. 抑制呼吸 D. 收缩外周血管平滑肌
   E. 收缩胆道括约肌
10. 吗啡可用于下列哪种疼痛？（ ）
    A. 癌症剧痛 B. 胃肠绞痛
    C. 诊断未明的急腹症 D. 分娩阵痛
    E. 颅脑外伤

11. 吗啡可用于（　　）。
A. 颅脑损伤　B. 支气管哮喘　C. 心源性哮喘　D. 休克　E. 分娩镇痛
12. 吗啡没有以下哪个作用?（　　）
A. 抑制呼吸　B. 提高胃肠平滑肌张力
C. 散瞳　D. 肝衰竭
E. 催吐
13. 吗啡急性中毒的特征有（　　）。
A. 恶心、呕吐　B. 血压升高　C. 瞳孔缩小似针尖　D. 戒断症状　E. 循环衰竭
14. 吗啡中毒死亡的主要原因是（　　）。
A. 肾衰　B. 呼吸抑制　C. 心脏抑制　D. 肺水肿　E. 脑水肿
15. 常与氟哌利多配伍，用于神经安定镇痛术的药物是（　　）。
A. 镇痛新　B. 芬太尼　C. 美散瞳　D. 度冷丁　E. 曲马朵
16. 治疗胆绞痛常联合应用（　　）。
A. 阿托品 + 对乙酰氨基酚　B. 度冷丁 + 阿托品
C. 阿司匹林 + 阿托品　D. 苯巴比妥 + 阿托品
E. 安定 + 阿托品
17. 哌替啶比吗啡常用的原因是（　　）。
A. 有平滑肌解痉作用　B. 无呼吸抑制作用
C. 不产生成瘾性　D. 成瘾性产生慢且轻
E. 镇痛作用比吗啡强
18. 镇痛药须与阿托品合用治疗胆绞痛的原因是哌替啶（　　）。
A. 有胃肠反应　B. 抑制呼吸
C. 易成瘾　D. 镇痛作用弱
E. 可使胆道括约肌痉挛，提高胆内压
19. 人工冬眠合剂 1 号的组成是（　　）。
A. 芬太尼 + 氯丙嗪　B. 哌替啶 + 氯丙嗪 + 异丙嗪
C. 吗啡 + 氯丙嗪 + 异丙嗪　D. 哌替啶 + 氯丙嗪
E. 哌替啶 + 芬太尼 + 氯丙嗪
20.【护士执业资格考试真题】胰腺炎患者禁用吗啡镇痛的原因是（　　）。
A. 吗啡可导致呼吸抑制　B. 吗啡容易导致炎症扩散
C. 使用吗啡容易成瘾　D. 吗啡与其他治疗用药有配伍禁忌
E. 吗啡可引起 Oddi 括约肌痉挛，加重疼痛
21.【护士执业资格考试真题】为急性胰腺炎患者解痉镇痛时，不能使用的药品是（　　）。
A. 山莨菪碱　B. 吗啡　C. 阿托品　D. 哌替啶　E. 溴丙胺太林
22.【护士执业资格考试真题】老人慎用吗啡，是因为吗啡容易引起（　　）。
A. 恶心呕吐　B. 呼吸抑制　C. 心率减慢　D. 喉头痉挛　E. 血压下降

A2 型题

1. 男，32 岁，因运动后突发左腰部绞痛伴肉眼血尿前来就诊，查左肾区轻度压痛和叩击痛，无肌紧张，B 超示左肾多发性结石。以下治疗方案中最好的是（　　）。
A. 阿托品　B. 罗通定
C. 哌替啶　D. 哌替啶 + 阿托品
E. 罗通定 + 阿托品
2.【护士执业资格考试真题】女，41 岁，因“急性胰腺炎”收治入院，患者主诉剧烈腹痛。宜选用的止痛药为（　　）。
A. 哌替啶　B. 阿司匹林　C. 苯巴比妥　D. 吗啡　E. 地西泮
3.【护士执业资格考试真题】患者被汽车撞伤，右上腹剧痛，呼吸 36 次 / 分，脉搏 100 次 / 分，血压 90/65 mmHg，诊断不明。禁用（　　）。
A. 异丙嗪　B. 安定　C. 6- 氨基己酸　D. 吗啡　E. 苯巴比妥

B1 型题

（1～5 题共用备选答案）

A. 哌替啶　B. 美沙酮　C. 芬太尼　D. 纳洛酮　E. 喷他佐辛

1. 镇痛效力为吗啡的 100 倍，且起效快，可用于神经阻滞镇痛术的药物是（　　）。
2. 属阿片受体拮抗药的药物是（　　）。
3. 镇痛作用为吗啡的 1/3，但呼吸抑制程度轻，且不随剂量增加而加重的药物是（　　）。
4. 镇痛作用弱于吗啡，但成瘾性较吗啡轻，产生也较慢，现已取代吗啡用于创伤、术后及晚期癌症所致剧痛，用于内脏绞痛须加用阿托品的药物是（　　）。
5. 镇痛作用与吗啡相当，但镇静作用、耐受性及成瘾性均较轻，可使吗啡的成瘾性减弱的药物是（　　）。

（6～10 题共用备选答案）

A. 神经阻滞镇痛　B. 心肌梗死所引起的绞痛
C. 胆绞痛　D. 慢性钝痛
E. 急性锐痛

6. 纳布啡可用于（　　）。
7. 布托啡诺可用于（　　）。
8. 哌替啶 + 阿托品可用于（　　）。
9. 喷他佐辛可用于（　　）。
10. 氟哌利多 + 芬太尼可用于（　　）。

二、判断题

（　）1. 吗啡和喷他佐辛合用可增强吗啡的镇痛作用。
（　）2. 分娩止痛可用吗啡或哌替啶，因为它们均不易通过胎盘抑制新生儿呼吸。
（　）3. 哌替啶对呼吸中枢有抑制作用，故支气管哮喘禁用。
（　）4. 哌替啶中毒时发生的呼吸抑制、昏迷等症状，可注射纳洛酮解救。

三、填空题

1. 吗啡急性中毒的特征是____________，吗啡致死的主要原因是____________。
2. 吗啡临床用于____________、____________和____________。
3. 阿片受体部分激动药在小剂量时可____________受体，当剂量加大或与激动药合用时又可____________受体。
4. 喷他佐辛又称____________，临床用于____________。
5. 冬眠合剂的成分是____________、____________、异丙嗪。

四、名词解释

镇痛药：

五、简答题

1. 比较吗啡与哌替啶的药理作用。

2. 简述吗啡的不良反应。

3. 试述吗啡的临床应用。

第十五章　解热镇痛抗炎药

知识目标

1. 掌握解热镇痛抗炎药的共同作用机制及作用。
2. 掌握阿司匹林的药理作用、临床应用及不良反应。
3. 熟悉对乙酰氨基酚的作用特点。
4. 了解其他感冒治疗药物的作用特点。

习　题

一、选择题

A1 型题

1. 解热镇痛抗炎药的解热作用机制是（　　）。
   A. 抑制中枢 PG 合成　B. 抑制外周 PG 合成　C. 抑制中枢 PG 降解　D. 抑制外周 PG 降解　E. 增加中枢 PG 释放
2. 阿司匹林药理作用是（　　）。
   A. 预防高血压　B. 降低血脂　C. 抑制血小板聚集　D. 治疗心绞痛　E. 治疗静脉曲张
3. 下列哪种药物无抗炎作用?（　　）
   A. 阿司匹林　B. 保泰松　C. 吲哚美辛　D. 对乙酰氨基酚　E. 布洛芬
4. 乙酰水杨酸抑制血栓形成的机制是（　　）。
   A. 抑制环氧化酶，减少 TXA2 的形成　B. 对抗维生素 K 作用抑制凝血因子生成　C. 激活纤溶酶，迅速溶解血栓　D. 直接抑制血小板聚集　E. 以上说法均不对
5. 解热镇痛抗炎药的共同作用机制是（　　）。
   A. 直接抑制中枢神经系统　B. 抑制多巴胺合成　C. 抑制前列腺素（PG）的合成　D. 减少炎症部位刺激因子合成　E. 抑制脑内 γ-氨基丁酸（GABA）合成
6. 对环氧酶抑制作用最强的药物是（　　）。
   A. 阿司匹林　B. 保泰松　C. 布洛芬　D. 吲哚美辛　E. 吡罗昔康
7. 大剂量阿司匹林引起胃出血的主要原因（　　）。
   A. 直接刺激胃黏膜并抑制 PG 合成　B. 抑制凝血过程　C. 抑制凝血酶　D. 抑制血小板聚集　E. 以上均不是
8. 解热镇痛药的降温特点是（　　）。
   A. 对发热患者体温可降至正常水平以下　B. 对发热体温与正常体温均可下降　C. 可使体温随环境改变而改变　D. 对发热患者体温可降至正常水平　E. 对正常人体温可下降至正常水平以下
9. 阿司匹林药理作用不包括（　　）。
   A. 抗痛风　B. 镇痛　C. 抗血小板聚集　D. 抗炎抗风湿　E. 解热
10. 阿司匹林可用于治疗（　　）。
   A. 月经痛　B. 胃肠绞痛　C. 胆绞痛　D. 心绞痛　E. 术后剧痛
11. 阿司匹林不具有的不良反应是（　　）。
   A. 诱发胃溃疡　B. 听力减退　C. 钠潴留　D. 瑞夷综合征　E. 过敏反应
12. 几乎无抗炎抗风湿作用的药物是（　　）。
   A. 对乙酰氨基酚　B. 吲哚美辛　C. 布洛芬　D. 舒林酸　E. 保泰松

模块六

13. 对乙酰氨基酚用于治疗（　　）。
A. 预防血栓形成　B. 急性风湿热　C. 感冒发热　D. 急性痛风　E. 类风湿性关节炎
14. 与华法林合用竞争血浆蛋白结合的药物是（　　）。
A. 吲哚美辛　B. 对乙酰氨基酚　C. 保泰松　D. 非那西丁　E. 以上都不是
15. 下列药物中，选择性抑制环氧酶 -2 的是（　　）。
A. 布洛芬　B. 阿司匹林　C. 尼美舒利　D. 对乙酰氨基酚　E. 舒林酸
16. 与阿司匹林相比，选择性环氧酶 -2 抑制药的特点是（　　）。
A. 影响 TXA2 生成　B. 不良反应减少　C. 无抗炎作用　D. 镇痛作用加强　E. 解热作用加强
17.【临床执业助理医师资格考试真题】对乙酰氨基酚用于治疗（　　）。
A. 急性痛风　B. 类风湿性关节炎　C. 感冒发热　D. 预防血栓形成　E. 急性风湿热
18.【护士执业资格考试真题】男，57 岁，右侧趾骨，红肿疼痛，诊断为痛风性关节炎。应首选的治疗药物是（　　）。
A. 美洛昔康　B. 布洛芬　C. 秋水仙碱　D. 糖皮质激素　E. 吲哚美辛
19.【临床执业助理医师资格考试真题】男，65 岁，左腹股沟可复性斜疝，拟于硬膜外麻醉下手术治疗。自服阿司匹林 1 年，术前需停用阿司匹林的时间至少是（　　）。
A. 2 天　B. 3 天　C. 7 天　D. 5 天　E. 10 天
20.【口腔执业助理医师资格考试真题】小剂量阿司匹林防止血栓形成的原因是（　　）。
A. 抑制脂氧酶　B. 可逆抑制血管壁环氧酶
C. 不可逆抑制血小板环氧酶　D. 抑制磷脂酶 A_2
E. 可逆抑制血小板环氧酶

A2 型题

1. 男，50 岁。因脑动脉硬化，短暂性脑缺血发作长期服用阿司匹林，现鼻腔及牙龈无诱因出血。宜首选（　　）。
A. 维生素 K　B. 肾上腺素外用　C. 氨基己酸　D. 垂体后叶素　E. 氨甲苯酸
2.【护士执业资格考试真题】女，35 岁，因双肘、胸、手指近端指间关节肿痛 2 年。加重 2 周，以类风湿关节炎收入院，医嘱给予泼尼松、布洛芬和青霉胺等药物治疗。现患者诉恶心、反酸和胃部不适。护士向患者解释引起此症状的原因最可能是（　　）。
A. 病情加重　B. 青霉胺的不良反应
C. 泼尼松的不良反应　D. 布洛芬的不良反应
E. 未按照医嘱服药
3.【护士执业资格考试真题】女，7 岁，因风湿热入院，目前使用青霉素和阿司匹林治疗。近日该患儿出现食欲下降、恶心等胃肠道不适。护士可给予的正确指导是（　　）。
A. 饭后服用阿司匹林　B. 暂时停用阿司匹林
C. 暂时停用青霉素　D. 两餐间注射青霉素
E. 阿司匹林与维生素 C 同服

B1 型题

（1 ～ 5 题共用备选答案）
A. 阿司匹林　B. 吲哚美辛　C. 保泰松　D. 对乙酰氨基酚　E. 塞来昔布
1. 属于吡唑酮类的药物是（　　）。
2. 小剂量抑制凝血，有出血倾向的药物是（　　）。
3. 可引起中枢神经系统症状，头痛、眩晕、精神失常的药物是（　　）。
4. 不良反应较轻，过量中毒可引起肝损害的药物是（　　）。
5. 有血栓形成倾向的患者慎用的药物是（　　）。
（6 ～ 9 题共用备选答案）
A. 阿司匹林　B. 对乙酰氨基酚　C. 吲哚美辛　D. 布洛芬　E. 非那西丁
6. 能引起粒细胞减少的药物是（　　）。
7. 能引起胃溃疡的药物是（　　）。

8. 痛经患者宜选用（　　）。
9. 对不易控制的发热常有效的药物是（　　）。

二、判断题

（　　）1. 阿司匹林在大剂量时有抑制血栓形成的作用。
（　　）2. 阿司匹林在碱性环境中解离度大。
（　　）3. 服用阿司匹林肠溶片可以减轻对胃肠道的刺激。
（　　）4. 对乙酰氨基酚具有解热镇痛抗炎作用。

三、填空题

1. NSAIDs 主要的共同作用机制是抑制体内环氧化酶活性，减少局部组织________。
2. NSAIDs 是通过抑制________而发挥解热作用。
3. 阿司匹林的药理作用是________、________和________。
4. 对于阿司匹林所引起的出血倾向，可用________预防；对于水杨酸反应，可用________加速其排泄。
5. 小儿发热宜用________来退热。
6. 阿司匹林的不良反应包括________、________、________、________和________。

四、名词解释

1. 水杨酸反应：

2. 阿司匹林哮喘：

五、简答题

1. 比较阿司匹林与氯丙嗪对体温影响的特点。

2. 比较阿司匹林与吗啡镇痛作用的不同。

第十六章 中枢神经系统兴奋药

知识目标

1. 掌握咖啡因、尼可刹米的药理作用、临床应用、不良反应。
2. 熟悉胞磷胆碱、吡拉西坦的临床应用、不良反应。
3. 了解中枢神经系统兴奋药的分类。

习 题

一、选择题

A1 型题

1. 尼可刹米主要用于（　　）。
   A. 支气管哮喘所致呼吸困难　B. 循环衰竭所致呼吸抑制
   C. 惊厥后出现的呼吸抑制　D. 中枢性呼吸抑制
   E. 巴比妥类药物中毒引起的呼吸抑制
2. 治疗新生儿窒息的首选药是（　　）。
   A. 咖啡因　B. 洛贝林　C. 尼可刹米　D. 二甲弗林　E. 贝美格
3. 与麦角胺配伍组成复方制剂治疗偏头痛的是（　　）。
   A. 尼可刹米　B. 洛贝林　C. 哌甲酯　D. 甲氯芬酯　E. 咖啡因
4. 主要用于巴比妥类药物中毒解救的是（　　）。
   A. 尼可刹米　B. 多沙普仑　C. 洛贝林　D. 贝美格　E. 吡拉西坦
5. 对吗啡中毒所致呼吸衰竭疗效较好的是（　　）。
   A. 尼可刹米　B. 二甲弗林　C. 洛贝林　D. 贝美格　E. 咖啡因
6. 中枢兴奋药共同的主要不良反应是（　　）。
   A. 心动过速　B. 血压升高　C. 过量引起惊厥　D. 提高骨骼肌张力　E. 头痛眩晕
7. 吗啡急性中毒引起的呼吸抑制，首选的中枢兴奋药是（　　）。
   A. 尼可刹米　B. 咖啡因　C. 哌醋甲酯　D. 山梗菜碱　E. 回苏灵
8.【护士执业资格考试真题】呼吸衰竭的患者，呼吸中枢兴奋性下降，应使用的药物是（　　）。
   A. 沙丁胺醇　B. 酚妥拉明　C. 头孢曲松　D. 尼可刹米　E. 卡托普利

A2 型题

某男孩，3 岁，晚睡时遗尿 1 年，来院就诊，被确诊为小儿遗尿症。该选用以下何药治疗？（　　）
A. 咖啡因　B. 哌醋甲酯　C. 匹莫林　D. 洛贝林　E. 尼可刹米

B1 型题

（1 ～ 4 题共用备选答案）
A. 咖啡因　B. 山梗茶碱　C. 尼可刹米　D. 哌醋甲酯　E. 二甲弗林
1. 不易致惊厥的药物是（　　）。
2. 能扩张冠脉血管和肾血管的药物是（　　）。
3. 能升高血压的药物是（　　）。
4. 用于治疗偏头痛的药物是（　　）。

（5 ～ 8 题共用备选答案）
A. 尼可刹米　B. 山梗茶碱　C. 二甲弗林　D. 贝美格　E. 哌醋甲酯
5. 不能直接兴奋延脑呼吸中枢的是（　　）。
6. 不属于呼吸兴奋剂的是（　　）。
7. 既可直接又能反射性兴奋呼吸中枢的是（　　）。

8. 可用于巴比妥类中毒者辅助用药的是（　　）。

二、判断题

（　）中枢兴奋药过量中毒均可出现惊厥。

三、填空题

1. 中枢兴奋药根据作用部位的不同，可分为____________、____________和____________三类。

2. 咖啡因有收缩脑血管作用，常与____________配伍治疗偏头痛，并可与____________配伍治疗感冒头痛。

3. 主要兴奋延髓呼吸中枢的药物有____________、____________、____________等。

4. 尼可刹米兴奋呼吸是由于____________和____________。

5. 山梗菜碱兴奋呼吸是由于____________和____________。

四、名词解释

中枢兴奋药：

五、简答题

1. 简述中枢兴奋药的分类及代表药物。

2. 简述咖啡因的药理作用及临床应用。

第十七章 抗高血压药

知识目标

1. 掌握利尿药、β 受体阻断药、钙通道阻滞药、血管紧张素转化酶抑制药和血管紧张素Ⅱ受体阻断药的作用机制、作用特点、临床应用及不良反应。

2. 熟悉中枢降压药、α_1 受体阻断药、血管扩张药的降压特点、作用机制和临床应用。

3 了解去甲肾上腺素能神经末梢阻滞药和神经节阻断药的应用。

习　题

一、选择题

A1 型题

1. 抗高血压药中作用于中枢部位的交感神经抑制药是（　　）。

A. 利血平　B. 可乐定　C. 肼屈嗪　D. 吡那地尔　E. 哌唑嗪

2. 可引起“首剂现象”的降压药是（　　）。

A. 哌唑嗪　B. 硝普钠　C. 氢氯噻嗪　D. 可乐定　E. 硝苯地平

3. 长期大剂量应用可引起系统性红斑狼疮样综合征的抗高血压药是（　　）。

A. 哌唑嗪　B. 硝普钠　C. 氢氯噻嗪　D. 卡托普利　E. 肼屈嗪

4. 利血平，不正确的是（　　）。

A. 是国产萝芙木中的主要生物碱　B. 不良反应较多

C. 降压机制是耗竭递质　D. 起效缓慢，作用温和而持久

E. 现仅作为抗高血压复方制剂的成分

5. 硝苯地平扩张血管的机制是（　　）。

A. 激动血管 β_2 体　B. 阻滞血管 α 受体

C. 抑制 Ca^{2+} 进入细胞内　D. 抑制 Na^+ 进入细胞内

E. 直接兴奋迷走神经

6. 卡托普利的不良反应不包括（　　）。

A. 低血钾　B. 血管神经性水肿

C. 低血压　D. 咳嗽

E. 味觉及嗅觉的改变

7. 兼有溃疡病的中度高血压病人宜选用（　　）。

A. 胍乙啶　B. 可乐定　C. 利血平　D. 肼屈嗪　E. 卡托普利

8. 以下钙拮抗药半衰期最长的是（　　）。

A. 硝苯地平　B. 尼莫地平　C. 氨氯地平　D. 尼群地平　E. 地尔硫䓬

9. 可用于高血压危象的药物是（　　）。

A. 硝普钠　B. 可乐定　C. 吲达帕胺　D. 尼群地平　E. 氢氯噻嗪

10. 伴有心肌缺血的高血压患者不宜用（　　）。

A. 普萘洛尔　B. 氢氯噻嗪　C. 卡托普利　D. 可乐定　E. 硝苯地平

11. 女，36 岁，幼年即患糖尿病，需要胰岛素维持治疗，近来血压升高，需给予抗高血压治疗。可选择下列哪种药物？（　　）

A. 卡托普利　B. 氢氯噻嗪　C. 普萘洛尔　D. 二氮嗪　E. 利血平

12. 常用作基础降压药物是（　　）。

A. 螺内酯　B. 氢氧噻嗪　C. 氨苯蝶啶　D. 速尿　E. 利血平

13. 高血压危象患者应首选（　　）。

A. 心得安　B. 硝普钠　C. 卡托普利　D. 甲基多巴　E. 氢氯噻嗪

14. 卡托普利的降压机制是（　　）。

A. 阻断 α 受体　　B. 阻断 β 受体
C. 阻滞钙通道　　D. 抑制血管紧张素 I 转化酶
E. 直接兴奋迷走神经

B1 型题

（1～2 题共用备选答案）

A. 硝普钠　　B. 利血平　　C. 普萘洛尔　　D. 哌唑嗪　　E. 可乐定

1. 兼有溃疡病高血压及肾性高血压宜选用（　　）。
2. 高血压伴心输出量偏高或血浆肾素水平偏高者宜选用（　　）。

（3～4 题共用备选答案）

A. 拉贝洛尔　　B. 卡托普利　　C. 肼屈嗪　　D. 利血平　　E. 氢氯噻嗪

3. 对血脂代谢能产生有益作用的抗高血压药物是（　　）。
4. 降压后伴有血浆肾素水平增高及水钠潴留的药物是（　　）。

二、判断题

（　）1. 肼屈嗪降压时不伴有血浆肾素活性增高及水钠潴留。

（　）2. 吡那地尔属于 β 受体阻滞药。

（　）3. 吲达帕胺为噻嗪类利尿降压药。

（　）4. 哌唑嗪是 α_1 受体阻滞剂，不会促进交感递质的释放。

（　）5. β 受体阻滞剂对血脂的影响与其内在拟交感活性有关。

三、填空题

1. 1999 年世界卫生组织 / 国际高血压联盟将高血压定义为：未服抗高血压药的情况下，收缩压≥__________或舒张压≥__________mmHg。

2. 肾素 - 血管紧张素系统抑制药包括__________、__________。

3. 氢氯噻嗪长期大剂量使用可引起________降低，__________、__________、__________和__________升高。

四、名词解释

首剂现象：

五、案例分析

男，64 岁，高血压病史 17 年。近几天病情急剧加重，测血压为 210/140 mmHg，并伴有头痛、恶心、视力模糊、一侧肢体麻木等症状，临床诊断为高血压危象。

针对此患者的临床治疗原则是什么？应选用什么降压药物？

第十八章　抗心绞痛药

知识目标

1. 掌握硝酸甘油、普萘洛尔、硝苯地平抗心绞痛的作用机制、作用特点、临床应用及不良反应；硝酸酯类与 β 受体阻断药联合用药的目的意义及注意事项。

2. 熟悉其他抗心绞痛药的作用特点及临床应用。

3. 了解常用药物的给药方法。

习　题

一、选择题

A1 型题

1. 以下何项不是影响心肌耗氧量的因素？（　　）
A. 心室容积　B. 心室壁张力　C. 心率　D. 心内传导　E. 心肌收缩力

2. 以下决定心肌耗氧量的因素中，何项不易受药物的影响？（　　）
A. 心肌基本代谢　B. 心室壁张力　C. 射血时间　D. 心率　E. 心肌收缩力

3. 硝酸甘油口服剂量比舌下含服大的原因为（　　）。
A. 碱性肠液破坏　B. 酸性胃液破坏　C. 口服不吸收　D. 口服刺激性大　E. 首过消除明显

4. 硝酸甘油治疗心绞痛，以下何项为最基本的作用机制？（　　）
A. 增加供氧　B. 减少射血时间
C. 扩张血管　D. 减慢心率
E. 促进心外膜血向内膜转移

5. 以下何项与硝酸甘油治疗心绞痛作用无关？（　　）
A. 舒张容量血管　B. 舒张小动脉
C. 扩张心外膜血管　D. 开放侧支血管
E. 促进血液从心内膜流向心外膜

6. 硝酸甘油，以下何项不良反应与血管舒张作用无关？（　　）
A. 搏动性头痛　B. 眼内压升高　C. 体位性低血压　D. 高铁血红蛋白症　E. 心率加快

7. 硝酸甘油没有下列哪种作用？（　　）
A. 扩张容量血管　B. 减少回心血量　C. 增加心率　D. 增加心室壁张力　E. 降低心肌耗氧量

8. 普萘洛尔和硝酸甘油均可引起（　　）。
A. 心率减慢　B. 心率加快　C. 血压下降　D. 冠脉扩张　E. 心室容积增加

9. 不具有扩张冠状动脉作用的药物是（　　）。
A. 硝酸甘油　B. 硝苯地平　C. 维拉帕米　D. 硝酸异山梨醇酯　E. 普萘洛尔

10. 以下何项不是 β 受体阻滞剂抗心绞痛机制？（　　）
A. 心肌收缩力下降　B. 心率减慢
C. 游离脂肪酸（FFA）增加　D. 促进氧合血红蛋白（Hb）解离
E. 增加缺血区供血

11. 普萘洛尔不宜用于治疗以下何类心绞痛？（　　）
A. 变异型心绞痛　B. 稳定型心绞痛
C. 不稳定型心绞痛　D. 伴高血压的心绞痛
E. 伴快速型心律失常的心绞痛

12. 长期使用 β 受体阻滞药治疗心绞痛后突然停药可使心动过速、心绞痛加重的原因是（　　）。
A. β 受体下调　B. β 受体上调　C. α 受体上调　D. α 受体下调　E. 停药反跳

13. 以下何项不是钙拮抗剂抗心绞痛机制？（　　）
A. 心肌收缩力下降　B. 心率减慢

C. 减轻“钙超载” D. 抑制交感递质释放
E. 内皮细胞合成和释放 NO 减少

14. 以下何项升高具有抗动脉粥样硬化作用？（ ）
A. LDL B. HDL C. VLDL D. TG E. TC

15. 下列哪项不是硝酸甘油的不良反应？（ ）
A. 面部皮肤潮红 B. 头痛
C. 眩晕及体位性低血压 D. 全身水肿
E. 心率加快

16. 心绞痛患者为了迅速止痛，应首选（ ）。
A. 阿托品 B. 硝酸甘油 C. 阿司匹林 D. 罗通定 E. 硝酸异山梨醇酯

A2 型题

1. 男，65 岁，高血压病史 15 年，有心绞痛发作史，入院当天心绞痛频繁发作。应进行以下何项处理？（ ）
A. 硝酸甘油舌下含服 B. 硝酸异山梨醇酯口服
C. 硝酸戊四醇酯口服 D. 硝酸甘油静滴
E. 硝酸甘油口服

2. 女，73 岁，高血压病史 25 年，有心绞痛发作史，1 个月未有心绞痛发作，因劳累后突发心前区绞痛。应进行以下何项处理？（ ）
A. 硝酸甘油舌下含服 B. 硝酸异山梨醇口服
C. 硝酸戊四醇酯口服 D. 硝酸甘油静滴
E. 硝酸甘油口服

3. 男，58 岁，高血压病史 15 年，有心绞痛发作史 5 年，当日须出席一次历时 2 小时的重要会议。会前应当进行以下何项处理？（ ）
A. 硝酸甘油舌下含服 B. 硝酸异山梨醇酯舌下含服
C. 亚硝酸异戊酯吸入 D. 硝酸甘油静滴
E. 硝酸异山梨醇酯口服

二、填空题

1. 硝酸甘油治疗心绞痛的不利因素为__________、__________。
2. β 受体阻滞剂治疗心绞痛的不利因素为__________和__________。
3. 不宜治疗变异型心绞痛，但可治疗稳定型心绞痛的药物为__________。

三、简答题

男，66 岁，近 2 个月在用力、情绪激动时反复发作心前区闷痛，每次持续数分钟左右，伴冷汗、头昏、乏力，同时伴左上肢酸痛，经休息或含服“速效救心丸”后症状可缓解，每个月发作 5 ～ 6 次。有原发性高血压病史 10 年，血压控制不详。查体：急性病容，神志清楚，口唇无发绀；心率 70 次 / 分，心音有力，律齐，其他无明显阳性体征。诊断为“稳定型心绞痛”。

治疗心绞痛的基本原则是什么？上述案例可选用什么药物？

第十九章　抗心律失常药

知识目标

1. 掌握抗心律失常药的药物分类及常用抗心律失常药的作用、临床应用、不良反应及禁忌证。
2. 熟悉正常心肌电生理学基础及抗心律失常药的基本电生理作用。
3. 了解心律失常的形成机制及快速性心律失常的选药原则。

习　题

一、选择题

A1 型题

1. 长期用药可引起全身红斑狼疮样综合征的药物是（　　）。
   A. 奎尼丁　B. 普鲁卡因胺　C. 利多卡因　D. 胺碘酮　E. 维拉帕米
2. 治疗阵发性室上性心动过速的首选药是（　　）。
   A. 奎尼丁　B. 苯妥英钠　C. 维拉帕米　D. 普萘洛尔　E. 利多卡因
3. 治疗地高辛引起的室性期前收缩（室早）的首选药是（　　）。
   A. 奎尼丁　B. 苯妥英钠　C. 利多卡因　D. 胺碘酮　E. 普鲁卡因胺
4. 治疗急性心肌梗死引起的室性心动过速的首选药是（　　）。
   A. 奎尼丁　B. 普鲁卡因胺　C. 普萘洛尔　D. 利多卡因　E. 维拉帕米
5. 哪种药物对心房颤动无效？（　　）
   A. 奎尼丁　B. 地高辛　C. 普萘洛尔　D. 胺碘酮　E. 利多卡因
6. 对地高辛引起的窦性心动过缓和轻度房室传导阻滞，最好选用（　　）。
   A. 阿托品　B. 异丙肾上腺素　C. 苯妥英钠　D. 肾上腺素　E. 氯化钾
7. 奎尼丁最严重的不良反应是（　　）。
   A. 金鸡纳反应　B. 药热，血小板减少
   C. 奎尼丁晕厥　D. 胃肠道反应
   E. 心室率加快
8. 胺碘酮的作用是（　　）。
   A. 阻滞 Na^+ 通道　B. 促 K^+ 外流
   C. 阻滞 Ca^{2+} 通道　D. 延长动作电位时程
   E. 阻滞 β 受体
9. 利多卡因对哪种心律失常无效？（　　）
   A. 心室颤动　B. 室性期前收缩
   C. 室上性心动过速　D. 强心苷引起的室性心律失常
   E. 心肌梗死所致的室性早搏
10. 普萘洛尔抗心律失常的机制，错误的是（　　）。
   A. 阻断心肌 β 受体　B. 降低窦房结的自律性
   C. 降低普氏纤维的自律性　D. 治疗量就延长普氏纤维的有效不应期
   E. 延长房室结的有效不应期
11. 利多卡因的抗心律失常作用，错误的是（　　）。
   A. 是窄谱抗心律失常药
   B. 能缩短普氏纤维的动作电位时程和有效不应期
   C. 对传导速度的作用受细胞外液 K^+ 浓度的影响
   D. 对心肌的直接作用是抑 Na^+ 内流，促 K^+ 外流
   E. 治疗剂量就能降低窦房结的自律性
12. 抗心律失常谱广而半衰期长的药物是（　　）。

A. 奎尼丁　B. 普萘洛尔　C. 胺碘酮　D. 普罗帕酮　E. 普鲁卡因胺

13. 普罗帕酮，错误的是（　　）。

A. 口服吸收完全，生物利用率低　B. 有 β 受体阻断作用

C. 主要降低希普氏纤维的自律性　D. 减慢希普纤维的传导速度

E. 是一种很安全的常用的广谱抗心律失常药

14. 可影响甲状腺功能的药物是（　　）。

A. 奎尼丁　B. 普鲁卡因胺　C. 利多卡因　D. 胺碘酮　E. 维拉帕米

15. 属于ⅠC 的抗心律失常药物是（　　）。

A. 奎尼丁　B. 苯妥英钠　C. 胺碘酮　D. 普萘洛尔　E. 普罗帕酮

16. 选择性降低浦肯野纤维自律性，缩短 APD 的药物是（　　）。

A. 利多卡因　B. 奎尼丁　C. 普鲁卡因胺　D. 普萘洛尔　E. 胺碘酮

17. 能减弱心肌收缩力，延长 APD 和 ERP 的药物是（　　）。

A. 奎尼丁　B. 利多卡因　C. 美西律　D. 苯妥英钠　E. 妥卡尼

18. 下列哪项不属于奎尼丁的禁忌证？（　　）

A. 严重低血压　B. 心力衰竭

C. 心房纤颤　D. 严重房室传导阻滞

E. 地高辛中毒

A2 型题

1. 女，54 岁，有甲亢病史，近日因过劳和精神受刺激，出现失眠，心慌，胸闷。体检见心率 160 次 / 分，心电有明显的心肌缺血改变，窦性心律不齐。此时最好选用（　　）。

A. 胺碘酮　B. 奎尼丁　C. 普鲁卡因胺　D. 普萘洛尔　E. 利多卡因

2. 男，42 岁，因心慌，胸闷 5 天入院，心电图显示频发性室性早搏。宜选用哪种抗心律失常药？（　　）

A. 胺碘酮　B. 索他洛尔　C. 美西律　D. 奎尼丁　E. 普罗帕酮

3. 女，45 岁，有心肌缺血病史，经治疗后几年来一直健康。近日突然出现心慌、气短，数分钟后能自然缓解，如此，每日可发作数次，发作时常伴有心绞痛的症状。经心电图检查，认为阵发性室上性心动过速。此时最好选用（　　）。

A. 普鲁卡因胺　B. 硝苯地平　C. 维拉帕米　D. 索他洛尔　E. 普罗帕酮

二、填空题

1. 奎尼丁降低心肌自律性和减慢传导的机理分别是__________和__________。抗心律失常药钙拮抗剂的代表药是__________，主要用于治疗__________。

2. 胺碘酮对心肌最显著的电生理特性影响是__________，临床主要用于__________。

3. 治疗阵发性室上性心动过速的首选药是__________，治疗窦性心动过速的首选药是__________，利多卡因可选择性作用于__________，促进__________降低其自律性，临床上主要用于__________。

4. 治疗浓度的奎尼丁主要抑制__________的自律性，对__________的自律性影响很弱。

5. 利多卡因降低自律性和相对延长 ERP 的机制分别是__________和__________。奎尼丁降低自律性和绝对延长 ERP 机制分别是__________和__________。

6. 奎尼丁的不良反应有__________、__________、__________和__________。用于缓慢型心律失常的药物是__________和__________。

7. 利多卡因临床可用于治疗__________心律失常，常采用__________给药方式。

8. 广谱抗心律失常药有__________和__________等。

9. 对奎尼丁晕厥的治疗包括采用__________、__________、__________等抢救措施，及应用________、________等药物。

第二十章　抗慢性心功能不全药

知识目标

1. 掌握血管紧张素转化酶抑制药、利尿药、β 受体阻断药、强心苷的作用、临床应用、不良反应及注意事项。

2. 熟悉血管扩张药、非苷类正性肌力药的作用特点及临床应用。

3. 了解强心苷类药物的相互作用及给药方法。

习　题

一、选择题

A1 型题

1. 强心苷，错误的是（　　）。

A. 对正常人和心功能不全患者的心脏都有正性肌力作用
B. 对正常人和心功能不全患者的心脏都能增加心输出量
C. 对衰竭的心脏，可降低心肌耗氧量
D. 具有兴奋迷走神经的作用
E. 中毒量强心苷增强交感神经兴奋性

2. 下列药物不可用于治疗心源性哮喘的是（　　）。

A. 西地兰　B. 异丙肾上腺素　C. 吗啡　D. 呋喃苯胺酸　E. 硝普钠

3. 地高辛的 $t_{1/2}$ 为 36 小时，每日给予维持量，达到稳态血药浓度需（　　）。

A. 1.5 ～ 2 天　B. 2.5 ～ 3.5 天　C. 4 ～ 5 天　D. 6 ～ 7 天　E. 8 ～ 9 天

4. 强心苷中毒最早出现且最多见的心律失常是（　　）。

A. 房性早搏　B. 心房颤动　C. 室性早搏　D. 室性心动过速　E. 心室颤动

5. 不属于治疗量强心苷对心电图影响的是（　　）。

A. T 波倒置　B. S-T 段降低　C. P-R 间期延长　D. Q-T 间期缩短　E. 室性早搏

6. 治疗强心苷中毒引起的严重房室传导阻滞，应选用（　　）。

A. 氯化钾　B. 异丙肾上腺素　C. 利多卡因　D. 阿托品　E. 维拉帕米

7. 强心苷治疗心房颤动的机制是（　　）。

A. 抑制心房肌的自律性　B. 抑制心房内的传导，消除折返
C. 增强心房肌的收缩力　D. 抑制房室传导，减慢心室率
E. 增强心室肌的收缩力

8. 对以下疾病引起的心衰，强心苷疗效最好的是（　　）。

A. 肺源性心脏病引起的心衰　B. 二尖瓣狭窄引起的心衰
C. 高血压、先天性心脏病引起的心衰　D. 严重贫血引起的心衰
E. 甲状腺功能亢进引起的心衰

9. 下列钙通道阻滞剂，宜用于伴有高血压、心绞痛的慢性心功能不全的是（　　）。

A. 硝苯地平　B. 氨氯地平　C. 尼莫地平　D. 维拉帕米　E. 地尔硫草

10. 下列 β 受体阻滞剂中，兼有抗 α 受体、抗氧自由基等作用，被推荐用于慢性心功能不全治疗的药物是（　　）。

A. 普萘洛尔　B. 美托洛尔　C. 吲哚洛尔　D. 索他洛尔　E. 卡维地洛

11. 氨氯地平治疗慢性心功能不全，错误的是（　　）。

A. 可增强心肌收缩力
B. 扩张外周动脉，减轻心脏后负荷
C. 降低心肌细胞的钙负荷，改善心室舒张功能
D. 抗左室肥厚

E. 抗心肌缺血，可用于治疗伴心绞痛的慢性心功能不全

12. 低血钾对应用强心苷治疗心功能不全的影响是（　　）。
A. 提高强心苷在心脏的浓度　B. 影响强心苷的消除过程
C. 增强强心苷的正性肌力作用　D. 对抗强心苷的正性肌力作用
E. 诱发强心苷中毒

13. 对动、静脉均有扩张作用，适用于高血压危象合并心力衰竭治疗的扩血管药是（　　）。
A. 硝酸甘油　B. 硝普钠　C. 肼屈嗪　D. 哌唑嗪　E. 硝苯地平

14. 可逆转心肌肥厚、显著降低病死率的抗慢性心功能不全药是（　　）。
A. 地高辛　B. 氢氯噻嗪　C. 卡托普利　D. 哌唑嗪　E. 米力农

15. 具有改善心室舒张功能的抗慢性心功能不全药是（　　）。
A. 地高辛　B. 米力农　C. 哌唑嗪　D. 氨氯地平　E. 肼屈嗪

16. 使用强心苷期间禁忌（　　）。
A. 镁盐静滴　B. 钙盐静注　C. 钾盐静滴　D. 钠盐静滴　E. 口服补钾

17. 慢性心功能不全合并室上性心动过速，应选用（　　）。
A. 硝酸甘油　B. 利多卡因　C. 维拉帕米　D. 西地兰　E. 阿托品

18. 下列哪项是强心苷与肾上腺素共有的？（　　）
A. 减少衰竭心脏的心肌耗氧量　B. 减慢心率
C. 加快房室传导　D. 增强心肌收缩力
E. 加快心率

19. 强心苷增强心肌细胞内的游离钙离子的浓度是通过（　　）。
A. 兴奋心肌细胞膜 Na^+/K^+-ATP 酶　B. 抑制心肌细胞膜 Na^+/K^+-ATP 酶
C. 兴奋心肌细胞膜 Na^+/Ca^{2+}-ATP 酶　D. 抑制心肌细胞膜 Na^+/Ca^{2+}-ATP 酶
E. 直接开放钙通道

A2 型题

1. 女，18 岁，10 天前因系统性红斑狼疮性心肌病合并心力衰竭入院，给予地塞米松和地高辛治疗。近日出现频发性室性早搏，应充分考虑（　　）。
A. 地高辛的用量不足　B. 地塞米松的用量不足
C. 低血钾诱发强心苷中毒　D. 高血钾诱发强心苷中毒
E. 低血钙诱发强心苷中毒

2. 男，55 岁，因高血压、心房颤动、心力衰竭收入院，给予卡托普利、地高辛治疗。考虑药物相互作用，应当（　　）。
A. 加大卡托普利的用量　B. 加大地高辛的用量
C. 两药用量均应加大　D. 避免两药同用
E. 减小地高辛的用量

B1 型题

（1～2 共用备选答案）
A. 硝酸甘油　B. 肼屈嗪　C. 硝普钠　D. 哌唑嗪　E. 呋噻米

1. 以扩张动脉、减轻心脏后负荷为主的是（　　）。
2. 以扩张静脉、减轻心脏前负荷为主的是（　　）。

（3～4 题共用备选答案）
A. 毛花苷 C　B. 毒毛花苷 K　C. 地高辛　D. 洋地黄毒苷　E. 多巴酚丁胺

3. 需静脉给药，起效最快，$t_{1/2}$ 最短的强心苷类药物是（　　）。
4. 需口服给药，适用于“每日给予维持量法”给药的强心苷类药物是（　　）。

（5～6 题共用备选答案）
A. 多巴酚丁胺　B. 米力农　C. 卡托普利　D. 美托洛尔　E. 氨氯地平

5. 选择性激动 β_1 受体的是（　　）。
6. 抑制心肌细胞内磷酸二酯酶Ⅲ的是（　　）。

A. 氨氯地平　　B. 卡托普利　　C. 美托洛尔　　D. 多巴酚丁胺　　E. 米力农

7. 与地高辛、利尿药合用，广泛用于治疗慢性心力衰竭的是（　　）。

二、判断题

（　）1. 强心苷对心房颤动的治疗作用不是通过终止房颤或减慢房颤频率而发挥的。

（　）2. 强心苷可用于治疗阵发性室上性心动过速，对其本身引起的室上性心动过速也有效。

（　）3. 对合并肾功能不全的慢性心功能不全患者，应用强心苷时禁用负荷量。

（　）4. 强心苷通过抑制肾素 - 血管紧张素 - 醛固酮系统，对心脏产生保护作用。

（　）5. 强心苷对慢性心功能不全患者的利尿作用，仅与其增加心输出量从而增加肾血流量有关。

（　）6. 强心苷与肾上腺素、异丙肾上腺素都具有正性肌力作用，故都可用于心力衰竭的治疗。

（　）7. 钙通道阻滞剂和 β 受体阻滞剂因可抑制心肌收缩力，故绝不可用于慢性心功能不全的治疗。

（　）8. 在应用强心苷全效量法治疗病情较重的心衰患者时，给予负荷量时无须考虑其是否近日正在应用地高辛。

三、填空题

1. 强心苷对心肌电生理的主要影响：使房室传导__________，心房不应期__________，浦肯野纤维的自律性__________。

2. 治疗量强心苷对心电图的影响：__________段下降；__________波低平或倒置；__________间期缩短；__________间期及__________间期延长。

3. 对于病情不急的心衰患者，应用强心苷治疗时，可采用______法给药，应用的药物是__________，该药的 $t_{1/2}$ 约为__________，给__________天可获得满意疗效。该给药法的优点是__________。

4. 强心苷给药的全效量法是在短期内先给__________，而后每日补充__________。

5. 非强心苷类正性肌力药主要包括了__________、__________及近年来研究的__________。

6. 治疗心衰的药物中，具有减轻心脏负荷作用的药物有__________、__________、__________。

四、简答题

男，57 岁，以胸骨后疼痛和呼吸困难为主要症状入院。查体：肝增大，颈静脉怒张，下肢水肿。X 线检查：心脏显著增大，心胸比为 0.7。诊断：充血性心力衰竭。

该如何用药？为什么？

第二十一章　利尿药和脱水药

知识目标

1. 掌握呋塞米、氢氯噻嗪的药理作用、临床应用、不良反应和注意事项。
2. 熟悉甘露醇、螺内酯的临床应用。
3. 了解其他利尿药和脱水药的作用特点及临床应用。

习　题

一、选择题

A1 型题

1. 常用利尿药作用的产生主要是通过（　　）。
   A. 降低肾血管阻力，增加肾血流量　B. 提高肾小球滤过率
   C. 抑制肾小管对电解质和水的重吸收　D. 对抗 ADH 的作用
   E. 抑制肾素释放，使醛固酮分泌减少
2. 呋塞米和依他尼酸的主要作用部位是（　　）。
   A. 肾小球　B. 近曲小管　C. 远曲小管　D. 髓袢升支　E. 集合管
3. 通过竞争醛固酮受体而起利尿作用的药物是（　　）。
   A. 呋塞米　B. 乙酰唑胺　C. 氢氯噻嗪　D. 螺内酯　E. 氨苯蝶啶
4. 呋塞米的主要不良反应不包括（　　）。
   A. 水、电解质紊乱　B. 耳毒性　C. 急性肾功能衰竭　D. 高尿酸血症　E. 胃肠道反应
5. 具有利尿、抗利尿双重作用的药物是（　　）。
   A. 50%葡萄糖　B. 山梨醇　C. 甘露醇　D. 呋塞米　E. 氢氯噻嗪
6. 高血钾的水肿患者，禁用以下哪种利尿药？（　　）
   A. 呋塞米　B. 依他尼酸　C. 螺内酯　D. 山梨醇　E. 氢氯噻嗪
7. 下列哪个药具有耳毒性？（　　）
   A. 呋塞米　B. 氢氯噻嗪　C. 螺内酯　D. 氨苯蝶啶　E. 甘露醇
8. 常用利尿药的作用部位不包括（　　）。
   A. 近曲小管　B. 髓袢降支　C. 髓袢升支　D. 远曲小管　E. 集合管
9. 利尿药物中，可用于治疗尿崩症的是（　　）。
   A. 呋塞米　B. 依他尼酸　C. 螺内酯　D. 氨苯蝶啶　E. 氢氯噻嗪
10. 利尿药作用的强弱依赖于体内醛固酮水平的是（　　）。
    A. 呋塞米　B. 氢氯噻嗪　C. 螺内酯　D. 氨苯蝶啶　E. 乙酰唑胺
11. 药物中毒时，加速毒物排泄应选用（　　）。
    A. 氨苯蝶啶　B. 氢氯噻嗪　C. 乙酰唑胺　D. 呋塞米　E. 甘露醇
12. 治疗轻、中度水肿应选（　　）。
    A. 呋塞米　B. 氢氯噻嗪　C. 螺内酯　D. 氨苯蝶啶　E. 乙酰唑胺
13. 哪项与氢氯噻嗪的不良反应不符？（　　）
    A. 升高血脂　B. 升高血糖
    C. 增加血浆肾素活性　D. 升高血尿酸
    E. 升高血钾
14. 噻嗪类利尿药不包括（　　）。
    A. 氯噻酮　B. 氢氯噻嗪　C. 氧氟噻嗪　D. 三氯噻嗪　E. 氯噻嗪
15. 有性激素样副作用的药物是（　　）。
    A. 氨苯蝶啶　B. 氢氯噻嗪　C. 螺内酯　D. 呋塞米　E. 甘露醇
16. 应避免与氨基苷类抗生素合用的利尿药是（　　）。

A. 氢氯噻嗪　B. 螺内酯　C. 呋塞米　D. 氨苯蝶定　E. 螺内酯

17. 抑制髓袢升支粗段髓质部和皮质部对 Cl^-、Na^+ 的再吸收而利尿的是（　　）。

A. 速尿　B. 氢氯噻嗪　C. 螺内酯　D. 氨苯蝶啶　E. 甘露醇

18. 能产生高血钾症的药物是（　　）。

A. 速尿　B. 螺内酯　C. 利尿酸　D. 氢氧噻嗪　E. 依他尼酸

19. 甘露醇属于哪类药物？（　　）

A. 心脏兴奋剂　B. 葡萄糖替代剂　C. 抗心绞痛药　D. 脱水药　E. 抗心衰药

20. 治疗急性肺水肿首选（　　）。

A. 甘露醇　B. 双氢克尿噻　C. 氨苯蝶啶　D. 速尿　E. 螺内酯

21.【临床执业助理医师资格考试真题】慢性心力衰竭患者长期使用呋塞米需监测（　　）。

A. 血电解质　B. 糖化血红蛋白　C. 血脂　D. 肝功能　E. 尿渗透压

22.【临床执业助理医师资格考试真题】静脉输注甘露醇后引起利尿的性质是（　　）。

A. 水利尿　B. 保钾性利尿　C. 排钾性利尿　D. 渗透性利尿　E. 髓袢性利尿

23.【口腔执业助理医师资格考试真题】可引起男子乳房女性化和女性多毛症的药物是（　　）。

A. 甘露醇　B. 螺内酯　C. 呋塞米　D. 糖皮质激素　E. 氢氯噻嗪

24.【口腔执业助理医师资格考试真题】氢氯噻嗪的主要作用部位是（　　）。

A. 近曲小管　B. 集合管　C. 髓袢降支　D. 髓袢升支粗段　E. 远曲小管近端

25.【口腔执业助理医师资格考试真题】可用于治疗尿崩症的利尿药为（　　）。

A. 呋塞米（呋喃苯胺酸）　B. 依他尼酸

C. 氨苯蝶啶　D. 氢氯噻嗪

E. 螺内酯

A2 型题

1. 男，32 岁，发热、畏寒、咽痛后 2 周，出现颜面水肿，随后波及全身，并有肉眼血尿，来院就诊。查体：血压 21.3/12 kPa（160/90 mmHg）。尿常规：蛋白（++），红细胞满视野，少量白细胞。诊断：急性链球菌感染后肾炎。该病人除给予休息、饮食指导和治疗感染灶外，还宜用下述何种药物治疗？（　　）

A. 螺内酯　B. 氨苯蝶啶　C. 氢氯噻嗪　D. 普萘洛尔　E. 可乐定

2. 男，46 岁，有乙型肝炎病史，近期出现浮肿、消瘦、乏力、食欲不振、恶心、呕吐、腹胀及性欲减退。查体：胸部有蜘蛛痣。肝脏轻度肿大，质较硬，边缘锐利，脾脏明显肿大。B 超检查有门静脉高压表现，诊断为肝硬化。应选择何种利尿药？（　　）

A. 氢氯噻嗪　B. 呋塞米　C. 氨苯蝶啶　D. 依他尼酸　E. 螺内酯

B1 型题

（1～2 题共用备选答案）

A. 氢氯噻嗪　B. 呋塞米　C. 氨苯蝶啶　D. 螺内酯　E. 甘露醇

1. 治疗急性肺水肿宜选用（　　）。

2. 降低颅内压应首选（　　）。

二、判断题

（　）1. 螺内酯作用的发挥依赖于体内醛固酮的存在，对切除肾上腺的动物无效。

（　）2. 螺内酯和氨苯蝶啶均通过竞争性阻滞醛固酮受体而产生利尿作用。

（　）3. 螺内酯可减轻呋塞米对血钾的影响。

（　）4. 甘露醇具有渗透性利尿作用，故特别适用于左心衰所致的肺水肿。

（　）5. 利尿药均可使 Na^+、K^+、Cl^- 的排泄增加。

（　）6. 氨苯蝶啶可防止呋塞米引起的高尿酸血症。

（　）7. 氢氯噻嗪既有利尿作用，又有抗利尿作用。

（　）8. 螺内酯可与醛固酮竞争远曲小管远端和集合管细胞膜上的醛固酮受体，产生与醛固酮相反的作用。

（　）9. 呋塞米和甘露醇均可用于脑水肿。

三、填空题

1. 血液流经肾小球，经肾小球滤过而形成__________，但绝大部分被__________。影响原尿量的主要因素是__________和__________。

2. 正常人每日可生成原尿__________L，而终尿仅__________L，约占原尿量1%，__________的水、钠被肾小管重吸收。如果药物能使肾小管重吸收减少1%，则终尿量可增加__________倍。

3. 呋塞米主要作用于__________，抑制__________共同转运载体，使 Na^+、Cl^- 重吸收减少，肾脏__________功能降低，NaCl排出量增多。同时使肾髓质间液渗透压降低，影响肾脏__________功能，集合管对水的重吸收减少，从而产生强大的利尿作用。

4. 呋塞米的利尿特点为作用__________、__________而__________。

5. 既有利尿作用，又有抗利尿作用的药物是__________，该药还有__________作用。

6. 呋塞米应避免和__________类抗生素合用，因为合用后可加重__________性。

7. 治疗脑水肿的首选药是__________，它和__________是同分异构体，其禁忌证是__________。

四、名词解释

利尿药：

五、简答题

男，40岁，5年来，劳累后心悸、气短、纳差、水肿，2周来上感后症状加重。查体：血压16/9.3 kPa（127/70 mmHg），心大，心尖区闻及舒张期雷鸣样杂音，心率123次/分，心律不齐，心音强弱不等，颈静脉怒张，双肺底闻及湿性啰音，肝肋下4 cm，压痛（+），脾未触及，下肢水肿（+），脉率80次/分。诊断：①风湿性心脏病，二尖瓣狭窄；②全心功能不全。根据目前患者的病情，应进行强心利尿。

（1）可选用哪些利尿药？请说明原因。

（2）可否选择甘露醇进行利尿？为什么？

第二十二章　作用于呼吸系统的药

知识目标

1. 掌握平喘药的药理作用、临床应用、不良反应和注意事项。
2. 熟悉镇咳药、祛痰药的临床应用。

习　题

一、选择题

A1 型题

1. 乙酰半胱氨酸的祛痰作用机制是（　　）。
   A. 使痰液生成减少
   B. 扩张支气管使痰液易咯出
   C. 增强呼吸道纤毛运动，促使痰液排出
   D. 裂解痰中黏性成分，使痰黏稠度降低而易咯出
   E. 使呼吸道腺体分泌增加，痰液被稀释而易咯出
2. 青光眼患者应禁用的镇咳药是（　　）。
   A. 可待因　B. 那可丁　C. 喷托维林　D. 苯丙哌林　E. 苯佐那酯
3. 兼具中枢性及外周性镇咳作用的镇咳药是（　　）。
   A. 可待因　B. 苯佐那酯　C. 喷托维林　D. 右美沙芬　E. 普诺地嗪
4.【护士职业资格考试真题】某急性发作的支气管哮喘者，其首选药物是（　　）。
   A. 氨茶碱　B. 地塞米松　C. 沙丁胺醇　D. 色甘酸钠　E. 异丙托溴铵
5. 治疗哮喘持续状态及危重发作宜选用（　　）。
   A. 沙丁胺醇　B. 异丙肾上腺素　C. 地塞米松　D. 氨茶碱　E. 萘多罗米
6. 色甘酸钠的作用机制为（　　）。
   A. 阻滞腺苷受体　B. 促进儿茶酚胺的释放
   C. 直接松弛支气管平滑肌　D. 抑制肥大细胞的脱颗粒反应
   E. 对抗组胺等过敏介质的作用
7. 常用于平喘的 M 受体阻滞剂是（　　）。
   A. 阿托品　B. 后马托品　C. 异丙托溴铵　D. 颠茄　E. 山莨菪碱
8.【临床执业助理医师资格考试真题】缓解小儿哮喘急性发作症状的首选药物是（　　）。
   A. 糖皮质激素　B. 茶碱类
   C. 抗组胺药　D. 抗胆碱药
   E. 吸入型 β_2 受体激动剂
9.【临床执业助理医师资格考试真题】不属于缓解哮喘急性发作药物的是（　　）。
   A. 静脉用糖皮质激素　B. 抗胆碱能药物
   C. 短效茶碱　D. 速效 β_2 受体激动剂
   E. 白三烯调节剂
10.【临床执业助理医师资格考试真题】支气管哮喘急性发作的首选药是（　　）。
   A. 口服糖皮质激素　B. 口服短效 β_2 受体激动剂
   C. 吸入糖皮质激素　D. 吸入短效 β_2 受体激动剂
   E. 口服氨茶碱
11.【临床执业助理医师资格考试真题】男，34 岁，支气管哮喘患者，因急性加重就诊，静脉滴注氨茶碱治疗后效果欠佳。动脉血气分析示 I 型呼吸衰竭。目前宜采用的药物治疗措施是（　　）。
   A. 雾化吸入糖皮质激素　B. 口服白三烯受体调节剂
   C. 吸入长效 β_2 受体激动剂　D. 静脉滴注广谱抗生素

E. 静脉滴注糖皮质激素

12.【口腔执业助理医师资格考试真题】主要用于预防Ⅰ型变态反应所致哮喘的药物是（　　）。

A. 氨茶碱　B. 肾上腺素　C. 特布他林　D. 色苷酸钠　E. 异丙肾上腺素

13.【口腔执业助理医师资格考试真题】能够用于心源性哮喘的药物有（　　）。

A. 沙丁胺醇　B. 氨茶碱　C. 麻黄碱　D. 去甲肾上腺素　E. 克仑特罗

14.【口腔执业助理医师资格考试真题】既能用于支气管哮喘，又能用于心源性哮喘的药物是（　　）。

A. 异丙肾上腺素　B. 特布他林　C. 肾上腺素　D. 氨茶碱　E. 吗啡

15.【口腔执业助理医师资格考试真题】既能扩张支气管平滑肌，又能减轻支气管黏膜水肿的药物是（　　）。

A. 异丙肾上腺素　B. 特布他林　C. 肾上腺素　D. 氨茶碱　E. 吗啡

16.【口腔执业助理医师资格考试真题】只能用于心源性哮喘，不能用于支气管哮喘的药物是（　　）。

A. 异丙肾上腺素　B. 特布他林　C. 肾上腺素　D. 氨茶碱　E. 吗啡

17.【护士执业资格考试真题】目前控制哮喘发作最有效的抗炎药物是（　　）。

A. 茶碱类　B. 色甘酸钠　C. 抗胆碱能药　D. 糖皮质激素　E. β_2 受体激动剂

18.【护士执业资格考试真题】主要用于预防支气管哮喘的药物是（　　）。

A. 氨茶碱　B. 肾上腺素　C. 特布他林　D. 色甘酸钠　E. 异丙肾上腺素

19.【口腔执业助理医师资格考试真题】可以减少支气管哮喘发作次数的药物是（　　）。

A. β_2 受体激动剂　B. 肾上腺糖皮质激素

C. 敏感抗生素　D. 抗胆碱药

E. 茶碱

20.【护士执业资格考试真题】通过兴奋 β_2 肾上腺素能受体缓解支气管痉挛的药物是（　　）。

A. 氨茶碱　B. 麻黄碱　C. 阿托品　D. 肾上腺素　E. 沙丁胺醇

A2 型题

1. 男，67 岁，3 年来常于感冒后发作气喘，伴咳嗽、咯痰。经抗感染及解除支气管痉挛治疗可缓解。近半月来气喘加重，药物疗效差，20 小时前再次发作哮喘，多次气雾吸入沙丁醇未见完全缓解。查体：端坐呼吸，口唇发绀，桶状胸，三凹征（＋），两肺满布哮鸣音。对该患者，除一般治疗外，宜配合应用（　　）。

A. 气雾吸入异丙肾上腺素　B. 静脉注射大剂量氨茶碱

C. 静脉注射地塞米松　D. 气雾吸入异丙托溴铵

E. 静脉注射肾上腺素

2. 男，72 岁，慢支病史 20 余年。此次入院咳嗽、咯痰、喘憋严重，可排出大量黏白痰。查体：桶状胸，双肺广泛哮鸣音，右下肺湿啰音。胸片示肺气肿，右下肺炎。对此患者，选择以下哪种治疗方案最佳？（　　）

A. 氨茶碱 ＋ 地塞米松 ＋ 咳必清 ＋ 抗生素

B. 氨茶碱 ＋ 地塞米松 ＋ 可待因 ＋ 抗生素

C. 异丙肾上腺素 ＋ 氯化铵 ＋ 可待因 ＋ 抗生素

D. 异丙肾上腺素 ＋ 地塞米松 ＋ 可待因 ＋ 抗生素

E. 氨茶碱 ＋ 地塞米松 ＋ 氯化铵 ＋ 抗生素

（3～5 题共用题干）【临床执业助理医师资格考试真题】男，18 岁，自幼年开始反复出现发作性喘息，可自行缓解或经使用“抗炎、平喘药”后缓解。6 岁后症状逐渐消失。近 3 天来再次出现喘息，严重时影响睡眠。查体：体温 37.1 ℃，肥胖。双肺可闻及哮鸣音。心率 100 次 / 分，律齐，P2＞A2，双下肢无水肿。

3. 该患者最可能的诊断是（　　）。

A. 支气管哮喘　B. 睡眠呼吸暂停综合征

C. 慢性阻塞性肺疾病　D. 特发性肺动脉高压

E. 先天性心脏病

4. 对明确诊断最有价值的检查是（　　）。

A. 超声心动图　B. 肺功能检查　C. 动脉血气分析　D. 胸部 X 线片　E. 睡眠呼吸监测

5. 患者出现喘息发作时，为迅速缓解症状，宜首选的治疗是（　　）。

A. 吸入糖皮质激素　B. 吸入 M 受体拮抗剂

C. 吸入短效 β_2 受体激动剂　D. 舌下含硝酸甘油

E. 吸氧

6.【护士执业资格考试真题】男，50 岁，因支气管哮喘发作到某医院急诊就诊，因护士操纵不当，快速静脉推注某药后，患者出现头晕、心悸、心律失常、血压剧降。此类药物可能是（　　）。

A. 沙丁胺醇　B. 氨茶碱　C. 异丙阿托品　D. 地塞米松　E. 色甘酸钠

7.【护士执业资格考试真题】女，35 岁，车祸后并发血气胸，进行手术治疗后医嘱常规行沐舒坦（盐酸氨溴索）雾化吸入。用该药物的目的是（　　）。

A. 解痉　B. 平喘

C. 镇痛　D. 抑制腺体分泌

E. 稀释痰液，促进排出

B1 型题

（1 ～ 2 题共用备选答案）

A. 可待因　B. 乙酰半胱氨酸　C. 色甘酸钠　D. 氯化铵　E. 苯佐那酯

1. 中枢性镇咳药是（　　）。
2. 外周性镇咳药是（　　）。

（3 ～ 4 题共用备选答案）

A. 麻黄碱　B. 异丙肾上腺素　C. 地塞米松　D. 色甘酸钠　E. 阿托品

3. 预防过敏性哮喘最好选用（　　）。
4. 预防支气管哮喘发作宜选用（　　）。

二、判断题

（　）1. 喷托维林的镇咳作用强度与可待因相等，优点是无成瘾性，所以临床常用于痰多咳嗽。

（　）2. 沙丁胺醇属于 β 受体阻断药，可以扩张支气管。

（　）3. 可待因属于成瘾性中枢性镇咳药，镇咳作用快而强，但是久用会产生依赖性。

三、填空题

1. 祛痰药按作用机制不同，可分成__________和__________两类。前者代表药是__________，后者代表药是__________。

2. 沙丁胺醇的不良反应有__________和__________。

四、名词解释

1. 平喘药：

2. 祛痰药：

五、简答题

男，37 岁，有支气管哮喘病史，1 月 23 日从南方到北方出差，下火车后感觉很冷，突然胸闷、气短、呼吸困难，当天夜间呼吸困难加重，喉中有哮鸣音，立刻去医院急诊就医。患者主要临床表现为呼吸困难，哮鸣音，额前冷汗，唇甲发绀。查体：体温 37 ℃，血压 120 /80 mmHg，听诊两肺满布哮鸣音。此患者被诊断为支气管哮喘急性发作。

针对此患者的临床治疗原则是什么？应该选用什么药物？

第二十三章　作用于消化系统的药

知识目标

1. 掌握抗消化性溃疡药的药理作用、临床应用、不良反应和注意事项。
2. 熟悉泻药、止泻药、止吐药的临床应用。
3. 了解助消化药、胃肠运动功能调节药的作用和临床应用。

习　题

一、选择题

A1 型题

1. 乳酶生是（　　）。
   A. 消化酶制剂　B. 营养剂　C. 抗酸药　D. 胃肠解痉药　E. 活的乳酸杆菌制剂
2. 为提高胃蛋白酶的助消化作用，常合用（　　）。
   A. 稀盐酸　B. 丙胺太林　C. 维生素 B_6　D. 碳酸氢钠　E. 胃舒平
3. 抗酸药，错误的是（　　）。
   A. 无机弱碱性物质，口服能中和胃酸，抑制胃酶活性
   B. 缓解溃疡疼痛和促进溃疡愈合
   C. 单一药物很难达到作用强、迅速、持久、不产气和保护黏膜及溃疡面等作用
   D. 合用 H_2 受体阻滞药无增效作用
   E. 对消化性溃疡辅助治疗有价值
4. 不属于抗酸药的是（　　）。
   A. 三硅酸镁　B. 碳酸氢钠　C. 碳酸钙　D. 硫酸镁　E. 氢氧化铝
5. 哌仑西平抗消化性溃疡的作用机制是（　　）。
   A. 中和胃酸　B. 保护胃黏膜　C. 阻滞 M_1 受体　D. 阻滞 H_2 受体　E. 抗幽门螺杆菌
6. 西咪替丁抑制胃酸分泌的机制是（　　）。
   A. 阻滞 M 胆碱受体　B. 阻滞 H_1 受体　C. 阻滞 H_2 受体　D. 激动前列腺素受体　E. 抑制 H^+/K^+-ATP 酶活性
7. 奥美拉唑是（　　）。
   A. 抗酸药　B. 质子泵抑制药　C. 胆碱受体阻滞药　D. H_2 受体阻滞药　E. 黏膜保护药
8. 不抑制胃酸分泌的药物是（　　）。
   A. M 受体阻滞药　B. 抗酸药　C. 前列腺素衍生物　D. 促胃液素受体阻滞药　E. 质子泵抑制药
9. 硫糖铝，错误的是（　　）。
   A. $pH<4$ 时，可聚合成胶冻
   B. 生成的聚合物能附着于胃肠上皮细胞和溃疡面，起保护作用
   C. 减轻胃酸和胆汁酸对胃黏膜的损伤
   D. 减少胃黏液和碳酸氢盐分泌
   E. 抗幽门螺杆菌（Hp）
10. 多潘立酮胃肠促动的作用机制是（　　）。
    A. 激动中枢多巴胺受体　B. 阻滞中枢多巴胺受体　C. 激动外周多巴胺受体　D. 阻滞外周多巴胺受体

E. 激动外周 M 受体

11. 米索前列醇禁用于妊娠妇女的原因是（ ）。

A. 升高血压 B. 引起胃出血 C. 收缩子宫平滑肌 D. 致畸作用 E. 有胃肠道反应

12. 适用于老人、幼儿便秘的泻药是（ ）。

A. 液体石蜡 B. 羧甲基纤维素 C. 大黄 D. 硫酸镁 E. 酚酞

13. 某患者长期工作紧张，不能一日三餐和按时就餐，并且时常饮酒应酬，导致胃溃疡。应服用何种药治疗？（ ）

A. 氢氧化镁 B. 息斯敏 C. 异丙嗪 D. 特非那定 E. 法莫替丁

14. 女，66 岁，行肛门手术后，出现便秘。宜选用何种药治疗为好？（ ）

A. 硫酸镁 B. 液体石蜡 C. 大黄 D. 吡沙可啶 E. 乳果糖

15. 男，46 岁，胃癌手术后，采用顺铂和阿霉素化学治疗，出现严重的恶心呕吐。用何种药止吐效果好？（ ）

A. 东莨菪碱 B. 丙氯拉嗪 C. 多潘立酮 D. 昂丹司琼 E. 阿利必利

16.【口腔执业助理医师资格考试真题】奥美拉唑的临床应用是（ ）。

A. 消化道功能紊乱 B. 胃肠平滑肌紊乱

C. 萎缩性胃炎 D. 消化性溃疡

E. 慢性腹泻

17.【口腔执业助理医师资格考试真题】具有抗幽门螺杆菌作用，并可抑制胃酸分泌的药物是（ ）。

A. 法莫替丁 B. 西咪替丁 C. 雷尼替丁 D. 哌仑西平 E. 奥美拉唑

18.【护士执业资格考试真题】西咪替丁属于（ ）。

A. 抗胆碱能药物 B. H_2 受体拮抗药 C. 质子泵拮抗剂 D. 生长抑素 E. 胃黏膜保护剂

19. 消化性溃疡用药，不正确的是（ ）。

A. 氢氧化铝凝胶应在餐后 1 小时服用 B. 服用西咪替丁应注意观察有无头晕、皮疹

C. 硫糖铝片应在餐前 1 小时服用 D. 奥美拉唑可引起头晕，用药时不宜开车

E. 甲硝唑应在餐前半小时服用

20.【护士执业资格考试真题】以下哪种药物抑制胃酸分泌最弱？（ ）

A. 奥美拉唑 B. 法莫替丁 C. 氢氧化铝镁 D. 枸橼酸铋钾 E. 硫糖铝

21.【护士执业资格考试真题】以下哪种药物抑制胃酸分泌最强？（ ）

A. 奥美拉唑 B. 法莫替丁 C. 氢氧化铝镁 D. 枸橼酸铋钾 E. 硫糖铝

22.【护士执业资格考试真题】男，45 岁，十二指肠球部溃疡并发幽门梗阻。医嘱中出现下列哪种药物时，护士应质疑？（ ）

A. 氢氧化铝凝胶 B. 口服补液盐 C. 奥美拉唑 D. 枸橼酸铋钾 E. 克拉霉素

23.【护士执业资格考试真题】有助于维护和修复小儿肠道黏膜屏障功能的药物是（ ）。

A. 青霉素 B. 黄连素 C. 制霉菌素 D. 蒙脱石散 E. 双歧杆菌

24.【口腔执业助理医师资格考试真题】下列药物中均为幽门螺杆菌的治疗方案药物的是（ ）。

A. 奥美拉唑 + 克拉霉素 + 阿莫西林 + 枸橼酸铋钾

B. 红霉素 + 奥美拉唑 + 阿莫西林 + 枸橼酸铋钾

C. 硫酸镁 + 奥美拉唑 + 克拉霉素 + 枸橼酸铋钾

D. 多潘立酮 + 奥美拉唑 + 克拉霉素 + 枸橼酸铋钾

E. 青霉素 + 克拉霉素 + 甲硝唑 + 枸橼酸铋钾

A2 型题

1. 男，52 岁，时常有反酸、嗳气及上腹部疼痛等症状。经胃内窥镜检查，患有胃溃疡，幽门螺杆菌（Hp）检查呈阳性。最好应用何药与克拉霉素、替硝唑合用，根除 Hp 进行治疗？（ ）

A. 质子泵抑制药 B. 丙胺太林 C. 丙谷胺 D. 恩前列醇 E. 思密达

2.【临床执业助理医师资格考试真题】男，35 岁，间断上腹痛 5 年，空腹时出现，餐后缓解。13C 尿素呼吸试验阳性。最适合患者治疗的药物中包括（ ）。

A. 法莫替丁 B. 奥美拉唑 C. 颠茄 D. 铝碳酸镁 E. 多潘立酮

（3～5题共用题干）【临床执业助理医师资格考试真题】男，73岁，饮酒后呕吐咖啡样胃内容物2次，量约200 mL。有冠心病史，近1周每天口服阿司匹林75 mg。查体：T 36.5 ℃，P 90次/分，R 18次/分，BP 128/68 mmHg。神清，腹软，剑突下有轻压痛，未触及包块，肝脾肋下未触及。

3. 最可能的诊断是（　　）。
A. 十二指肠球炎　B. 反流性食管炎
C. 急性胃黏膜病变　D. 食管贲门黏膜撕裂综合征
E. 胃癌

4. 首选的检查是（　　）。
A. 血肿瘤标志物　B. 腹部B超　C. 腹部X线平片　D. 腹部CT　E. 胃镜

5. 首选的治疗是（　　）。
A. 静脉应用质子泵抑制剂　B. 静脉用氨甲环酸（止血环酸）
C. 口服云南白药　D. 静脉应用 H_2 受体拮抗剂
E. 口服胃黏膜保护剂

6.【临床执业助理医师资格考试真题】男，45岁，因高脂血症服用阿司匹林2个月，1个月来反复出现上腹疼痛。查体：腹软，中上腹压痛。腹部B超未见异常。下列治疗药物中首选的是（　　）。
A. 铝碳酸镁　B. 阿莫西林　C. 克拉霉素　D. 多潘立酮　E. 奥美拉唑

7.【临床执业助理医师资格考试真题】男，52岁，因关节痛服用"止痛药"1个月，近日出现下腹部疼痛、反酸。有胃溃疡病史。查体：腹软，上腹部压痛。首选的治疗药物是（　　）。
A. 氢氧化铝　B. 法莫替丁　C. 奥美拉唑　D. 枸橼酸铋钾　E. 多潘立酮

8.【临床执业助理医师资格考试真题】男，68岁，恶心、上腹隐痛、呕吐少许咖啡样液体2天。高血压、血脂异常病史2年。口服阿司匹林100 mg/d。胃镜检查可见胃窦黏膜多发糜烂，表面附着血性黏液。最适应的治疗药物是（　　）。
A. 多潘立酮　B. 奥美拉唑　C. 枸橼酸铋钾　D. 硫糖铝　E. 法莫替丁

9.【临床执业助理医师资格考试真题】男，82岁，1天来排黑便2次，量约50 g。近1个月来口服小剂量阿司匹林。查体：腹软，无压痛，未扪及包块，肝脾无异常。首选的治疗是（　　）。
A. 法莫替丁　B. 奥美拉唑
C. 铝碳酸镁　D. 氨甲苯酸（止血芳酸）
E. 生长抑素

B1型题

（1～2题共用备选答案）
A. 氧化镁　B. 三硅酸镁　C. 碳酸氢钠　D. 氢氧化铝　E. 碳酸钙
1. 大剂量易引起碱血症的抗酸药是（　　）。
2. 可引起胃内压力增加和便秘的抗酸药是（　　）。

（3～4题共用备选答案）
A. 阿利必利　B. 多潘立酮　C. 丙氯拉嗪　D. 昂丹司琼　E. 东莨菪碱
3. 防治晕动病的是（　　）。
4. 防治抗恶性肿瘤药顺铂、环磷酰胺引起的严重呕吐的是（　　）。

（5～6题共用备选答案）
A. 容积性泻药　B. 刺激性泻药　C. 润滑性泻药　D. 止泻药　E. 抗溃疡病药
5. 酚酞、大黄等属于（　　）。
6. 活性炭、阿片制剂、咯哌丁胺等属于（　　）。

（7～8题共用备选答案）
A. 奥美拉唑　B. 克拉霉素　C. 思密达　D. 胃舒平　E. 西咪替丁
7. 中和胃酸，降低胃内容物酸度的药物是（　　）。
8. 抑制胃酸分泌，兼有抗幽门螺杆菌作用的药物是（　　）。

（9～10题共用备选答案）
A. 多潘立酮　B. 甲氧氯普胺　C. 西沙必利　D. 吗啡　E. 阿托品
9. 激动消化道平滑肌 $5\text{-}HT_4$ 受体，促进消化道运动的是（　　）。

10. 有止吐作用，但较易引起锥体外系反应的是（　　）。

（11～12 共用备选答案）【临床执业助理医师资格考试真题】

A. 抑制胃酸分泌　B. 拮抗组胺作用　C. 保护胃黏膜　D. 中和胃酸　E. 抑制胃蛋白酶

11. 奥美拉唑的主要药理作用是（　　）。

12. 枸橼酸铋钾的主要药理作用是（　　）。

二、填空题

1. 硫酸镁口服给药具有__________和__________作用，注射给药具有__________和__________作用。

2. 抗酸药是一类__________物质，能中和__________，解除__________对胃、十二指肠黏膜的侵蚀及对溃疡面的刺激。

3. 氢氧化铝的主要不良反应是引起__________，常与__________合用，因后者可引起__________，两者不良反应相互抵消。

4. 米索前列醇是__________衍生物，能抑制__________分泌，可促进__________和__________分泌，起保护胃黏膜作用。

5. 多潘立酮为__________受体阻滞药，具有__________和__________作用，因不易透过血脑屏障，少发生__________的不良反应。

6. 泻药根据作用机制可分为__________、__________和__________三类。

7. 鞣酸蛋白口服后在肠内可释出__________，后者与肠黏膜表面的__________形成沉淀，附着在肠黏膜上，减轻刺激，减少炎性渗出，起__________作用。

三、名词解释

1. 消化性溃疡：

2. 胃肠解痉药：

3. 微生态药物：

四、简答题

女，38 岁，上腹部疼痛 3 年余，时轻时重，无明显诱因近 10 天加重，伴有烧心，饥饿时疼痛明显，饭后缓解，常常夜间痛醒。此患者被诊断为消化性溃疡。

针对此患者应选用什么药物？临床治疗原则是什么？

第二十四章 作用于血液及造血系统的药

知识目标

1. 掌握肝素、华法林的药理作用、临床应用、不良反应和注意事项。
2. 熟悉维生素 B_{12}、铁剂、叶酸等的临床应用。
3. 了解抗血小板药、促白细胞生成药的作用及临床应用。

习 题

一、选择题

A1 型题

1. 以下何药可用于治疗恶性贫血的神经系统症状？（ ）
   A. 阿司匹林 B. 双嘧达莫 C. 维生素 K D. 维生素 B_{12} E. 叶酸
2. 同服下列哪种物质会妨碍铁剂吸收？（ ）
   A. 维生素 C B. 稀盐酸
   C. 抗酸药 D. 果糖
   E. 含半胱氨酸的食物
3. 维生素 K 不能用于以下何种病症？（ ）
   A. 敌鼠钠中毒 B. 双香豆素中毒
   C. 外伤出血 D. 凝血酶原过低出血
   E. 长期服用广谱抗生素后
4. 临床常用于体内和体外抗凝的药物为（ ）。
   A. 双香豆素 B. 枸橼酸钠 C. 肝素 D. 华法林 E. PAMBA
5. 下列何药为维生素 K 对抗剂？（ ）
   A. 华法林 B. 前列环素 C. 阿司匹林 D. 双嘧达莫 E. 噻氯匹定
6. 抑制维生素 K 自环氧型向氢醌型转化的药物是（ ）。
   A. 双香豆素 B. 肝素
   C. SK（链激酶） D. UK（尿激酶）
   E. t-PA（组织型纤溶酶原激活剂）
7. 长期使用以下何药可引起骨质疏松或骨折？（ ）
   A. 双香豆素 B. 肝素 C. SK D. UK E. t-PA
8. 以下何种药能与纤溶酶原形成复合物而使前者转化为纤溶酶？（ ）
   A. 双香豆素 B. 肝素 C. SK D. UK E. t-PA
9. 以下何种药能直接激活纤溶酶原而使前者转化为纤溶酶？（ ）
   A. 双香豆素 B. 肝素 C. SK D. UK E. t-PA
10. 用于血液透析抗凝的药物为（ ）。
    A. 双香豆素 B. 肝素 C. SK D. UK E. t-PA
11. 用于治疗弥散性血管内凝血（DIC）的药物为（ ）。
    A. 双香豆素 B. 肝素 C. SK D. UK E. t-PA
12. 可减少 TXA2 生成的药物为（ ）。
    A. 阿司匹林 B. 双嘧达莫 C. 维生素 K D. 维生素 B_{12} E. 叶酸
13. 肝素的抗凝作用（ ）。
    A. 仅在体内有效 B. 仅在体外有效
    C. 在体内、体外均有效 D. 仅口服有效
    E. 仅对血栓病人有效
14.【临床执业助理医师资格考试真题】治疗月经过多所致贫血的主要药物是（ ）。

A. 泼尼松　B. 铁剂　C. 叶酸　D. 维生素 B_{12}　E. 维生素 K

15.【口腔执业助理医师资格考试真题】与肝素抗凝作用有关的酶是（　　）。

A. 单胺氧化酶　B. 激肽释放酶　C. 磷酸二酯酶　D. 抗凝血酶Ⅲ　E. 链激酶

16.【口腔执业助理医师资格考试真题】在体内外均有强大抗凝血作用的药物是（　　）。

A. 肝素　B. 缩宫素　C. 硫酸亚铁　D. 维生素 K　E. 维生素 B_{12}

17.【护士执业资格考试真题】治疗慢性再生障碍性贫血的首选药物是（　　）。

A. 糖皮质激素　B. 免疫抑制剂　C. 造血因子　D. 雄激素　E. 雌激素

18.【护士执业资格考试真题】下列药物中易引起再生障碍性贫血的是（　　）。

A. 氯霉素　B. 氯丙嗪　C. 链霉素　D. 氨基糖苷类　E. 头孢呋辛酯

A2 型题

1. 某病人因慢性呼吸道感染，长期应用四环素等广谱抗生素治疗后发生牙龈和皮下多处出血。应当选用以下何药治疗？（　　）

A. 阿司匹林　B. 双嘧达莫　C. 维生素 K　D. 维生素 B_{12}　E. 叶酸

2. 某新生儿出生 3 天后，发生多处皮下出血，宜选用（　　）。

A. 肝素　B. 双香豆素　C. 氨甲苯酸　D. AMCHA　E. 维生素 K

3. 女，40 岁，肥胖，有 4 次妊娠史，常右上腹绞痛，结膜黄染，大便白陶土色，经常牙龈和皮下出血。应选用以下何药止血？（　　）

A. 肝素　B. 双香豆素　C. 氨甲苯酸　D. 维生素 K　E. AMCHA

4. 某病人肝脏手术后出血，应当用以下何药止血？（　　）

A. PAMBA　B. UK　C. 维生素 K　D. SK　E. t-PA

5.【临床执业助理医师资格考试真题】女婴，10 月龄，反应呆滞伴面色发黄 2 个月。生后母乳喂养，一直未添加辅食。查体：精神萎靡，面色黄白，舌有震颤，腹软，肝肋下 3 cm，腱反射亢进，踝阵挛阳性。最佳的治疗药物是（　　）。

A. 铁剂　B. 维生素 B_{12}　C. 维生素 D　D. 亚叶酸钙　E. 维生素 C

6.【临床执业助理医师资格考试真题】患儿，女，1 岁半，虚胖，面色蜡黄数月，伴烦躁不安，反应迟钝，不认母亲，肢体、头部不规则震颤。查体：头发稀疏发黄，睑结膜、口唇、甲床苍白，肝肋下 3 cm，脾肋下 2 cm。血常规：RBC 2.0×10^{12} /L，Hb 90 g/L，MCV 104 fL，MCH 38 pg，血清铁 12.8 μmol/L，血清维生素 B_{12} 80 ng/L，血清叶酸 6 μg/L。该患儿首选的治疗药物是（　　）。

A. 铁剂　B. 铁剂 + 维生素 C

C. 叶酸　D. 叶酸 + 维生素 C

E. 维生素 B_{12}

二、判断题

（　）1. 服用维生素 C 可促进铁剂吸收。

（　）2. 铁剂与牛奶同服可促进铁剂吸收。

（　）3. 铁剂可增加肠道硫化氢而引起便秘。

（　）4. 叶酸类不能改善恶性贫血病人的神经症状。

三、填空题

1. 小儿误服铁剂 1 g 以上引起的急性循环衰竭可用__________灌胃或肌注。

2. 恶性贫血和巨幼红细胞贫血可用__________治疗。

3. EPO 主要治疗__________贫血等。

4. 巨幼红细胞性贫血是缺乏__________或__________所致，小细胞低色素性贫血是缺乏__________所致。

5. 体内外均有抗凝血作用的药物是__________，仅有体内抗凝血作用的药物是__________。

6. 肝素和双香豆素过量易发生__________，可分别用__________和__________对抗。

7. 血液系统药物中__________可加速 AT Ⅲ对凝血因子的灭活。

8. 纤维蛋白溶解症所致的出血宜用__________治疗。

9. 从人胎盘中提取，选择性激活血栓中纤维蛋白原的药物为__________。

10. 抑制环氧化酶，减少TXA2生成，抑制血小板聚集的药物为__________。
11. 右旋糖酐分子量越大，其__________作用越强；分子量越小，其__________作用越强。

四、名词解释

1. 抗凝血药：

2. 抗血小板药：

3. 促凝血药：

五、简答题

男，41岁，因近1个月来出现头晕、心悸、乏力等症状入院。查体：T 36.5 ℃，P 86次/分，R 18次/分，BP 120/79 mmHg，神清，倦怠，皮肤黏膜苍白，无黄染和出血点，毛发稀疏无光泽，浅表淋巴结不大，舌质淡。心尖区闻及收缩期杂音，肝脾未触及，指端苍白，指甲脆裂成匙状。实验室检查：Hb 50 g/L，RBC 2.5×10^{12}/L，WBC 9.8×10^{9}/L，PLT 130×10^{9}/L，红细胞呈小细胞低色素。骨髓检查：红系增生活跃，粒系、巨核细胞无变化，铁染色未见铁粒幼红细胞。血清铁6.5 μmol/L，血清总铁结合力89.6 μmol/L。诊断为缺铁性贫血。

为什么诊断为缺铁性贫血？其发病原因是什么？怎样治疗？

第二十五章　子宫平滑肌兴奋药和抑制药

知识目标

1. 掌握缩宫素的药理作用、临床应用、不良反应和注意事项。
2. 熟悉麦角新碱的临床应用。
3. 了解其他作用于子宫平滑肌药物的临床应用。

习　题

一、选择题

A1 型题

1. 缩宫素对子宫平滑肌的作用表现为（　　）。
   A. 直接兴奋子宫平滑肌
   B. 与体内性激素水平无关
   C. 妊娠子宫对缩宫素的敏感性无个体差异
   D. 对子宫平滑肌的收缩性质与剂量无关
   E. 对不同时期妊娠子宫的收缩作用无差异
2. 对于无产道障碍而宫缩无力的孕妇，催产宜用（　　）。
   A. 大剂量缩宫素口服　　B. 小剂量缩宫素肌内注射
   C. 小剂量缩宫素静脉滴注　　D. 大剂量缩宫素静脉滴注
   E. 小剂量缩宫素静脉注射
3. 麦角碱类对子宫平滑肌的作用表现为（　　）。
   A. 能选择性地兴奋子宫平滑肌　　B. 与子宫的功能状态无关
   C. 与缩宫素比较，作用弱而持久　　D. 对子宫体和子宫颈的兴奋作用差异明显
   E. 小剂量可用于催产和引产
4. 可用于防治早产的药物是（　　）。
   A. 沙丁胺醇　　B. 异丙肾上腺素　　C. 益母草　　D. 开马君　　E. 前列腺素 E2
5. 麦角新碱禁用于催产和引产的原因是（　　）。
   A. 缩宫作用强而持久，易致子宫强直性收缩
   B. 缩宫作用弱而短
   C. 对妊娠子宫作用不敏感
   D. 中枢抑制作用
   E. 口服吸收不良，作用缓慢
6. 垂体后叶素的药理作用，错误的是（　　）。
   A. 兴奋胃肠道平滑肌　　B. 对子宫平滑肌的选择性高
   C. 增加肾集合管对水分的再吸收　　D. 收缩肺血管
   E. 升高血压
7. 对子宫平滑肌无松弛作用的药物是（　　）。
   A. 沙丁胺醇　　B. 利托君　　C. 硝苯地平　　D. 克伦特罗　　E. 前列腺素 E2
8. 缩宫素的临床应用是（　　）。
   A. 小剂量缩宫素可用于催产和引产　　B. 缩宫素具有抗利尿活性，可用于治疗尿崩症
   C. 小剂量缩宫素可用于产后止血　　D. 临床应用与麦角类生物碱相似
   E. 抑制乳腺分泌
9. 麦角新碱临床应用是（　　）。
   A. 产后子宫出血　　B. 催产　　C. 引产　　D. 扩张及软化宫颈　　E. 抗早孕
10. 麦角新碱治疗产后出血的机理是（　　）。

A. 直接收缩血管　B. 收缩子宫平滑肌　C. 促进凝血过程　D. 抗纤溶作用

11. 缩宫素对子宫平滑肌作用，错误的是（　　）。
A. 与子宫的部位有关　B. 与子宫的生理状态有关
C. 与剂量无关　D. 与女性激素水平有关

12.【口腔执业助理医师考试真题】避孕药，不正确的是（　　）。
A. 是人工合成的雌激素复合制剂
B. 抑制下丘脑促性腺激素释放，抑制排卵
C. 出现不良反应主要是雌激素的作用
D. 使子宫颈黏液黏稠，阻碍精子穿过
E. 使子宫内膜萎缩，不利于孕卵着床

B1 型题

（1～7 题共用备选答案）
A. 缩宫素　B. 垂体后叶素　C. 麦角新碱　D. 麦角胺　E. 氢麦角毒

1. 治疗偏头痛可用（　　）。
2. 肺结核咯血可用（　　）。
3. 较大剂量用于产后止血，但作用不持久的药物是（　　）。
4. 具有中枢抑制作用的药物是（　　）。
5. 妊娠毒血症产妇产生止血应慎用（　　）。
6. 催产和引产可用（　　）。
7. 治疗尿崩症可用（　　）。

A. 缩宫素　B. 前列腺素 E2　C. 利托君　D. 麦角胺　E. 氢麦角毒

（8～12 题共用备选答案）
8. 可用于防治早产的是（　　）。
9. 小剂量使子宫体产生节律性收缩、子宫颈松弛的是（　　）。
10. 可与异丙嗪、哌替啶配成冬眠合剂的是（　　）。
11. 可用于催经抗早孕的是（　　）。
12. 收缩脑血管，减少动脉搏动幅度的是（　　）。

二、填空题

1. 催产素的主要用途有__________、__________、__________。
2. 催产和引产可选用__________、__________，而产后出血应首选__________止血。
3. 催产引产时缩宫素过量引起子宫高频率甚至持续性强直收缩，可致__________、__________。

三、名词解释

1. 子宫平滑肌收缩药：

2. 子宫平滑肌舒张药：

四、简答题

1. 简述催产素在产科上的应用及注意事项。

2. 比较催产素与麦角新碱的子宫作用及其临床用途。

第二十六章　抗变态反应药

知识目标

1. 掌握常用的 H_1 受体阻断药的药理作用、临床应用、不良反应和注意事项。
2. 熟悉 H_1 受体阻断药的作用特点。
3. 了解组胺及组胺受体兴奋后的作用特点。

习　题

一、选择题

A1 型题

1. 略有中枢兴奋作用的 H_1 受体阻断药是（　　）。
   A. 苯海拉明　B. 扑尔敏　C. 赛庚啶　D. 异丙嗪　E. 苯茚胺
2. 对荨麻疹疗效较好的药物是（　　）。
   A. 色甘酸钠　B. 肾上腺素　C. 西咪替丁　D. 阿司咪唑　E. 倍他司汀
3. 下列哪种药物不是 H_1 受体拮抗剂？（　　）
   A. 阿司咪唑　B. 苯海拉明　C. 扑尔敏　D. 倍他司汀　E. 异丙嗪
4. 下列中枢镇静作用最强的药物是（　　）。
   A. 氯苯那敏　B. 苯海拉明　C. 阿司咪唑　D. 特非那定　E. 苯茚胺
5. H_1 受体阻断药对哪种病最有效？（　　）
   A. 支气管哮喘　B. 皮肤黏膜过敏症状
   C. 血清病高热　D. 过敏性休克
   E. 过敏性紫癜
6. 异丙嗪，错误的是（　　）。
   A. 是 H_1 受体阻断药　B. 有明显的中枢抑制作用
   C. 能抑制胃酸分泌　D. 有抗过敏作用
   E. 有止吐作用
7. 苯海拉明，错误的是（　　）。
   A. 可用于失眠的患者　B. 可用于治疗荨麻疹
   C. 是 H_1 受体阻断药　D. 可治疗胃和十二指肠溃疡
   E. 可治疗过敏性鼻炎
8. 无中枢镇静作用的 H_1 受体阻滞药是（　　）。
   A. 苯海拉明　B. 异丙嗪　C. 阿司咪唑　D. 曲吡那敏　E. 氯苯那敏
9. H_1 受体阻断剂，错误的是（　　）。
   A. 主要用于治疗变态反应性疾病　B. 主要代表药有法莫替丁
   C. 可用于治疗妊娠呕吐　D. 可用于治疗变态反应性失眠
   E. 最常见的不良反应是中枢抑制现象
10. 抗组胺药 H_1 受体拮抗剂药理作用是（　　）。
    A. 能与组胺竞争 H_1 受体，使组胺不能同 H_1 受体结合而起拮抗作用
    B. 和组胺起化学反应，使组胺失效
    C. 有相反的药理作用，发挥生理对抗效应
    D. 能稳定肥大细胞膜，抑制组胺的释放
    E. 以上都不是
11. 下列抗组胺 H_1 受体拮抗剂药物的性质和应用中，错误的是（　　）。
    A. 在服药期间不宜驾驶车辆　B. 有抑制唾液分泌、镇吐作用
    C. 对内耳眩晕症、晕动病有效　D. 可减轻氨基糖苷类的耳毒性

E. 可引起中枢兴奋症状

12. H_1 受体阻断药对下列哪种与变态反应有关的疾病最有效？(　　)

A. 过敏性休克　B. 支气管哮喘　C. 过敏性皮疹　D. 风湿热　E. 过敏性结肠炎

13. 组胺，错误的是(　　)。

A. 组胺可用于检查胃酸分泌功能　B. 组胺可增加胃蛋白酶的分泌

C. 组胺增加胃酸的分泌　D. 组胺是脑内神经递质之一

E. 切除迷走神经后，组胺分泌胃液作用减弱

14. H_1 受体阻断药的中枢镇静作用最强的是(　　)。

A. 苯海拉明　B. 布克利嗪　C. 赛庚啶　D. 美克洛嗪　E. 马来酸氯苯那敏

15.【护士执业资格考试真题】糖皮质激素用于治疗哮喘的主要作用是(　　)。

A. 降低痰液黏稠度　B. 抑制气道炎症反应

C. 舒张支气管平滑肌　D. 抑制咳嗽中枢

E. 兴奋呼吸中枢

16.【口腔执业助理医师考试真题】女，28 岁，拟拔除右上 8 阻生牙，局麻后出现轻度过敏反应。此时应选用(　　)。

A. 10% 葡萄糖溶液　B. 卡马西平　C. 阿拉明　D. 抗生素　E. 钙剂

A2 型题

【护士执业资格考试真题】女，23 岁，发热，并出现特征性皮肤损害，如右图所示。治疗本病的首选药物是(　　)。

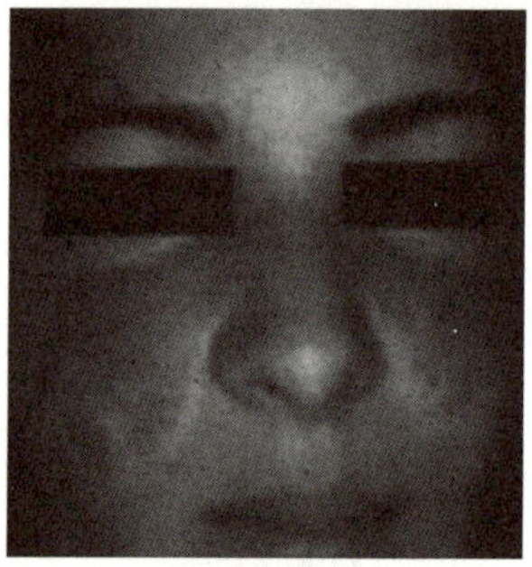

A. 环磷酰胺　B. 布洛芬　C. 阿司匹林

D. 吲哚美辛　E. 糖皮质激素

B1 型题

(1～5 题共用备选答案)

A. 特非那定　B. 倍他司汀　C. 氯苯那敏

D. 异丙嗪　E. 西咪替丁

1. 属于 H_2 受体阻滞药的是(　　)。
2. 主要用于治疗内耳眩晕症的是(　　)。
3. 有抗组胺作用但无中枢抑制作用的是(　　)。
4. 抗组胺作用较强用量小，与解热镇痛药配伍用于治疗感冒的是(　　)。
5. 有抗组胺作用和较强的中枢抑制作用的药是(　　)。

(6～8 题共用备选答案)

A. 阻断外周 H_1 受体

B. 阻断外周 H_2 受体

C. 阻断中枢 H_1 受体

D. 中枢抗胆碱

E. 奎尼丁样作用

6. 抗组胺药中枢抑制作用的机制是(　　)。
7. 抗组胺药抗晕、镇吐作用的机制是(　　)。
8. 抗组胺药抑制胃酸分泌的机制是(　　)。

二、填空题

1. 变态反应分为________、________、________、________。
2. 第二代抗组胺药代表性药物有________、________、________。
3. 扎鲁斯特选择性拮抗________、________受体等。
4. 支气管哮喘是________型变态反应；SLE 是________型变态反应；溶血性贫血是________型变态反应；接触性皮炎是________型变态反应。

三、名词解释

组胺：

四、简答题

简述影响免疫功能药物的分类及临床应用。

第二十七章　肾上腺皮质激素类药

知识目标

1. 掌握糖皮质激素的药理作用、临床应用、不良反应及禁忌证。
2. 熟悉糖皮质激素的疗程和用法。
3. 了解盐皮质激素的药理作用、促皮质素及皮质激素抑制药的临床应用。

习　题

一、选择题

A1 型题

1. 治疗伴高血压的慢性活动性风湿性关节炎，宜首选（　　）。
   A. 泼尼松龙　B. 泼尼松　C. 地塞米松　D. 阿司匹林
2. 糖皮质激素的护理用药注意事项，错误的是（　　）。
   A. 做好护理宣教，按医生医嘱时间及剂量用药
   B. 用药前全面了解病人病史及禁忌证
   C. 定期检查电解质、体重、尿糖、血常规等指标
   D. 用药期间要求高糖、低钾、高钠饮食
3. 抗炎效能最大的糖皮质激素药物是（　　）。
   A. 氢化可的松　B. 可的松　C. 曲安西龙　D. 地塞米松
4. 长期应用糖皮质激素可能引起（　　）。
   A. 高血钙　B. 低血钾　C. 低血压　D. 高血钾
5. 糖皮质激素一般剂量长期疗法用于（　　）。
   A. 垂体前叶功能减退　B. 阿狄森病
   C. 肾上腺皮质次全切除术后　D. 系统性红斑狼疮
6. 糖皮质激素在临床上一般不用于（　　）。
   A. 全身性红斑狼疮　B. 支气管哮喘　C. 病毒感染　D. 中毒性感染
7. 糖皮质激素药理作用，错误的是（　　）。
   A. 抗炎、抗休克作用　B. 免疫增强作用
   C. 抗毒作用和中枢兴奋作用　D. 抑制体温中枢对致热原的反应，使升高的体温下降
8. 糖皮质激素药理作用，正确的是（　　）。
   A. 红细胞、血小板数量增加　B. 中性白细胞增多作用
   C. 抑制中枢神经　D. 减少胃酸分泌
9. 糖皮质激素用于严重感染性疾病时必须（　　）。
   A. 逐渐加大剂量　B. 小剂量长期维持用药
   C. 与有效、足量的抗菌药合用　D. 加用促肾上腺皮质激素
10. 糖皮质激素治疗严重急性感染的主要目的是（　　）。
    A. 减轻炎症反应　B. 减轻后遗症
    C. 增强机体抵抗力　D. 缓解症状，帮助病人度过危险期
11. 长期应用糖皮质激素突然停药出现反跳现象，其原因是（　　）。
    A. 病人对激素产生了依赖性或病情未充分控制
    B. 水盐代谢紊乱
    C. 肾上腺皮质功能亢进
    D. 甲状腺功能亢进
12. 糖皮质激素隔日疗法，采用哪种药物较好？（　　）
    A. 倍他米松　B. 氢化可的松　C. 泼尼松　D. 地塞米松

13. 长期大量应用糖皮质激素的副作用是（ ）。
A. 骨质疏松 B. 粒细胞减少症 C. 血小板减少症 D. 过敏性紫癜
14. 下列哪种情况禁用糖皮质激素？（ ）
A. 虹膜炎 B. 角膜炎 C. 视网膜炎 D. 角膜溃疡
15. 糖皮质激素大剂量突击疗法适用于（ ）。
A. 中毒性休克综合征 B. 肾病综合征
C. 结缔组织病 D. 恶性淋巴瘤
16. 属于长效糖皮质激素的药物是（ ）。
A. 氢化可的松 B. 甲泼尼松 C. 可的松 D. 地塞米松
17. 某应用糖皮质激素患者出现感染加重，其主要原因是（ ）。
A. 激素用量不足，无法控制症状 B. 患者对激素不敏感
C. 激素促进了病原微生物的繁殖 D. 降低了机体的防御能力
18. 地塞米松适用于下列哪种疾病的治疗？（ ）
A. 再生障碍性贫血 B. 水痘 C. 带状疱疹 D. 糖尿病
19. 不宜外用的糖皮质激素药物是（ ）。
A. 氢化可的松 B. 泼尼松龙 C. 甲泼尼松 D. 泼尼松
20. 糖皮质激素隔日疗法的给药时间是（ ）。
A. 隔日中午 B. 隔日下午 C. 隔日晚上 D. 隔日早上
21. 糖皮质激素小剂量替代疗法用于（ ）。
A. 再生障碍性贫血 B. 粒细胞减少症 C. 血小板减少症 D. 阿狄森病
22. 糖皮质激素类药物护理用药提示，正确的是（ ）。
A. 病情得到控制可立即停药
B. 高血压、糖尿病及溃疡病的病人可长期使用糖皮质激素
C. 定期检查电解质、体重、尿糖、血常规等指标
D. 糖皮质激素和强心苷可安全联合用药
23. 糖皮质激素，错误的是（ ）。
A. 减轻炎症早期反应 B. 中和细菌内毒素
C. 抑制免疫反应 D. 抑制蛋白质合成
24. 下列哪项不属于糖皮质激素的不良反应？（ ）
A. 高血钾 B. 高血压 C. 骨质疏松 D. 高血糖
25. 长期应用糖皮质激素可引起（ ）。
A. 高血钙 B. 低血钾 C. 高血钾 D. 高血磷
26. 糖皮质激素的药理作用不包括（ ）。
A. 抗炎 B. 抗免疫 C. 抗病毒 D. 抗休克
27. 糖皮质激素的临床应用，正确的是（ ）。
A. 异体器官移植术后的排斥反应 B. 糖尿病
C. 高血压 D. 高血脂
28.【临床执业助理医师资格考试真题】成人腺垂体功能减退的患者发生垂体危象时，首先应该补充的激素是（ ）。
A. 左甲状腺激素 B. 生长激素 C. 肾上腺皮质激素 D. 性腺激素 E. 抗利尿激素
29.【临床执业助理医师资格考试真题】腺垂体功能减退所致垂体危象最紧急的治疗药物是（ ）。
A. 高渗盐水 B. 促性腺激素 C. 甲状腺激素 D. 糖皮质激素 E. 升压药

A2 型题

（1～2 题共用题干）【临床执业助理医师资格考试真题】

女，48 岁，因胆道梗阻并发休克入院。使用去甲肾上腺素升压，血压不易维持，波动较大，应用氢化可的松后血压升高并维持平稳，治疗 3 天时，患者出现精神失常、躁狂。

1. 患者出现精神失常、躁狂，因氢化可的松能够（ ）。
A. 提高中枢神经的兴奋性 B. 加速蛋白质的分解代谢

C. 减少脑组织对葡萄糖的利用　　D. 过量引起感染的扩散
E. 增强升压药的作用

2. 加用氢化可的松后，去甲肾上腺素升压作用增强的这种现象称（　　）。
A. 糖皮质激素的允许作用　　B. 两种药物作用的协同
C. 糖皮质激素的刺激作用　　D. 糖皮质激素的抗感染作用
E. 两种药物作用的叠加

B1 型题

（1～2 题共用备选答案）【临床执业助理医师资格考试真题】
A. 糖皮质激素　　B. 非甾体抗炎药
C. 糖皮质激素 ＋ 羟氯喹　　D. 非甾体抗炎药 ＋ 甲氨蝶呤
E. 非甾体抗炎药 ＋ 柳氮磺吡啶

1. 类风湿关节炎的治疗药物是（　　）。
2. 系统性红斑狼疮的治疗药物是（　　）。

（3～4 题共用备选答案）【临床执业助理医师资格考试真题】
A. 泼尼松　　B. 雄激素　　C. 伊马替尼　　D. 环磷酰胺　　E. 叶酸

3. 治疗过敏性紫癜合并上消化道出血的首选药物是（　　）。
4. 治疗慢性髓性白血病的首选药物是（　　）。

（5～6 题共用备选答案）
A. 醛固酮　　B. 氟氢可的松　　C. 氢化可的松　　D. 地塞米松　　E. 泼尼松

5. 抗炎作用强，几无水钠潴留作用的激素是（　　）。
6. 几无抗炎作用，水钠潴留作用强的激素是（　　）。

（7～9 题共用备选答案）
A. 过敏性休克　　B. 湿疹
C. 肾上腺皮质次全切除术后　　D. 肾病综合征
E. 重症心功能不全

7. 大剂量糖皮质激素突击疗法用于（　　）。
8. 小剂量肾上腺皮质激素补充治疗用于（　　）。
9. 糖皮质激素隔日疗法用于（　　）。

二、判断题

（　　）1. 糖皮质激素能对抗各种原因如物理、生物等引起的炎症。
（　　）2. 在炎症后期，使用糖皮质激素能促进创口愈合。

三、填空题

1. 可的松和泼尼松在体内分别转化为________和________而产生药效，故________患者不宜应用。

2. 糖皮质激素可诱发或加重________、________，还能诱发________和________。

3. 糖皮质激素的疗程及用法有________，________、________、________。

4. 糖皮质激素的主要作用是“四抗”，即________、________、________、________。

四、名词解释

停药反应：

五、简答题

1. 男，47 岁，半年来面部色素沉着、乏力、厌食，有时会恶心和呕吐；呼吸、心率正常，血压 110/70 mmHg；血皮质醇，24 小时尿 17- 羟、17- 酮类固醇和 24 小时尿游离皮质醇低于正常；血浆 ACTH 升高；低血钠，高血钾。

治疗该患者应选用什么药物？该药物有什么生理作用？

2. 男，58 岁，近几个月来感觉四肢无力，下肢水肿，尿中泡沫增多，遂去医院就诊。实验室检查，尿蛋白 50 mg/dL，血浆白蛋白 25 g/L，总胆固醇 8.46 mmol/L，甘油三酯 4.30 mmol/L。结合其他的检查，诊断为肾病综合征。

该患者可以用哪些药物治疗？

第二十八章　甲状腺激素和抗甲状腺激素

知识目标

1. 掌握甲状腺激素、硫脲类药物的药理作用、临床应用、不良反应及用药监护。
2. 熟悉碘及碘化物、β受体阻断药的临床应用、不良反应及用药监护。
3. 了解抗甲状腺药的分类。

习　题

一、选择题

A1 型题

1. 硫脲类药物的不良反应，错误的是（　　）。
   A. 粒细胞缺乏症　B. 药疹　C. 瘙痒　D. 震颤
2. 甲状腺激素，错误的是（　　）。
   A. 促进大脑发育　B. 促进长骨发育　C. 促进代谢　D. 兴奋心脏　E. 兴奋副交感神经
3. 治疗呆小病的主要药物是（　　）。
   A. 他巴唑　B. 卡比马唑　C. 丙硫氧嘧啶　D. 甲状腺素
4. 用于呆小病的药物是（　　）。
   A. 甲巯咪唑　B. 小剂量碘　C. 大剂量碘　D. 甲状腺素
5. 丙硫氧嘧啶治疗甲亢的严重不良反应是（　　）。
   A. 瘙痒　B. 药疹　C. 粒细胞缺乏　D. 关节痛
6. 能抑制 T_4 转化为 T_3 的是（　　）。
   A. 甲硫氧嘧啶　B. 甲巯咪唑　C. 卡比马唑　D. 丙硫氧嘧啶
7. 左甲状腺素钠片的成分是（　　）。
   A. T_3　B. T_4　C. FT_3　D. FT_4　E. TSH
8. 甲状腺激素主要不良反应是（　　）。
   A. 血管神经性水肿　B. 过敏性休克　C. 甲状腺功能亢进　D. 肾衰竭
9. 仅用于甲亢术前准备与甲状腺危象的是（　　）。
   A. 丙硫氧嘧啶　B. 甲状腺素片　C. 利血平　D. 复方碘溶液
10. 能明显抑制外周组织的 T_4 转变成 T_3 的抗甲状腺药是（　　）。
    A. 甲硫氧嘧啶　B. 丙硫氧嘧啶　C. 大剂量碘剂　D. 卡比马唑
11. 碘剂正确的是（　　）。
    A. 小剂量促进甲状腺激素的合成，也促进甲状腺激素的释放
    B. 小剂量促进甲状腺激素的合成，大剂量促进甲状腺激素的释放
    C. 小剂量抑制甲状腺激素的合成，大剂量抑制甲状腺激素的释放
    D. 小剂量促进甲状腺激素的合成，大剂量抑制甲状腺激素的释放
12. 小剂量碘主要用于（　　）。
    A. 呆小病　B. 黏液性水肿
    C. 单纯性甲状腺肿　D. 抑制甲状腺素的释放
13. 治疗黏液性水肿的主要药物是（　　）。
    A. 他巴唑　B. 丙硫氧嘧啶　C. 甲状腺素　D. 小剂量碘剂
14. 黏液性水肿的治疗用药是（　　）。
    A. 卡比马唑　B. 碘化钾　C. 甲状腺片　D. 丙硫氧嘧啶　E. 甲巯咪唑
15. 硫脲类抗甲状腺药的作用机制是（　　）。
    A. 抑制甲状腺碘的摄取　B. 抑制甲状腺激素的生物合成
    C. 抑制甲状腺激素的释放　D. 抑制 TSH 分泌

16. 甲状腺功能亢进的内科治疗，最宜选用（　　）。
A. 小剂量碘剂　B. 大剂量碘剂　C. 普萘洛尔　D. 甲硫氧咪唑
17. 下列哪种疾病禁用甲状腺激素？（　　）
A. 单纯性甲状腺肿　B. 呆小病　C. 甲状腺危象　D. 黏液性水肿
18. 甲状腺功能检查应用（　　）。
A. 丙硫氧嘧啶　B. 小剂量碘　C. 大剂量碘　D. 少量 ^{131}I
19. 甲状腺激素，错误的是（　　）。
A. 促进大脑发育　B. 促进长骨发育　C. 促进代谢　D. 兴奋心脏　E. 兴奋副交感神经
20. 大剂量碘产生抗甲状腺作用的主要原因是（　　）。
A. 抑制甲状腺激素的合成　B. 使腺泡上皮破坏、萎缩
C. 抑制免疫球蛋白的生成　D. 抑制甲状腺素的释放
21. 甲状腺危象的治疗主要采用（　　）。
A. 甲状腺激素　B. 小剂量碘剂　C. 硫脲类药物　D. 胰岛素
22. 硫脲类最严重的不良反应是（　　）。
A. 粒细胞缺乏　B. 过敏性休克　C. 呼吸抑制　D. 甲状腺危象
23. 幼儿甲状腺素不足易患（　　）。
A. 侏儒症　B. 呆小病　C. 黏液性水肿　D. 单纯性甲状腺肿
24. 硫脲类抗甲状腺药，错误的是（　　）。
A. 硫脲类是最常用的抗甲状腺药　B. 代表药有甲硫氧嘧啶
C. 通过影响甲状腺摄取碘而发挥作用　D. 可用于甲状腺危象时的辅助治疗
25. 大剂量碘，错误的是（　　）。
A. 抑制甲状腺激素的释放　B. 抑制甲状腺激素的合成
C. 用于甲亢术前准备　D. 用于预防单纯性甲状腺肿
26. 防治缺碘引起的单纯性甲状腺肿，宜选用（　　）。
A. 大剂量碘　B. 小剂量碘　C. 甲状腺素　D. 卡比马唑
27. 甲亢病人术前服用丙硫氧嘧啶，出现甲状腺肿大时应如何处理？（　　）
A. 停服硫脲类药物　B. 减量加服甲状腺素
C. 停药改用甲巯咪唑　D. 加服大剂量碘剂
28. 硫脲类药物的基本作用是（　　）。
A. 抑制碘泵　B. 抑制 Na^{+}-K^{+} 泵
C. 抑制甲状腺过氧化物酶　D. 抑制甲状腺蛋白水解酶
29. 硫脲类药物起效缓慢的原因是（　　）。
A. 药物经胃肠道吸收缓慢　B. 血浆蛋白结合率高
C. 不能对抗已合成的甲状腺激素　D. 治疗前期甲状腺组织代偿性增生
30. 下列对放射性碘应用的描述，哪项不正确？（　　）
A. 广泛用于检查甲状腺功能　B. 用于治疗甲状腺功能低下
C. 不宜手术的甲亢治疗　D. 术后复发应用硫脲类药物无效者
31.【临床执业助理医师资格考试真题】为抑制甲状腺功能亢进症患者甲状腺激素的释放，外科术前选择的常用药物是（　　）。
A. 复方碘溶液　B. 普萘洛尔　C. 卡比马唑　D. 丙硫氧嘧啶　E. 甲巯咪唑
32.【临床执业助理医师资格考试真题】甲状腺功能亢进症 ^{131}I 治疗后，发生永久性甲状腺功能减退症的原因是（　　）。
A. 甲状腺激素代谢异常　B. 甲状腺组织细胞遭破坏
C. 甲状腺激素合成障碍　D. 组织对甲状腺激素抵抗
E. 甲状腺腺体发育障碍

A2 型题

1.【临床执业助理医师资格考试真题】女，18 岁，心慌、怕热、多汗、体重下降 3 个月。双手有细颤，突眼不明显，甲状腺Ⅱ度弥漫性肿大、质地软、有血管性杂音，心率 108 次 / 分，两肺呼吸音清，考虑为

毒性弥漫性甲状腺肿（Graves 病）。为明确诊断，首先要检查（　　）。

A. 甲状腺摄碘率
B. 血 TSH、FT_3、FT_4
C. 抗甲状腺球蛋白抗体（TgAb）
D. 甲状腺 B 超
E. 甲状腺放射性核素扫描

2.【临床执业助理医师资格考试真题】女，30 岁，甲状腺肿大，性情急躁 2 年。查体：T 37 ℃，P 116 次 / 分，R 22 次 / 分，BP 130/60 mmHg，甲状腺弥漫性Ⅲ度肿大，甲状腺区域听诊可闻及低调的连续性静脉“嗡嗡”音。实验室检查：FT_3、FT_4 均增高，TSH 降低，既往曾服用硫脲类药物治疗效果不佳，拟行手术治疗。目前单用碘剂进行术前准备，但基础代谢率控制不满意。为做好术前准备，可联合使用（　　）。

A. 苯巴比妥钠　B. 氯丙嗪　C. 氢化可的松　D. 胍乙啶　E. 普萘洛尔

B1 型题

（1 ～ 2 题共用备选答案）【临床执业助理医师资格考试真题】

A. 甲状腺危象
B. 伤口出血、感染
C. 喉上、喉返神经损伤
D. 甲状旁腺功能减退症
E. 肝功能异常

1. 手术治疗甲亢，术前准备不充分时易出现的并发症是（　　）。
2. 甲巯咪唑治疗甲亢最可能出现的副作用是（　　）。

二、判断题

（　）1. 粒细胞缺乏症是硫脲类药物可致的最严重不良反应。
（　）2. 甲状腺激素能促进蛋白质合成及骨骼、中枢神经系统的生长发育。

三、填空题

1. 甲状腺激素包括____________和____________。
2. 甲状腺功能减退症包括____________和____________。
3. 常用的抗甲状腺药有____________、____________、____________和____________。
4. 小剂量碘用于治疗____________，大剂量碘有____________作用。

四、简答题

女，57 岁，有甲状腺功能亢进病史 2 年，行甲状腺次全切手后 1 天后体温高，心脏搏动力强，心率 165 次 / 分，呕吐，多汗，烦躁不安，基础代谢率提高 50% 以上，T_3 水平明显高于正常。

该患者应选用什么药物治疗？这些药物在治疗该病时都起到了什么作用？

第二十九章　胰岛素及口服降血糖药

知识目标

1. 掌握胰岛素的药理作用、临床应用、不良反应及用药监护。
2. 熟悉甲苯磺丁脲和二甲双胍的药理作用、临床应用、不良反应及用药监护。
3. 了解其他口服降血糖药的药理作用、临床应用、不良反应及用药监护。

习　题

一、选择题

A1 型题

1. 胰岛素制剂不正确的是（　　）。
A. 精蛋白锌胰岛素是长效的　　B. 正规胰岛素可皮下或静脉注射
C. 正规胰岛素是短效的　　D. 低精蛋白锌胰岛素可静脉注射
2. 双胍类药物治疗糖尿病的机制是（　　）。
A. 增强胰岛素的作用　　B. 促进组织摄取葡萄糖等
C. 刺激内源性胰岛素的分泌　　D. 增加靶细胞膜上胰岛素受体的数目
3. 降血糖作用机制为抑制 α- 葡萄糖苷酶的药物是（　　）。
A. 二甲双胍　　B. 罗格列酮　　C. 阿卡波糖　　D. 格列本脲
4. 适合应用磺酰脲类降糖药的患者是（　　）。
A. 饮食控制无效的 2 型糖尿病　　B. 1 型糖尿病伴眼底病变
C. 糖尿病酮症酸中毒　　D. 幼年重型糖尿病
5. 合并重度感染的糖尿病患者，应选用（　　）。
A. 氯磺丙脲　　B. 格列本脲　　C. 格列吡嗪　　D. 正规胰岛素
6. 磺酰脲类降血糖药物的主要作用机制是（　　）。
A. 促进葡萄糖分解　　B. 拮抗胰高血糖素的作用
C. 妨碍葡萄糖的肠道吸收　　D. 刺激胰岛 B 细胞释放胰岛素
7. 不需首选胰岛素治疗的糖尿病是（　　）。
A. 合并严重感染的 2 型糖尿病　　B. 需做手术的 1 型糖尿病
C. 轻中度 2 型糖尿病　　D. 妊娠期糖尿病
8. 胰岛素制剂，一般不采用下列哪种给药途径？（　　）
A. 皮下注射　　B. 肌内注射　　C. 静脉滴注　　D. 口服给药
9. 胰岛素与磺酰脲类共同的不良反应是（　　）。
A. 过敏反应　　B. 粒细胞缺乏　　C. 低血糖反应　　D. 胃肠道反应
10. 可以静脉注射的胰岛素制剂是（　　）。
A. 正规胰岛素　　B. 低精蛋白锌胰岛素
C. 珠蛋白锌胰岛素　　D. 精蛋白锌胰岛素
11. 抢救胰岛素过量引起的低血糖昏迷，应首选（　　）。
A. 静脉注射糖皮质激素　　B. 肌内注射肾上腺素
C. 静脉注射 50% 葡萄糖　　D. 静脉注射氯化钙
12. 双胍类主要用于（　　）。
A. 轻症糖尿病，尤其是肥胖者饮食不能控制者
B. 重症糖尿病
C. 轻症饮食可控制者
D. 合并有感染者
13. 需要用胰岛素治疗的是（　　）。

A. 糖尿病的肥胖症患者
B. 胰岛功能尚未全部丧失的糖尿病患者
C. 轻症糖尿病患者
D. 糖尿病合并酮症酸中毒者

14. 胰岛素的正确注射方式，错误的是（　　）。
A. 皮下注射
B. 臀部注射部位最佳
C. 每次的注射点应距离 3 cm
D. 采取轮替的注射方式
E. 高纯度制剂最佳

15. 导致胰岛素低血糖的原因，不包括（　　）。
A. 注射剂量过大
B. 未按时进食
C. 运动量过大
D. 进食过多
E. 运动患者注射四肢

16. 可用于治疗尿崩症的降血糖药是（　　）。
A. 格列吡嗪　B. 格列齐特　C. 格列本脲　D. 氯磺丙脲

17. 肥胖且单用饮食控制无效的糖尿病患者宜选用（　　）。
A. 二甲双胍　B. 罗格列酮　C. 阿卡波糖　D. 格列本脲

18. 糖尿病患者胰岛素常用的给药途径是（　　）。
A. 舌下含服　B. 雾化吸入　C. 肌内注射　D. 皮下注射

19. 属于胰岛素增敏药的是（　　）。
A. 二甲双胍　B. 罗格列酮　C. 阿卡波糖　D. 格列本脲

20. 糖尿病酮症酸中毒时宜选用（　　）。
A. 精蛋白锌胰岛素
B. 低精蛋白锌胰岛素
C. 珠蛋白锌胰岛素
D. 正规胰岛素

21. 胰岛素急性耐受的原因是（　　）。
A. 体内产生抗胰岛素受体抗体
B. 血中抗胰岛素物质增多
C. 胰岛素与受体亲和力下降
D. 胰岛素受体水平发生变化
E. 葡萄糖转运系统异常

22. 胰岛素慢性耐受的原因是（　　）。
A. 体内产生抗胰岛素受体抗体
B. 血中抗胰岛素物质增多
C. 游离脂肪酸和酮体增多
D. 胰岛素与受体结合减少
E. 葡萄糖的摄取利用被妨碍

23. 胰岛素的用药护理提示，正确的是（　　）。
A. 所有胰岛素制剂都可静脉注射
B. 胰岛素注射液需常温保存
C. 注意用药后的低血糖反应
D. 糖尿病病人由于注射了胰岛素，饮食方面可以不加控制

24. 重症糖尿病，特别是幼年型糖尿病，必须应用的降糖药物是（　　）。
A. 甲苯磺丁脲　B. 胰岛素　C. 二甲双胍　D. 苯乙双胍

25. 用胰岛素治疗过程中出现饥饿、心悸、昏迷、惊厥，应如何处理？（　　）
A. 胰岛素皮下注射
B. 肾上腺素皮下注射
C. 50% 葡萄糖静注
D. 地塞米松静注

26. 胰岛素的不良反应，不包括（　　）。
A. 低血糖反应　B. 过敏反应　C. 胰岛素抵抗　D. 凝血障碍

27. 对餐后血糖水平升高效果最好的降糖药是（　　）。
A. 二甲双胍　B. 罗格列酮　C. 阿卡波糖　D. 格列本脲

28. 胰岛素口服无效的原因是（　　）。
A. 不易吸收　B. 被消化酶破坏　C. 易在肝脏代谢　D. 生物利用度低

29. 可用于尿崩症的降血糖药是（　　）。
A. 甲苯磺丁脲　B. 二甲双胍　C. 格列本脲　D. 氯磺丙脲

30. 阿卡波糖的给药时间是（　　）。
A. 餐前半小时　B. 餐中　C. 餐后　D. 睡前

31. 胰岛素的给药时间是（　　）。
A. 餐前半小时　B. 餐中　C. 餐后　D. 空腹
32. 容易造成乳酸性酸中毒的降糖药是（　　）。
A. 胰岛素　B. 氯磺丙脲　C. 甲苯磺丁脲　D. 苯乙双胍
33. 1 型糖尿病患者应选用（　　）。
A. 胰岛素　B. 格列齐特　C. 氯磺丙脲　D. 二甲双胍
34. 胰岛素，不正确的是（　　）。
A. 口服有效　B. 主要在肝肾脏灭活
C. 酸性蛋白质　D. 精蛋白锌胰岛素为长效胰岛素
35. 以下不属于胰岛素不良反应的是（　　）。
A. 低血糖　B. 高钾血症　C. 脂肪萎缩与肥厚　D. 胰岛素抵抗　E. 变态反应
36. 降糖药分类与代表药，错误的是（　　）。
A. 胰岛素制剂 - 普通胰岛素　B. 磺酰脲类 - 格列本脲
C. 葡萄糖苷酶抑制剂 - 阿卡波糖　D. 胰岛素增敏药 - 格列吡嗪
37. 不属于口服降血糖药物的是（　　）。
A. 精蛋白锌胰岛素　B. 格列本脲　C. 格列齐特　D. 二甲双胍
38. 未开封的胰岛素应在什么温度下保存？（　　）
A. 16 ～ 22 ℃　B. 2 ～ 8 ℃　C. 10 ～ 16 ℃　D. -2 ～ 8 ℃
39. 双胍类易出现的严重不良反应是（　　）。
A. 酮症酸中毒　B. 乳酸性酸中毒　C. 低血糖休克　D. 严重腹泻
40. 下列不属于首选胰岛素的情况是（　　）。
A. 1 型糖尿病　B. 幼年重型糖尿病
C. 酮症酸中毒　D. 轻症饮食可控制者

A2 型题

1.【临床执业助理医师资格考试真题】女，71 岁，2 型糖尿病病史 8 年，瑞格列奈 2 mg tid，近期血糖控制不佳，既往高血压病史 10 年，冠心病病史 5 年，身高 155 cm，体重 50 kg。实验室检查：空腹血糖 12.5 mmol/L；三餐后 2 小时血糖分别为 7.8 mmol/L、8.4 mmol/L 和 8.8 mmol/L；夜间血糖 10.5 mmol/L；糖化血红蛋白 9.2%。目前最适宜的治疗是加用（　　）。
A. 噻唑烷酮类降糖药　B. 胰岛素
C. 双胍类降糖药　D. α - 葡萄糖苷酶抑制剂
E. 磺脲类降糖药

2.【临床执业助理医师资格考试真题】男，50 岁，高血压病史 10 年，2 型糖尿病病史 6 年，BMI 28.2 kg/m^2。目前格列本脲 5 mg tid，二甲双胍 2 g/d 治疗。空腹血糖 12.6 mmol/L，餐后 2 小时血糖 18.2 mmol/L，糖化血红蛋白 9.6%。肝肾功能正常，心功能Ⅲ级（NYHA 分级）。下列治疗最恰当的是（　　）。
A. 加用噻唑烷二酮类降糖药　B. 增加格列本脲的剂量
C. 加用基础胰岛素　D. 增加二甲双胍的剂量
E. 加用 α - 葡萄糖苷酶抑制剂

B1 型题

（1 ～ 2 题共用备选答案）【临床执业助理医师资格考试真题】
A. 格列本脲　B. 瑞格列奈　C. 二甲双胍　D. 胰岛素　E. 普萘洛尔
1. 能抑制肠道对葡萄糖的吸收，主要用于 2 型糖尿病伴肥胖的药物是（　　）。
2. 糖尿病伴有严重感染治疗首选（　　）。
（3 ～ 4 题共用备选答案）【临床执业助理医师资格考试真题】
A. 乳酸酸中毒　B. 水肿　C. 胃肠道反应　D. 皮肤过敏　E. 低血糖
3. 双胍类药物较严重的不良反应是（　　）。
4. 磺酰脲类药物较严重的不良反应是（　　）。
（5 ～ 6 题共用备选答案）【临床执业助理医师资格考试真题】
A. 格列美脲　B. 阿卡波糖　C. 二甲双胍　D. 吡格列酮　E. 瑞格列奈

5. 促进早期胰岛素分泌的口服降糖药是（　　）。
6. 主要减少肝糖输出的口服降糖药是（　　）。

二、判断题

（　）1. 低血糖症是使用胰岛素最常见的不良反应，常常发生在胰岛素过量、未按时进食和运动过度的情况下。
（　）2. 糖皮质激素、甲状腺激素、肾上腺素等均可降低血糖，合用可降低胰岛素的作用。

三、填空题

1. 胰岛素的药理作用有____________、____________、____________和____________。
2. 易引起乳酸性酸中毒的口服降血糖药是____________。
3. 常用口服降血糖药物包括__________、__________、__________、__________和__________。

四、简答题

男，66 岁，有糖尿病史 13 年，近日并发肺炎，呼吸 37 次 / 分，心率 105 次 / 分，血压 165/90 mmHg，呼出气体有丙酮味，意识模糊，尿酮呈强阳性，血糖 500 mg/dL。

该患者必须使用哪种降糖药治疗？应该选取这种降糖药中的哪种类型？如何给药？

第三十章　抗生素

知识目标

1. 掌握青霉素类和头孢菌素类的抗菌谱、抗菌机制、临床应用和不良反应。
2. 掌握大环内酯类药物的抗菌作用、临床应用和不良反应。
3. 掌握氨基糖苷类抗生素的共性和作用特点。
4. 掌握四环素类药物的抗菌谱、临床应用及主要不良反应。

习　题

一、选择题

A1 型题

1. 细菌与抗菌药物反复接触后对药物的敏感性降低甚至消失，这种现象称（　　）。
A. 遗传性　B. 低敏性　C. 高敏性　D. 耐药性　E. 突变性
2. 下列属于 β- 内酰胺类抗生素的为（　　）。
A. 链霉素　B. 红霉素　C. 四环素　D. 青霉素　E. 利福平
3. 从抗菌作用机制分析，可知青霉素（　　）。
A. 对静止期细菌作用强　B. 对繁殖期细菌作用强
C. 对静止期和繁殖期细菌作用都强　D. 对人和动物有一定毒性
E. 对真菌作用强大
4. 头孢氨苄等 β- 内酰胺类抗生素的作用机制为（　　）。
A. 阻止双糖十肽聚合物的交叉联结　B. 破坏已形成的肽聚糖结构
C. 阻止 D- 丙氨酰 -D- 丙氨酸的形成　D. 阻止 β- 内酰胺环形成
E. 阻止粘肽中的多糖链形成
5. 克拉维酸属于（　　）。
A. 单环 β- 内酰胺类抗生素　B. β- 内酰胺酶抑制剂
C. 头孢菌素类抗生素　D. 青霉素类抗生素
E. 硫霉素类抗生素
6. 半合成青霉素与青霉素 G 比较，优点为（　　）。
A. 杀菌力更强　B. 价格低廉
C. 耐酸、耐酶、抗菌谱广　D. 抗菌谱广、毒性更小
E. 耐酸、耐酶且不会产生过敏反应
7. 不属于青霉素 G 抗菌作用范围的病原体为（　　）。
A. 金黄色葡萄球菌　B. 脑膜炎奈瑟菌　C. 淋病奈瑟菌　D. 白喉棒状杆菌　E. 大肠杆菌
8. 大环内酯类抗生素不包括（　　）。
A. 红霉素　B. 阿奇霉素　C. 罗红霉素　D. 克拉霉素　E. 克林霉素
9. 红霉素体内过程，错误的是（　　）。
A. 有肝肠循环　B. 体内分布广
C. 耐酸，口服吸收好　D. 胆汁及前列腺中浓度高
E. 可透过胎盘及进入乳汁
10. 红霉素的抗菌谱不包括（　　）。
A. 军团菌　B. 百日咳杆菌　C. 真菌　D. 衣原体　E. 支原体
11. 较易引起肝损害的大环内酯类药物是（　　）。
A. 麦迪霉素　B. 螺旋霉素　C. 阿奇霉素　D. 酯化红霉素　E. 罗红霉素
12. 氨基糖苷类体内过程的共同特点是（　　）。
A. 口服易吸收　B. 可进入内耳外淋巴液

C. 在脑脊液浓度较高　　D. 与血浆蛋白结合率高
E. 不以原形从肾小管分泌排出

13. 氨基糖苷类抗生素的不良反应不包括（　　）。
A. 肾毒性　B. 神经肌肉阻滞　C. 耳毒性　D. 过敏反应　E. 骨髓抑制

14. 庆大霉素的抗菌机制是（　　）。
A. 抑制菌体蛋白质合成　B. 抑制二氢叶酸还原酶
C. 触发菌体自溶现象　D. 增强吞噬细胞功能
E. 破坏细菌细胞壁的结构

15. 对耳、肾均有明显毒性的抗生素是（　　）。
A. 红霉素　B. 氯霉素　C. 四环素　D. 链霉素　E. 青霉素

16. 氨基糖苷类药物中，抗铜绿假单胞菌作用最强的是（　　）。
A. 链霉素　B. 妥布霉素　C. 庆大霉素　D. 卡那霉素　E. 奈替米星

17. 多黏菌素正确的是（　　）。
A. 局部用于治疗革兰氏阴性杆菌感染　B. 抗菌机制是通过抑制细菌蛋白质合成
C. 一般可采用静脉滴注给药　D. 属广谱抗生素
E. 不良反应主要是注射部位疼痛

18. 用于治疗甲氧西林耐药的葡萄球菌引起的严重感染可选用（　　）。
A. 青霉素 G　B. 头孢氨苄　C. 红霉素　D. 万古霉素　E. 链霉素

19. 某病人因大肠杆菌引起胆囊炎，但该病人的肝功能不良，最好选用（　　）。
A. 青霉素 G　B. 庆大霉素　C. 四环素　D. 氯霉素　E. 多黏菌素

20. 某病人大面积Ⅱ度烧伤，可选用哪种抗感染药？（　　）
A. 青霉素 G　B. 头孢拉定　C. 四环素　D. 链霉素　E. 庆大霉素

21. 某老人患有非特异性尿道炎，服用四环素进行治疗，但用药后期出现剧烈腹泻。除了停药，应采用哪种药治疗腹泻？（　　）
A. 氯霉素　B. 红霉素　C. 头孢菌素　D. 青霉素　E. 万古霉素

22. 下列何药能与多价阳离子络合而影响其吸收？（　　）
A. 氯霉素　B. 四环素　C. 红霉素　D. 氨苄青霉素　E. 头孢氨苄

23. 四环素的抗菌谱不包括（　　）。
A. 肺炎球菌　B. 霍乱弧菌　C. 幽门螺杆菌　D. 立克次氏体　E. 真菌

24. 四环素类药物中，抗菌作用最强的是（　　）。
A. 四环素　B. 土霉素　C. 地美环素　D. 多西环素　E. 美他环素

25. 治疗肠内阿米巴病最好选（　　）。
A. 四环素　B. 米诺环素　C. 土霉素　D. 卡那霉素　E. 奈替霉素

26. 四环素主要不良反应是（　　）。
A. 二重感染　B. 过敏反应　C. 周围神经炎　D. 灰婴综合征　E. 造血功能障碍

27. 氯霉素仅用于伤寒等其他敏感菌所致的严重感染是由于（　　）。
A. 抗菌谱窄　B. 严重损害骨髓造血功能
C. 细菌产生耐药性较快　D. 抗菌作用弱
E. 易引发二重感染

28. 四环素类和氯霉素类均会产生的不良反应是（　　）。
A. 过敏性休克　B. 影响牙、骨生长
C. 抑制骨髓造血功能　D. 灰婴综合征
E. 二重感染

29. 青霉素类引起的过敏性休克首选（　　）。
A. 异丙肾上腺素　B. 去甲肾上腺素　C. 肾上腺素　D. 多巴胺　E. 麻黄碱

30. 下列可引起听神经损害的药物是（　　）。
A. 环丙沙星　B. 头孢唑啉　C. 甲硝唑　D. 阿米卡星　E. 红霉素

31.【**护士执业资格考试真题**】新生儿脐炎最常见的致病菌是金黄色葡萄球菌，治疗首选的抗生素是（　　）。
A. 庆大霉素　B. 头孢呋辛　C. 罗红霉素　D. 阿奇霉素　E. 环丙沙星

32.【护士执业资格考试真题】下列药物中易引起再生障碍性贫血的是（　　）。

A. 氯霉素　B. 氯丙嗪　C. 链霉素　D. 氨基糖苷类　E. 头孢呋辛酯

33. 下列氨基糖苷类抗生素均对前庭功能有损害，表现为眩晕、恶心、呕吐、眼球震颤和平衡障碍，其中发生率最高的药物是（　　）。

A. 链霉素　B. 庆大霉素　C. 妥布霉素　D. 奈替米星　E. 西索米星

34.【口腔执业医师资格考试真题】链霉素和红霉素抗菌作用针对的细菌结构部位是（　　）。

A. 细胞壁上肽聚糖　B. 细胞壁上脂多糖

C. 细胞质中核蛋白体　D. 细胞膜上中介体

E. 细胞染色体 DNA

35.【临床执业助理医师资格考试真题】治疗淋病的首选药物是（　　）。

A. 头孢曲松　B. 青霉素钠盐　C. 红霉素　D. 克林霉素　E. 多西环素

36.【临床执业助理医师资格考试真题】对病原菌尚未明确的化脓性脑膜炎患儿，首选的抗生素是（　　）。

A. 氯霉素　B. 万古霉素　C. 头孢曲松　D. 阿奇霉素　E. 青霉素

A2 型题

1. 某病人突然出现寒战、呕吐，第 5 日胸背出现淡红色斑疹，24 小时蔓延至颈、腹及四肢，后经确诊为流行性斑疹伤寒。下列哪种药可首选？（　　）

A. 四环素　B. 庆大霉素　C. 多黏菌素　D. 头孢菌素　E. 青霉素

2. 某青年出现高热、畏寒、剧烈头痛、喷射性呕吐、烦躁、惊厥等症，血常规检查白细胞明显增多，脑脊液涂片检查到流感杆菌，诊断为流感杆菌性脑膜炎。选下列哪种药物较好？（　　）

A. 红霉素　B. 头孢氨苄　C. 四环素　D. 万古霉素　E. 氯霉素

3. 夏天游泳后，某些人出现眼部出血、瘙痒、流泪等现象。可用下列哪种药滴眼？（　　）

A. 罗红霉素　B. 林可霉素　C. 氯霉素　D. 万古霉素　E. 大观霉素

4.【临床执业助理医师资格考试真题】男，16 岁，发热伴咳嗽、头痛 2 天。查体：T 38.3 ℃，双肺呼吸音清晰，心脏各瓣膜区未及杂音。血常规 WBC 8.4 × 10 /L，N 0.76，Hb 134 g/L。胸部 X 线片示右下肺浅淡的渗出影，既往体健。下列抗菌药物可作为经验性治疗首选的是（　　）。

A. 喹诺酮类　B. 三代头孢菌类　C. 青霉素　D. 大环内酯类　E. 氨基糖苷类

5.【临床执业助理医师资格考试真题】女，31 岁，妊娠 28 周，阴道脓性分泌物增多 3 天，诊断为淋病。首选的治疗是（　　）。

A. 头孢西丁 + 用红霉素　B. 头孢曲松钠单次肌内注射

C. 头孢曲松钠 + 用四环素　D. 头孢西丁单次给药

E. 头孢曲松钠 + 用喹诺酮类药物

B1 型题

（1～2 题共用备选答案）

A. 克林霉素　B. 链霉素　C. 替莫西林　D. 红霉素　E. 四环素

1. 治疗军团菌感染的首选药物是（　　）。

2. 治疗金黄色葡萄球菌引起的骨髓炎的首选药物是（　　）。

（3～4 题共用备选答案）

A. 脑脊液　B. 胆汁　C. 骨　D. 肾　E. 肺

3. 红霉素在体内分布浓度较高的组织或体液是（　　）。

4. 克林霉素在体内分布浓度较高的组织或体液是（　　）。

（5～6 题共用备选答案）

A. 主要用于革兰氏阳性菌的药物　B. 主要用于革兰氏阴性菌的药物

C. 广谱抗生素　D. 抗真菌抗生素

E. 抗恶性肿瘤抗生素

5. 氨基糖苷类抗生素是（　　）。

6. 四环素类抗生素是（　　）。

（7～8 题共用备选答案）

A. 多肽类　B. 头孢菌素类　C. 四环素类　D. 氨基糖苷类　E. β - 内酰胺类

7. 万古霉素属于（　　）。
8. 米诺环素属于（　　）。
（9～10 题共用备选答案）
A. 庆大霉素　B. 妥布霉素　C. 链霉素　D. 卡那霉素　E. 新霉素
9. 氨基糖苷类药物中毒性最大，不适合作全身感染用药的是（　　）。
10. 抗铜绿假单胞菌作用最强的全身感染用药是（　　）。
（11～13 题共用备选答案）
A. 庆大霉素　B. 链霉素　C. 万古霉素　D. 四环素　E. 氯霉素
11. 对结核杆菌有效，但会引起肾损害的药物是（　　）。
12. 可能导致新生儿和早产儿灰婴综合征的药物是（　　）。
13. 可引起儿童牙齿发黄的药物是（　　）。
（14～15 题共用备选答案）
A. 土霉素　B. 庆大霉素　C. 四环素　D. 氯霉素　E. 万古霉素
14. 8 岁以前的儿童禁用（　　）。
15. 早产儿和新生儿 2 周内禁用（　　）。
（16～18 题共用备选答案）【临床执业助理医师资格考试真题】
A. 磺胺类药　B. 庆大霉素　C. 异烟肼　D. 头孢噻肟　E. 苄星青霉素
16. 抑制菌体二氢叶酸合成作用较强的药物是（　　）。
17. 螺旋体感染首选的药物是（　　）。
18. 耐 β - 内酰胺酶作用较强的药物是（　　）。
（19～22 题共用备选答案）
A. 增加肾毒性　B. 增加耳毒性
C. 延缓耐药性产生　D. 增强抗菌范围
E. 增加神经 - 肌肉接头阻滞
19. 氨基糖苷类抗生素 + 呋塞米（　　）。
20. 氨基糖苷类抗生素 + 骨骼肌松弛药（　　）。
21. 庆大霉素 + 多黏菌素（　　）。
22. 链霉素 + 异烟肼（　　）。

二、判断题

（　）1. 耐药性是自然界微生物间普遍存在的共生现象的表现。
（　）2. 细菌对庆大霉素不敏感，仍可考虑使用链霉素。
（　）3. 对青霉素 G 敏感的病原体引起的感染，青霉素 G 均为首选。
（　）4. 半合成青霉素耐酸、耐酶、广谱，且与青霉素 G 无交叉过敏反应。
（　）5. 用青霉素 G 治疗白喉、炭疽病时，应与相应的抗毒素合用。
（　）6. 氨苄西林等对革兰氏阳性或阴性菌均有作用，且对铜绿假单胞菌和变形杆菌作用强。
（　）7. 苯唑西林、双氯西林抗菌谱与青霉素相似，且耐酶，故临床上首选治疗各种感染。
（　）8. 青霉素虽对脑膜炎奈瑟菌作用强，但在其脑脊液中浓度较低，故不宜用于流脑治疗。
（　）9. 红霉素低浓度抑菌，高浓度可杀菌。
（　）10. 红霉素片现多用肠溶片的目的是避免被胃酸破坏而影响疗效。
（　）11. 新霉素引起前庭功能障碍发生率高于链霉素。
（　）12. 链霉素与抗组胺药合用可减少耳毒性。
（　）13. 卡那霉素引起的肾脏损害发生率低于链霉素。
（　）14. 链霉素较青霉素不易引起过敏性休克，且死亡率低。
（　）15. 万古霉素口服可治疗难辨梭状杆菌引起的假膜性肠炎。
（　）16. 万古霉素的抗菌机制是抑制细菌细胞壁的生物合成。
（　）17. 多西环素能与乳制品中的 Ca^{2+} 等金属离子形成络合物，从而影响前者的吸收。
（　）18. 氯霉素引起的可逆性白细胞减少症与药物用量和疗程无关。
（　）19. 氯霉素是肝药酶诱导剂，与其他药合用可加强其他药的代谢。

三、填空题

1. 抗病原微生物药理主要研究__________、__________、__________三者之间的相互作用、作用规律和作用机制。

2. 从细菌培养液中提取的抗生素称__________，对其进行__________后获得的抗生素称__________。

3. 耐药细菌产生的__________可以破坏青霉素和头孢菌素的抗菌活性结构__________，使它们失去杀菌作用。

4. 金黄色葡萄球菌通过产生大量的__________与磺胺类药竞争__________而产生抗药性。

5. 羧苄西林除对革兰氏阳性、革兰氏阴性菌有作用外，还对__________和__________作用强。

6. 对铜绿假单胞菌有杀灭或抑制作用的第三代头孢菌素有__________、__________、__________和__________等。

7. 半合成青霉素与青霉素 G 比较，其优点为__________、__________和__________。

8. 青霉素 G 目前仍作为治疗敏感菌感染的首选药，是由于具备__________、__________和__________优点。

9. 红霉素可首选应用于__________、__________、__________和__________等疾病。

10. 克林霉素分布于骨组织的浓度较高，因而可首选用于__________的治疗。

11. 克林霉素优于林可霉素的特点是__________、__________和__________。

12. 氨基糖苷类药物是通过__________抗菌。

13. 使用氨基糖苷类药物后出现四肢无力，可用__________或（和）__________对抗。

14. 庆大霉素口服可用于治疗__________引起的慢性胃炎和消化性溃疡。

15. 阿米卡星临床主要用于治疗__________。

16. 四环素类药物可分为__________和__________两类。

17. 四环素若与乳制品同时服用，将会使吸收__________，原因是__________。

18. 长期使用四环素，主要产生__________和__________等不良反应。

19. 使用四环素时若出现二重感染，可选用__________或__________治疗。

20. 四环素的用药禁忌是__________、__________和__________。

21. 多西环素口服吸收的特点是__________、__________。

22. 氯霉素的抗菌机制是______________________________。

四、名词解释

1. 抗菌药：

2. 抗菌谱：

3. 耐药性：

4. 抗生素：

5. 赫氏反应：

6. 二重感染：

7. 大环内酯类抗生素：

8. 天然青霉素：

9. 半合成抗生素：

10. MIC 最低抑菌浓度：

11. PAE 即抗菌后效应：

12. 药物耳毒性：

13. 药物肾毒性：

14. 灰婴综合征：

15. 化学治疗：

五、简答题

1. 简述抗菌药物、机体及病原微生物三者之间的辩证关系。

2. 简述细菌耐药性的产生机制。

3. 简述抗菌药物的作用机制。

4. 青霉素类与头孢菌素类的共同特点有哪些？

5. 试述青霉素 G 主要不良反应及其防治措施。

6. 红霉素临床首选用于哪些感染性疾病？

7. 试述红霉素的不良反应及预防措施。

8. 比较青霉素和链霉素产生的过敏性休克及抢救药物的不同。

9. 试述氨基糖苷类的主要抗菌谱和临床应用范围。

10. 哪些药物可产生耳毒性？为避免和减少药物永久性耳聋的发生，使用这些药物时应注意哪些问题？

11. 简述氯霉素的不良反应。

12. 四环素的主要不良反应有哪些？

第三十一章　人工合成抗菌药

知识目标

1. 掌握氟喹诺酮类药物的抗菌作用、临床应用和不良反应。
2. 熟悉磺胺类药、甲氧苄啶的抗菌机制、临床应用和不良反应。

习　题

一、选择题

A1 型题

1. 易透过血脑屏障，脑脊液中能达到有效抑菌浓度的磺胺药是（　　）。
A. 磺胺甲基异噁唑　B. 磺胺嘧啶　C. 酞磺胺噻唑　D. 磺胺异噁唑　E. 磺胺米隆
2. 烧伤面继发的铜绿假单胞菌感染宜选用的药物是（　　）。
A. 磺胺甲基异噁唑　B. 磺胺嘧啶　C. 酞磺胺噻唑　D. 磺胺异噁唑　E. 磺胺米隆
3. 金黄色葡萄球菌对磺胺类产生耐药性的主要原因是（　　）。
A. 产生水解酶　B. 产生钝化酶
C. 细胞膜通透性改变　D. 产生大量对氨基苯甲酸
E. 核糖体结构改变
4. 磺胺类药物的主要不良反应是（　　）。
A. 过敏性休克　B. 听力损害　C. 二重感染　D. 泌尿系统损伤　E. 灰婴综合征
5. 抑制细菌 DNA 回旋酶产生杀菌作用的药物是（　　）。
A. 青霉素 G　B. 头孢呋辛
C. 麦迪霉素　D. 多西环素（强力霉素）
E. 诺氟沙星
6. 呋喃妥因主要治疗下列哪种感染？（　　）
A. 呼吸道感染　B. 软组织感染　C. 肠道感染　D. 尿路感染　E. 腹腔感染
7. 可治疗铜绿假单胞菌感染的药物是（　　）。
A. 链霉素　B. 头孢唑林　C. 多西环素　D. 环丙沙星　E. 阿奇霉素
8. 体外抗菌活性最强的喹诺酮类药物是（　　）。
A. 依诺沙星　B. 氧氟沙星　C. 环丙沙星　D. 吡哌酸　E. 洛美沙星
9. 磺胺类药物作用机制是与细菌竞争（　　）。
A. 二氢叶酸合成酶　B. 二氢叶酸还原酶　C. 四氢叶酸还原酶　D. 一碳单位转移酶　E. 叶酸还原酶
10. 第三代喹诺酮类药物的抗菌机制是其抑制了细胞的（　　）。
A. 蛋白质合成　B. 细胞壁合成　C. DNA 螺旋酶　D. 二氢叶酸还原酶　E. 二氢叶酸合成酶

A2 型题

【临床执业助理医师资格考试真题】初孕妇，26 岁，妊娠 30 周，尿频、尿急伴阴道分泌物多半个月。查体：尿道口及宫颈口均见多量黏液脓性分泌物。下列治疗药物中不宜选择的是（　　）。
A. 头孢噻肟钠　B. 阿奇霉素　C. 红霉素　D. 头孢曲松　E. 左氧氟沙星

B1 型题

（1～2 题共用备选答案）
A. 甲氧苄啶　B. 呋喃唑酮　C. 呋喃妥因　D. 磺胺嘧啶　E. 甲硝唑
1. 对多种抗菌药物有增效作用的是（　　）。
2. 厌氧菌、阿米巴原虫和阴道滴虫感染首选（　　）。
（3～4 题共用备选答案）
A. 甲氧苄啶　B. 磺胺多　C. 呋喃唑酮　D. 磺胺嘧啶　E. 环丙沙星

3. 口服难吸收，用于肠道感染的药物是（　　）。
4. 预防流脑首选药是（　　）。

二、判断题

（　）1. 磺胺类药抑制二氢叶酸还原酶，甲氧苄啶抑制二氢叶酸合成酶，阻滞细菌合成四氢叶酸的两个重要步骤。
（　）2. 喹诺酮类的杀菌机制主要是通过抑制细菌的 RNA 聚合酶，从而影响细菌 RNA 的合成。
（　）3. 磺胺类对大多数革兰氏阳性菌、革兰氏阴性菌、螺旋体、沙眼衣原体、放线菌有抑制作用。
（　）4. 复方新诺明的组成是磺胺甲噁唑与甲氧苄啶。
（　）5. 甲氧苄啶长期大量使用对人体的二氢叶酸还原酶无影响。
（　）6. 在偏酸性尿中，磺胺类乙酰化代谢产物的溶解度降低。
（　）7. 甲硝唑是临床治疗各种厌氧菌感染的重要药物。
（　）8. 细菌对磺胺类产生耐药性的主要原因是产生水解酶。
（　）9. 磺胺与 $NaHCO_3$ 合用是为了促进磺胺代谢。

三、填空题

1. 左氧氟沙星对__________和__________、__________的杀灭作用均较环丙沙星强，对支原体、____________及____________也有较强杀灭作用。
2. 磺胺类分为__________、__________、__________三类。
3. 磺胺类的化学结构与__________相似，可与其竞争细菌__________，妨碍__________的合成并进而影响核酸的合成，____________细菌生长繁殖。
4. 磺胺类中可用于治疗呼吸道、泌尿道及肠道感染的复方制剂有__________、__________、__________、__________。
5. 预防磺胺类出现泌尿道损伤，可采用__________和__________的方法。

四、名词解释

喹诺酮类：

五、简答题

1. 简述喹诺酮类药物的不良反应。

2. 简述喹诺酮类药物的抗菌机理及该类药物各代的抗菌特点。

3. 常用的磺胺类药物有哪些？每类各列举 1 种常用药物。简述磺胺类药物的抗菌机理。其抗菌机理有何理论和实践意义？

4. 叙述 SMZ 和 TMP 联合应用的药理学意义。

5. 预防磺胺类药物肾脏损害的措施有哪些？

第三十二章　抗真菌药和抗病毒药

知识目标

熟悉常用抗真菌药、抗病毒药的作用特点、临床应用和不良反应。

习　题

一、选择题

A1 型题

1. 灰黄霉素，错误的是（　　）。
   A. 局部外用对浅表真菌感染有效　B. 对深部真菌和细菌有效
   C. 干扰真菌核酸合成　D. 与青霉素可能有交叉过敏
   E. 油脂食物可促进肠道吸收
2. 可局部用于口腔、皮肤、阴道念珠菌病的药物是（　　）。
   A. 多黏菌素　B. 两性霉素 B　C. 灰黄霉素　D. 制霉菌素　E. 四环素
3. 咪唑类抗真菌药的作用机制是（　　）。
   A. 抑制核酸合成　B. 抑制二氢叶酸合成酶
   C. 抑制二氢叶酸还原酶　D. 抑制蛋白质合成
   E. 抑制细胞膜类固醇合成，使其通透性增加
4. 外用治疗眼部带状疱疹的药物是（　　）。
   A. 齐多夫定　B. 利巴韦林　C. 金刚烷胺　D. 碘苷　E. 干扰素
5. 易透过血脑屏障进入脑脊液的抗真菌药是（　　）。
   A. 灰黄霉素　B. 制霉菌素　C. 酮康唑　D. 咪康唑　E. 氟康唑
6. 皮肤癣菌感染临床常选用（　　）。
   A. 灰黄霉素　B. 两性霉素 B　C. 制霉菌素　D. 克霉唑　E. 以上均可用
7. 对深部真菌感染无效的抗真菌药是（　　）。
   A. 灰黄霉素　B. 克霉唑　C. 两性霉素 B　D. 制霉菌素　E. 以上均不是
8. 咪唑类抗真菌药不包括（　　）。
   A. 克霉唑　B. 咪康唑　C. 酮康唑　D. 氟康唑　E. 制霉菌素
9. 男，6 岁，口腔黏膜、牙龈、舌及口唇周围皮肤黏膜充血，并出现成簇小水疱，诊断为急性疱疹性口腔炎。下列哪种药物可作为首选？（　　）
   A. 阿昔洛韦　B. 利巴韦林　C. 金刚烷胺　D. 酮康唑　E. 灰黄霉素
10. 某患者口腔内有乳白色隆起的斑块，似奶酪样，并伴有口腔干燥、烧灼感，诊断为鹅口疮。可选用下列哪种药物？（　　）
   A. 两性霉素 B　B. 灰黄霉素　C. 益康唑　D. 利巴韦林　E. 氟胞嘧啶

A2 型题

【临床执业助理医师资格考试真题】女，35 岁，外阴痒伴灼烧感 2 天。妇科检查：外阴局部充血，阴道黏膜表面有白色片状薄膜覆盖。阴道分泌物镜检：清洁度Ⅱ度，未见滴虫，10% 氢氧化钾溶液镜下可见假菌丝。应选择的药物是（　　）。
   A. 博来霉素　B. 克林霉素　C. 甲硝唑　D. 制菌霉素　E. 放线菌素

B1 型题

（1～2 题共用备选答案）
   A. 齐多夫定　B. 利巴韦林　C. 金刚烷胺　D. 碘苷　E. 阿糖腺苷

1. 对帕金森病有效的抗病毒药是（　　）。

2. 对 HIV 有抑制作用的药物是（　　）。

（3～4 题共用备选答案）

A. 灰黄霉素　　B. 制霉菌素　　C. 两性霉素 B　　D. 氟胞嘧啶　　E. 酮康唑

3. 治疗真菌性脑膜炎，可加用小剂量鞘内注射的药物是（　　）。

4. 属于咪唑类的广谱抗真菌药物是（　　）。

二、判断题

（　）1. 灰黄霉素对各种皮肤癣菌均有抑制作用，可外用治疗手癣、体癣。

（　）2. 两性霉素 B 口服给药仅用于消化道内真菌感染。

三、填空题

1. 利巴韦林又称__________，对__________病毒和__________病毒均有抑制作用。

2. 浅部真菌感染常选用__________，深部真菌感染常选用__________。

3. 两性霉素 B 能选择性地与真菌胞浆膜的__________相结合，增加膜的__________，导致细胞内的重要物质外漏而抗菌。

4. 克霉唑的不良反应多见，目前仅局部用于治疗__________病或皮肤黏膜的__________感染。

5. 咪康唑静脉给药用于治疗__________，局部用药治疗__________。

6. 氟康唑主要用于__________和__________的治疗。

7. 阿昔洛韦是__________在体内的水解产物，抑制病毒__________而发挥抗病毒作用。

8. 碘苷对__________疗效较好，对__________感染无效。

四、名词解释

1. 抗真菌药：

2. 真菌浅部感染：

3. 真菌深部感染：

五、简答题

1. 简述咪唑类抗真菌药的作用机制。

2. 简述氟胞嘧啶抗真菌的作用机制。

3. 简述常用抗病毒药的主要临床应用。

第三十三章　抗结核病药

知识目标

1. 掌握一线抗结核病药的作用、临床应用和不良反应。
2. 熟悉二线及新一代抗结核病药的作用特点和临床应用。

习　题

一、选择题

A1 型题

1. 属于“一线”的常用抗结核病药是（　　）。
   A. 对氨基水杨酸　B. 异烟肼　C. 乙硫异烟胺　D. 卷曲霉素　E. 环丝氨酸
2. 异烟肼，错误的是（　　）。
   A. 抗菌力强　B. 穿透力强
   C. 单用时结核杆菌不易产生耐药性　D. 对结核杆菌有高度的选择性
   E. 口服易吸收
3. 下列抗结核药物中可引起球后视神经炎的是（　　）。
   A. 异烟肼　B. 利福平　C. 乙胺丁醇　D. 链霉素　E. 对氨基水杨酸
4. 下列抗菌药中对结核菌无效的是（　　）。
   A. 链霉素　B. 庆大霉素　C. 卡那霉素　D. 利福平　E. 对氨基水杨酸
5. 联合用药中，作为基础药的抗结核药是（　　）。
   A. 链霉素　B. 异烟肼　C. 对氨基水杨酸　D. 利福平　E. 乙胺丁醇
6. 某患者有结核病接触史，2 周前出现低热、盗汗、头痛、恶心，现头痛加剧并伴喷射性呕吐，确诊为结核性脑膜炎。哪种药可作为首选？（　　）
   A. 异烟肼　B. 利福平　C. 乙胺丁醇　D. 链霉素　E. 对氨基水杨酸
7. 女，25 岁，受孕 2 个月，现确诊患肺结核病。哪种药不宜使用？（　　）
   A. 异烟肼　B. 利福平　C. 乙胺丁醇　D. 吡嗪酰胺　E. 对氨基水杨酸
8. 异烟肼的抗菌作用特点是（　　）。
   A. 对静止期结核杆菌无抑菌作用　B. 对其他细菌也有效
   C. 对细胞内的结核杆菌也有杀菌作用　D. 单用不易产生耐药性
   E. 与其他同类药间有交叉耐药性
9. 乙胺丁醇抗结核作用特点是（　　）。
   A. 抗菌谱广　B. 毒性反应小
   C. 对细胞内结核杆菌有效　D. 耐药性产生缓慢
   E. 与链霉素有交叉耐药性
10. 【临床执业助理医师资格考试真题】抗结核药物中，可引起血尿酸增高的药物是（　　）。
    A. 异烟肼　B. 吡嗪酰胺　C. 链霉素　D. 乙胺丁醇　E. 利福平
11. 【临床执业助理医师资格考试真题】可引起周围神经炎的药物是（　　）。
    A. 利福平　B. 异烟肼　C. 阿昔洛韦　D. 吡嗪酰胺　E. 卡那霉素

A2 型题

【临床执业助理医师资格考试真题】女，26 岁，乏力、低热 1 个月，5 天来高热。查体：体温 39.5 ℃，伴右胸痛，咳嗽，咳少量白痰。X 线胸片：右上肺上片密度增高阴影、密度不均。末梢血白细胞计数 8.9 × 10 /L，血沉 56 mm/h，痰找结核菌阳性。药物治疗主要是给予（　　）。
A. 泰能 ＋ 万古霉素 ＋ 丁胺卡那　B. 链霉素 ＋ 异烟肼 ＋ 乙胺丁醇
C. 红霉素 ＋ 泼尼松 ＋ 环丙沙星　D. 先锋霉素 V 号 ＋ 对症治疗 ＋ 体位引流

E. 糖皮质激素 + 青霉素 + 甲硝唑

B1 型题

（1～2 题共用备选答案）

A. 异烟肼　　B. 利福平　　C. 乙胺丁醇　　D. 对氨基水杨酸　　E. 酰胺咪嗪

1. 用药期间可引起眼泪、痰液、尿等呈橘红色的药物是（　　）。
2. 有致畸胎作用的药物是（　　）。

（3～4 题共用备选答案）【临床执业助理医师资格考试真题】

A. 红霉素　　B. 利福平　　C. 庆大霉素　　D. 乙胺嘧啶　　E. 头孢噻肟

3. 用于治疗结核病和麻风病的药物是（　　）。
4. 对麻风分枝杆菌作用强的药物是（　　）。

（5～7 题共用备选答案）

A. 可引起外周神经炎　　B. 可引起视神经炎
C. 有流感样症状　　D. 可引起耳鸣、耳聋
E. 可引起关节疼痛

5. 利福平（　　）。
6. 乙胺丁醇（　　）。
7. 链霉素（　　）。

二、判断题

（　）1. 异烟肼是治疗各种结核病的首选药，对于早期轻症结核病可单独使用。

（　）2. 利福平对动物有致畸胎作用，故妊娠头 3 个月禁用。

三、填空题

1. 抗结核一线药主要有__________、__________和__________。

2. 异烟肼抗结核作用特点是对静止期结核杆菌有__________作用，对繁殖期结核杆菌有__________作用。

四、名词解释

一代抗结核病药：

五、简答题

1. 简述抗结核病药的用药原则。

2. 如何防治异烟肼的神经系统毒性？

第三十四章　抗寄生虫药

知识目标

1. 掌握抗疟药的作用环节及应用，抗滴虫病药、抗场蠕虫病药的临床应用。
2. 熟悉抗阿米巴病药的临床应用。

习　题

一、选择题

A1 型题

1. 控制疟疾临床症状的首选药物是（　　）。
   A. 奎宁　B. 氯喹　C. 伯氨喹　D. 青蒿素　E. 乙胺嘧啶
2. 进入疟区时，作为病因性预防的常规用药是（　　）。
   A. 氯喹　B. 伯氨喹
   C. 乙胺嘧啶　D. 磺胺多辛（周效磺胺）
   E. 奎宁
3. 治疗各型囊虫病和包虫病首选药是（　　）。
   A. 阿苯达唑（肠虫清）　B. 甲苯哒唑
   C. 哌嗪　D. 吡喹酮
   E. 噻嘧啶
4. 蛔、钩、蛲虫和多种肠虫混合感染用（　　）。
   A. 噻嘧啶（驱虫灵）　B. 哌嗪（驱蛔灵）
   C. 阿苯达唑（肠虫清）　D. 甲硝唑
   E. 乙胺嘧啶
5. 用于防止疟疾复发及传播的药物是（　　）。
   A. 氯喹　B. 奎宁　C. 青蒿素　D. 伯氨喹　E. 乙胺嘧啶
6. 血吸虫病病原治疗首选的药物是（　　）。
   A. 利福平　B. 酒石酸锑钾　C. 葡萄酸锑钠　D. 吡喹酮　E. 依米丁
7. 抗疟药，正确的是（　　）。
   A. 氯喹对阿米巴痢疾有效　B. 氯喹可有效地控制间日疟症状
   C. 氯喹抗疟疾疗效高，但生效慢　D. 伯氨喹可用作疟疾病因性预防
   E. 乙胺嘧啶能控制疟疾复发和传播
8. 抗疟药，正确的是（　　）。
   A. 氯喹对阿米巴痢疾有效　B. 氯喹可根治间日疟
   C. 青蒿素治疗疟疾易复发　D. 伯氨喹可用作疟疾病因性预防
   E. 乙胺嘧啶能引起急性溶血贫血
9. 奎宁，错误的是（　　）。
   A. 最早用于治疗疟疾的药物　B. 对红细胞内期滋养体有杀灭作用
   C. 主要用于耐氯喹或耐多药的恶性疟　D. 每周服药 1 次，用于病因性预防
   E. 可出现心肌抑制作用
10.【临床执业助理医师资格考试真题】阴道毛滴虫病治疗首选（　　）。
   A. 青霉素　B. 头孢曲松　C. 头孢噻肟　D. 甲硝唑　E. 万古霉素

A2 型题

1. 某疟疾患者突然出现昏迷，给予二盐酸奎宁静脉滴注抢救，抢救过程中，病人又出现寒战、高热、血红蛋白尿。应改用下述哪种药继续抢救？（　　）

A. 甲氟喹　B. 氯喹　C. 伯氨喹　D. 乙胺嘧啶　E. 青蒿素

2. 男，25 岁，于 8 月份突然发病，发冷、寒战、高热、大汗，隔日发作已服氯喹控制，血涂片查到疟原虫。经氯喹治疗后病情缓解。为防止复发，应联合应用的药物是（　　）。

A. 乙胺嘧啶　B. 奎宁　C. 青蒿素　D. 伯氨喹　E. 甲氟喹

B1 型题

（1～2 题共用备选答案）【临床执业助理医师资格考试真题】

A. 乙胺嘧啶　B. 利福平　C. 阿苯达唑　D. 甲硝唑　E. 伯氨喹

1. 对多种肠道线虫均有杀灭作用的药物是（　　）。
2. 对各种疟原虫配子体有杀灭作用的药物是（　　）。

（3～6 题共用备选答案）

A. 氯喹　B. 奎宁　C. 伯氨喹　D. 乙胺嘧啶　E. 甲氟喹

3. 疗效高，生效快，控制疟疾症状的首选药是（　　）。
4. 控制良性复发和防止疟疾传播的药是（　　）。
5. 治疗阿米巴肝脓肿的药是（　　）。
6. 可引起巨幼红细胞性贫血的药是（　　）。

二、判断题

（　　）1. 阴道毛滴虫仅寄生于女性生殖泌尿道，治疗首选甲硝唑。

（　　）2. 甲硝唑的药理作用包括抗阿米巴和抗滴虫。

（　　）3. 甲苯达唑为治疗肠线虫病的首选药，对多种线虫的成虫和幼虫均有杀灭作用。

三、填空题

1. 氯喹的作用特点是____________、____________、____________。
2. 氯喹给药后__________小时可终止疟疾症状。
3. 能杀灭红细胞内期疟原虫，用于控制疟疾症状的药物有__________、__________、__________。

四、名词解释

抗寄生虫药：

五、简答题

1. 治疗疟疾急性发作、根治间日疟及预防疟疾各选择何药？为什么？

2. 治疗耐氯喹恶性疟疾，可选择哪些药物？

第三十五章 抗恶性肿瘤药

知识目标

1. 掌握常用抗恶性肿瘤药的作用、临床应用、不良反应及用药注意事项。
2. 熟悉抗恶性肿瘤药的分类及临床用药原则。
3. 了解抗恶性肿瘤药的作用机制。
4. 具有根据适应证合理选择抗恶性肿瘤药物、防止不良反应的能力，会分析抗恶性肿瘤药物用药的合理性。

习 题

一、选择题

A1 型题

1. 抗恶性肿瘤药物白消安的临床最佳适应证是（ ）。
A. 急性淋巴细胞性白血病 B. 急性粒细胞性白血病
C. 慢性淋巴细胞性白血病 D. 慢性粒细胞性白血病
E. 多发性骨髓瘤

2. 下列抗癌抗生素中，骨髓抑制副作用较轻的是（ ）。
A. 柔红霉素 B. 博来霉素 C. 丝裂霉素 C D. 放线菌素 D E. 羟基柔红霉素

3. 甲氨蝶呤是常用的抗恶性肿瘤药，为减轻其骨髓抑制毒性反应，保护正常骨髓，常与下列哪种药合用？（ ）
A. 叶酸 B. 维生素 B_{12} C. 碳酸氢钠 D. 巯乙磺酸钠 E. 甲酰四氢叶酸钙

4. 阿糖胞苷的抗恶性肿瘤的作用机制是（ ）。
A. 二氢叶酸还原酶抑制剂 B. 胸苷酸合成酶抑制剂
C. 嘌呤核苷酸互变抑制剂 D. 核苷酸还原酶抑制剂
E. 脱氧核糖核酸多聚酶抑制剂

5. 下列激素类抗恶性肿瘤药物中，不能用于治疗乳腺癌的是（ ）。
A. 他莫昔芬 B. 氯羟基甲酰孕酮 C. 丙酸睾丸酮 D. 甲羟孕酮 E. 氨基苯己哌啶酮

6. 下列抗恶性肿瘤药物的作用机制为干扰核蛋白体功能的是（ ）。
A. 长春新碱 B. 紫杉醇 C. 三尖杉生物碱 D. 左旋门冬酰胺酶 E. 长春碱

7. 下列抗恶性肿瘤药物的作用机制为影响氨基酸供应的是（ ）。
A. 甲氨蝶呤 B. 长春新碱 C. 环磷酰胺 D. 左旋门冬酰胺酶 E. 柔红霉素

8. 顺铂作为常见抗恶性肿瘤药物，首选用于治疗（ ）。
A. 慢性淋巴细胞性白血病 B. 非精原细胞性睾丸瘤
C. 多发性骨髓瘤 D. 恶性淋巴瘤
E. 绒毛膜上皮细胞癌

9. 下列药物中可预防环磷酰胺引起出血性膀胱炎的是（ ）。
A. 叶酸 B. 维生素 B_{12} C. 碳酸氢钠 D. 巯乙磺酸钠 E. 甲酰四氢叶酸钙

10. 5- 氟尿嘧啶可作为下列哪种肿瘤的临床基本用药？（ ）
A. 消化道肿瘤 B. 急性淋巴细胞白血病
C. 慢性粒细胞性白血病 D. 绒毛膜上皮癌
E. 恶性黑色素瘤

11. 增长缓慢的恶性肿瘤经药物治疗后，残留肿瘤细胞的增殖周期中哪期相对减少？（ ）
A. G0 期 B. G1 期 C. S 期 D. G2 期 E. M 期

12. 以下抗恶性肿瘤药物中属于 S 期特异性的药物是（ ）。
A. 更生霉素 B. 环磷酰胺 C. 甲氨蝶呤 D. 左旋门冬酰胺酶 E. 鬼臼毒素

13. 以下抗恶性肿瘤药物中属于 M 期特异性的药物是（　　）。
A. 更生霉素　B. 环磷酰胺　C. 甲氨蝶呤　D. 左旋门冬酰胺酶　E. 鬼臼毒素
14. 使用长春新碱后，肿瘤细胞较多处于增殖周期的（　　）。
A. G0 期　B. G1 期　C. S 期　D. G2 期　E. M 期
15. 氮芥抗恶性肿瘤的主要作用机制是（　　）。
A. 与 2 个胸嘧啶交叉联结　B. 与 2 个胞嘧啶交叉联结
C. 与 2 个腺嘌呤交叉联结　D. 与 2 个鸟嘌呤交叉联结
E. 与 1 个胸嘧啶和 1 个腺嘌呤交叉联结
16. 恶性肿瘤化疗后易于复发，其原因是（　　）。
A. M 期细胞对抗肿瘤药物不敏感　B. S 期细胞对抗肿瘤药物不敏感
C. G1 期细胞对抗肿瘤药物不敏感　D. G0 期细胞对抗肿瘤药物不敏感
E. G2 期细胞对抗肿瘤药物不敏感
17. 环磷酰胺对哪种恶性肿瘤疗效显著？（　　）
A. 多发性骨髓瘤　B. 急性淋巴细胞性白血病
C. 卵巢癌　D. 乳腺癌
E. 恶性淋巴瘤
18. 下列抗恶性肿瘤药物中，对骨髓造血功能没有抑制作用的是（　　）。
A. 植物碱类　B. 激素类　C. 抗生素类　D. 烷化剂　E. 抗代谢类
19. 对儿童急性淋巴细胞性白血病，下列抗恶性肿瘤药物中疗效好、见效快的是（　　）。
A. 6- 巯基嘌呤　B. 阿糖胞苷　C. 长春新碱　D. 环磷酰胺　E. 丝裂霉素
20. 环磷酰胺在体内转化成为烷化作用强的代谢物而起到抗恶性肿瘤的作用，该代谢物是（　　）。
A. 4- 酮基环磷酰胺　B. 4- 羟基环磷酰胺
C. 磷酰胺氮芥　D. 羧磷酰胺
E. 丙烯醛
21. 烷化剂中易诱发出血性膀胱炎的药物是（　　）。
A. 氮芥　B. 卡氮芥　C. 环磷酰胺　D. 甲酰溶肉瘤素　E. 苯丁酸氮芥
22. 治疗绒毛膜上皮细胞癌和恶性葡萄胎，哪种药物疗效最差？（　　）
A. 6- 巯基嘌呤　B. 5- 氟尿嘧啶　C. 甲氨蝶呤　D. 放线菌素 D　E. 博来霉素
23.【护士执业资格考试真题】女，42 岁，白血病入院化疗 3 个周期后出现足趾麻木、腱反射消失等外周神经炎的表现。引起此副反应的化疗药物为（　　）。
A. 长春新碱　B. 波尼松　C. 柔红霉素　D. 阿霉素　E. 甲氨蝶呤
24.【护士执业资格考试真题】女，52 岁，宫颈癌 I 期，拟行手术治疗。术前行子宫动脉栓塞化疗术，注入顺铂。顺铂的药理作用是（　　）。
A. 干扰转录过程和阻止 RNA 合成　B. 干扰核酸生物合成
C. 破坏 DNA 结构　D. 抑制蛋白质合成与功能
E. 抑制拓扑异构酶活性

A2 型题

1. 男，55 岁，近 1 个月来常感腹胀腹痛，排便次数增加，并有腹泻及便秘症状，粪便中偶带血，无明显发热、乏力、消瘦等症状，经纤维结肠镜检查。诊断为结肠癌。在行结肠癌根治性手术后，可选用何种抗肿瘤药进行化学治疗？（　　）
A. 氟尿嘧啶　B. 阿糖胞苷　C. 环磷酰胺　D. 博来霉素　E. 紫杉醇
2. 女，65 岁，体检发现右上肺占位，术前检查未见远道转移，术后病理提示左上叶小细胞肺癌，肿瘤 2 cm × 2 cm，侵犯脏层胸膜，肺门淋巴结见癌转移。诊断为左上叶小细胞肺癌。医生给予环磷酰胺、依托泊苷、顺铂静脉滴注治疗。患者用药后可能发生什么毒性反应？（　　）
A. 消化道反应、周围神经炎、耳毒性　B. 耳毒性、肝肾损伤、免疫抑制
C. 消化道反应、耳毒性、肝肾损伤　D. 骨髓抑制、消化道反应、周围神经炎
E. 耳毒性、肝肾损伤、骨髓抑制
3. 女，58 岁，术后病理诊断为卵巢低分化腺癌。可用以下哪种药物进行化疗？（　　）

A. 门冬酰胺酶　B. 他莫昔芬　C. 紫杉醇　D. 白消安　E. 利妥昔单抗

4. 女，61 岁，术后病理诊断为乳腺恶性肿瘤，遂行多柔比星 + 环磷酰胺进行化疗，辅以右丙亚胺和托烷司琼。其中右丙亚胺是为了预防多柔比星的哪种不良反应？（　　）

A. 手足综合征　B. 脱发　C. 恶心、呕吐　D. 心脏毒性　E. 过敏反应

B1 型题

（1 ～ 5 题共用备选答案）

A. 心肌退行性病变和心肌间质水肿　B. 呼吸系统肺纤维化

C. 肝脏毒性　D. 出血性膀胱炎

E. 外周神经毒性

1. 长期应用长春新碱易引起的特有毒性反应为（　　）。
2. 长期应用博来霉素易引起的特有毒性反应为（　　）。
3. 长期应用环磷酰胺易引起的特有毒性反应为（　　）。
4. 长期应用多柔米星易引起的特有毒性反应为（　　）。
5. 长期应用放线菌素 D 易引起的特有毒性反应为（　　）。

（6 ～ 10 题共用备选答案）

A. 己烯雌酚　B. 丙酸睾丸酮

C. 甲氨蝶呤　D. 白消安

E. 放射性碘 ^{131}I

6. 青年妇女激素依赖性播散性乳腺癌最有效的治疗药物是（　　）。
7. 播散性前列腺癌最有效的治疗药物是（　　）。
8. 绒毛膜上皮细胞癌最有效的治疗药物是（　　）。
9. 高度分化性甲状腺癌最有效的治疗药物是（　　）。
10. 慢性粒细胞白血病最有效的治疗药物是（　　）。

（11 ～ 15 题共用备选答案）

A. 脱氧核糖核酸多聚酶抑制剂

B. 与脱氧核糖核酸联结而破坏脱氧核糖核酸结构和功能

C. 与脱氧核糖核酸联结而阻碍 RNA 转录

D. 阻碍纺锤丝形成，从而阻断有丝分裂，使细胞分裂停止于 M 期

E. 阻止原料供应而阻碍蛋白质合成

11. 长春新碱的主要作用机制是（　　）。
12. 阿糖胞苷的主要作用机制是（　　）。
13. 左旋门冬酰胺酶的主要作用机制是（　　）。
14. 丝裂霉素 C 的主要作用机制是（　　）。
15. 放线菌素 D 的主要作用机制是（　　）。

（16 ～ 20 题共用备选答案）

A. 阿糖胞苷　B. 环磷酰胺　C. 左旋门冬酰胺酶　D. 拓扑特肯　E. 喷司他丁

16. 以上药物中属于脱氧核糖核酸多聚酶抑制剂的是（　　）。
17. 以上药物能与脱氧核糖核酸联结而破坏脱氧核糖核酸结构和功能的是（　　）。
18. 以上药物为拓扑异构酶 I 选择性抑制剂的是（　　）。
19. 以上药物为嘌呤核苷酸合成抑制剂的是（　　）。
20. 以上药物能够阻止原料供应而阻碍蛋白质合成的是（　　）。

（21 ～ 25 题共用备选答案）

A. 二氢叶酸还原酶抑制剂　B. 胸苷酸合成酶抑制剂

C. 嘌呤核苷酸互变抑制剂　D. 核苷酸还原酶抑制剂

E. 脱氧核糖核酸多聚酶抑制剂

21. 甲氨蝶呤的抗癌作用机制是（　　）。
22. 5- 氟尿嘧啶的抗癌作用机制是（　　）。
23. 6- 巯基嘌呤的抗癌作用机制是（　　）。

24. 羟基脲的抗癌作用机制是（　　）。
25. 阿糖胞苷的抗癌作用机制是（　　）。

二、判断题

（　）1. 药物对肿瘤细胞的选择性毒性是指药物对肿瘤细胞具有毒性，对正常细胞没有或有较少毒性。
（　）2. 具有低毒性的药物对肿瘤细胞产生的效应往往较强。
（　）3. 抗肿瘤药物可以通过抑制肿瘤细胞的生长和扩散来治疗癌症。

三、填空题

抗恶性肿瘤药的主要不良反应有__________、__________、__________、__________、__________。

四、名词解释

1. 细胞增殖周期：

2. 周期特异性药物：

3. 周期非特异性药物：

4. 抗癌抗生素：

五、简答题

1. 简述抗恶性肿瘤药物的分类及其代表药物。

2. 试述环磷酰胺的抗癌作用机理、临床应用及不良反应。

3. 论述抗肿瘤药物的应用原则。

第三十六章 影响免疫功能的药

知识目标

1. 熟悉环孢素、硫唑嘌呤、环磷酰胺、抗淋巴细胞球蛋白、左旋咪唑、转移因子、白细胞介素 -2、干扰素的作用和临床应用。

2. 了解其他调节免疫功能药的作用特点及临床应用。

3. 具有根据适应证合理选择影响免疫功能药物、防止不良反应的能力。

4. 能与患者及家属进行沟通，开展用药咨询服务，并能指导患者合理用药。

习 题

一、选择题

A1 型题

1. 不属于免疫抑制药物的是（ ）。
A. 巯嘌呤　B. 肾上腺皮质激素类　C. 卡介苗　D. 环磷酰胺　E. 环孢素

2. 不属于免疫增强药物的是（ ）。
A. 干扰素　B. 转移因子　C. 左旋咪唑　D. 抗淋巴细胞球蛋白　E. 胸腺素

3. 器官移植后最常用的免疫抑制剂是（ ）。
A. 泼尼松　B. 地塞米松　C. 环孢素　D. 硫唑嘌呤　E. 环磷酰胺

4. 主要抑制巨噬细胞对抗原吞噬处理的免疫抑制药物是（ ）。
A. 环孢素　B. 左旋咪唑　C. 泼尼松龙　D. 干扰素　E. 硫嘌呤

5. 小剂量增强免疫功能，大剂量则抑制免疫功能的药物是（ ）。
A. 环孢素　B. 干扰素　C. 左旋咪唑　D. 泼尼松龙　E. 硫唑嘌呤

6. 转移因子的主要适应证是（ ）。
A. 免疫力低下　B. 免疫缺陷性疾病　C. 血小板减少性紫癜　D. 肾移植　E. 白血病辅助性免疫疗法

二、简答题

1. 常用免疫抑制剂有哪些？长期应用可带来哪些严重不良反应？

2. 干扰素除具有免疫增强作用外，还能用于哪些疾病？

第三十七章　解毒药

知识目标

1. 掌握有机磷酸酯类中毒解毒药阿托品、氯解磷定、碘解磷定的作用和临床应用。
2. 熟悉金属、类金属中毒解毒药的作用和临床应用。
3. 了解氰化物中毒解毒药、蛇毒中毒解毒药及灭鼠药中毒解毒药的临床应用。
4. 具有根据中毒类型的不同，选择相应的急救处理方法和解毒剂进行解救，并防止不良反应发生的能力；会分析解毒药常用配伍用药的合理性。
5. 能与患者及家属进行沟通，开展用药咨询服务，并能正确指导患者合理用药。

习　题

一、选择题

A1 型题

1.【护士执业资格考试真题】急性有机磷农药中毒患者使用胆碱酯酶复能剂的原则，正确的是（　　）。

A. 尽量少用　B. 尽早使用　C. 不与阿托品合用　D. 只用于轻度中毒　E. 只用于重度中毒

2. 治疗砷中毒的首选药是（　　）。

A. 依地酸钙钠　B. 青霉胺　C. 二巯丙磺钠　D. 二巯丁二钠　E. 硫代硫酸钠

3. 治疗肝豆状核变性病的首选药是（　　）。

A. 青霉胺　B. 依地酸钙钠　C. 氯解磷定　D. 阿托品　E. 二巯丙磺钠

4. 碘解磷定解救有机磷酸酯类中毒的机制是（　　）。

A. 阻断 M 受体　B. 阻断 N 受体
C. 阻断 M 及 N 受体　D. 减少 ACh 的合成
E. 使胆碱酯酶复活

5. 下列哪种药物属于胆碱酯酶复活剂？（　　）

A. 阿托品　B. 依地酸钙钠　C. 氯解磷定　D. 东莨菪碱　E. 亚甲蓝

6. 解救亚硝酸钠导致的高铁血红蛋白血症可选用（　　）[redacted]

A. 大剂量亚甲蓝　B. 小剂量亚甲蓝　C. 硫代硫酸钠　[redacted]阿托品　E. 二巯丙磺钠

A2 型题

1. 男，26 岁，因感情问题服用敌百虫。可能出现的症状有（　　）。

A. 瞳孔扩大　B. 皮肤干燥　C. 小便失禁　D. 骨骼肌松弛　E. 胃肠平滑肌抑制

2. 女，61 岁，服用某种毒物后出现恶心、呕吐、大小便失禁、出汗流涕、呼吸道分泌物增加、肺部湿啰音、瞳孔缩小症状。其服用的毒物最可能的是（　　）。

A. 重金属　B. 有机氟灭鼠药　C. 有机磷酸酯类　D. 氰化物　E. 抗凝血类灭鼠药

二、简答题

简述阿托品在解救有机磷中毒患者中的作用、应用原则，以及阿托品化的指征。

参考文献 CANKAO WENXIAN

[1] 梅盛平，张明军．人体形态与结构［M］．重庆：重庆大学出版社，2023.

[2] 叶明，谭毅．人体解剖学与组织胚胎学［M］．北京：中国医药科技出版社，2020.

[3] 胡剑峰，黄颖浩．生理学［M］．武汉：湖北科技出版社，2023.

[4] 朱大年．生理学［M］．9版．北京：人民卫生出版社，2018.

[5] 肖明贵，胡静．生物化学［M］．武汉：湖北科学技术出版，2019.

[6] 沈红元，金薇．生物化学［M］．上海：上海交通大学出版社，2019.

[7] 吕士杰，王志刚．生物化学［M］．8版．北京：人民卫生出版社，2020.

[8] 刘粤梅．生物化学学习指导［M］．北京：人民卫生出版社，2005.

[9] 郑小波，刘忠立．病原生物与免疫学基础［M］．4版．北京：人民卫生出版社，2020.

[10] 王琦．医学微生物学［M］．北京：人民卫生出版社，2020.

[11] 邬于川，左丽．医学免疫学［M］．2版．北京：科学出版社，2022.

[12] 凌虹，杨巍．医学免疫学［M］．9版．北京：高等教育出版社，2022.

[13] 陈瑞玲，王蕾．病原生物学[redacted]实验与学习指导［M］．北京：中国医药科技出版社，2019.

[14] 张忠，王化修．病理学与病[redacted]［M］．8版，北京：人民卫生出版社，2018.

[15] 闵静，陈小芳，苗长城．病理学［M］．上海：上海交通大学出版社，2023.

[16] 丁运良．病理学与病理生理学［M］．5版．北京：科学出版社，2022.

[17] 曹建新．病理学考试指南［M］．上海：复旦大学出版社，2019.

[18] 王化修，张忠．病理与病理生理学学习指导［M］．4版．北京：人民卫生出版社，2020.

[19] 杨宝峰，陈建国．药理学［M］．9版．北京：人民卫生出版社，2018.

[20] 王开贞，李卫平．药理学［M］．8版．北京：人民卫生出版社，2020.

[21] 陈忠．药理学学习指导与习题集［M］．3版．北京：人民卫出版社，2023